围手术期患者血液管理

主 编 赵高峰 石永勇 洪庆雄

科学出版社

北 京

内 容 简 介

本书系统介绍了患者术前血液管理相关评估及准备,围手术期血液管理相关外科技术、围手术期血液管理相关药物,成分输血及输血不良反应,大量输血方案,专科手术患者和血液系统疾病患者围手术期血液管理,围手术期弥散性血管内凝血及血栓栓塞性疾病等。同时,还介绍了血液保护的新理念,即严格掌握输血适应证、减少失血、自体输血、血液保护药物的应用,以及国内外围手术期临床用血和血液保护的新进展、新理念、新技术。

本书适合麻醉科医生,尤其是手术科室医生阅读及使用。

图书在版编目 (CIP) 数据

围手术期患者血液管理 / 赵高峰,石永勇,洪庆雄主编 . -- 北京:科学出版社,2024. 12. -- ISBN 978-7-03-079958-6

Ⅰ . R619

中国国家版本馆 CIP 数据核字第 2024M44A12 号

责任编辑:丁慧颖 / 责任校对:张小霞
责任印制:肖 兴 / 封面设计:吴朝洪

科 学 出 版 社 出版

北京东黄城根北街 16 号
邮政编码:100717
http://www.sciencep.com

三河市骏杰印刷有限公司印刷
科学出版社发行 各地新华书店经销

*

2024 年 12 月第 一 版 开本:787×1092 1/16
2024 年 12 月第一次印刷 印张:20
字数:460 000

定价:128.00 元

(如有印装质量问题,我社负责调换)

编写人员

主　　编　赵高峰[1]　石永勇　洪庆雄

副 主 编　尹　晴[2]　钟　敏　李　杰

编写人员　（以姓氏汉语拼音为序）

艾　娟　白　雪　蔡　彬　蔡俊强　陈雁信

邓　旭　邓洁敏　郝　宁　洪庆雄　黄　卫

黄浩然　贾　彬　江晓敏　李　杰　李　平

李冠珠　李翔龙　李向宇　廖　敏　刘平平

刘莹珠　刘志国　卢桉宜　卢骏鸣　马楷奇

潘丹阳　石永勇　司俊丽　汪李南　王　峰

王文军　谢创波　杨亚婷　尹　晴　郁丽娜

赵　悦　赵高峰　钟　敏　周永昌

1：中医证候全国重点实验室，广东省中医院

2：中山市人民医院

其他编写人员单位均为广东省中医院

序　言

时至今日，人们对血液的认识仍很有限。在16世纪时人们可以把血液从一个人身体中抽出输注给另一个人，曾有人尝试通过输注另一个最理想特质人身上的血液来改变个人的特质。直到17世纪，科学家对血液的循环理论有了很好的认识，也意识到输血可救治大出血的重症患者。威廉·哈维（William Harvey）等为此提出了血液循环的活体解剖概念，并进行了系列开拓性研究，开启了生理医学的科学研究大门，并于1628年出版了《心血运动论》一书。随后，围绕动物与动物、动物与人、人与人之间进行血液输注的各种尝试，虽有成功案例，但由输血失败和（或）造成了严重不良反应甚至死亡导致输血在很长一段时间内被禁止，甚至包括输血尝试。直至19世纪，伦敦著名产科医生詹姆斯·布伦德尔（James Blundell）充分认识到输血在某些情况下可以挽救生命，因此，他开发了一系列用于血液收集和输注的设备，并成功地用于产科大出血患者的救治，这也为后来提出血液捐献奠定了基础，但因遇到了各种技术障碍，包括没有相关消毒方法和设备、没有合适的抗凝药和保存液，输血既没有得到推广和应用，更未引起重视。

诺贝尔医学或生理学奖获得者卡尔·兰德斯坦纳（Karl Landsteiner）于1901年发现了ABO血型，并与亚历山大·魏纳（Alexander Wiener）发现了恒河猴因子（Rhesus factor，Rh），才真正开启了输血可以用于临床进行救命性治疗和不可控性出血的紧急救治之门，这是输血用于临床的一个里程碑。

20世纪40年代，血型检测技术和抗原免疫学研究的进步，不仅加速了血液输注的临床应用，还提出了红细胞和成分血液输注的概念和制备技术。随着血液和血制品临床输注量的跨越式增加，输血治疗带来的临床益处越来越得到肯定，人们已经认识到严重贫血对患者没有任何益处，期盼输血为此类患者的临床救治带来益处，同时也认识到输血或贫血都有一定风险。在此基础上，人们进一步认识到输血与贫血的风险平行，也就是说，输血越多风险越大，贫血越严重风险越大，如何使输血的益处远大于、至少等同于贫血的风险成为关键问题。在此基础上，认识到输血前应先评估其临床益处和风险，尤其认识到输血可引起血源性传染病［如人类免疫缺陷病毒（HIV）可引起艾滋病（AIDS）］。当人们认识到，与不输血比较，输血患者出现不良反应或意外的风险明显增加，应高度关注输血性不良后果。当遇到临床实际情况时，很难评估贫血和输血之间相互交错的风险与益处，无法找到适合于每位需输血治疗患者的贫血与输血之间的最佳平衡点，因为在很多临床情况下取决于患者的生理储备和恢复能力，为了让患者在贫血与输血之间的获益最大化，基于个体化输血原则下，当可能不需要输血或血制品时，应该坚持"能不输时坚决不输、能少输时就少输、能迟输时就迟输、该输时必须输"的原则，从而提出了血液保护的新理念。

血液保护是指通过改善生物相容性、减少血液中某些成分激活、减少血液丢失、减少血液机械性破坏、应用血液保护药物和人造血液等各种方法，以降低同种异体输血需求及其风险，保护血液资源。不必要的输血既增加了输血风险，也造成了宝贵血液资源的浪费。在临床输血实践中大力开展血液保护，尽量做到少出血、少输血、不输血和自体输血。这对于进一步减少输血传播疾病和输血不良反应，防止因大量输血引发的免疫抑制、术后感染和癌症转移等并发症，保护血液资源，都具有十分重要的意义。我国相继颁布了《中华人民共和国献血法》（中华人民共和国主席令第九十三号，1997年12月29日）、《临床输血技术规范》（卫医发〔2000〕184号《卫生部关于印发〈临床输血技术规范〉的通知》，2000年6月2日）和《医疗机构临床用血管理办法》（卫生部令第85号，2012年3月19日）等，此后，我国献血、输血及其管理和血液保护有法可依。

在血液保护的理念影响下，广州中医药大学第一附属医院麻醉科王心田教授作为第一发起人，联合广东省中医院麻醉科招伟贤教授，中国人民解放军广州军区广州总医院（2018年改名为南部战区总医院）麻醉科、全军临床麻醉中心屠伟峰教授，于2002年5月22日在广州成立了"中华医学会广州分会血液保护学会"，这是我国首家有关血液保护的专业委员会，并主持开通"广州血液保护网站"，通过互联网大力宣传有关科普知识。同年12月18日，在广州率先成立了"广东省医学会临床输血分会"，通过这一平台，积极推动血液保护工程的实施。经过20余年的宣传和推广，血液保护理念已得到全体医务工作者和广大患者及其家属的认同和支持。特别强调的是，临床医生，尤其麻醉科医生，必须不断地学习、不断地实践，紧跟前沿、更新观念，基于个体化原则平衡好输血与贫血之间的风险和益处，努力使患者从输血中获益最大化。

《围手术期患者血液管理》一书及时全面地反映了国内外围手术期临床用血和血液保护的新进展、新理念和新技术，具体包括：①严格掌握输血适应证；②减少失血；③自体输血（包括贮存式自体输血、急性等容性血液稀释及回收式自体输血三种）；④血液保护药物的应用，包括术前使用红细胞生成素或维生素K、预防性应用抗纤溶药（6-氨基己酸、抑肽酶）、应用人重组凝血因子Ⅶ激活物对大型手术的困难止血具有显著疗效。该书共15章，包括围手术期患者血液管理相关评估及准备、相关药物和技术的使用、相关监测、同种异体及自体输血、专科手术患者和血液系统疾病患者的围手术期血液管理、围手术期弥散性血管内凝血及血栓性疾病等，及时全面地反映了国内外围手术期临床用血和血液保护的新进展、新理念、新技术，该书不仅有较强可读性，还有较强的应用性，相信广大相关科室医生一定会从中获益。

　　该书作者中以赵高峰教授为首的麻醉与围手术期医学临床一线的优秀专家，在繁忙的医教研工作之余，放弃休息时间来完成该书的撰写、整理、修订等工作，以期将国内外围手术期临床用血和血液保护的知识和研究进展呈现给广大读者。

　　最后，感谢该书主编赵高峰教授及其团队、编写人员为该书付出的智慧、辛劳和努力。

屠伟峰

2024年12月11日

目　　录

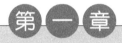

绪 论

第一节 输血历史

一、输血及围手术期血液保护发展历史

输血最初是指将献血者的血液输入患者体内，从而缓解患者症状，保障机体各组织器官血液供应的一种治疗手段。随着医学的发展，输血学已经成为一门独立的临床医学学科，成为外科学发展的助力之一，而外科学等学科的发展，也推动了输血学研究领域的扩展，例如"血液保护"概念的提出，血液稀释、成分输血、血液回收的应用等。

围手术期血液保护是指在围手术期的各阶段，多学科联合应用血液稀释等多种医疗技术以达到保护患者血液的目的，从而减少患者自身血液的丢失和异体输血的需求。"血液保护"的概念早在20世纪50年代中期就已经提出，随着血源的短缺和输血传播性疾病的威胁，尤其是20世纪80年代发现经输血传播艾滋病后，血液保护已得到全世界的广泛认同和普及。血液保护与心、脑、肺、肾的保护并列为五大保护，2000年世界卫生日主题为"血液安全 从我做起"，2007年世界卫生组织（World Health Organization，WHO）血液安全一体化战略提出，要合理用血及安全用血。血液保护做得好，输血就会减少，现代医学提倡在术中应尽可能采取一切措施减少血液的丢失及机械性破坏，减少异体输血。血液保护的目的不仅仅是保护血液这一稀缺资源，更重要的是保护患者安全。半个多世纪以来，临床上已经开展了术前自体血液储备、血液稀释、血液回收、成分输血、控制性降压、血液保护药物应用等多种血液保护措施，血液安全得到明显改善，输血风险进一步降低。

二、中国输血及围手术期血液保护发展史

中国古代就有饮血养生及治疗疾病的思想。《本草图经·兽禽部》记载了时人的保健风尚："近世有服鹿血酒，云得于射生者，因采捕入山失道，数日饥渴，将委顿，惟获一生鹿，刺血数升饮之，饥渴顿除，及归，遂觉血气充盛异常人。有效其服饵，刺鹿头角间血，酒和饮之，更佳。"周煇（周辉）的《清波杂志》中，记载宋朝时为喝鹿血而养鹿一事："士大夫求恣嗜欲，有养巨鹿，日刺其血，和酒以饮。"到了清代，皇家特别青睐鹿血，鹿血酒成为历代皇帝御用保健品。

近代中国输血发展史可以追溯到20世纪初。1918年，我国首位哈佛医学博士

刘瑞恒与Kilgore等在上海首次报道了中国人的血型，正式开启了中国的输血历史。1921～1932年，北平协和医院在临床开展直接输血治疗，这是我国最早的临床输血治疗。1925～1932年间，共登记供血者1265人。

白求恩在晋察冀军区推广输血技术，是在中国开展战伤输血救治的先驱者，对我国战伤输血救治发挥了先锋推动作用。1944年开始，昆明、南京、上海等城市相继建立了血库。由于战争需要，血液作为政府的一种战备物资，对血液的采集、贮存以及使用均实行严格管理，形成了战争时期特有的战时军事型供血体制。据记载，昆明援华血库运行13个月期间，无偿献血者达7000多人，采血总量超过3 000 000ml，并制成冻干血浆3000余瓶，全部用于为抗日负伤的战士。在战争年代里，输血这项技术挽救了无数人的生命。

中华人民共和国成立后，输血疗法开始应用于民众，我国的输血事业也进入了蓬勃发展的时期。20世纪50年代，我国开始建立血库体系，从而保障血液的持续供应。1953年，我国第一所自行筹备的大型血库——军委卫生部中心血库在沈阳成立，沈克非教授担任主任。1958年，当时的中国医学科学院创建了国内的第一个血站。此后，31个省级血液中心先后建立而地区城市的中心血站及三甲医院的输血科相继覆盖全国。我国血液供应进入集中化供应阶段。

1978年，为了扩大献血人群，国务院批准落实《卫生部关于加强输血工作的请示报告》正式提出了义务献血。我国开始推行无偿献血制度，并倡导公民自愿献血的理念。对献血者出于精神奖励给予适当营养补助费。1987年6月8日卫生部和中国红十字会总会联合发布《无偿志愿献血奖励办法（试行）》。

由于缺乏完善的管理体制及卫生监督系统，大量民间血站的存在，部分地区不规范使用采血用具导致病毒交叉感染，造成了非常严重的后果。为加强对献血者的审核和筛查，确保输血安全，建立更为完善的血液质量控制体系，1998年10月1日，《中华人民共和国献血法》正式施行。为保障献血者的健康，血站有关设备必须经过严格消毒处理，所有与血液接触过的用具，均为一次性使用，并集中销毁，从而避免疾病交叉感染。1998～2004年，自愿无偿献血比例从5.0%上升到71.5%，但自愿无偿献血缺乏社会大众的主动性和积极性，血量得不到长期保证，血液出现供求失衡与"血荒"，血制品匮乏给非法采供血和非法卖血提供了可乘之机。非法采供血导致输血秩序再次进入混乱状态，血液安全无法保证，血液传染病时时威胁人们的生命。针对这一情况，2000年后，我国相继颁布了一系列有关献血和输血管理的法律和规定，进一步规范了输血行业的运作。2004年5月国务院办公厅颁发了《关于印发非法采供血液和单采血浆专项整治工作方案的通知》。2004～2019年，随着献血招募方式和宣传手段的不断丰富，无偿献血逐渐成为一种公益行为被大众接受，无偿献血进入飞速发展期。2019年，全国血液管理的信息系统的建立和启用，实现了全国452家血站血液的采集、供应、检测、调配、库存，以及献血者资料等信息的动态管理和互联互通，为血液管理、科学决策提供了保障。

在血液保护的理念影响下，广州中医药大学第一附属医院麻醉科王心田教授作为第一发起人，联合广东省中医院麻醉科招伟贤教授、中国人民解放军广州军区广州总医院（现中国人民解放军南部战区总医院）屠伟锋教授，于2002年5月22日在广州成立了"中华医学会广州分会血液保护学会"（图1-1），是我国首家有关"血液保护"的专业委员会，并主持开通广州血液保护网站，通过互联网大力宣传有关科普知识。2002年12月18日在广州率先成立了"广东省医学会临床输血学分会"，通过这一平台，积极推广"血液保护"工程的实施。

2019年年底暴发的新冠疫情是继2003年严重急性呼吸综合征（SARS）之后的又一次重大公共卫生突发事件。疫情持续时间长，扩散范围广。临床日常用血以及治疗性新冠康复者血浆需求并存，而公众响应号召减少出行和群聚，献血人群骤减，全国各地采供血机构面临巨大的供血压力。新冠疫情是对采供血机构应对突发事件的考验，也对无偿献血工作在新形势下的发展提出了迫切要求。新冠疫情对采供血工作的影响，提示需进一步完善和加强采供血服务体系应急保障能力建设。

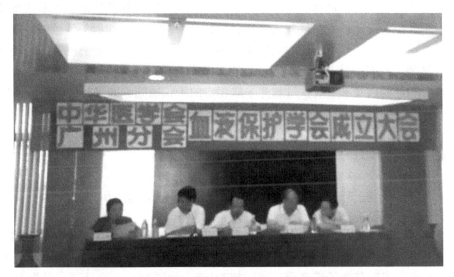

图1-1　中华医学会广州分会血液保护学会成立大会

第二节　输血对患者的不良影响

几十年来，同种异体输血（allogeneic blood transfusion，ABT）一直是外科手术过程中常见且被广泛接受的伴随疗法。尽管仍然不能完全排除窗口期疾病传播的可能性，但通过ABT引起特定疾病传播的风险已经非常低，乙型肝炎病毒（hepatitis B virus，HBV）传播的概率为1:200 000～1:500 000，人类免疫缺陷病毒传播的概率约为1:200 000。ABT对患者的真正风险不是疾病传播，而是输血相关免疫调节（transfusion-related immunomodulation，TRIM）的发生。ABT导致大量外来抗原和白细胞的输入，进而调节受体免疫系统。这种免疫抑制的严重程度与ABT的单位数量以及输入的白细胞数量有关。

最近的研究表明，TRIM对患者的术后恢复有负面影响，包括术后感染风险增加以及各种专科并发症的发病率和死亡率增加，其负面结果与输血次数直接相关。对已发表的23项相关研究的荟萃分析表明，ABT与手术患者术后细菌感染的风险显著增加有关，输血患者的医院感染率更高。Crabtree等一项纳入8405例心脏手术患者的研究结果显示，血制品输血是艰难梭菌感染择期心脏手术的独立预后因素（OR = 3.277）。另一些关于心脏手术中输血的研究也显示了输血与发病率和死亡率增加之间的联系。Koch等在2006年对11 963名患者进行的队列研究表明，输血与肾衰竭、心律失常、卒中等严重并发症的发生率增加有关。Murphy等在2007年开展的大型队列研究表明，输血可导致住院时间延长和短期死亡率增加，同时相应地增加了费用。这一结果挑战了长期以来关于患有冠心病的老年患者应降低输血门槛的观念。手术期间输血的患者癌症复发率增加，存活率降低，这一点在包括大肠癌和肝细胞癌在内的不同癌症类型的研究中也有所体现。

此外，输血导致的铁过载，也是输血的一个潜在不良影响。当人体接受外源性血液时，其中的铁会被吸收并储存起来。正常情况下，人体通过铁的代谢和排泄来维持铁的平衡。但是，输血导致的大量铁输入会超过机体正常排出铁的能力，导致铁在体内累积过多，形成铁过载。铁过载可能对人体造成损害，尤其是对肝脏、心脏和内分泌系统的影响更为显著。特别是对于需要长期输血的血液病患者来说，铁排出十分困难，需要定期进行检测和监测，及早发现铁过载并采取相应的干预措施，如进行铁螯合等治疗。

鉴于ABT与相关疾病发病率和死亡率的增加有关，适当的血液管理措施对于降低患者术后风险至关重要。血液管理策略与相似或更好的临床结果以及降低成本相关，减少输血是改善患者预后的关键。

第三节　开展患者血液管理的驱动因素

除输血外，缺铁性贫血、出血和失血是患者不良结局的另外两个独立危险因素，与发病率、死亡率的增加和住院时间的延长独立相关。研究数据显示，高达40%的患者存在术前贫血，术前贫血的患者死亡率增加2.9倍，我国2016年血液需求量为4320万单位；到2036年估计将增至5750万单位，血液需求量大，血液供需关系紧张，而实施患者血液管理可使多方获益。

患者血液管理（patient blood management，PBM）是基于循证医学和多学科联合的方法，通过改善患者贫血、凝血功能，最大限度地减少失血，进而减少或避免异体输血，达到提高临床转归的目的。PBM最初由澳大利亚血液病学家James教授在2005年提出，由此，输血医学的关注重点开始从血液制品向患者本身转移。PBM在澳大利亚、美国以及欧洲得到普及推广，2010年第63届世界卫生大会WHA63.12决议向全体成员国倡议实施PBM方案，2017年欧盟委员会推荐PBM方案为护理标准。2022年1月21日，我国卫生健康委员会颁布了《围手术期患者血液管理指南》（WS/T 796—2022），作为我国卫生行业标准，由国家卫生健康标准委员会血液标准专业委员会负责技术审查和技术咨询，国家卫生健康委员会医疗管理服务指导中心负责协调性和格式审查，国家卫生健康委员会医政医管局负责业务管理、法规司负责统筹管理。

第四节 围手术期患者血液管理的实施

作为一种多学科、多措施联合治疗方法，PBM主要可以分为贫血的管理、减少血液丢失、提高对贫血的耐受能力三方面，这三方面贯穿了患者术前、术中及术后的管理。

一、贫血的管理

贫血是临床中常见症状，其中60%为缺铁性贫血。住院患者的贫血患病率显著高于普通人群，在特定的手术人群中可高达75%。贫血与各个年龄段患者的外科手术输血需求增加、患者预后差以及并发症发病率和死亡率增加有关。非贫血患者的30天死亡率约为0.78%，中度贫血患者的30天死亡率可增加约5倍，而严重贫血患者的30天死亡率可增加约13倍。

对贫血的管理为患者血液管理的首要支柱，在术前应重视对患者的评估，及时识别并治疗患者贫血，提高患者自身造血能力，对于营养性贫血患者，可给予铁剂或维生素补充，口服铁剂价格低廉，但因胃肠道副作用，患者耐受性较差。在进行预期失血量至少为中等的择期手术前6~8周进行口服铁剂补铁。对口服铁剂治疗无应答或不耐受的缺铁患者，或者6周内需进行手术的患者，建议使用静脉铁剂。如果已排除营养性贫血，可考虑使用红细胞生成刺激剂（erythropoiesis stimulating agent，ESA）。围手术期使用ESA的风险与获益最好由贫血的潜在原因、患者特征、手术类型、围手术期静脉血栓预防措施的使用以及贫血的严重程度来决定。2018年法兰克福共识会议对患者血液管理建议：ESA不应广泛用于接受择期手术的贫血患者；术中通过优化红细胞量来安排手术；术后刺激红细胞生成，管理和纠正营养性贫血，并注意防止可能增加贫血的药物相互作用。

二、减少血液丢失

减少患者围手术期失血需要多学科的共同参与，除了外科精细操作及减少致出血药物的使用，还要保护患者出凝血功能，目前已有多种技术及理念应用于患者围手术期出血的管理，包括主动脉球囊阻断技术、自体血回收、允许性低血压及大量输血方案。

三、提高对贫血的耐受能力

提高对贫血的耐受能力主要体现在提升心肺功能以及使用限制性输血和优化贫血的耐受性。术前将估计的失血量与患者个体化可耐受的失血量进行比较，评估和优化患者的生理储备；术中优化患者的心输血量，优化氧合和通气；术后最大化氧供给、最小化氧消耗，并及时避免/治疗感染、设置适当的输血阈值等。

（赵高峰 尹 晴）

参 考 文 献

中华人民共和国国家卫生健康委员会，2022. 围手术期患者血液管理指南［EB/OL］.［2023-10-17］. http://www.nhc.gov.cn/wjw/s9493/202202/5e3bc1a664094da692bcb3e2e85efd34/files/93f67b893b634ca-9be00020c08ce6ab4.pdf.

Desai N, Schofield N, Richards T, 2018. Perioperative patient blood management to improve outcomes［J］. Anesth Analg, 127（5）: 1211-1220.

Engelbrecht S, Wood EM, Cole-Sinclair MF, 2013. Clinical transfusion practice update: haemovigilance, complications, patient blood management and national standards［J］. Med J Aust, 199（6）: 397-401.

Kiyatkin ME, Mladinov D, Jarzebowski ML, et al, 2023. Patient blood management, Anemia, and transfusion optimization across surgical specialties［J］. Anesthesiol Clin, 41（1）: 161-174.

Lewis SR, Pritchard MW, Estcourt LJ, et al, 2023. Interventions for reducing red blood cell transfusion in adults undergoing hip fracture surgery: an overview of systematic reviews［J］. Cochrane Database Syst Rev, 6（6）: CD013737.

Meybohm P, Schmitt E, Choorapoikayil S, et al, 2023. German Patient Blood Management Network: effectiveness and safety analysis in 1.2 million patients［J］. Br J Anaesth, 131（3）: 472-481.

Munting KE, Klein AA, 2019. Optimisation of pre-operative anaemia in patients before elective major surgery-why, who, when and how?［J］. Anaesthesia, 74（Suppl 1）: 49-57.

Rozental O, Cushing MM, Shander A, et al, 2023. Penny-wise and pound-foolish: the challenges of preoperative anaemia management［J］. Br J Anaesth, 131（2）: 214-221.

Saporito A, La Regina D, Hofmann A, et al, 2022. Perioperative inappropriate red blood cell transfusions significantly increase total costs in elective surgical patients, representing an important economic burden for hospitals［J］. Front Med（Lausanne）, 9: 956128.

Theusinger OM, 2014. A WHO concept-patient blood management［J］. Praxis（Bern 1994）, 103（21）: 1257-1262.

Yu XC, Wang ZX, Shen YB, et al, 2020. Population-based projections of blood supply and demand, China, 2017—2036［J］. Bull World Health Organ, 98（1）: 10-18.

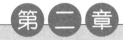

患者术前血液管理相关评估及准备

第一节　血容量评估

人体内的液体是由水和溶于其中的电解质、低分子有机化合物及蛋白质等构成，统称体液。以细胞膜为界，体液可分为细胞内液与细胞外液。细胞外液主要包括血浆和组织间液。体液广泛分布于机体细胞内外，细胞内液是物质代谢的主要部位，细胞外液则是机体各细胞生存的内环境。保持体液容量、分布和组成的动态平衡，是保证细胞正常代谢、维持各器官生理功能的必需条件。正常成人体液总量约占体重的60%，其中细胞内液约占体重的40%，细胞外液约占体重的20%。细胞外液中组织间液约占3/4，血浆约占1/4，还有少量的淋巴液、脑脊液和关节腔液等视为细胞外液的特殊部分。

体液的分布和含量因年龄、性别及体重的不同而异。随着年龄增长，人体体液总量逐渐减少。新生儿体液总量可达体重的80%，而老年人体液总量只占体重的55%；由于脂肪的疏水性，肥胖人群的体液总量比体重相同的瘦者少；由于女性的脂肪含量较男性多，所以体液总量比男性的少。

不同体重的人群的血容量不同，随着体重增加，血容量也随之增加。对于相同体重，不同身高的人群，其血容量也存在差异。

对于不同体型的健康人群，可以采用Gilcher法来估算血容量，如表2-1所示。

表2-1　Gilcher法血容量估算

体型	男性血容量（ml/kg）	女性血容量（ml/kg）
肥胖	60	55
消瘦	65	60
正常	70	65
健壮	75	70

从表中可以看出，一个人的体型越胖，其体内血容量与体重的比例越低；相反，一个人的体型越健壮，其体内血容量与体重的比例越高。这是由于脂肪组织内血液含量少，而肌肉组织内血液含量多。对于一个身高170cm的正常体型［体重指数（BMI）为18.5～24.9kg/m^2］男性来说，其正常体重范围为53.465～71.961kg，其血容量按

Gilcher法估算为3743～5037ml。

另外一种血容量的估算方法是由美国杜兰大学的Samuel Nadler提出的公式，即Nadler公式：男性的血容量＝0.3669×身高^3＋0.03219×体重＋0.6041；女性的血容量＝0.3561×身高^3＋0.03308×体重＋0.1833。上述公式中，血容量、身高和体重的单位分别为升（L）、米（m）和千克（kg）。根据Nadler公式，在身高一定时，血容量与体重成正比。对于一个身高170cm的正常体型（BMI为18.5～24.9kg/m^2）男性来说，其血容量按Nadler公式估算为4127～4723ml。由此可见，Nadler公式与Gilcher法计算出的血容量相差不大。

前面讨论了成人的血容量估算方法，而对于小儿，尤其不同年龄阶段的小儿，了解血容量及失血量对于小儿麻醉管理来说也尤为重要。小儿体液总量和分布有以下特点：体液占总体重的一半以上；且胎儿期到儿童期的生长发育过程中，机体体液的比例发生着巨大的变化。年龄越小，体液占体重的比例越大，其中主要是间质液量的比例较高，而血浆和细胞内液量的比例与成人相近。从表2-2中可以看出，早产儿的血容量与体重的比值最高，高达90～100ml/kg，随着年龄的增长，体液所占体重的比例逐渐降低，而对于＞6岁的小儿，其血容量与体重的比值基本上与成人相同。

表2-2　不同年龄人群血容量估算

不同年龄人群	血容量（ml/kg）
早产儿	90～100
足月新生儿	80～90
婴儿	75～80
1～6岁的小儿	70～75
＞6岁的小儿和成人	65～70

第二节　血液学检测及异常纠正

一、血液学一般检测

血液学一般检测是对血液成分的一些基础指标进行数值测定、形态学描述的实验室检查。因取材方便、测试快捷，检测结果能反映患者生理、病理状态的基本信息，血液学一般检测成为临床疾病诊断的首选检查，其不仅能为临床提供进一步检查的线索，有时还能为某些血液病的诊断提供重要依据。血液学一般检测包括血液常规（血常规）检测、有形成分形态学观察、红细胞沉降率测定等。传统的血常规检测仅有红细胞计数、血红蛋白测定、白细胞计数及分类。随着检验技术的发展，快速、自动化、多指标联合的血液学分析仪器的广泛应用，血常规项目也在逐渐增多，除有形成分数量指标外，红细胞个体形态、血红蛋白状态、网织红细胞定量及分级，血小板个体形态，白细胞自动分类及异常白细胞提示，甚至外周血有核红细胞数量都已逐渐成为血常规检测内容，因此也有人把血常规检测称为全血细胞计数。

（一）红细胞检测和血红蛋白测定

红细胞是血细胞的重要组成部分之一。红细胞计数、血红蛋白测定是指单位体积（每升）全血中红细胞的数量和其主要内容物血红蛋白的含量，可反映机体生成红细胞的能力并能协助诊断与红细胞相关的疾病。

红细胞及血红蛋白增多症可分为相对性增多和绝对性增多两类。红细胞相对性增多是因血浆容量减少，导致红细胞容量相对增加，常见于严重呕吐、腹泻、大量出汗、大面积烧伤、慢性肾上腺皮质功能减退、尿崩症、甲状腺功能亢进危象和糖尿病酮症酸中毒等疾病。红细胞绝对性增多在临床上称为红细胞增多症（erythrocytosis），按发病原因可分为继发性和原发性两类，继发性红细胞增多症是血液中促红细胞生成素（erythropoietin，EPO）增多所致。EPO代偿性增加是血氧饱和度降低所引起的。红细胞增多的程度与缺氧程度成正比。生理性EPO代偿性增加常见于胎儿、新生儿及高原地区居民。而病理性EPO增加则常见于严重的慢性心肺疾病如阻塞性肺气肿、肺源性心脏病、发绀型先天性心脏病，以及携氧能力低的异常血红蛋白病等。而真性红细胞增多症（polycythemia vera），则是血液肿瘤的一种。它是一种以红细胞数量增多为主的骨髓增殖性肿瘤（mycloproliferative neoplasm，MPN），其特点为红细胞持续性显著增多，可高达 $(7 \sim 10) \times 10^{12}/L$，血红蛋白浓度达 $180 \sim 240g/L$，白细胞和血小板也有不同程度增多，全身总血容量也随之增加。

红细胞及血红蛋白减少症，可分为生理性减少和病理性减少。不同年龄阶段的红细胞及血红蛋白含量有所差异。参考值：成年男性，红细胞计数 $(4.0 \sim 5.5) \times 10^{12}/L$，血红蛋白 $120 \sim 160$ g/L；成年女性，红细胞计数 $(3.5 \sim 5.0) \times 10^{12}/L$，血红蛋白 $110 \sim 150$ g/L；新生儿，红细胞计数 $(6.0 \sim 7.0) \times 10^{12}/L$，血红蛋白 $170 \sim 200$ g/L。15岁以下的儿童，红细胞及血红蛋白一般比正常成人低 $10\% \sim 20\%$；妊娠中/晚期女性、部分老年人均可有红细胞数及血红蛋白减少。病理性红细胞及血红蛋白减少见于各类贫血。根据贫血产生的病因和发病机制不同，可将贫血分为三类：红细胞生成减少、红细胞破坏增多、红细胞丢失过多。临床上根据贫血的病因不同，需要针对病因进行对应治疗。

白细胞由骨髓产生，主要分5种类型：中性粒细胞、淋巴细胞、单核细胞、嗜酸性粒细胞及嗜碱性粒细胞。白细胞最重要的功能是吞噬，可以通过吞噬和产生抗体等方式抵御和消灭入侵的病原体，因此它在疾病的免疫方面起着重要作用。

不同年龄阶段人群的白细胞数量也有所不同。成人的白细胞数参考值为 $(4 \sim 10) \times 10^9/L$，儿童为 $(5 \sim 12) \times 10^9/L$，新生儿则为 $(15 \sim 20) \times 10^9/L$。白细胞总数的变化主要受中性粒细胞数量的影响，淋巴细胞数量上的较大改变也会引起白细胞总数的变化，而其他种类的白细胞一般不会引起白细胞总数发生大的变化。白细胞数量在生理情况下可出现一过性上升的情况，如新生儿、妊娠末期、分娩期、饭后、剧烈运动、冷水浴后、极度恐惧及疼痛等。在病理情况下，白细胞增多可见于大部分化脓性细菌（尤其是各种球菌）引起的感染、中毒、急性出血、急性溶血、手术后、恶性肿瘤、粒细胞性白血病等情况。而病理性白细胞减少则常见于某些传染病包括病毒感染、某些血液病、化学药物、放射损害，以及脾功能亢进等情况。

（二）血小板检测

血小板是从骨髓中成熟的巨核细胞裂解脱落下来的小块胞质。虽然巨核细胞在骨髓造血细胞中数量最少，仅占骨髓有核细胞总数的0.05%，但其产生的血小板却对机体的止血功能极为重要。血小板的平均寿命可达7～14天，然而它只在进入血液后2天具有生理功能。血小板除衰老、破坏外，还可在发挥其生理功能时被消耗。衰老的血小板是在脾、肝和肺组织中被吞噬清除的。

血小板计数是计数单位容积外周血液中血小板的数量，可以采用镜下目视法，目前多用自动化血细胞分析仪检测。健康成人血小板的参考值为（100～300）×10^9/L。血小板的数量和功能与止凝血机制有密切关系，血小板数量和功能的异常均是出血性疾病或血栓性疾病的重要病因。

血小板减少常见于下列疾病状态。①血小板生成障碍：见于再生障碍性贫血、放射性损伤、急性白血病、巨幼细胞贫血、骨髓纤维化晚期等。②血小板破坏或消耗增多：见于免疫性血小板减少性紫癜（immunologic thrombocytopenic purpura，ITP）、系统性红斑狼疮（systemic lupus erythematosus，SLE）、淋巴瘤、上呼吸道感染、风疹、新生儿血小板减少症、输血后血小板减少症、弥散性血管内凝血（disseminated intravascular coagulation，DIC）、血栓性血小板减少性紫癜（thrombotic thrombocytopenic purpura，TTP）、先天性血小板减少症。③血小板分布异常：见于脾肿大〔肝硬化、班替（Banti）综合征〕、血液被稀释（输入大量库存血或大量血浆）等。

血小板增多分为原发性血小板增多和继发性血小板增多。原发性血小板增多见于骨髓增殖性肿瘤，如真性红细胞增多症、原发性血小板增多症、原发性骨髓纤维化早期及慢性髓系白血病等疾病；继发性血小板增多又称反应性血小板增多，常见于急性感染、急性溶血及某些癌症患者，这种反应性增多通常是轻度的，血小板计数通常在500×10^9/L以下。

血小板功能异常是指血小板黏附、聚集、释放、收缩、促凝等功能缺陷引起的出血性疾病。临床特征为皮肤黏膜出血，血小板计数正常或轻度减少，不能正常形成血栓并且出血时间延长。血小板功能异常可分为两种：先天性血小板缺陷和获得性血小板缺陷。前者见于巨血小板综合征、先天性结缔组织病等先天遗传疾病。而后者见于尿毒症、骨髓异常综合征及药物引起的血小板功能障碍。

二、红细胞功能检测

红细胞是人体中最多的一类细胞，它的主要生理功能是通过细胞内所含有的血红蛋白实现氧气与二氧化碳的交换，将氧气运输至组织细胞处，供其氧化代谢产能，同时又能将二氧化碳运输至肺部，通过肺泡排出体外。血液中98.5%的氧是以与血红蛋白结合成氧合血红蛋白的形式存在的。红细胞运输的氧约为溶解于血浆中氧的65倍。红细胞的双凹圆碟形使得其具有较大的气体交换面积，红细胞运输氧的功能是靠细胞内的血红蛋白来实现的，一旦红细胞破裂，血红蛋白逸出到血浆中，即丧失其运输氧的功能。

血红蛋白（Hb）氧亲和力是指 Hb 与氧结合的能力，这是 Hb 的重要特征之一，主要通过读取氧解离曲线获得。氧解离曲线是表示 Hb 氧饱和度与血氧分压（PO_2）关系的曲线，Hb 的协同效应使得氧解离曲线呈 S 形。Hb 氧亲和力的大小定义为氧解离曲线中 Hb 氧饱和度为 50% 时对应的氧分压（P_{50}）。P_{50} 的变化影响着人体的氧摄入和组织细胞的氧获取，正常成人的 P_{50} 为 24～28mmHg[①]。P_{50} 升高代表 Hb 氧亲和力降低，易于释放 O_2；P_{50} 降低代表 Hb 氧亲和力升高，易于结合 O_2。所以，P_{50} 反映出人体的氧摄入和组织细胞的氧获取的能力，其改变受多种因素影响，包括体内 H^+ 浓度、二氧化碳分压（PCO_2）、温度、2,3-二磷酸甘油酸（2,3-DPG）等多种因素。

P_{50} 的检测和调节在临床上库存血输注方面具有重要作用。库存血 Hb 的携氧/释氧能力的变化受到广泛关注。库存血 P_{50} 和释氧能力在储存的前 3 周出现快速且显著的降低。有研究表明库存血储存 7 天后，P_{50} 值从 27mmHg 降至 22mmHg，储存 21 天后可下降至 18mmHg，而 2,3-DPG 浓度在储存 2 周后下降至极低水平。有研究显示，输注 4℃保存的库存血后，其 Hb 氧释放量明显降低，这种现象可能与多次输注长期库存血后出现的死亡率升高有关。另外，有研究证实，通过增加 2,3-DPG 浓度来提升 P_{50}，可显著增加库存血输注后的动脉氧输出量，这对于存在缺氧情况的贫血患者来说有改善作用。

三、贫血的诊断及纠正

（一）贫血的诊断

贫血是指人体外周血红细胞容量减少，低于正常范围下限所引起的一系列临床表现。由于红细胞容量测定较为复杂，临床上常以血红蛋白（Hb）浓度来代替。目前我国对贫血的定义标准是在海平面地区，成年男性 Hb＜120g/L，成年女性（非妊娠）Hb＜110g/L，孕妇 Hb＜100g/L。而国际上关于贫血的诊断标准是 1972 年 WHO 制订的标准，即在海平面地区，下述情况诊断为贫血：6 个月到小于 6 岁儿童 Hb＜110g/L，6～14 岁儿童 Hb＜120g/L，成年男性 Hb＜130g/L，成年女性 Hb＜120g/L，孕妇 Hb＜110g/L。关于贫血的严重程度分级，可以根据 Hb 的含量分为轻度、中度、重度和极重度四个等级：轻度，Hb＜参考值低限至 90g/L；中度，60～90g/L；重度，30～60g/L；极重度，＜30g/L。

（二）贫血的纠正

术前贫血是手术患者输血和不良转归的重要影响因素，术前即应查明患者贫血的病因并根据病因进行纠正。目前临床上主要使用成分血（红细胞制剂）来纠正贫血，而很少使用全血，主要是因为成分血有以下优点：制剂容量小，纯度高，治疗效果好；使用安全，不良反应少；可减少输血相关传染疾病的发生；便于保存，使用方便；综合利用，节约血液资源。

输注红细胞适用于血容量基本正常或低血容量已被纠正的贫血患者，以提高其血液携氧能力。出血量、组织器官灌注和氧合情况、血红蛋白及血细胞比容（hematocrit,

---

①1mmHg＝0.133kPa

Hct）等都是红细胞输注决策时需要考虑的重要因素。2022年国家卫生健康委员会发布的《围手术期患者血液管理指南》推荐红细胞输注的指征：围手术期建议采用限制性输血策略，Hb＞100g/L的患者不宜输注红细胞；Hb＜70g/L的患者宜输注红细胞；Hb在70～100g/L时，宜根据患者的年龄、出血量、出血速度、心肺功能以及有无缺氧症状等因素决定是否输注红细胞。

在临床工作中，临床医生可按下述公式估算浓缩红细胞的补充量：成人的浓缩红细胞补充量＝（Hct预计值－Hct实测值）×55×体重/0.60；小儿的浓缩红细胞补充量＝（Hb预计值－Hb实测值）×体重×5（Hb单位为mg/dl）。大多数患者的Hb要维持在70g/L（Hct：21%）以上，而存在心肌缺血、冠心病的患者则需将Hb维持在100g/L（Hct：30%）以上。

在输注红细胞时，临床医生还可以参考"华西围手术期输血指征评分（West China Perioperative Transfusion Score，WCPTS）"来决定患者是否输注红细胞以及输注红细胞的剂量，具体评分细则详见表2-3。该评分是根据维持正常心输出量所需肾上腺素用量（反映心输出量指标）、维持脉搏血氧饱和度（SpO_2）≥95%所需吸入氧浓度（反映SaO_2指标）以及体温（反映机体氧耗状态指标）等可简单监测的指标，并结合患者是否有心绞痛等对拟输血的患者进行评分。WCPTS的基础评分为6分，根据是否有上述加分因素在6分的基础上加分。若患者的WCPTS评分为6分，且Hb≥60g/L，则不需要输注同种异体红细胞悬液。若在输注全部自体血后Hb＜60g/L，则应输注同种异体红细胞悬液，但在输注红细胞后Hb能维持在≥60g/L即可。同理，若患者的WCPTS评分为7、8、9分，则维持的最低Hb水平分别为70g/L、80g/L、90g/L。若患者的WCPTS评分超过10分，也只需将患者的Hb水平维持在不低于100g/L即可，而不需要维持在过高水平。

表2-3　华西围手术期输血指征评分

加分	维持基本正常心输出量所需肾上腺素输注速度 [μg/（kg·min）]	维持SpO_2≥95%时所需吸入氧浓度（%）	中心体温（℃）	心绞痛
0	不需要输注	≤35	＜38	无
+1	≤0.05	36～50	38～40	运动或体力劳动或激动时发生
+2	≥0.06	≥51	＞40	日常活动或休息安静时发生

四、血小板功能检测

血小板在血栓形成过程中发挥了重要作用，血小板经激活、黏附和聚集，进而激活凝血系统，导致血栓形成。血小板监测在疾病预后及治疗过程中都是不可或缺的手段。目前，常用的血小板功能检测方法，根据作用原理可分为三大类。第一类是以血小板聚集为基础进行检测的方法，如光学比浊法（LTA）、电极阻抗聚集度测定法（MEA）、VerifyNow P2Y12检测、Platelet-Works；第二类是以切应力为基础进行检测的方法，如通过血小板功能分析仪（PFA）、椎板分析仪（Impact-R）、血栓弹力图

（thrombelastography，TEG）进行检测；第三类是以流式细胞术为基础进行检测的方法，这类方法有血管扩张剂刺激磷蛋白磷酸化法（VASP）、CYP2C19基因芯片检测、P-选择素及GPⅡb/Ⅲa受体检测。这里主要介绍目前临床中最常用的光学比浊法和血栓弹力图检测血小板功能。

光学比浊法是目前应用最为广泛的血小板功能检测方法，其原理是在特定的连续搅拌条件下，在富含血小板血浆中加入诱聚剂，导致其中的血小板发生聚集，这样血浆的浊度就会变低。不同程度的血小板聚集就会产生不同的浊度变化，光电管将浊度变化转变成电信号，并在记录仪上描记出聚集曲线，由此可计算出血小板聚集的程度。采用不同诱导剂如花生四烯酸（AA）或二磷酸腺苷（ADP），即可测定特定条件下的血小板聚集率，进而反映阿司匹林或氯吡格雷的抗血小板作用效果。其报告的最大聚集率以百分比表示。

关于血栓弹力图的介绍详见本书第十一章。血栓弹力图中的MA表示最大振幅，反映纤维蛋白/血小板血凝块的最大强度，主要受血小板和纤维蛋白原两个因素的影响，其中血小板的作用（约占80%）要比纤维蛋白原（约占20%）大。

阿司匹林、氯吡格雷是目前临床上常用的抗血小板药。一般而言，AA抑制率小于50%，提示阿司匹林没有发挥有效的抗血小板作用；ADP抑制率小于30%，提示氯吡格雷没有发挥有效的抗血小板作用。MA的正常值为54～72mm，当MA值为31～47mm时，认为药物发挥了有效的抗血小板作用。血栓弹力图和光学比浊法检测血小板功能刚好相反。光学比浊法反映的是血小板聚集率，也就是血小板能够聚集的能力还残留多少，其数值越低，说明抗血小板作用越强。血栓弹力图则反映的是血小板抑制率，也就是多少血小板被抑制了，其数值越高，说明被有效抑制的血小板越多，抗血小板的作用越强。

目前，血小板功能检测对临床具体抗血小板治疗的指导意义尚有争议，相关研究得出的结果不一。2016年发表的ANTARCTIC研究证实了无论是低危还是高危患者，根据血小板功能检测结果指导药物选择均不能改善临床结局。所以，目前指南尚不推荐常规进行血小板功能检测或基因检测用于指导抗血小板药选择。

五、凝血及纤溶系统检测

反映凝血因子消耗的相关指标有凝血酶原时间（prothrombin time，PT）、活化部分凝血活酶时间（activated partial thromboplastin time，APTT）、纤维蛋白原浓度和活化凝血时间（activated clotting time，ACT）。PT测定的是暴露于组织因子时血浆凝固所需的时间，可用以评估外源性凝血途径和共同凝血途径。APTT测定的是血浆暴露于激活接触因子的物质后发生凝固所需的时间，可用以评估内源性凝血途径及共同凝血途径。不同实验室和不同试剂或仪器组合所测得的PT和APTT的正常范围有一定差异，大多数实验室PT的正常范围为11～13s，APTT的正常范围为25～35s。纤维蛋白原浓度测定的是血浆中纤维蛋白原的浓度，正常范围为2～4g/L。ACT测定的是暴露于活化接触因子后全血（而非血浆）凝固所需的时间，与APTT一样，ACT评估的是内源性凝血途径和共同凝血途径，可确定所需肝素抗凝剂量以及鱼精蛋白拮抗用量，ACT的正常范围为59.2～117s。

纤溶系统检测的相关指标包括纤维蛋白原/纤维蛋白降解产物（fibrinogen/fibrin degradation product，FDP）、D-二聚体。FDP是纤溶酶作用于纤维蛋白原或纤维蛋白后生成的降解产物，其水平反映的是纤溶系统的功能状态。D-二聚体是纤维蛋白凝块的降解产物，能够特异性地反映交联纤维蛋白的纤溶情况，更可靠地提示血栓形成风险。D-二聚体检测结合临床风险评估工具（Wells评分等）可以高效地用于深静脉血栓和肺栓塞的排除诊断。临床上通常使用血浆D-二聚体水平＜0.5mg/L作为排除血栓的界值。DIC的发病机制是以纤溶系统亢进为表现之一，DIC患者FDP和D-二聚体会显著增高（10倍以上）。目前国内外DIC的诊断指南或共识中，均将D-二聚体作为诊断DIC的实验室指标之一，D-二聚体水平升高的程度在DIC评分系统中占据重要地位，当然DIC的诊断需要结合患者临床状况和其他实验室指标综合判断。对于特定的患者，尤其是急重症、外科术后患者，若出现D-二聚体水平快速增高的表现，要警惕血栓形成的可能。

单纯凝血指标的异常并不能完全反映机体的凝血功能，就像血小板数量的减少并不代表其功能的相应低下，而凝血常规检测不能反映血小板和凝血级联反应的相互作用。基于此，TEG逐渐被广泛地应用到临床实践中。TEG能够记录血栓的全过程，包括血凝块形成和发展、血凝块回缩和溶解，提供血栓形成速度、强度和稳定性等血栓形成过程的信息。所以这项检查可以更加全面、有效地判断患者的凝血功能。对于已经明确存在凝血功能障碍的患者，推荐采用TEG来进一步评估凝血功能。

TEG最早由Hartert发明，其技术原理是通过一个恒定的旋转力促使少量血液形成黏弹性血块并将血块强度转换为输出信号，以全血黏弹性为基础产生扫描轨迹，完整地展现了凝血系统组成。TEG相关参数如下。

1.凝血反应时间（reaction time，R） 指凝血系统启动到纤维蛋白凝块开始形成的时间，反映了凝血因子的综合作用，参考范围为5～10min。很大程度上反映了凝血因子的储备，类似于凝血常规中的凝血酶原时间和活化部分凝血活酶时间。若R值延长，提示凝血因子缺乏或受抗凝剂的影响，呈低凝状态，出血风险大，相反则提示凝血因子活性增强，呈高凝状态，血栓形成风险大。

2.血液凝固时间（K） 凝血开始至TEG描记图振幅达20mm所需的时间，参考范围为1～3min。

3.凝固角（α） 血凝块形成点到曲线最大弧度作水平线和切线的夹角，与K值共同反映纤维蛋白水平和部分血小板的功能，参考范围为53°～72°。若K值延长、α缩小，提示纤维蛋白水平或功能低下，可补充冷沉淀纠正；相反则提示纤维蛋白水平或功能增强，需行降纤治疗。

4.最大振幅（MA） 血凝块的最大强度或硬度，主要反映血小板的数量及功能，参考范围为50～70mm。若MA值增大，提示血小板活性增高，相反则提示血小板活性低下，如有出血，可补充血小板纠正。

5.MA后30min血凝块减少速率（LY30） 指MA确定后30min内血块消融的比例，反映纤溶状态，参考范围为0～75%。若LY30增大，提示纤溶亢进。

6.综合凝血指数（CI） 是由R、K、α及MA结合推算出，反映凝血的综合状态，参考范围为-3～3。CI＞3提示高凝状态，CI＜-3则提示低凝状态。

目前TEG的检测项目包括TEG普通检测（患者凝血全貌）、TEG肝素检测（肝素、低分子肝素检测）和TEG血小板图（抗血小板药检测）。具体项目的检测内容及目的见表2-4。TEG在急性凝血功能障碍检测中的地位愈加突出，可对凝血因子、纤维蛋白原、血小板进行定性分析，协助判断凝血及纤溶状态。但TEG也存在一定的局限性，如TEG无法检测血小板和血管内皮相互作用，低体温情况下TEG无法反映患者真实的凝血功能状态。

表2-4　TEG的检测项目及检测目的

检测项目	检测目的
TEG普通检测	1.评估凝血功能，对血栓风险进行分层 2.指导成分输血 3.区分原发和继发纤溶亢进，早期诊断DIC 4.判断促凝和抗凝等药物的疗效
TEG肝素酶对比检测	1.评估肝素、低分子肝素的疗效 2.评估中和肝素后的效果
TEG血小板图检测	1.评估抗血小板药的疗效 2.评估出血事件和缺血事件发生的风险
TEG肝素酶＋血小板图检测	1.评估抗血小板约的疗效 2.评估出血事件和缺血事件发生的风险 3.评估肝素、低分子肝素的疗效及中和肝素后的效果

六、凝血功能异常的纠正

凝血功能障碍是一系列病因导致的凝血功能受损。通过临床表现和实验室检查可以发现凝血功能障碍，而新型分子标志物有助于早期识别凝血功能障碍。不同病因的凝血功能障碍发病机制不同，尽早消除或控制病因是治疗凝血功能障碍的基础。抗纤溶药物、口服抗凝药的逆转药物和血液成分治疗是常用的治疗方案。但是，由于缺乏高质量的临床证据支持，治疗方案的制定需要权衡利弊和根据病情动态评估。

（一）病因治疗

消除或控制潜在病因是治疗凝血功能障碍的基础。恰当地处理病因后，很多患者的凝血功能障碍能够好转。比如，对于脓毒症诱发的凝血功能障碍，尽快使用敏感的抗生素和对感染灶进行处理是最重要的治疗措施；对于口服抗凝药引起的出血，及时停药或使用逆转抗凝药物可以纠正凝血功能障碍。

（二）药物治疗

1.对于服用口服抗凝药的出血患者可使用相关药物进行凝血功能逆转治疗

（1）直接口服抗凝药的逆转药物用于口服抗凝药伴随严重出血的患者。特异性逆转药物包括艾达司珠单抗和安得塞奈（Andexanet α）。艾达司珠单抗用于特异性逆转凝血因子Ⅱa抑制剂（达比加群）。既往有研究证明艾达司珠单抗可逆转达比加群的抗凝作用，艾达司珠单抗5g给药后15min内，几乎所有患者体内的抗凝效应均被完全逆转，逆转作用在大多数患者中维持了24h。因此，艾达司珠单抗仅用于达比加群引起的出血情况，不宜用于凝血酶时间（TT）正常的患者，仅在保守的出血控制措施无效且危及生命或需急诊手术时使用该药。安得塞奈用于特异性逆转凝血因子Ⅹa抑制剂。它是凝血因子Ⅹa的无催化活性形式，通过替代凝血因子Ⅹa与凝血因子Ⅹa抑制剂结合，保留凝血因子Ⅹa活性。2018年美国食品药品监督管理局（FDA）批准其用于利伐沙班或阿哌沙班引起的出血患者。

（2）维生素K是合成凝血因子Ⅱ、Ⅶ、Ⅸ和Ⅹ等不可缺少的辅酶，华法林是一种双香豆素衍生物，通过抑制维生素K及其2,3-环氧化物（维生素K环氧化物）的相互转化而发挥抗凝作用，其引起的出血可用维生素K治疗。在服用华法林出现轻微出血而国际标准化比值（international normalized ratio，INR）在目标范围内时，不必立即停药或减量，应寻求原因并加强监测。若患者出现与华法林相关的严重出血，首先应立即停药，静脉注射维生素K（5～10mg），同时输注新鲜冰冻血浆、凝血酶原复合物或重组凝血因子Ⅶa迅速逆转抗凝作用，并随时监测INR。

2. 对于存在纤溶亢进的出血患者如果不存在DIC建议采用抗纤溶药物治疗　氨甲环酸（tranexamic acid，TXA）和氨基己酸（6-aminocaproic acid，EACA）是常用的抗纤溶药物，能与纤溶酶和纤溶酶原上的纤维蛋白亲和部位的赖氨酸结合位点吸附，阻止纤溶酶、纤溶酶原与纤维蛋白结合，从而抑制纤维蛋白分解。

TXA和EACA可用于纤溶活性增加和低纤维蛋白原血症患者。有研究表明上消化道出血患者使用TXA可获益。需要指出，纤维蛋白沉积是DIC的重要特征，阻断纤溶会增加血栓性并发症的风险，所以抗纤溶药物不推荐用于DIC的治疗。

（三）血液及血液制品的替代治疗

（1）启动输注血小板的阈值取决于患者的临床状况。对于出血、紧急侵入性操作和手术后患者，通常应保持血小板计数＞$50×10^9$/L。若有严重或中枢神经系统出血则保持血小板计数＞$100×10^9$/L。当血小板计数＜$20×10^9$/L，由于自发性出血风险增加，此时也应输注血小板。

（2）新鲜冰冻血浆（fresh frozen plasma，FFP）含有全部的凝血因子（包括不稳定的凝血因子Ⅴ和凝血因子Ⅷ）和血浆蛋白。新鲜冰冻血浆可用于PT或APTT显著延长（超过2倍正常上限）的出血患者的治疗。使用新鲜冰冻血浆时需根据临床症状和监测结果及时调整剂量；通常情况下，新鲜冰冻血浆的首次剂量为10～15ml/kg，维持剂量需要根据患者的出血情况和实验室检查结果决定，一般为5～10ml/kg。如果患者有大量出血，使用剂量取决于出血的控制情况，最大剂量甚至可达50～60ml/kg。

（3）凝血酶原复合物（PCC）包括活化凝血酶原复合物（activated prothrombin complex concentrate，aPCC）和未活化凝血酶原复合物（三因子PCC和四因子PCC）。aPCC是至少含有1种活化凝血因子的PCC。未活化PCC是从血浆中提纯的凝血因子和抗凝物的浓缩物，含有高水平的凝血因子。三因子PCC含凝血因子Ⅱ、Ⅸ和Ⅹ；四因子PCC含凝血因子Ⅱ、Ⅶ、Ⅸ和Ⅹ。PCC可用于PT或APTT显著延长（超过2倍正常上限）的出血患者的治疗，特别是当容量负荷过重不适合用FFP时。比如与华法林相关的严重出血，若INR＞2，则建议使用四因子PCC来快速逆转华法林的抗凝效应。同时根据INR水平来决定PCC剂量，若INR＞6，则患者一般需用50U/kg的PCC，在给予PCC 30min后需要复查PT和INR。值得注意的是，PCC缺乏部分重要凝血因子（凝血因子Ⅴ），因此只能部分纠正凝血障碍。

（4）若患者存在严重的低纤维蛋白原血症（＜100mg/dl），早期补充纤维蛋白原也是创伤性凝血病的关键治疗措施。外源性纤维蛋白原来源包括新鲜冰冻血浆、冷沉淀和纤维蛋白原浓缩物。由于新鲜冰冻血浆中的纤维蛋白原含量低，通常采用冷沉淀和纤维蛋白原浓缩物来治疗低纤维蛋白原血症。

（5）冷沉淀是将新鲜冰冻血浆在4℃恒温水箱中融化后剩余的有白色结晶颗粒的血浆块。每袋冷沉淀由400ml全血制成，体积为（25±5）ml，其中主要含有凝血因子Ⅷ、纤维蛋白原以及血管性血友病因子、纤维粘连蛋白、凝血因子ⅩⅢ等。冷沉淀适用于儿童及成人轻型甲型血友病、血管性血友病、先天性或获得性纤维蛋白原缺乏症及凝血因子ⅩⅢ缺乏症患者。同时，冷沉淀也可用于手术后出血、严重外伤及DIC等患者的替代治疗。

（6）对于遗传性凝血因子缺乏患者，根据缺乏的凝血因子类型补充相应的凝血因子，包括血源性和（或）重组凝血因子。例如，A型血友病患者补充血源性凝血因子Ⅷ制剂或重组凝血因子Ⅷ制剂。对于获得性凝血因子缺乏患者，可以补充旁路凝血因子。人重组活化凝血因子Ⅶ是获得性血友病的一线止血药物，其推荐剂量为90μg/kg，每2～3h静脉注射1次，直至出血得到控制。

七、抗凝患者和接受血小板抑制剂患者的管理

对于术前服用抗凝药、抗血小板药和其他可能影响凝血功能药物的患者，应根据手术类型、手术出血风险以及药物特点采取相应的防治方案。对择期手术患者，应根据病情和凝血功能状态决定是否停药或采用替代治疗方案。对急诊手术和限期手术患者，应全面权衡手术出血风险与紧急逆转药物作用后的风险，并采取相应的应对措施。

（一）抗凝药

1.肝素　肝素主要通过与抗凝血酶Ⅲ（AT-Ⅲ）结合，增强AT-Ⅲ对活化的凝血因子Ⅱ、Ⅸ、Ⅹ、Ⅺ和Ⅻ的抑制作用。它不仅能阻止血小板的凝集和破坏，还能抑制凝血酶原转变为凝血酶。监测活化部分凝血活酶时间（APTT）可以了解其抗凝程度。通常，皮下或静脉给予肝素可维持APTT在其1.5～2.5倍正常值。肝素引起的严重出血，可使用鱼精蛋白进行拮抗。此外，肝素可能会引起血小板减少，长时间使用时需复查血小板计数。对于皮下注射肝素后至少6h或检查APTT正常才可行硬膜外穿刺置管，置管后至少1h才能静脉使用肝素。为了防止拔出硬膜外导管导致的椎管内血肿，一般建议对于全身肝素化患者应停用肝素2～4h，且ACT或APTT达到正常范围后方可拔出硬膜外导管，拔管后至少1h才可恢复肝素应用。

2.低分子肝素　低分子肝素（LMWH）是由普通肝素解聚制备而成的一类分子量较低的肝素的总称。临床上常用的LMWH制剂有依诺肝素钠（商品名：克赛，低分子

肝素钠）、那屈肝素钙（商品名：速碧林，低分子肝素钙）等。

预防剂量LMWH不会显著改变APTT，既不影响血小板聚集也不影响纤维蛋白原与血小板的结合。临床应用时无须常规监测APTT；为降低接受LMWH治疗的患者出现椎管内血肿和截瘫的风险，目前指南推荐：用于预防剂量的LMWH，应于末次用药至少12h后置入或拔除椎管内导管。对于接受较高治疗剂量LMWH的患者，置入或拔除椎管内导管的时间应在末次用药至少24h后。术后恢复LMWH使用应至少在导管拔除4h后。

3.维生素K拮抗剂　华法林是临床上常用的维生素K拮抗剂，属于香豆素类抗凝药，通过抑制肝脏合成维生素K依赖性凝血因子Ⅱ、Ⅶ、Ⅸ、Ⅹ来发挥抗凝作用。口服华法林通常需要1～2天起效，多在连续服药4～5天后达到最大疗效，停药5～7天后其抗凝作用才完全消失。可通过PT和INR监测其抗凝效果，一般手术前需停药4～5天，大多数手术可在INR≤1.4的情况下进行。

在进行椎管内穿刺操作之前华法林应至少停用5天。美国区域麻醉与疼痛医学学会指南建议INR需要达到正常（≤1.2）方可进行椎管内穿刺置管，但欧洲指南却指出当INR为1.4或更低时是可以进行椎管内穿刺的。根据凝血因子的浓度，我们可以分析得出INR为1.3～1.4时，患者的凝血因子浓度是偏低的，此时若进行椎管内穿刺操作可能并不安全。

接受华法林治疗的患者围手术期管理仍存在争议。术后才开始使用华法林进行血栓预防者，建议在INR低于1.5的情况下拔除椎管内导管。虽然给予华法林12～24h后拔除硬膜外导管似乎不会引起出血风险的增加，但48h内拔除硬膜外导管仍然存在硬膜外血肿的风险。

4.直接新型口服抗凝剂　根据口服抗凝剂的作用机制分为直接凝血酶（凝血因子Ⅱa抑制剂和凝血因子Ⅹa抑制剂）。达比加群是强效、竞争性、可逆性直接凝血酶抑制剂。达比加群可抑制游离凝血酶，抑制与纤维蛋白结合的凝血酶和凝血酶诱导的血小板聚集。达比加群单次剂量后达峰时间2h，半衰期8h，多次给药后半衰期可延长至17h，80%的药物以原型从肾脏排出，肾衰竭患者禁用。达比加群可延长TT和APTT。

选择性因子Ⅹa抑制剂包括磺达肝癸钠、利伐沙班、阿哌沙班、依度沙班等。对于拟行低出血风险手术患者，新型口服抗凝剂仅应在术前2天停用。对于拟行中高度出血风险手术且肌酐清除率＞50ml/min的患者，利伐沙班、阿哌沙班、依度沙班宜在术前3天停用，无须采用抗凝桥接治疗。

（二）抗血小板药

1.环氧合酶（COX）抑制剂　阿司匹林为常用的COX抑制剂，其不可逆性抑制COX，从而抑制血小板血栓素A2（TXA2）的生成及抑制TXA2诱导的血小板聚集。由于其抑制作用不可逆，血小板在其生存期内（7～10天）时，其功能始终处于抑制状态，直至有新产生的血小板，才能够维持COX功能正常。美国区域麻醉与疼痛医学学会指南认为单独使用非甾体抗炎药（包括阿司匹林）并不会显著增加椎管内血肿的风险。但是，与其他抗凝剂联合应用时可增加穿刺部位出血和椎管内血肿的发生率。低分子肝素与抗血小板药联合应用、氯吡格雷和阿司匹林联合应用均会增加椎管内出血的风险，所以进行椎管内操作时需谨慎评估。

2.二磷酸腺苷（ADP）受体抑制剂

氯吡格雷为常用的ADP受体抑制剂，其活性代谢产物可选择性地抑制ADP与其血小板P2Y12受体的结合，因此可抑制血小板的聚集。由于其结合不可逆，暴露于氯吡格雷的血小板的剩余寿命（为7～10天）受到影响。氯吡格雷较阿司匹林可延长出血时间。服用氯吡格雷的患者可能发生紫癜、鼻出血甚至严重出血。与氯吡格雷明确相关的术中或术后出血，宜考虑输注血小板。氯吡格雷停药5～7天后血小板功能才可恢复正常，所以为减少围手术期出血风险，术前应停用氯吡格雷5～7天。

第三节　心肺功能评估及治疗

一、术前心肺功能评估

术前心肺功能评估及改善对于围手术期患者血流动力学稳定、合理液体治疗甚至患者预后及康复至关重要。本节对心肺功能储备评估的发展与应用现状进行综述，比较其优势与不足，旨在为患者围手术期管理提供参考。

（一）术前肺功能评估

1.肺功能测定

（1）发展和应用现状：肺功能测定是指通过测定呼吸系统某些指标评价人体肺功能状况的过程，包括主管外呼吸功能部分的肺通气功能测定以及完成内呼吸功能部分的肺弥散功能测定。常用的肺功能测定指标包括肺容量、潮气量、肺活量、残气量、功能残气量、肺通气量、呼吸频率等。一般通过肺功能测定仪或多导生理仪完成。肺功能一般根据多项指标进行综合评价。肺功能状况直接影响人体能量代谢，能反映人体素质和工作能力的高低。肺通气功能测试主要反映气道顺应性及储备功能，肺弥散功能主要反映可利用肺泡膜面积、厚度以及肺毛细血管容积。对于既往有肺部疾病患者，术前第一秒用力呼气量（forced expiratory volume in one second，FEV_1）与肺一氧化碳弥散量（diffusing capacity of the lungs for carbon monoxide，DLCO）是客观评价患者能否耐受大规模手术的关键指标。而对于围手术期已并存贫血等相关疾病或行可能引起大量出血的相关手术的患者，术前肺功能测定对评估患者对手术的耐受也具一定优势。

（2）优势和不足：肺功能测定是对可疑肺功能较差患者、行胸部手术患者术前常规的检查项目，是对患者能否耐受单肺通气、术后是否发生呼吸系统并发症的初步筛查，具有无创、简便、可行性高的优点。肺功能测定能较好地量化患者疾病严重程度，为确定患者手术方式以及病变切除范围提供参考。但肺功能测定仍有一些不足之处，例如，肺功能测定的各项指标由于受多种因素的影响，往往存在较大的差异。年龄、性别、身材、身体状况和情境的变化都会影响测量结果。其次，重度肺通气功能障碍的患者术后发生心肺并发症的风险较大，但轻中度通气功能障碍对于相关并发症的预测能力并不强。最后，肺功能测定要求患者在静息状态下进行，其提供的指标无法反映麻醉状态下及手术应激下整个心肺和氧供的储备功能，更无法体现患者在负荷递增状态下的心肺储备功能，为确保患者术中安全以及减少术后并发症的发生，需要其他术前评估手段。

2.血气分析

（1）发展和应用现状：血气分析是利用血气酸碱分析仪直接测定血液中pH、动脉血二氧化碳分压（arterial partial pressure of carbon dioxide，$PaCO_2$）、氧分压（arterial oxygen partial pressure，PaO_2）等指标，从而对机体的呼吸功能及内环境状态进行评估的一种方法，可用于判断机体有无缺氧及严重程度、判断呼吸衰竭类型及程度、判断酸碱紊乱类型，且提前评估患者围手术期的水电解质情况，对围手术期可能出现的风险起着预估和预防的作用。术前PaO_2低的患者术中更易发生低氧血症，但高碳酸血症（$PaCO_2 > 45mmHg$）并不是不良预后的独立危险因素。Fernandes等认为低氧血症与心脏并发症有关，主要是心律失常，但并未发现高碳酸血症与预后之间存在关联。

（2）优势与不足：动脉血气分析的优势在于不受环境、患者配合程度的影响，能够直观地反映患者在不吸氧状态下是否存在缺氧和二氧化碳蓄积，从而评估患者对于缺氧的耐受能力，对围手术期治疗起着重要的指导意义。不足之处在于难以直观地表现患者实际病理生理情况，如患者肺部肿瘤可导致相邻支气管或肺组织受压迫而出现阻塞性肺不张，不张的肺叶多存在一定程度的通气–血流比例失调，手术切除病变部位后，剩余的肺顺应性得到改善，反而可以解除患者术前的低PaO_2状态，因此需要更进一步地分析这类患者术前低PaO_2的原因。另外，血气分析为有创操作，可能造成皮下血肿或穿刺部位感染等并发症。

3.屏气试验

（1）发展与应用现状：屏气试验是让受试者取坐位，做数次深呼吸末屏气，直到无法忍受后呼气为止，记录深吸气末到呼气开始的时间，正常值≥30s，而呼吸、循环功能代偿差者其屏气时间一般少于30s，如果屏气时间为20～29s提示肺功能中等，<20s提示肺功能重度受损，可认为呼吸功能较差或显著不全。屏气试验过程中患者肺泡内PaO_2下降及$PaCO_2$升高，人为造成缺氧状态，屏气时间的长短可以反映患者对缺氧的耐受能力及碱储备能力，也可对心功能进行粗略评估。

（2）优势与不足：屏气试验的优势首先在于方法简单易行，无特殊设备要求，在病房即可进行。其次，屏气试验可以说是一种简化版的心肺功能检查，临床医生可在较短的时间内对患者的心肺功能有一个初步判断。不足之处在于受到患者代谢水平、自身意志力因素影响较大，敏感性较低，误差较大。此外，屏气试验过程中患者交感神经兴奋，导致血压升高，对于血管调节能力较差的患者而言，发生心脑血管意外的风险增加，所以目前在临床上仅作为一种肺功能评估的补充方法使用。

4.6分钟步行试验

（1）发展与应用现状：6分钟步行试验（6-minute walk test，6MWT）作为一种亚极量运动试验，因其接近患者的日常活动，易被患者接受。具体方法是记录患者6分钟快速步行的距离，试验结束后行Borg评分，评价患者运动后呼吸困难及疲乏程度，综合评估运动量和心输出量，其结果受到患者心肺储备功能、骨骼肌肉运动功能以及神经系统功能等共同影响。由于患者在日常生活中大部分活动需要在亚极量运动水平完成，作为一种亚极量运动试验，6MWT能较好地复制患者的日常生理状态，反映患者生理状态下的心肺功能，适用于肺部手术（如肺移植术、肺切除术）前后评估，心肺疾病［如慢性阻塞性肺疾病（COPD）、肺动脉高压、心力衰竭〕等治疗前后的比较，以及COPD、囊性纤维化、心力衰竭、外周血管病等患者功能状态的评估。而最近一项关于6MWT的临床研究表明，6MWT不仅适用于术前评估，它对于评价心脏康复后的临床变化也较为敏感。

（2）优势与不足：6MWT最大的优势是对环境要求低，简单、方便、易行。其次，其活动量接近患者日常活动，患者配合度、满意度及耐受度较高。最后，对于合并慢性心功能不全的患者来说，6MWT可客观评价其心功能。不足之处在于6MWT结果受多种因素影响，如患者身高、体重、吸氧能力、骨骼肌肉功能以及精神状态等，在这种情况下，仅依靠步行距离来评估患者心肺储备功能是不准确的。

（二）术前心血管功能评估

心脏评估的基础是病史、体征和心电图。目前临床最常用的心功能评估方法是纽约心脏协会（New York Heart Association，NYHA）心功能分级，主要根据患者症状与活动能力将心功能分为4级，但因受医生个人判断、患者自觉症状等主观因素影响较大，其客观性、准确性和敏感性存在一定的缺陷。长期以来，人们对心功能评估进行了一系列探索，诸如24h动态心电监测、超声心动图、心肺运动试验等主流检查方法，心血管功能评估方法虽不断推陈出新，但迄今尚未明确最有助于围手术期心功能评估的简单、客观、可靠的量化指标。现对目前常用的心功能检查方法做简要评述，以期探讨患者围手术期心功能评估客观量化指标。

1. 24h动态心电监测

（1）发展与应用现状：相关研究指出，心电信号可充分体现心肌细胞的生物电活动，准确记录心脏兴奋、传导的整个电生理过程，能够直观反映心脏工作的具体状态。而动态心电图在心脏疾病诊断方面具有全面、可靠、准确等优势，现已成为无创性心电辅助诊断领域的主要检测工具，是临床心脏疾病诊断中常用的方法之一。常规心电图仅可反映个体静息时某个时点的心电变化，捕捉或预测间歇性心律失常发作的成功率或准确率较低，且对负荷型心律失常检出的成功率较低；而动态心电图对个体的心电监测时间延长至24h，不仅能有效捕捉到各个时点的心电活动，还能准确判定自主神经系统与心律失常的作用以及个体主观症状与心律失常发作的关系。因此，临床可考虑将动态心电图用于心脏疾病病种的甄别，同时对临床治疗及围手术期血液保护也有一定的指导意义。

（2）优势与不足：动态心电图可连续24h记录个体的心电改变，捕捉到约10万次的心脏搏动电信号，便于临床医师对患者静息状态下及活动时的心电活动信息进行深入分析。与常规心电图相比，动态心电图对阵发性心房纤颤、室性心动过速等诸多心脏病理性改变的检出率较高，而对于疑似心脏相关疾病的人群，及时实施动态心电图检查所获得的临床诊断效能更高，因此可将动态心电图作为临床诊断心脏病的理想手段。随着技术的不断完善改进，动态心电图以其无创、经济、便捷、准确等优势在未来有望成为术前心功能评估与预后判定的重要内容。

但动态心电图记录的导联有限，不能完整地反映心脏的情况，且患者经常处于活动状态也会对记录的质量带来影响。而有关动态心电图应用的确切价值还需在临床标准可控状态下进行大样本的深入探讨。

2.心脏超声

（1）发展与应用现状：超声心动图是评价心脏形态及功能的主要方法，可以显示心脏各腔室结构及心腔各段形态，同时可以测量心室及各节段功能，用于监测各种心血管疾病患者心脏的进行性改变及变化过程，并以其简便、无创、直观、重复性好等特点可辅助分析受检者的心功能状态，甚至作为冠心病患者左、右心功能评估的有效方式。

超声心动图检测心功能的主要指标：心室舒张末期容积（end-diastolic volume，EDV）、心室收缩末期容积（end-systolic volume，ESV）、每搏输出量（stroke volume，SV）和射血分数（ejection fracture，EF），可分别检测左、右心室的相应指标，用于评估左、右心室功能。EDV、ESV反映心室容量，是评价心室大小和形态的基本指标。SV是EDV与ESV的差值。EF是SV与EDV的比值。左室射血分数（left ventricle stroke volume，LVEF）是评价左心室功能的常用指标，是反映心肌收缩力、静脉回心血量（前负荷）和动脉血压（后负荷）的综合指标。LVEF评价的标准是＞50%为正常，LVEF越低，表明心功能越差，左心室功能受损越严重，患者死亡风险也就越高；当患者的LVEF降低至40%以下时，表明患者的心脏收缩功能受到较大影响，当LVEF＜35%时，患者发生心源性猝死的概率也会大大增加。

（2）优势与不足：心脏彩超是唯一能动态显示心腔内结构、心脏的搏动和血液流动的仪器，对人体没有任何损伤。有报道以LVEF为主要检测指标，探索重组人脑钠肽对老年急性心肌梗死患者经皮冠状动脉介入治疗（percutaneous coronary intervention，PCI）术后心功能的影响，提示LVEF对于评估重组人脑钠肽改善心肌功能、恢复左心室心肌收缩能力具有重要作用。目前尚存在超声心动图所示心功能与临床心功能不匹配的问题，一个重要原因在于忽视了冠心病患者的左室心尖形态及功能评价。而且，超声心动图检测的是心脏的直接变化指标，只有当疾病发展到一定阶段甚至后期才会出现超声所能观察到的改变，因此对早期检测具有较大局限性。

3.心肺运动试验

（1）发展与应用现状：心肺运动试验（cardiopulmonary exercise test，CPET）是一种能综合评估患者的呼吸系统、循环系统等多个系统对于运动负荷反应的测验方法。根据患者在运动过程中最大氧耗量（maximal oxygen consumption，VO_2max）、峰值氧耗量（peak oxygen consumption，VO_2peak）、无氧阈值（anaerobic threshold，AT）以及基础生命体征、心电图的变化，结合运动过程中新发的一些临床症状，如胸痛、胸闷等，整体客观地体现患者对于运动负荷增加的耐受情况。由于CPET要求患者进行一定负荷下的运动，让患者的心肺系统及氧输送系统的储备功能得到充分调动，其过程在一定程度上模拟了术后对于患者心肺系统产生的影响，临床医生通过相关指标即可在术前对患者的心肺储备功能有一定预估，从而全面地判断患者的手术及麻醉耐受力。

（2）优势与不足：CPET通过相关指标的测量，能够客观、动态、全面地反映患者的心肺储备功能及运动耐量，能够在早期发现隐匿性心血管疾病，对手术患者预后情况进行预估，同时能够指导心肺康复治疗方案制定，从而改善患者预后。不足之处在于CPET指标中的VO_2max需要患者进行极量运动才能得到，极量运动可能会使得某些原发病加重从而造成严重后果；其次，CPET需要特定的仪器才可测定，该仪器的普及与否也限制了其在临床上的应用。

目前美国心脏病学会基金会和美国心脏协会发布的非心脏手术围手术期心脏评估指南已成为国家医疗标准，该指南强调应用活动耐量、外科风险和临床预测因素来进行术前诊断和干预性治疗。

第一步，对于有冠心病或冠心病危险因素并拟行手术的患者，首先评估手术的紧急性。如果情况紧急，明确有可能影响围手术期治疗和手术进行的临床危险因素，则同时进行合理的监测和实施基于临床评估的治疗策略。

第二步，如果手术紧急或择期手术，明确患者是否有急性冠脉综合征，如果有，则根据不稳定型心绞痛、非ST段抬高型心肌梗死和ST段抬高型心肌梗死的临床实践指南进行心脏病学评估和治疗。

第三步，如果患者有稳定型冠心病的危险因素，结合临床或外科风险估计围手术期主要不良心脏事件（major adverse cardiovascular events，MACE）的风险。可使用美国外科医师学会的手术质量改进计风险计算器估计外科风险。例如极低手术风险的手术（如眼科手术），即使合并多种危险因素，患者MACE的风险仍然较低；而对于行大血管手术的患者，即使合并较少的危险因素也可能使MACE的风险升高。

第四步，如果患者出现MACE的风险较低，无须行进一步检测，患者可以开始手术。

第五步，如果患者出现MACE的风险升高，使用如杜克活动状态指数（Duke activity status index，DASI）等客观检测方法或量表评估心功能容量，如果患者具有中度、较好的或优秀的心功能容量（≥4MET），无须进一步评估即可进行手术。

第六步，如果患者心功能容量差（<4MET）或未知，临床医师应咨询患者和围手术期团队，以明确进一步的检测是否会影响围手术期治疗和患者的选择（选择原来的手术或接受冠状动脉搭桥手术或PCI的意愿均依据检测的结果）。如果会有影响，进行药物负荷试验是合适的。对于心功能容量未知的患者，可进行运动负荷试验。如果负荷试验异常，可根据试验的异常范围，考虑冠状动脉造影和血运重建；然后患者可在指南指导的药物治疗下进行手术，也可考虑替代的治疗策略，如无创治疗（如癌症的射频消融术）或对症治疗。如果负荷试验正常，可在指南指导的药物治疗下进行手术。

第七步，如果检测不影响决策选择或治疗，可按指南指导的药物治疗进行手术或考虑替代的治疗策略，如无创治疗（如癌症的射频消融术）或对症治疗。

尽管24h动态心电监测、超声心动图、心肺运动试验等检查方法在心功能评估方面具有一定作用，但各种检查方法均有一定的优缺点，有待进一步深入探讨和大宗病例验证，从而指导围手术期血液保护策略实施。

二、合并心肺功能不全患者的治疗

（一）心功能不全患者术前治疗

当患者因病危及生命需要紧急手术时（如内脏穿孔、严重外伤等），不应因并存的心脏问题而延迟手术；如果是较急的手术，则应及时纠正严重的心脏问题；对择期手术，应采取积极而慎重的态度，需要在术前对心功能不全进行妥善处理。

1.全身情况的准备 心功能不全患者多并存呼吸、内分泌或泌尿系统等疾病，病情复杂，应及时对合并症做出诊断，并迅速进行控制，积极抗感染，纠正水、电解质紊乱，尤其是低钾、低镁血症，长期应用利尿剂或心肌缺氧时应及时纠正，以消除诱发心功能恶化因素。

2.循环系统的准备 心力衰竭患者应在控制心衰症状2～3周后考虑手术，如系急症手术，须注射洋地黄（老年人不必到达洋地黄化剂量，以免增强心肌应激性，诱发严重的心律失常），利尿、吸氧等使心力衰竭得到基本纠正后再行手术。伴心肌缺血者，有单纯的心电图S-T段及T波改变，结合临床情况，术前不需要特殊治疗；若心电图（ECG）有异常Q波，同时合并有明显的ST-T段压低和T波改变者，以及3个月以内有心肌梗死者，应经心内科治疗后再行择期手术。

3.术前用药调整 突然停用β受体阻滞剂、硝酸甘油或钙通道阻滞剂会引起心肌缺血、高血压意外和心律失常。抗心律失常、钙通道阻滞剂（CCB）、硝酸酯类，应用至手术日，2017年加拿大心血管学会围手术期指南强烈推荐在术前24h停用血管紧张素转化酶抑制剂（ACEI）和血管紧张素Ⅱ受体拮抗剂（ARB），以降低卒中和心血管疾病的风险。

4.心功能不全治疗 其原则是改善心肌收缩力，降低心室射血阻力，减轻肺充血，改善氧合和预防严重的心律失常。一般采用强心、利尿和改善心脏负荷等措施。具体步骤如下。

（1）良好、充分供氧，保证患者氧合。

（2）左心衰竭者静脉注射吗啡10mg。

（3）心率快呈室性心动过速或快速心房颤动（简称房颤）等可应用洋地黄类药物，如近期未服用过此类药物，采用地高辛静脉注射，以后隔2～4h追加0.25mg；或用去乙酰毛花苷（去乙酰毛花苷丙）0.4～0.6mg，以后隔1～2h追加0.2mg。

（4）肺水肿伴可疑容量过负荷时静脉注射呋塞米10～20mg。

（5）应用增强心肌收缩力的药物，根据情况选用肾上腺素、多巴胺等。

（6）应用血管扩张药减轻心脏前、后负荷和心肌耗氧量，根据情况选用硝普钠使动静脉血管均扩张；硝酸甘油的作用以扩张静脉、降低心脏前负荷为主，特别适用于冠心病患者；硝酸甘油贴片则可起预防和维持治疗作用。酚妥拉明的作用以扩张动脉为主。临床上心功能不全常归因于多种因素的综合表现，应按具体情况选用或联合选用上述各种方法与药物，低血容量常常也是循环功能不全的重要原因，在外科手术患者治疗时必须注意血管内容量是否足够。

（二）肺功能不全患者术前治疗

尽管目前还未有确切数据显示术前肺功能检查和治疗的有效性，但仍建议对肺功能不全患者术前进行以下处理。

（1）应用恰当的诊断措施和抗生素治疗急性感染，并控制慢性炎症。

（2）吸入激素和支气管扩张剂以解除支气管痉挛，并测量FEV_1以记录缓解情况。

（3）对支气管哮喘患者、有显著支气管痉挛病史的患者，应至少在术前48h给予激素，以期手术时获得最大疗效。

（4）使用促进排痰的措施，且让患者熟悉呼吸治疗的设备（刺激性肺活量测定）和体液引流的方法。让患者开始练习有效咳嗽及进行深呼吸锻炼。

（5）应用地高辛、利尿剂、吸氧和降低肺血管阻力的药物（如肼屈嗪）治疗失代偿性右心衰竭。

（6）常规应用小剂量肝素预防静脉血栓（及肺栓塞）发生，近来高风险患者的常规治疗还包括应用低分子肝素和间断使用弹力袜。

（7）确诊并应用持续气道正压通气或双向气道正压通气对可疑或确诊为呼吸暂停综合征患者进行治疗。

（8）术前鼓励患者减少或停止吸烟至少4周（最好8周或以上），虽然有关停止吸烟的争论不仅涉及肺部风险，但血管和血液系统疾病及误吸风险还未见与吸烟相关的报道。

第四节　失血危险评估及术前准备

一、患者围手术期可能的失血危险及患者失血耐受性评估

（一）围手术期失血密切相关因素

（1）手术类型、方式、时间。

（2）患者术前检查结果（包括实验室检查、体格检查以及超声等辅助检查结果）。

（3）术前药物使用情况（尤其是可能会影响凝血功能的药物）。

（4）患者年龄、性别、术前容量状态。

（5）麻醉方式及管理（麻醉方式、麻醉深度、麻醉药物种类和剂量、术中输液、循环稳定性、体温等）。

（6）术中抗凝药物的使用。

（7）术中血液保护方法不当。

（二）围手术期输血风险相关因素

（1）高龄。

（2）术前低血色素。

（3）术前应用抗血小板药或抗血栓药。

（4）再次手术或复杂手术。

（5）患者有非心血管性基础疾病。

（三）患者失血耐受性评估

为了准确地维持血容量，在术前评估患者失血耐受性是至关重要的。例如：1例患者开始手术前，根据其体重计算血容量，估计为3500ml（50kg×70ml/kg），术前血红蛋白120g/L，确定该患者允许的最低血红蛋白水平是100g/L，即应用下列公式计算在必需输血以前所允许的失血量：允许的失血量＝血容量×（术前Hb值－最低可接受的Hb

值）/（术前Hb值与最低可接受的Hb值的平均值）；即允许的失血量＝3500×（12－10）/11≈636ml。对一些急诊创伤患者应充分评估失血量，如股骨骨折、骨盆骨折、脾破裂、宫外孕等可能在短时间内丢失大部或全部的血量，此时，应结合临床表现，包括脉搏、血压、中心静脉压、尿量及神志变化等指标对术前的失血情况进行估计。

1.经验观察评估法 临床上通过观察患者的皮肤、口唇、巩膜、球结膜、眼结膜、黏膜苍白程度和手掌色泽等对失血量进行评估，如通过观察手掌色泽来判断失血量，当手掌大小鱼际肌呈红色时血红蛋白至少在90g/L以上，当大小鱼际肌变白时血红蛋白＜60g/L。

2.根据创伤失血量评估表进行评估 目前常根据创伤失血量评估表评估出血量，详见表2-5，对失血性出血患者进行急救和紧急转运，取得了良好的救治效果。

表2-5 创伤失血量评估表

检查项目	少量出血	中等出血	大量出血	严重出血
脉搏（次/分）	正常或稍快	100～120	＞120	触不清
收缩压（mmHg）	正常	60～90	＜60	—
脉压（mmHg）	正常	＜30	更少	—
末梢循环	尚可	差	衰竭	不可逆
临床表现	无症状或口渴、头晕	四肢湿冷、烦躁	肢端发绀，意识模糊	皮肤青紫，花斑状，昏迷
休克指数（脉率/收缩压）	0.5	1	1～2	≥2
估计失血量（ml）	＜1000	1000～2000	2000～4000	＞4000
估计失血量百分比（%）	＜20	20～40	40～80	＞80

二、术前准备

（一）手术前评估和贫血管理

术前评估和贫血管理对围手术期麻醉管理及患者预后有着至关重要的作用。

（1）术前应详细询问病史（输血史、出血史和用药史等）和进行体格检查及实验室检查（心、肺、肝、肾功能，血常规、凝血筛查等），准确评估患者贫血状态、止凝血功能、预计出血量和是否需要输血等。

（2）术前贫血是手术患者输血和不良转归的重要影响因素，应查明贫血原因并给予有效治疗。对择期手术的贫血患者，应在术前采取非输血措施纠正贫血。对急诊手术和限期手术的贫血患者，在病情允许时宜积极治疗贫血。

（3）对术前服用抗凝药、抗血小板药和其他可能影响止凝血功能药物的患者，应根据手术类型、手术出血风险和药物特点采取相应的防治方案。对择期手术患者，应根据病情和止凝血功能状态决定是否停药或采用替代治疗方案。对急诊手术和限期手术患者，应全面权衡手术出血风险与紧急逆转药物作用后的风险，并采取相应对策。

（4）对有出血史的患者，应查明出血原因并制订相应的防治预案。

（5）对预计术中出血较多和输血可能性较大的患者，应评估并选择适宜的自体输血方式。

（6）应采取措施防止医源性失血导致或加重术前贫血。

（二）术前贫血患者术前治疗

对术前存在贫血的患者，麻醉医生应及时评估手术风险及患者情况，并及时进行术前治疗与改善预案。

1. 治疗慢性出血性原发疾病 贫血患者有慢性出血性疾病如消化道溃疡出血、肠息肉出血或痔疮出血等，应先治疗出血性疾病，同时纠正贫血。月经量过多造成的贫血请妇科会诊，同时治疗贫血。

2. 营养指导与均衡膳食 根据患者贫血程度和患者饮食习惯等进行个体化膳食营养指导，促进造血原料的吸收和利用。

3. 叶酸、维生素 B_{12} 的补充 叶酸、维生素 B_{12} 是红细胞合成的基本原料，这些物质的缺乏可导致术前贫血。术前30～45天开始补充维生素C、维生素 B_{12}、叶酸，可以降低膝关节置换术后患者的输血率。

4. 铁剂的应用 铁是红细胞合成的必需原料之一，术前贫血患者红细胞平均体积、平均红细胞血红蛋白含量和平均红细胞血红蛋白浓度低于正常值提示存在缺铁性贫血，或检查血清铁和血清铁蛋白，当血清铁、血清铁蛋白低于正常时，应诊断为缺铁性贫血，并按缺铁性贫血进行治疗。术前诊断为缺铁性贫血的患者，以及铁摄入不足、丢失过多的患者，恰当补充铁剂可以提高患者的手术耐受性，降低输血率；手术急性失血导致的贫血患者，补充铁剂可以加快提升Hb、纠正贫血，且有助于患者术后康复，缩短住院时间。

5. 重组人促红细胞生成素的应用 促红细胞生成素是由肾小球球旁细胞分泌的一类糖蛋白，是机体对低氧分压的一种反应性应答。促红细胞生成素可作用于骨髓红系祖细胞，促进红细胞分化与成熟。重组人促红细胞生成素是人工合成生物制剂，不仅可用于术前贫血的红细胞动员，提高Hb水平，也可治疗慢性疾病性贫血及肿瘤化疗导致的贫血。

（三）出凝血功能异常患者术前治疗

择期手术前停用抗凝药物（如华法林、氯吡格雷），并将手术延期至抗凝药作用消失。氯吡格雷、阿司匹林作用时间在1周左右，华法林作用持续2～3天。逆转药物有维生素K、凝血酶原复合物、重组活化凝血因子Ⅶ和新鲜冰冻血浆。

出凝血功能检测大体可分为凝血功能检测和血小板功能检测。对于有出血史或出血性疾病史患者建议术前进行标准实验室检查，包括凝血时间、活化部分凝血时间、国际标准化比值、D-二聚体等，以评估手术出血风险并调整术前用药。条件许可的情况下，可以联合使用血栓弹力图检测以获得更多信息。建议对术前有出血史、合并导致血小板功能减退的疾病或服用抗血小板药者进行血小板计数及功能检测以评估手术出血风险并调整术前用药。

（四）术前完善围手术期失血预案

手术失血是导致患者贫血、输血和不良结局的重要因素，术前做好减少围手术期失血预案，应用各种措施减少手术失血至关重要。减少失血的一般措施如下：

（1）精细地进行外科止血。

（2）维持体温在36℃以上。

（3）抬高手术部位和避免手术部位静脉回流受阻。

（4）应用个体化的术中控制性降压技术方案，保障重要组织和器官灌注。

（5）维持正常的钙离子水平。

（6）保障组织灌注，避免酸中毒。

（7）拟实施手术切除具有丰富血液供应的病变组织（如肿瘤）时，必要时应预先应用介入技术阻断主要供血血管，以减少术中出血。

（8）应用有效减少手术出血的药物，如氨甲环酸，其用法如下：静脉注射或输注，剂量因手术种类而异；对体外循环心血管手术患者，应预防性应用；对严重出血患者，宜早期应用，成人首次剂量为1g。

（9）外科技术改进，包括采用微创外科手术及局部止血技术和方法。

（10）对严重出血患者，宜使用黏弹性凝血功能检测方法（如血栓弹力图等），根据检测结果进行目标导向治疗。

（李翔龙　黄浩然　洪庆雄）

参 考 文 献

刘凤林，楼文晖，缪长虹，等，2021. 抗栓治疗患者接受非心脏手术围手术期管理的上海专家共识（2021版）[J]. 上海医学，44（8）：537-544.

邵勉，薛明明，王思佳，等，2020. 急性出血性凝血功能障碍诊治专家共识 [J]. 中华急诊医学杂志，29（6）：780-787.

熊利泽，张卫，杨建军，等，2020. 围术期出凝血管理麻醉专家共识 [J]. 中华麻醉学杂志，40（9）：1042-1053.

中华医学会心血管病学分会心力衰竭学组，2018. 中国心力衰竭诊断和治疗指南 [J]. 中华心血管病杂志，46（10）：760-789.

Beaumont M, Losq A, Péran L, et al, 2019. Comparison of 3-minute step test（3MStepT）and 6-minute walk test（6MWT）in patients with COPD [J]. COPD, 16（3/4）：266-271.

Beyersdorf F, Praz F, Vahanian A, et al, 2022. ESC/EACTS Scientific Document Group. 2021 ESC/EACTS Guidelines for the management of valvular heart disease. Eur Heart J, 43（7）：561-632.

Cook DA, Oh SY, Pusic MV, 2020. Accuracy of physicians' electrocardiogram interpretations: a systematic review and meta-analysis [J]. JAMA Intern Med, 180（11）：1461-1471.

Douketis JD, Spyropoulos AC, Murad MH, et al, 2022. Perioperative management of antithrombotic therapy: an American college of chest physicians clinical practice guideline [J]. Chest, 162（5）：e207-e243.

Fuzhi Y，Dongfang T，Wentao F，et al，2022．Rapid recovery of postoperative pulmonary function in patients with lung cancer and influencing factors［J］．Front Oncol，12：927108．

Motawea KR，Gaber H，Singh RB，et al，2022．Effect of early metoprolol before PCI in ST-segment elevation myocardial infarction on infarct size and left ventricular ejection fraction．A systematic review and meta-analysis of clinical trials［J］．Clin Cardiol，45（10）：1011-1028．

Saeed H，Coviello E，Amgalan A，et al，2022．Evaluation of blood transfusion rates by blood loss estimation techniques［J］．J Matern Fetal Neonatal Med，35（25）：6961-6966．

Sivakorn C，Schultz MJ，Dondorp AM，2021．How to monitor cardiovascular function in critical illness in resource-limited settings［J］．Curr Opin Crit Care，27（3）：274-281．

第三章
围手术期血液管理相关外科技术

第一节　控制出血外科技术

一、外科机械止血技术

围手术期失血与异体输血可增加术后并发症,延长患者住院时间,延缓康复,从而降低患者的生活质量。微创手术和电外科手术器械的发展进步,使得外科医生能对手术部位进行精准操作。在此基础上,外科医生熟练掌握控制出血技术可以缩短手术时间,减少异体输血,降低死亡率且改善预后。

当手术过程中出现出血,可通过布垫、纱布、海绵直接压迫出血部位,使用止血材料填塞等机械方法止血,也可以通过烧灼血管、缝合结扎、使用吻合器或止血夹进行止血。血管吻合器通常用来分离大动脉与静脉,新一代的吻合器(如EndoGIA、Echelon)采用了组织间隙控制技术,止血效果较好。当止血夹和烧灼法不能成功止血或不适用时,可以采用吻合器缝合线结扎控制出血。

电外科手术是指使用高频电流对组织进行凝固和切割,从而达到止血目的。以下为电外科手术中常用的设备。

(1)单极设备:可用于不同的手术操作,如切割和混合、凝固和电灼。由于电压较高,电凝模式可以更好地穿透脂肪组织或瘢痕组织等高阻力区域,并且适用于电灼大面积浅表出血。

(2)双极设备:通过向组织提供高频电能,使血管脱水而凝固,从而达到止血的目的,是处理直径3～7mm血管的理想选择。高级双极闭合设备(如LigaSure血管闭合系统、Plasma Kinetic等离子电切系统和EnSeal凝闭系统)联合双极电流的烧灼功能和对组织的压缩功能,可用于处理包埋于其他组织内的血管,可为直径7mm的血管提供良好的止血效果。

(3)超声波设备:如超声刀,几乎可以用于任何腹部手术。新一代的超声刀(Harmonic ACE)因其振动频率更高,可以处理最大直径为5mm的血管。

(4)射频消融设备:可以产生射频范围为460～500kHz的高频交流电,从而引起局部的组织破坏。该技术已用于辅助腹腔镜肝切除术,详见下文。

(5)氩气刀:通过氩气离子流传送电流以吹走术野的血液和碎片,并产生一个凝结面。

二、特殊控制出血技术

不同类型手术的出血风险分级不同，表3-1列出了非心脏手术和操作的出血风险分级。除了利用上述提到的基本设备止血方法，不同手术有其特有的控制出血的技术。

表3-1　非心脏手术和操作的出血风险分级

出血风险	手术种类
小	白内障或青光眼手术；简单牙科手术；无须活检或切除的内镜检查；体表手术
低	非白内障的眼科手术；内镜下简单活检；粗针穿刺操作；骨科小手术（手、足关节镜）；腹部手术（胆囊切除术、疝修补术、结肠切除术、乳腺手术）
高	椎管内麻醉；特殊干预操作（结肠息肉切除、腰穿、血管内血管瘤修补）；体外冲击波碎石术；血管器官（肝、肾、前列腺）活检术；其他腹部手术、血管手术（腹主动脉瘤、血管搭桥）；泌尿科大手术（前列腺切除术、膀胱癌手术）；下肢骨科大手术（髋、膝关节置换术）；肺叶切除术

（一）心脏手术

心脏手术中使用体外循环（extracorporeal circulation，ECC）技术通过提供无血术野，为直视心血管手术提供基础，已经成为心血管手术不可缺少的重要步骤，但随着病理生理学发展，传统体外循环（cECC）所诱发的凝血障碍、全身炎症反应、气体栓塞等问题逐渐引起临床重视。

微创体外循环（MiECC）相较cECC有着体积小、预充量少、血液接触面积小、有生物相容性的肝素涂层、无气-血接触的全密闭系统、更低的抗凝要求等优点，可减轻全身炎症反应，减少血液破坏和红细胞输注。MiECC早期主要用于冠状动脉旁路移植术患者，近年来国外心脏中心逐渐将其应用于瓣膜手术、主动脉手术及小儿心脏手术。国际微创体外技术协会推荐将MiECC用于血液稀释风险特别高的患者（矮小体型成人）或拒绝同种异体输血的患者，以减少血液稀释，更好地保存血细胞比容和减少术后出血及异体输血。

在传统体外循环的病理生理学的基础上，非体外循环的心血管手术理论上可以降低围手术期出血和输血的风险，已有研究表明非体外循环下行冠状动脉搭桥手术可以减少同种异体输血率和因出血的再次手术率。

（二）神经外科手术

神经外科手术有以下几个特点：时间长；手术视野狭小，操作不便；伤口创面广泛；血管发育异常如血窦，可造成止血困难。神经外科最常用的止血器械是双极电凝。采用双极电凝配合超声刀切除肿瘤可减少术中出血。相较传统双极电凝，CO_2激光用于神经外科手术止血具有更精确，对邻近组织破坏更少的优点。

在内镜脑室脑池手术中，脑组织或术野少量渗血时，采用温生理盐水持续冲洗，通常可达到满意的止血效果。内镜颅底手术出血主要为蝶腭动脉出血、颈内动脉出血、海绵窦和海绵间窦出血。术前薄层CT和MRI扫描有利于辨认病变和动脉的位置及间距,从而确定具体的手术方式。术中血管超声、经鼻B超、神经导航有助于判断颈内动脉的位置。术中使用运动诱发电位和体感诱发电位监测皮质功能变化对供血区域动脉出血有提示作用。

(三)肝脏手术

肝脏具有门静脉和肝动脉双重血液供应,血供丰富,且肝静脉系统与肝内Glisson系统纵横交错,结构复杂,加上部分患者凝血功能障碍,所以出血和止血一直是肝脏手术中面临的难题。

控制入肝血流能有效地减少术中出血。入肝血流阻断分为全肝阻断与选择性血流阻断。全入肝血流阻断中以Pringle法最常见,即通过阻断器械压迫肝十二指肠韧带,以阻断韧带内肝动脉及门静脉血流,但长时间阻断容易导致肝脏缺血再灌注损伤。选择性阻断入肝血流的优势在于可以选择阻断范围,即需切除肝段或肝叶的入肝血管,以此减少剩余肝组织的缺血再灌注损伤。根据是否打开Glisson鞘分为鞘内阻断法和鞘外阻断法。选择性血流阻断比Pringle法更适合在肿瘤邻近下腔静脉连接处行部分肝切除术的患者。

吲哚菁绿(indocyanine green,ICG)分子荧光影像技术可使肿瘤边缘可视化,发现散在的微小病灶,有效降低术中输血率及术后并发症发生率。

射频消融术(radiofrequency ablation,RFA)应用于肝切除术以控制术中出血。射频消融术利用高频电流产生热效应,造成组织细胞凝固干燥。射频消融术可以缩小肿瘤体积,降低肝脏游离的难度,避免在游离过程中出现肝肿瘤破裂出血。若肝实质破裂出血,肝断面处理不当时导致的细小血管出血也可应用射频消融术快速有效地止血。射频消融术也有其局限性,靠近大血管如在肝门附近使用射频消融术,可能造成大血管损伤,另外射频消融术可能损伤健康肝实质。

(四)产科手术

在产科大出血中,子宫止血带可以作为控制子宫出血的临时性措施,即将Penrose引流管或导尿管围绕在子宫下段的位置,扎紧子宫体,机械性阻断血供。此外,宫颈球囊装置通过水囊的重力作用,对子宫下段出血创面进行压迫,已成功用于产后宫腔填塞止血,且与子宫压迫缝合术,即子宫三明治缝合术结合使用可进一步提高止血成功率。而盆腔血管结扎术,如子宫动脉、子宫-卵巢动脉结扎术,常用于盆腔深部出血且无法靠外科结扎或电凝控制止血时。以上止血方法都不适用时,子宫切除术是控制子宫出血的一种根治性治疗方法。

(五)骨科手术

若骨肿瘤血液供应丰富,术前宜预先应用介入技术选择性栓塞供瘤血管,以减少术中出血;对于骨盆或骶骨肿瘤患者,术中可应用腹主动脉球囊阻断技术。腹主动脉球囊阻断技术主要针对预计术中出血量较多的原发性骨盆、骶骨肿瘤或转移瘤。适应证包括：①高血运肿瘤；②肿瘤体积巨大（＞200cm³）；③侵犯范围广（如骶髂关节周围同时累及骶骨和髂骨、骶骨肿瘤累及L₅椎体或以上、骨盆Ⅲ区肿瘤累及Ⅱ区或对侧Ⅲ区、骨盆Ⅰ～Ⅳ区均累及）；④肿瘤术后复发。腹主动脉球囊放置的最佳位置在主动脉Ⅲ区，即L₃椎体水平。阻断时间一般不超过90min，避免发生股动脉损伤及阻断水平以下的组织器官缺血再灌注损伤。

第二节　微创外科技术

一、微创外科的基本概念

随着现代科学技术的进步以及各种先进医疗设备和器械的开发与应用，微创外科得到了进一步的发展。微创通常是指对人体局部或全身的损伤控制到最小的程度，而又能取得最好的手术治疗效果。其技术的核心是"以人为本"，而不单纯是手术方式的改进。

微创包括微创医学（minimally invasive medicine，MIM）与微创外科技术（minimally invasive surgery，MIS）两方面。前者是将社会人文思想与医学微创理念融合为一体的现代医学观念；后者则包括腔镜外科技术、内镜外科技术、介入超声技术和介入放射学技术，目前这些技术均已应用于外科的各个领域。微创外科技术的发展需要大量先进的医疗设备和器械，如：超声、CT、MRI、数字减影血管造影（DSA）、正电子发射计算机断层显像（PET-CT）；各种腔镜和内镜；伽玛刀、X刀、粒子束刀；机器人手术系统。各类手术电凝刀、超声刀和各种手术材料等在临床的应用，使得微创外科技术在更多的外科领域得到应用，衍生出更多新的术式。

需要注意的是：微创并不等于无创，任何手术都是一把双刃剑，盲目追求微创一旦失败，可能会出现更加严重的并发症。因此，无论选择何种术式和治疗方案，都应结合实际、权衡利弊。

二、内镜外科技术

（一）内镜的种类

内镜技术目前广泛应用于消化外科、泌尿外科、脊柱外科、神经外科等领域，在日常诊疗中发挥着特殊的优势。根据内镜的性能和质地，可分为硬式内镜和软式内镜。

1.硬式内镜　包括膀胱镜、腹腔镜、关节镜等。其结构固定，无法弯曲，具有结构简单、操作方便、不易受损等多种优点，在临床上得到广泛的应用。

2.软式内镜　包括胃镜、结肠镜、小肠镜、支气管镜等。其镜身及头端均可弯曲，术者可在内镜直视下进行活检或切除等操作。

（二）内镜的临床应用

1.消化道出血性疾病　消化道出血包括门静脉高压导致的食管-胃底静脉曲张破裂出血、食管-贲门黏膜撕裂出血、消化道溃疡出血、消化道肿瘤出血、消化道息肉出血、血管畸形出血等，上述情况均可采用内镜技术来止血。如果出现较大动脉性出血

（如十二指肠球后壁大溃疡伴十二指肠上动脉出血）、动脉或动静脉-消化道瘘性出血、出血伴大穿孔，则为内镜下止血的禁忌证，此时应积极寻求外科手段解决问题。

非静脉曲张性出血目前常用的镜下止血方式有内镜下局部用药（包括喷洒、注射）、电凝、微波、激光、氩气刀、热探头、止血夹、套扎等，也可联合使用上述几种方式来进行有效止血。其中注射治疗、止血夹止血和联合止血最为常用和有效。静脉曲张性出血的主要内镜止血技术包括硬化止血、栓塞止血、结扎止血等。随着内镜下手术器械的不断更新，内镜下的止凝血技术也不断推陈出新，内镜下常用的止凝血技术整理如表3-2所示。

表3-2　内镜下常用的止凝血技术

止凝血技术	作用
内镜下局部用药	当口服药物无法有效控制出血时，内镜下局部用药可作为暂时控制出血的有效治疗手段。局部喷洒的药物有云南白药、凝血酶粉等；注射用药常选择无水乙醇、去甲肾上腺素等。通常与其他止血方法联合使用，能进一步提高对局部病灶的止血效果
热止血钳	一种接触式电凝装置，根据电路类型分为双极和单极。热止血钳可以夹住出血血管，进行电凝止血
氩离子凝固	一种非接触式电凝装置，常用于浅表弥漫性出血的止血，但不适用于喷射性出血。使用时仪器尖端应与目标组织保持适当的距离
加热器探头	一种接触式热调节装置，主要通过机械压力和热作用，使血液凝结和血栓形成，以此达到止血效果
止血夹	主要通过对出血血管的机械压迫起到止血效果
内镜下皮圈套扎	通过内镜的引导，用弹性橡胶圈结扎曲张静脉根部，使其缺血坏死，从而达到止血和预防再次出血的效果。常用于食管静脉曲张，近年来，其应用已扩展到非静脉曲张性胃肠出血

对于内镜下止血失败且急性大出血的情况，可考虑行介入治疗，如选择性血管造影可以明确出血的部位及原因，必要时行血管栓塞治疗。当以上治疗措施均失败时，应及时行外科手术治疗，情况紧急可考虑剖腹探查。

2.呼吸系统疾病　呼吸内镜外科技术主要用于恶性气道梗阻、癌性出血、呼吸道异物等。对于恶性肿瘤，呼吸内镜的主要目的是止血，再通呼吸道和保持痰液的顺畅引流，以缓解呼吸困难。其主要操作技术包括氩气刀凝切术、支架放置术和异物清除术。

3.骨科　由于骨关节的解剖结构、生理功能具有特殊性，骨关节病既往常采用开放式手术治疗，其损伤较大，患者术后恢复也较慢，临床治疗效果往往不够理想。随着关节镜在运动创伤外科中的兴起，关节伤病的诊疗方式逐渐改进，手术的精细度也随之提高，具备了不切开关节的"微创手术"条件。关节镜是一种能观察滑膜、软骨、半月板及韧带等关节内部结构的内镜，主要用于关节内疾病的诊断与治疗，具有手术损伤小、手术时间短、术后康复快的优点。关节镜手术通常需配合止血带使用，以减少术中出血，保证术野的清晰。由于关节镜的视野及操作空间均有限，此类手术要求术者对关节邻近的血管、神经等解剖结构非常熟悉，如果选择的切口、入路不恰当，或是操作暴力，都可能引起严重的并发症，甚至影响患者的关节功能。

脊柱外科手术的微创化是目前的热点之一，将脊柱内镜技术应用于脊柱微创手术中，具有组织损伤小、出血少、脊神经稳定性能破坏小、术后疼痛轻、住院时间短等优点。由于脊柱外科的手术部位较深且邻近脊髓神经，术中止血复杂且较难把握，内镜技术的应用又使得术野变小，因此脊柱内镜手术的操作精细度更高，难度更大。在手术操作中，除传统的压迫、缝扎、填塞等基本外科止血操作外，各种新型的外科止血技术和器械能帮助术者达到更好的止血效果，例如术中使用骨蜡、纤维蛋白黏合剂辅助止血，使用电凝等能量止血仪器，或应用控制性降压技术减少术中出血。

4. 神经外科　近年来，内镜神经外科技术发展迅猛，主要包括内镜脑室技术、内镜经鼻技术、内镜经颅技术和内镜脊柱脊髓技术等，常用于颅咽管瘤、垂体瘤、脑室及脑旁肿瘤、颅内血肿、颅内囊肿、脑积水等神经外科疾病的治疗。其中，内镜颅底外科是内镜神经外科的重要组成部分，且其技术趋于成熟，其手术入路包括经鼻和经颅锁孔两项。由于内镜具有广视角和近距离观察的优势，它能够避免过度牵拉脑组织，同时清晰地暴露颅底深部的病灶，显著减少术野盲区，有利于切除病灶并最大限度地保护正常脑组织。随着内镜下止血和分离等技术的成熟以及机械臂固定系统和相关器械的研发与应用，神经外科的发展由显微神经外科逐步向内镜神经外科过渡。

三、介入放射学技术

介入放射学技术（interventional radiology technique）是一种以影像学为基础，在X线、超声、CT、MRI等影像诊断设备的引导下，利用穿刺针、导管、导丝及其他介入器材，对疾病进行诊断或治疗的微创技术，是外科微创技术的重要组成部分，其优点包括创伤小，定位准确，并发症少。

（一）分类

介入放射学技术根据介入途径的不同可分为经血管介入技术和非经血管介入技术。

1. 经血管介入技术（vascular interventional technique）　在影像设备的引导下，利用专用的介入器材，通过Seldinger技术建立经皮血管通道，将特定导管插入靶血管，进行造影诊断和治疗，包括药物灌注、栓塞、球囊扩张、球囊阻断、心血管瓣膜成形术或支架置入术。

2. 非经血管介入技术（non-vascular interventional technique）　在影像设备的引导下，对非心血管部位进行介入性诊断和治疗，包括经皮穿刺活检术、经皮实体肿瘤消融术、经皮无水乙醇注射疗法等。

介入治疗技术虽不能取代外科手术的位置，但极大程度地丰富了临床诊疗的方式和手段，特别是在不适合手术的终末期肿瘤患者的救治、减瘤治疗、血管手术的微创治疗等方面起到了重要作用。下面主要介绍经血管介入技术。

（二）经血管介入技术

1. 经导管血管灌注术　经导管将药物直接注射到靶器官的供血动脉或回流静脉，以提高病变部位局部的药物浓度，减少药物的毒副作用。临床常用于无法切除的恶性肿瘤的姑息性治疗；消化道出血的诊断与治疗；脑血管痉挛等需解除或改善动脉痉挛引起的器官供血障碍性疾病；动脉血栓形成的溶栓治疗等。

2.经导管动脉内化疗栓塞术或经导管动脉内栓塞术 前者常用于不可切除肝癌的姑息性治疗，可将抗肿瘤药物和栓塞剂一起注入肿瘤血管内，直接杀伤肿瘤细胞，引起肿瘤缺血坏死；经导管动脉内栓塞术通常适用于消化道大出血、咯血、外伤性大出血（肝、肾、脾、骨盆等）、动脉瘤、产科大出血等。术中常用明胶海绵颗粒、聚乙烯醇颗粒或栓塞弹簧圈等固体栓塞材料。

3.经皮腔内血管成形术 主要包括球囊扩张成形术和血管内支架置入术，主要适用于动脉粥样硬化、大动脉炎（非活动期）、血管搭桥术或移植术后吻合口狭窄等。

4.主动脉球囊阻断术 通过介入手段在失血部位的近心端释放球囊阻断主动脉，用于控制出血，支持重要器官灌注。可作为控制严重创伤后出血的辅助手段，也可用于控制择期手术出血。常用于腹主动脉瘤破裂出血、前置胎盘出血、胎盘植入型疾病、骶骨肿瘤手术等。主动脉阻断的位置通常将降主动脉划分为3个区，其中Ⅰ区为左锁骨下动脉至腹腔干，阻断此区可以控制腹腔及盆腔脏器、双下肢的出血；Ⅱ区位于腹腔干与最低肾动脉之间，此区通常不宜阻断；Ⅲ区为最低肾动脉至主动脉分叉处，阻断该区可以控制盆腔及下肢的出血。

5.经颈静脉肝内门体分流术 主要适用于门静脉高压引起的上消化道出血、顽固性胸腹水等。

四、腔镜外科技术

（一）腹腔镜手术

早期，腹腔镜主要用于腹腔探查和对疾病进行诊断。随着腹腔镜手术在临床的广泛应用，其适应证也在不断拓展，主要包括炎性疾病（如胆囊炎、阑尾炎）、肿瘤手术、外伤、先天发育异常性疾病等。目前，腹腔镜下进行恶性肿瘤切除所占的比例越来越高，腔镜下行"微创"的复杂手术渐渐常态化。尽管腹腔镜手术较传统手术创伤小，但不代表其手术风险小。除了存在传统开放式手术并发症风险外，腹腔镜手术还有其特有的并发症，如CO_2气腹相关并发症、血管损伤等。

组织分离是腹腔镜手术中的重要步骤，良好的组织分离，能一定程度减少术中出血。由于术者难以直接触摸感觉组织结构的质地，因此只能借助特殊的手术器械。腹腔镜下组织分离的主要方式有剪刀锐性剪开、分离钳钝性分离、电凝切开、超声刀凝固切割等。在腹腔镜手术中，血管的闭合止血同样至关重要。电凝止血是腹腔镜手术中主要的止血方式，包括单极和双极电凝，其他止凝血方式包括缝合、热凝固、内套圈结扎、血管夹、超声刀、"结扎速"血管闭合器及自动切割吻合器等。

高频电刀主要通过高频电流产生的热效应来实现切割组织和止血，根据电流回路的不同，可分为单极高频电刀和双极高频电刀。

血管夹包括钛夹和带锁扣的Hem-o-lok结扎夹，前者操作简单方便，对组织损伤小，但存在脱落风险；后者由不可吸收的多聚合物材料制成，无组织反应性，有安全扣锁，能防止其滑动和脱落，有效扩大结扎范围。

超声刀的超声波发生器可使超声刀的金属刀头产生机械振动，与其接触的组织细胞内的水分被汽化、蛋白质变性，从而使组织被凝固切断。因超声刀的热损伤较高频电刀轻，因而止血效果更好，同时具有良好的凝血效果，且超声刀没有电流通过人体，可以安全地凝固直径3mm以下的动静脉，使手术更安全。

"结扎速"血管闭合器主要通过其独特的电外科输出技术，将血管壁的胶原蛋白融合在一起，以实现血管的阻断和闭合，对闭合直径7mm以下的血管具有较高的安全性。

自动切割吻合器通过钉仓中的刀片切开组织，同时由两边的钉子将组织钉合，可处理血管和肠道。其头端有关节，可弯曲或偏转，以适应不同角度的各种组织。

（二）胸腔镜手术

胸腔镜手术或称为电视辅助胸腔镜手术，是将腔镜器械经胸壁的2～4个戳孔进入胸腔内，在屏视下完成胸腔内的手术操作。该术式具有胸壁切口小、不撑开胸骨、术后疼痛轻、对呼吸影响小、术后恢复快等优点。常用于胸膜疾病、肺部疾病、食管和纵隔疾病、心脏疾病的手术治疗。

围手术期出血是胸外科常见的手术并发症之一。引起出血的原因有很多：一方面可能与患者自身的基础情况有关，如长期服用抗凝药等；另一方面也与目标切除组织的解剖位置相关，如恶性肿瘤邻近或侵犯大血管等。随着新型手术器械的不断涌现，胸外科手术止血技术取得了飞速的进展，从最初的压迫、结扎、缝合到现在的切割闭合器、吻合器、超声刀、高级双极电刀等，促使胸腔镜下胸外科手术技术持续提高。

胸腔镜手术主要通过电凝钩游离组织结构，致密和特别精细的结构可用剪刀锐性解剖游离，而疏松软组织则用超声刀游离或钝性推开。腔镜切割缝合器可用于肺组织、支气管、血管、食管的切开缝合。细小血管可用电刀和超声刀直接处理，大的血管需用腔镜切割缝合器离断，分支血管可用钛夹、生物合成夹夹闭或带线结扎。肺断面轻度弥漫性渗血，首选纱布压迫止血处理；局限但较明显的渗血可选用电凝局部止血；范围较广的明显渗血，可采用能量器械或缝扎止血，处理后局部可适当应用止血材料覆盖创面。

五、机器人外科技术

20世纪80年代，以腹腔镜技术为代表的微创外科形成并开始蓬勃发展，在此基础上，手术机器人的研发与应用揭开了微创外科的新篇章。

机器人系统主要由医师操作台、床旁机械臂手术系统、3D成像系统三部分组成。机器人手术尽可能地减小手术切口，降低手术创伤，是微创外科技术中最前沿的技术。与传统腔镜相比，手术机器人的3D成像能帮助术者进行更精细的空间定位；机械臂的使用可以滤过术者的手部抖动，使手术操作更为精细准确；此外，外科医生通过机械臂前端的传感器还能间接感受到组织与器械间接触力的方向和大小等。手术机器人广泛应用于普外科、心胸外科、妇科、脊柱外科、泌尿外科等领域。目前，达·芬奇手术机器人是最为常用且具有代表性的手术机器人系统，也是世界上最复杂、价格最高昂的手术系统之一。

六、微创心血管外科技术

由于心血管外科在术中涉及复杂的体外循环技术，相比于其他专业学科，心血管外科的微创化发展相对滞后。直到20世纪90年代，微创心血管外科技术才开始步入飞速发展阶段。

与传统开放式心血管手术相比，微创心血管外科手术通过应用新的技术来减少手术创伤及术中出血，减少术中输血需求，降低围术期并发症发生率，从而加快患者术后康复。其"微创"新技术主要包括：

1.腔镜技术辅助下的心脏手术　如胸腔镜辅助加小切口微创心脏手术、全胸腔镜微创心脏手术、机器人辅助下心脏手术等，常用于心脏瓣膜疾病和部分先天性心脏病的手术中。腔镜技术辅助下的心脏手术具有手术切口小、创伤小、术后恢复快的优点。但是胸腔镜下手术视野显露有限，因而手术操作技术要求较高，手术时间相对延长，手术风险也相应增加。

2.介入技术辅助下的心血管手术　近年来，介入技术不断更新发展，经导管心脏瓣膜置换或成形技术也随之飞速发展，给无法耐受开胸心脏手术的患者带来了福音。其中，经导管主动脉瓣置换术（transcatheter aortic valve implantation，TAVI）、经导管二尖瓣修复术（transcatheter mitral valve repair，TMVR）是两项较为成熟的心脏瓣膜介入手术。TAVI可以作为严重主动脉瓣狭窄而外科手术风险较高患者的替代治疗，与传统外科换瓣手术相比，两者术后30天及术后1年的全因死亡率无显著差异，而在缓解症状和改善心功能方面疗效相似。TMVR主要适用于不能耐受外科手术的二尖瓣反流患者，目前应用最广的是经导管二尖瓣边对边缝合术，较为成熟的是MitraClip装置，能在操作相对安全的情况下显著减少二尖瓣反流。

3.杂交手术　主要用于主动脉夹层和冠心病等疾病的微创外科治疗。主动脉夹层一直是心脏大血管外科中死亡率最高、围术期并发症最多的一类疾病，随着胸主动脉腔内修复术（thoracic endovascular aortic repair，TEVAR）的应用，主动脉夹层手术风险明显降低，其优势在于手术创伤小，手术时间短，减少了长时间体外循环和深低温停循环对机体的打击。冠心病的杂交手术将小切口冠状动脉搭桥手术与经皮支架介入技术相结合，既比传统的冠脉搭桥手术创伤小，又尽可能实现了冠心病患者心肌的再血管化。

4.非体外循环心血管手术　包括不停跳心脏搭桥手术、先天性心脏病的封堵手术（如动脉导管未闭、房间隔缺损、室间隔缺损）等。由于不停跳心脏搭桥手术在非体外循环下进行，与常规体外循环下冠状动脉搭桥手术相比，减少了体外循环带来的多器官功能损伤的并发症，减少了围术期的输血需求，降低了高危患者的围术期死亡风险。自20世纪70年代双面伞状封堵器首次成功治疗成人继发孔型房间隔缺损后，封堵技术在临床上得到了肯定，使用该技术治疗先天性心脏病具有创伤小、手术时间短、术中出血少、术后恢复快等优点。

第三节　外科止血材料

手术过程中，常规止血技术无效的情况下，通过放置止血材料，加速创面局部血液凝固过程而达到止血效果。理想的止血材料应具备以下特点：止血迅速、可被机体降解吸收、使用操作方便且易保存、无抗原性、不影响组织愈合、价格低廉等。

一、止血材料的分类

止血材料的形态特点决定了其适用创面类型、使用功能和效果。根据形态可分为纱布、非织布、纤丝、粉、海绵、膜、流体、生物胶、化学胶、蜡及其他止血材料。海绵类软而多孔，吸附液体膨胀，适合用于填塞压迫创面止血；纤丝类易分层塑形，适用于大面积、不规则的创面渗血；非织布类具有形态记忆力，韧性强，适用于微创手术创面渗血；粉类呈细末状、颗粒状，可黏附弥散创面；流体类具有流动性和塑形性，可深入腔隙贴附创面，适用于难以触及的复杂腔隙止血；蜡类主要用于骨创面渗血。

将止血材料在形态分类的基础上，进一步按照材质可划分为纤维素类、淀粉类、胶原蛋白、明胶类、多糖类、壳聚糖类及纤维蛋白原类，详情见表3-3。

表3-3　可吸收止血材料的分类及临床使用建议

类型	种类	特点	临床使用建议
机械止血剂	纤维素类	室温保存；立即可用；干燥使用；勿与局部凝血酶联用	适用于毛细血管、静脉和小动脉出血；适合处理成较小片状，易于操纵到位，不用于封闭空间，可能会发生肿胀；不用于骨骼断裂
	胶原蛋白	海绵或片状、粉状；室温保存；立即可用；干燥使用；勿与生理盐水、局部凝血酶联用	适用于毛细血管、静脉和小动脉出血；适用于平坦表面或包裹血管或吻合部位；不适用于封闭腔体内；在眼科或泌尿外科手术中仅使用海绵类
	明胶类	海绵或粉状；室温保存；立即可用；单独使用或与局部凝血酶联用	通常用于出血少的情况；适合不规则伤口；勿在受感染的区域或附近使用；有神经元肿胀风险；不能用于血管内
	多糖类	立即可用；储存温度范围广（−40.6～60℃）	适用于毛细血管、静脉和小动脉出血；不适用于封闭空间，可能会发生肿胀；不适用于神经科、泌尿科或眼科手术；糖尿病患者使用不超过50g
	壳聚糖类	尺寸多样；室温保存；立即可用	适用于创伤性出血；适用于紧急情况
黏附止血剂	纤维蛋白原类	冷冻干燥保存；产品水浴箱或保温箱（5～105min）解冻；解冻后4h内使用	适用于心脏和脾脏修复手术；适用于结肠造口缝合；不适用于血液或体外循环系统手术中

随着技术的进步及对产品质量需求的提高，新型复合止血材料成为研发趋势，例如L-天冬氨酸和L-谷氨酸作为交联剂的新型壳聚糖类止血材料。鱼皮、水母等海洋生物材料可对创面起到一定的止血作用，可以有效缩短出血时间，减少出血量，达到快速止血的效果。以海洋材料为主的胶原蛋白、明胶类止血材料的开发成为研究热点，例如罗非鱼胶原蛋白海绵、胶原肽羧甲基壳聚糖海绵等。

二、止血材料的评价指标

止血材料的有效性、安全性和经济性是三大重要的产品价值评估维度，其评价指标见表3-4。有效性可从三方面来评估，包括止血效果、间接临床效果和功能特性。安全性是止血材料的必备要素，包括材质吸收后是否有异物残留、生物相容性、不良反应等。文献报道较多的评价指标包括二次手术率、过敏反应或异物反应发生率、血肿或血清肿发生率、死亡率、不良反应发生率等。经济性则考虑使用止血材料所涉及的围手术期成本，如住院的医疗成本、并发症治疗费用（输血、引流、清创等）、耗材费用（其他止血耗材、引流相关耗材、敷料、住院必需耗材等）以及其他相关的成本。

表3-4　止血材料的评价指标

有效性	安全性	经济性
术中出血量、输血发生率、输血量	感染	住院天数
手术时间	二次手术率	总住院费用
术后引流管放置率、引流管拔除时间、引流量	生物相容性	ICU住院天数及费用
止血成功率、止血时间	炎症反应	耗材费用
术后再出血、出血量、血红细胞	血肿	止血药使用量及费用
切口愈合时间、切口—期愈合率	死亡率	并发症治疗费用
抑菌性	严重不良反应发生率	
复杂创面适用性		
器械兼容性、操作便利性		

三、各手术科室使用止血材料的情况

手术涉及常规止血技术难以处理的出血情况，对于有需要的手术种类可根据出血部位和类型等因素选择适宜的止血材料。不同亚专科和手术种类由于手术部位、出血类型、组织结构特点等方面的不同，面临的止血需求各异，这很大程度上影响了外科医生对止血材料的选择。

神经外科手术术野狭小，弥漫性出血将显著影响术野，且病变部位通常毗邻颅内重要组织结构。目前神经外科手术中广泛应用的止血材料有再生氧化纤维素、流体明胶、明胶海绵、纤维蛋白黏合剂、骨蜡等。

胸外科手术涉及出血部位较多，如毗邻重要神经组织的淋巴结清扫创面出血、肺断面的轻度弥漫性渗血、胸壁切口和胸膜腔粘连出血等。专家共识建议对于以上使用常规止血技术止血存在局限的出血部位采用再生氧化纤维素等止血材料覆盖创面进行止血。

肝胆外科手术中，由于肝脏内部脉管结构错综复杂，术中分辨脉管结构较为困难。肝断面和肝中静脉小筛孔渗血可呈大片区域状，无明确出血点，无法直接结扎缝合。专家共识推荐肝脏断面可通过喷洒生物胶和覆盖止血纱布进行止血。

脊柱外科手术解剖结构复杂，涉及血管众多且无法结扎，手术部位多毗邻重要神经。椎管内静脉丛出血时常影响术野和手术进度。椎体减压时，处理椎管内静脉丛出血，压迫易引发神经功能损伤。在脊柱外科手术中，止血材料多使用明胶海绵、止血纱、骨蜡及纤维蛋白黏合剂。明胶海绵适用于局部缓慢渗血及不宜使用骨蜡和电凝技术进行止血的部位。纤维蛋白黏合剂用于修复硬膜撕裂或作为创面轻中度出血的辅助止血。

心脏手术中良好的外科缝合技术是消除吻合口出血的决定性因素。在此基础上，应用止血材料可减少吻合口处的出血。明胶海绵、可吸收止血流体明胶、再生氧化纤维素、纤维蛋白黏合剂为国内心外科手术常用的止血材料。

妇产科手术中止血应注意创面保护，避免过度电凝造成周围重要脏器如膀胱、输尿管、卵巢的损伤。术中卵巢剥离后创面、淋巴结清扫创面、直肠窝、输尿管附近创面处理宜选用止血材料。纱布类和纤丝类在妇产科手术中应用较多。

泌尿外科手术中肾、膀胱、前列腺等部位微小血管丰富，术中操作不当易引起创面的渗血，需要注意创面功能保护，避免过度电凝造成损伤。术中肾创面渗血、前列腺窝宜用止血材料处理。明胶海绵、再生氧化纤维素及纤维蛋白黏合剂为常用的物理止血剂，通过填塞或压迫创面阻断血流以达到止血目的。多糖类及纤维蛋白原类为常用的生理性止血剂，通过促进血小板聚集并启动凝血级联反应，增强生理性止血进程从而达到止血目的。

（卢桉宜　刘莹珠　洪庆雄）

参 考 文 献

丁明霞，冯宁翰，熊晖，等，2021. 泌尿外科腹腔镜手术围手术期出血防治专家共识［J］. 现代泌尿外科杂志，26（6）：463-468.

冯靖祎，黄进，吴航，2021. 医疗机构止血材料管理专家共识［J］. 中国医院建筑与装备，22（7）：19-28.

李鹏，王拥军，吕富靖，等，2020. 下消化道出血诊治指南（2020）［J］. 中国医刊，55（10）：1068-1076.

刘畅，刘亚军，2019. 急性非静脉曲张性上消化道出血中西医结合诊治共识（2019年）［J］. 中国中西医结合杂志，39（11）：1296-1302.

罗卓荆，吕国华，2021. 脊柱外科围手术期出血防治专家共识［J］. 中国脊柱脊髓杂志，31（5）：475-480.

牛挺，邱贵兴，裴福兴，等，2022. 骨科加速康复围手术期血液管理专家共识［J］. 中华骨与关节外科杂志，15（10）：733-738.

徐军，戴佳原，尹路，2021. 急性上消化道出血急诊诊治流程专家共识［J］. 中国急救医学，41（1）：1-10.

中国医师协会介入医师分会妇儿介入专委会，中华医学会放射学分会介入学组生殖泌尿专委会，中国妇儿介入联盟，2020. 围分娩期产科出血介入治疗中国专家共识［J］. 中华介入放射学电子杂志，8（1）：1-5.

张爽，徐庆华，童琳，等，2021. 可吸收止血材料的研究现状与应用［J］. 中国组织工程研究，25（10）：1628-1634.

周俭，孙惠川，张万广，等，2023. 肝脏外科手术止血中国专家共识（2023版）［J］. 中国实用外科杂志，43（1）：48-58.

Cheng Y，Hu Z，Zhao Y，et al，2019. Sponges of carboxymethyl chitosan grafted with collagen peptides for wound healing［J］. Int J Mol Sci，20（16）：3890.

Gralnek IM，Stanley AJ，Morris AJ，et al，2021. Endoscopic diagnosis and management of nonvariceal upper gastrointestinal hemorrhage（NVUGIH）：European Society of Gastrointestinal Endoscopy（ESGE）Guideline-Update 2021［J］. Endoscopy，53（3）：300-332.

Halvorsen S，Mehilli J，Cassese S，et al，2022. 2022 ESC Guidelines on cardiovascular assessment and management of patients undergoing non-cardiac surgery［J］. Eur Heart J，43（39）：3826-3924.

Liu L，Mei J，He J，et al，2019. International expert consensus on the management of bleeding during VATS lung surgery［J］. Ann Transl Med，7（23）：712.

Ribeiro Junior MAF，Feng CYD，Nguyen ATM，et al，2018. The complications associated with Resuscitative Endovascular Balloon Occlusion of the Aorta（REBOA）［J］. World J Emerg Surg，13：20.

第四章

围手术期血液管理相关药物

第一节 血液代用品

血液在体内发挥运输、调节免疫、防御、维持细胞内外平衡及缓冲的作用，是维持人体正常生命稳定不可或缺的成分。输血存在的诸多限制决定了血液代用品的需求：输血需要交叉配血和抗体筛查，在危急重症患者早期无法快速完成；输血存在疾病传播风险，以及复杂的细胞免疫会带来多种输血不良反应；血液储备严重不足，储存和运输条件要求高。根据血液成分和功能，可将血液代用品分为血浆代用品和血细胞代用品。

血浆是血细胞和代谢产物运输的载体，其中包含免疫球蛋白、白蛋白、凝血因子等多种活性成分，发挥营养、止血、免疫等生理功能，并能维持渗透压保持血容量的稳定。血浆代用品是目前临床中应用较为广泛的液体，主要用于各种原因引起的容量不足，在容量维持和休克复苏的同时还可以作为给药的载体，救治循环灌注不足引起的休克等紧急情况，为危重患者的临床救治提供时间。此外，围手术期血浆代用品的应用在维持血容量，水、电解质及酸碱平衡中发挥重要作用。根据其溶质分子量的大小和能否透过毛细血管壁可将血浆代用品分为晶体液和胶体液。

血细胞代用品可以分为红细胞代用品和血小板代用品，主要用于替代红细胞携氧和血小板止血的功能，由于研究发展和临床使用的受限，本文仅介绍红细胞代用品人工氧载体。

一、晶体液

晶体液是小分子溶液，溶质的直径小于1nm，能自由通过大部分的毛细血管向组织间隙内扩散。晶体液主要作为细胞外液的扩充液体，保持细胞外容量并维持电解质平衡。输注晶体液具有维持容量、休克复苏和作为给药载体的功能。根据其渗透性可将晶体液分为等渗晶体和高渗晶体。渗透压是指细胞内和细胞外液之间的渗透梯度，等渗晶体维持了与细胞内相等的渗透梯度而不会进入细胞内，但会扩散于细胞外液各区域内，即25%血管内和75%组织间质内。因其大部分扩散到间质内，等渗晶体的扩容时间短，扩容效率低，大量输注会引起间质水肿。此外，等渗晶体的血浆稀释作用会引起渗透压下降而增加液体负荷，还会引起稀释性凝血功能障碍，因此不适宜大量输注。等渗晶体可分为生理盐水和缓冲平衡液，根据其缓冲液成分的不同，又可以将缓冲平衡液分为林格注射液、乳酸钠林格注射液、醋酸钠林格注射液，碳酸氢钠林格注射液等。尽管缓冲液具备更接近生理水平的离子成分，能够改善患者的生化指标，但对于降低成年患者术后死亡率和器官损伤等临床结局目前仍缺乏充足的证据，临床可根据患者的实际情况进行合理选择和使用。

（一）氯化钠溶液

1.生理盐水

（1）理化性质：生理盐水是临床中最常见的等渗溶液，为0.9%的氯化钠溶液，其渗透压为308mOsm/L，含有154mmol/L的钠离子和氯离子，其中钠离子的含量与血浆（135～145mmol/L）相近，氯离子的含量则远高出细胞外液（95～105mmol/L）。

（2）临床应用：生理盐水便宜易获得，能够快速补充体内的钠、氯离子，并维持正常的渗透压，还具有感染风险小、安全不易过敏等优点。用于各种原因所致的失水，保持低血容量患者的容量稳定，输注后会快速渗出到组织间质内，并经肾脏排出至体外。

（3）不良反应：生理盐水的氯离子含量远高出血浆，并缺乏镁、钙等维持细胞活动的重要离子，大量输注会引起高氯血症及代谢性酸中毒，破坏内环境稳定。此外，生理盐水的使用还与肾血管收缩相关，有增加肾功能损害和低血压的风险。事实上，临床对于这些不良反应仍存在争议，研究表明，无论在急诊及ICU接受液体治疗的患者中，还是在择期行骨科或结直肠手术的围手术期，缓冲平衡晶体与生理盐水相比，对患者预后并无差异，生理盐水比预想的安全，并具有更高的性价比。但由于其潜在的上述风险，临床不推荐其作为大量输注的常规选择。

2.高渗盐水

（1）理化性质：浓度大于0.9%的氯化钠溶液均为高渗盐水，目前常用浓度为3%的高渗盐水。

（2）临床应用：高浓度氯化钠能够增加血液的渗透梯度，使水从细胞内向间质和血管转移，扩容而不加重细胞水肿，尤其适用于颅脑外伤患者，可作为甘露醇的良好替代品。此外，还可以应用于伴有中度或重度症状的低钠血症患者，以预防神经系统并发症。对于休克和脓毒血症患者的液体复苏，小容量的高渗盐水是一个有争议的应用范围，临床前研究表明其可以通过抑制内皮介导的炎症发挥保护作用，然而仍有待更多的临床证据。

（3）不良反应：高渗盐水对于外周血管有较强的刺激性，血钠快速升高可能导致中枢脑桥脱髓鞘和溶血反应，故输注速度不宜过快，使用量一般不宜大于4ml/kg，总量不宜大于400ml。此外，高浓度的钠、氯与内环境紊乱的风险增加相关，如高钠血症，或导致高氯性酸中毒，进而影响凝血和肾功能。

（二）平衡盐溶液

平衡盐溶液是等渗盐溶液，含有与血浆含量相仿的电解质，包括钠、氯、钙、钾等离子，对于维持血浆电解质紊乱较生理盐水更具优势。乳酸钠林格注射液是在等渗盐溶液的基础上加入了乳酸根等缓冲盐离子，使得pH保持稳定，能够更好地保证血浆内环境稳定，临床上已广泛应用于各种液体治疗。与生理盐水相比，平衡盐溶液治疗可使成人糖尿病酮症酸中毒更快地消退。在脓毒症患者中也发现，与生理盐水相比，平衡盐溶液与较低的30天院内死亡率相关。近年来，缓冲成分经过不断发展和变更，目前临床还有醋酸钠林格液和碳酸氢钠林格液等多种缓冲平衡液，不同的缓冲离子理论上各有其优势，临床中可根据患者的实际病情需求合理选择。对于不同缓冲晶体液疗效比较的临床证据的数量和质量较低，仍有待更多循证医学证据。

1.林格注射液　林格注射液（复方氯化钠）是在生理盐水中加入了生理水平的氯化钾、氯化钙，以调节体液、电解质及酸碱平衡，临床上广泛应用于各种原因所致的失水。其不良反应与生理盐水基本相同，输液过多、过快可引起水钠潴留及各器官的间质水肿，因而禁用于水肿性疾病及肾衰竭患者。

2.乳酸钠林格注射液

（1）理化性质：乳酸钠林格注射液是一种含有乳酸盐的平衡晶体液，其成分包含乳酸钠、氯化钠、氯化钾、氯化钙和乳酸。钠离子浓度为130mmol/L，氯离子浓度为109mmol/L，渗透压为273mOsm/L，电解质成分与细胞外液较接近，但钠离子浓度及渗透压偏低。

（2）临床应用：乳酸钠林格注射液主要用于低血容量患者的容量复苏，维持液体容量的同时还能够调节电解质及酸碱平衡。此外，还能为身体提供乳酸，乳酸作为生物燃料可经肝脏氧化代谢为碳酸氢钠，从而纠正部分代谢性酸中毒，是目前临床最常用的晶体液之一。与生理盐水相比，乳酸钠林格注射液在急性胰腺炎患者的临床救治中获益明确，能够改善患者的结局指标。

（3）不良反应：乳酸钠林格注射液在临床应用广泛，但它是一种轻微低渗低钠的溶液，大量输注存在以下风险：①低钠血症，尤其在使用利尿剂的急症患者中风险增加；②间质水肿，严重颅脑损伤、脑水肿患者应慎用；③凝血障碍，大量输注引起血液过度稀释，以及含量较高的钙离子均会干扰凝血功能；④高乳酸血症，乳酸需要经过肝脏代谢，肝功能不全患者应谨慎使用，大量使用累积的乳酸还会加剧组织炎症反应和内皮细胞功能障碍，加重休克原有的乳酸酸中毒。

3.醋酸钠林格注射液

（1）理化性质：醋酸钠林格注射液是含有氯化钠、氯化钾、氯化钙、醋酸钠的平衡晶体液。目前临床中常用的醋酸钠林格注射液为复方电解质注射液（商品名：勃脉力A），是以醋酸盐和葡萄糖酸盐作为缓冲介质等平衡液，含有氯化钠、葡萄糖酸钠、醋酸钠、氯化钾及氯化镁，其含有钠离子140mmol/L，氯离子98mmol/L，渗透压为308mOsm/L。在电解质含量、渗透压和pH方面更接近人类血浆。醋酸盐、葡萄糖酸盐等阴离子可转化为碳酸氢盐、二氧化碳和水，具有额外的缓冲能力，能够更有效地稳定酸碱平衡。

（2）临床应用：醋酸钠林格注射液适用于各种原因引起的血容量偏低、细胞外液容量不足或围手术期禁食期间患者的液体补充，维持循环稳定的同时还能够预防和纠正代谢性酸中毒。其pH及渗透压更接近生理水平，相对于乳酸钠林格注射液，引起低钠血症和间质水肿的风险相对小；此外，醋酸根能够在心、肾和肌肉中代谢转化为二氧化碳和水，具有额外的酸碱缓冲能力，提供碱储备，纠正酸中毒，对肝脏的依赖小，积累风险低，因此适用于脑水肿、肝功能受损、烧伤、外伤、酸中毒和休克的患者。尽管理论上醋酸钠林格注射液具有额外的酸碱缓冲能力，但一项临床研究表明，其碱化作用并不如预期的那么重要，与乳酸钠林格注射液相比，患者的碱剩余没有差异。对于缓冲晶体的选择，仍需要更多的临床证据。

（3）不良反应：醋酸钠林格注射液与大多数其他晶体液一样有引起间质水肿的风险，如肺水肿及颅内压增高患者应避免大量输注。

4.碳酸氢钠林格注射液

（1）理化性质：碳酸氢钠林格注射液是一种以碳酸氢根离子作为缓冲系统的新型缓冲晶体液，2019年正式获批应用于临床。含有钠、钾、镁、钙等多种电解质，其液体成分和细胞外液相似，其中钠离子130mmol/L，氯离子109mmol/L，渗透压为240 ～ 275mOsm/L。

（2）临床应用：碳酸氢钠林格注射液作为一种新型缓冲晶体，正逐渐应用于围手术期及脓毒症、低容量休克的液体复苏，此外，还可用于保存和洗涤血小板、体外循环的预充液和置换液。碳酸氢钠无须经过肝肾代谢，能够直接碱化纠正酸中毒，并以二氧化碳形式通过呼吸排泄而不在体内蓄积，尤其适用于肝肾功能不全的高乳酸血症患者。大量液体输注、利尿剂及代谢改变等原因容易引起低镁血症，碳酸氢钠林格注射液中含有镁离子，能够更有效地维持血浆镁离子水平，预防低镁血症引发的心律失常等不良结局，在纠正酸碱失衡，维持水、电解质平衡中更具有优势。此外，碳酸氢钠林格注射液相对于其他缓冲盐溶液能够减少炎症介质的产生，减少细胞凋亡，对重要脏器如肾功能等有保护作用，更适合作为创伤休克患者复苏液体的选择。尽管存在潜在的优势，仍需要更多的研究证实碳酸氢钠林格注射液较其他缓冲液在临床结局指标方面的获益。

（3）不良反应：除与其他晶体液一样有间质水肿等风险外，碳酸氢钠林格注射液禁用于高镁血症和甲状腺功能低下患者。

二、胶体液

胶体液的溶质分子直径大于1nm，因其不能自由通过大部分毛细血管而在血管内产生较高的胶体渗透压发挥扩容作用。胶体液的功能包括：有效补充血容量，增加组织灌注，利于抢救危重患者；稀释血液减少异体输血；稀释血液防止血栓形成；保持胶体渗透压。容量治疗的首要目标是尽早地恢复有效血容量，胶体液维持血容量持续高效，所需的胶体量相对更少，在保持胶体渗透压方面有着不可替代的作用。根据胶体的来源可将胶体液分为人工胶体和天然胶体两类。天然胶体为人血白蛋白，人工胶体包括羟乙基淀粉、琥珀酰明胶、聚明胶肽和右旋糖酐等。其中，聚明胶肽和右旋糖酐因不良反应较多临床已少用，目前临床最常用的人工胶体为羟乙基淀粉和琥珀酰明胶，在临床使用中各有利弊，应根据患者的实际情况合理选择。

（一）天然胶体

人血白蛋白

（1）理化性质：白蛋白是由肝脏合成的一种非糖基化、带负电荷的血清蛋白，为血浆中含量最高的蛋白质，占血浆蛋白总含量的50% ～ 60%，是血浆中产生胶体渗透压的主要物质。临床常用5%、20%和25%三种浓度的白蛋白溶液。

（2）临床应用：5%浓度的为等渗白蛋白溶液，20%和25%浓度的为高渗白蛋白溶液，能够有效扩容，适用于水肿患者。白蛋白的生物学功能包括：①扩容维持血浆内胶体渗透压，维持重要脏器灌注功能；②结合和转运体内多种物质及代谢产物，发挥药物转运功能；③维持毛细血管通透性，并具有抗炎（抑制炎症反应）、抗氧化（清除活性氧类及活性氮）、解毒以及调节凝血等功能；④维持、协调血管内皮功能完整性；⑤为损伤组织提供类氧供给。白蛋白分子量大，能够有效提高血浆胶体渗透压，利于液体从组织间隙向血管内转移，实现快速、有效、持久的扩容效果，在创伤性休克与感染性休克等危重症的治疗方面有不可替代的作用，尤其适用于危重患者伴有低蛋白血症的容量复苏。欧洲重症医学学会（European Society of Intensive Care Medicine，ESICM）胶体共识推荐在严重脓毒症患者的复苏中使用白蛋白。在需要血液透析的低白蛋白血症患者中，透析前给予白蛋白可减少低血压发作并改善液体排出。

（3）使用限制：天然白蛋白来源于人体的血制品，储备匮乏，价格高昂，还有传播血液性疾病和过敏的风险，临床对于白蛋白的使用受到严格控制。此外，颅脑外伤患者不建议使用白蛋白。2022年的一项涉及 614 215 例患者的大型回顾性研究表明，在非心脏手术中，白蛋白的使用与术后并发症的风险增加有关。

（二）人工胶体

1. 羟乙基淀粉

（1）理化性质：羟乙基淀粉（HES）是以玉米淀粉或马铃薯淀粉中的支链淀粉为原料，经轻度酸水解和糊化，在碱性条件下环氧乙烷进行羟基化而制成的一种人工胶体。支链淀粉的脱水基被羟乙基化后，显著减慢了水解和经肾脏排泄的过程，大大延长其在血管内的存留时间，从而发挥持续有效的扩容作用。

（2）研究进展：HES的理化性质主要由其摩尔取代级、平均分子量和羟乙基位于C2位与C6位的比值（C2/C6）决定。HES的分子量越大、取代级越高、C2/C6比值越大，其抗淀粉酶水解能力越强，在血管内停留的时间也越长。第一代HES是高分子量高取代级的产品，扩容效应好，但降解速度慢，难以从体内消除，容易引起血浆或组织蓄积，同时影响凝血系统，过敏发生率高，不宜大剂量输注，限制了其在临床的应用。1981年德国Fresenius Kabi公司推出HES 200/0.5（贺斯），为中分子量、低取代级的第二代HES。1999年，第三代更低分子量和取代级的HES 130/0.4（万汶）被推出，在保留贺斯扩容效应的同时提高了代谢和消除的速度，扩容效果更优，降低了不良反应发生率，是目前临床应用最广泛的HES。

HES一度是全球范围内应用最为广泛的人工胶体。然而，2008～2013年陆续发表的几项高质量研究，一致证实HES增加了重症和脓毒症患者的肾脏替代治疗需求，增加了输血治疗率和90天死亡率。基于HES的上述不良反应，2022年，欧洲药品管理局（European Medicines Agency，EMA）暂停了HES产品的上市许可，中国国家药品监督管理局也修订了HES说明书，强调其禁用于危重成人，包括脓毒症患者。近年来，在国内重症领域，HES已逐渐被琥珀酰明胶替代。而在围术期液体治疗中，尚无文献指出HES会增加患者的不良结局指标，HES仍是临床围术期液体治疗的常用血浆胶体代用品。研究表明，在成人心脏手术及儿童体外循环下心脏手术中，6% HES 130/0.4进行容量置换是人血白蛋白有效和安全的替代方案。而在手术和创伤患者中，6% HES的容量治疗是安全有效的。但关于其争议并未停止，2020年FLASH试验指出，与生理盐水相比，

HES没有改善腹部大手术患者的肾损伤风险，而不支持使用HES进行容量治疗。此外，HES还会在组织中广泛沉积，快速累积，持久且可能存在潜在的危害。对于EMA禁用HES上市，部分学者认为应该审慎看待，不应过于注重其风险而忽视其临床获益，在临床中应衡量患者的风险和收益进行合理选择。未来仍需要更多的高质量临床研究为应用提供指导。

（3）临床应用：HES广泛应用于除危重患者，包括脓毒症患者以外的，各种原因引起的低血容量患者的液体复苏，能够持久扩容，治疗和预防血容量不足，用于围手术期急性等容性血液稀释，补充电解质，增加碱剩余。

（4）不良反应：HES输注稀释血液，可降低凝血因子Ⅷ的水平，引起凝血功能障碍，每日使用剂量应低于30ml/kg。HES主要经肾脏排泄，血管内停留时间较长，连续使用产生蓄积作用，对重症特别是严重脓毒症和肾功能受损患者有肾功能损害风险，应谨慎选择。此外，HES还会广泛沉积在组织和细胞内，快速累积而存在潜在危害，部分患者使用HES后出现的瘙痒与淀粉分子沉积在表皮神经相关。

2. 琥珀酰明胶

（1）理化性质：琥珀酰明胶属于明胶类代血浆，是将动物来源的胶原蛋白经过适度水解和加工修饰后得到的多肽混合物，因其接近血浆理化性质而作为人工胶体液应用于临床，主要产品包括聚明胶肽和琥珀酰明胶。聚明胶肽是将猪或牛骨明胶经水解和尿素交联而形成的3.5%多肽。琥珀酰明胶是由牛胶原经水解和琥珀酰化而形成的4%改良明胶，与聚明胶肽相比，琥珀酰明胶的电解质含量与pH更接近人体，对凝血干扰小，扩容持久而发生严重不良反应的概率降低，是目前最常用的明胶类血浆代用品。

（2）临床应用：琥珀酰明胶可用于各种原因引起的血容量不足，能够增加血浆容量，改善循环灌注和组织供氧，维持血压。琥珀酰明胶还具有渗透性利尿作用，可快速经肾脏排出而不引起蓄积或肾脏损害，有助于维持休克患者的肾功能而更多地应用于危重患者的液体治疗。此外，琥珀酰明胶还可以用于体外循环、预防椎管内麻醉后可能出现的低血压，以及作为胰岛素给药的载体。与HES相比，琥珀酰明胶扩容效率较低，维持时间短，需要多次输注，但其优点是不会在体内蓄积，可快速经肾脏排出，每日使用量不受限制。

（3）不良反应：琥珀酰明胶最主要的不良反应为过敏反应，包括皮疹、荨麻疹、呼吸困难、喉头水肿、低血压等，甚至出现过敏性休克等，其发生率与HES类似，但严重过敏反应的风险较高，是影响其临床应用的重要原因。此外，大量输注时可引起血液稀释性凝血异常而增加出血风险。

三、红细胞代用品

（一）血红蛋白氧载体

血红蛋白作为红细胞的主要成分，可从各种生物体内获得，分子中心的铁原子具备天然的携氧能力，同时有安全性强、不需要交叉配血、能够较长时间稳定保存等优势，因而备受研究者青睐。血红蛋白氧载体（hemoglobin-based oxygen carrier，HBOC）的研究进展是将来源于人、动物或基因工程的血红蛋白通过加工处理制成具有携氧能力的氧载体。然而裸露在血液中的血红蛋白容易被人体固有免疫系统识别并迅速清除，珠蛋白链四聚体极易降解为二聚体，失去载氧功能，同时产生严重的肾毒性。此外，血红蛋白粒径较小，可透过毛细血管至组织间隙，造成高血压等副作用。为了解决上述问题，化学工作者不断地尝试进行改良，包括化学修饰、微囊包封等。化学修饰是通过偶联、交联和吸附等方式，改善携氧能力，增加血红蛋白稳定性等，减少其副作用。微囊包封是模拟红细胞结构特征，运用多种材料如脂质体、聚合物等制备膜壳结构，将血红蛋白包裹，形成微纳级别的囊泡，构成稳定、多元的氧运载系统。同时注重选择毒性小、可降解、生物相容性好的材料，减少毒副作用。通过不断研究，HBOC的生物功能得到完善和改良，在应对输血短缺、疾病传播风险等方面有着不可估量的作用，但其作为一种新型的生物技术产品，仍然需要更多的研究和临床试验来评估其安全性和有效性。

目前国外已经有几种HBOC获批进行临床试验。最早开发的PolyHeme是一种由人类血红蛋白基因改造而成的氧载体，2001年获得美国FDA紧急使用授权治疗急性失血性休克，但由于在临床试验中出现了一些严重的副作用和安全问题，包括肺水肿和心血管不良事件等，以及存在血液传播疾病等传染风险，在2008年停止了其临床使用。Hemopure由美国Biopure公司开发，是一种由牛血红蛋白提取并经过特殊处理后制成的氧载体。2008年发表在*JAMA*的一篇荟萃分析指出，其使用于失血患者等的救治与对照中相似，但其不良反应如心肌梗死、死亡、肾损害和心律失常等的风险显著增加，美国FDA并未批准其上市。但在其他国家，Hemopure于2001年在南非获批应用于临床，用于治疗失血性休克、心脏手术和红细胞增多症等临床情况，并正在进行进一步的临床试验。总体来说，尽管HBOC对于改善血源匮乏的问题具有很好的前景，但其临床应用仍未得到充分的安全性认可。

（二）血红蛋白氧载体的临床应用前景

尽管HBOC的安全性和有效性仍需要进一步的验证，潜在的副作用风险也需要通过不断地改良其结构和功能来避免，与输血存在的诸多限制相比，HBOC仍然有着不可替代的优势。血红蛋白氧载体无须配型即能够与血型相容，可用性高，感染传播风险低，并能够满足长期储存的需求。在急性失血性休克、偏远地区、战场等恶劣环境、拒绝输血等情况下有望挽救患者的生命。此外，在移植器官的灌注和运输、肿瘤疾病的治疗、提高伤口愈合能力等方面也具有良好的应用前景。

第二节　红细胞生成刺激剂

红细胞生成刺激剂（erythropoiesis-stimulating agent，ESA）是能模拟促红细胞生成素（EPO）效应的一类药物。EPO又称红细胞刺激因子，是一种由165个氨基酸组成的内源性糖蛋白激素，是刺激骨髓红系定向干细胞生成红细胞的重要激素。EPO在胚胎时期来源于肝脏，出生后90%由肾皮质和肾小管周围间质成纤维细胞合成，此外在肝、脑、生殖系统、骨髓等部位也都有广泛的自主分泌。

一、EPO的作用机制

EPO是红细胞生成的主要调节激素，通过与红系集落刺激单位表面的EPO受体结合，促进红系定向干细胞分化和成熟，从而增加成熟红细胞数量和提高血红蛋白携氧能力。红细胞是各脏器输送氧气和维持组织器官氧稳态的主要细胞，EPO的生成受组织的氧合水平调节，缺氧诱导因子（hypoxia-inducing factor，HIF）是其主要的调控因子，在缺氧或贫血状态下，EPO的生成显著增多。此外，在血管内皮细胞、平滑肌细胞、视网膜细胞、胎盘滋养细胞、树突状细胞表面也表达EPO受体，这些受体与EPO结合后，主要发挥促进血管生成或抑制细胞凋亡的作用。EPO的生理功能极广，除了能显著促进造血外，还有抗炎、抗氧化、抗凋亡等作用，发挥促进血管生成、保护重要脏器功能、调节代谢和呼吸、神经保护等作用。

二、ESA的常用制剂

经过数十年发展，ESA常用的制剂主要包括重组人促红细胞生成素（recombinant human erythropoietin，rHuEPO）、达依泊汀α（darbepoetin α）和持续性EPO受体激动剂（continuous erythropoietin receptor activator，CERA），以及低氧诱导因子-脯氨酰羟化酶抑制剂（hypoxia inducible factor prolyl hydroxylase inhibitor，HIF-PHI）。rHuEPO是第一代短效EPO，一周需要给药1～3次，与人内源性EPO具有相同的氨基酸序列和生物学作用，根据低聚糖链异构体的不同可以分为rHuEPO-α和rHuEPO-β两种类型。达依泊汀α为第二代长效EPO，半衰期较rHuEPO延长2～3倍。甲氧基聚乙二醇重组人促红细胞生成素β是第三代化学合成的CERA，其半衰期进一步延长，每月1～2次给药可维持透析患者血红蛋白疗效水平。HIF-PHI是一种新型的ESA，通过抑制脯氨酸羟化酶，减少稳定缺氧诱导因子HIF的降解，从而促进血红蛋白合成，改善贫血，其小分子制剂罗沙司他（roxadustat）已在我国被批准用于肾性贫血，在接受透析治疗的慢性肾脏病（chronic kidney disease，CKD）患者中，其在改善血红蛋白水平与基线和心血管结局的变化方面的表现已得到认可。

三、ESA的临床应用

红细胞输注与ESA治疗是改善临床症状性贫血的主要方法。输血治疗存在临床风险，反复多次输血易引起过敏性反应、急性溶血反应、同种异体免疫反应、非心源性肺水肿、感染风险等，其中输血后肝炎是我国输血后最常见的传染病之一。此外，血源匮乏是目前临床面临的巨大挑战。反复接受输血的患者，还会出现铁过载，导致肝脏、心脏等脏器受损，生存期缩短，异基因造血干细胞移植生存率下降。ESA的应用能够减少异体输血的需求，改善贫血症状，提高生活质量，延长患者寿命，目前已广泛应用于慢性肾性贫血、肿瘤化疗相关贫血、骨髓衰竭性疾病贫血以及围手术期贫血等患者的治疗。

（一）肾性贫血

出生后90%的EPO由肾皮质和肾小管周围间质成纤维细胞合成，EPO生成不足或活性降低引起的红细胞生成减少，是CKD患者出现贫血的主要原因。贫血是CKD患者发生心血管事件的独立危险因素，重视CKD患者贫血的诊断和治疗，对于有效改善患者的生活质量、降低心血管并发症及死亡率、延缓肾衰竭进展均具有重要意义。ESA可有效治疗肾性贫血，显著减少输血需求并改善贫血相关症状。2018年肾性贫血诊断与治疗中国专家共识推荐应在Hb＜100g/L时启动ESA治疗，血红蛋白治疗的目标值为≥115g/L，但不推荐＞130g/L。依据患者年龄、透析方式及透析时间长短、ESA治疗时间长短以及是否并发其他疾病等情况，靶目标值可适当地进行个体化调整，常为110～120g/L。

ESA使用前需要纠正缺铁或炎症等加重贫血的可逆因素，并权衡可能引起的脑卒中、血管阻塞、高血压、肿瘤等风险。ESA治疗分为初始治疗和维持治疗，初始治疗避免大剂量使用ESA，治疗目标为使患者Hb每月能平稳升高10～20g/L，避免4周内血红蛋白增幅超过20g/L。每月至少监测血红蛋白水平1次，并依据监测结果调整ESA剂量。一般用于长期治疗，需要定期检测血红蛋白和网织红细胞评估疗效，并监测铁蛋白水平，根据铁状态调节铁剂的使用。研究表明，ESA的使用可能增加卒中、高血压和血栓形成的风险，可能与较高剂量的ESA或高水平血红蛋白相关。ESA治疗CKD患者贫血存在低反应性及高血压、癫痫、透析通路血栓、肌痛及输液样反应、rHuEPO抗体介导纯红细胞再生障碍性贫血等不良反应的风险。

（二）肿瘤化疗相关贫血

《中国肿瘤化疗相关贫血诊治专家共识（2019年版）》将肿瘤化疗相关贫血（chemotherapy-related anemia，CRA）定义为肿瘤患者在疾病进展和治疗过程中发生的贫血，表现为外周血中单位容积内红细胞数减少、血红蛋白浓度降低或血细胞比容降低至正常水平以下。CRA的原因包括肿瘤疾病及化疗药物治疗过程中伴随的失血、溶血、营养吸收障碍、肾功能不全、骨髓造血功能损害、内分泌紊乱等多种因素。铂类药物的广泛应用会导致肾毒性，促进红细胞凋亡的同时造成肾小管细胞损伤，导致内源性EPO减少而引起贫血，是CRA发生的重要因素之一。CRA会引起多脏器缺血缺氧性改变，降低肿瘤患者免疫力，加剧疾病进展，影响预后和患者的生存质量。

ESA用于治疗CRA，能改善贫血症状，降低患者对输注红细胞的需要，并具有符合正常生理、耐受性好、使用方便等优势，可用于门诊患者，明显改善患者的生活质量，已成为治疗肿瘤相关贫血的最重要方法。美国临床肿瘤学会/美国血液学会（American Society of Clinical Oncology/American Society of Hematology，ASCO/ASH）指南推荐ESA可用于血红蛋白低于100g/L或非治愈性肿瘤化疗相关贫血患者改善临床贫血症状。除部分低风险的骨髓增生异常综合征外，ESA不推荐用于大部分非化疗相关肿瘤患者的贫血。研究表明，与铁剂联合应用能够更有效地改善化疗引起的贫血。ESA对于肿瘤患者生存期、肿瘤无进展时间和肿瘤发展的影响仍然存在争议，在接受治愈性治疗的恶性肿瘤患者中，应谨慎使用EPO治疗。此外，需要定期监测血压、血红蛋白及网织红细胞水平，调整ESA用量。预防ESA相关性高血压、血栓事件、癫痫及纯红细胞再生障碍性贫血等不良反应的发生风险。

（三）骨髓衰竭性疾病贫血

骨髓衰竭性疾病是由于造血干细胞损伤引起造血功能不良的一类疾病，患者可出现进行性、持续性的骨髓衰竭，大部分患者表现为难治性贫血，与肿瘤本身、机体的营养吸收障碍以及长期接受多种治疗相关。贫血会引起心、肺、脑等重要脏器出现缺血缺氧性损害，加剧疾病进展，延长住院时间，影响患者生活质量。

2018年《重组人促红细胞生成素治疗骨髓衰竭性疾病贫血专家共识》指出，ESA可以刺激骨髓生长，改善患者的贫血状况，减少患者的输血需求，改善生存质量。尤其在骨髓增生异常综合征以及再生障碍性贫血的应用中疗效较好，对原发性骨髓纤维化晚期贫血患者也有一定疗效。需要注意的是，除高血压、高黏滞综合征、四肢痛、眩晕等不良反应外，ESA治疗中也可能存在治疗低反应，与剂量不足、疾病特性以及抗体的产生等多种因素相关。

（四）围手术期贫血

在我国术前贫血的发生率高达27.57%，围手术期贫血会增加患者术后感染和死亡风险，延长住院时间，影响术后功能康复和生活质量。此外，较高异体输血率也会导致血液资源紧张局面及增加患者的医疗负担。围手术期贫血的常见原因包括：造血原料缺乏、慢性病贫血、急慢性失血、疾病状况和药物干扰等。在治疗原发病，进行输血、营养支持、补充铁剂等治疗的同时，可以在术前和术后给予ESA治疗，促进红细胞分化成熟，提高血红蛋白水平，降低输血率。需要注意的是，ESA可能会增加围手术期脊柱手术患者血栓栓塞的风险，因此建议进行药物血栓预防。

（五）其他

EPO不仅能调节红细胞生成，改善贫血，还在各种非造血组织中发挥抗细胞凋亡、抗氧化、抗炎、神经保护、血管生成和免疫调节等作用，具备许多潜在的临床疗效。ESA具有神经保护作用，已有部分临床研究证实了其在卒中、新生儿脑病、创伤性颅脑损伤等疾病中的疗效，当前仍需要更多的循证医学证据。

四、ESA的不良反应

ESA相关产品已在临床应用多年，未有急性毒性反应的报道。在长期应用的过程中可能出现高血压、血栓形成和纯红细胞再生障碍性贫血、肿瘤进展等不良反应。此外，ESA低反应是ESA治疗中常见的问题，主要原因包括ESA剂量不足、疾病自身的特性以及EPO抗体的产生。常见有铁、维生素B_{12}、叶酸等造血原料缺乏、营养不良、甲状旁腺功能亢进、炎症或感染状态、急慢性失血、肿瘤放化疗等。此外，药物的保存和使用不当也是可能原因。临床需要评估和明确ESA低反应的原因，针对性地解决。

（一）高血压

高血压是ESA最常见的不良反应，约1/3接受ESA治疗的CKD患者会出现血压升高，可能与肾功能损伤、EPO本身存在升压作用、血管内皮细胞收缩因子增加、血管α

肾上腺素受体敏感性增强、钙离子浓度增加等多种因素相关。对于所有使用ESA患者都应该监测血压，治疗中应避免Hb上升过快，出现后首选降压药物处理，一般不需要停用，除非出现难治性高血压。

（二）血栓形成

EPO可增强内皮活化和血小板反应性，可能增加血栓形成风险，对心血管风险的患者产生不利影响。然而对于不同患病人群的临床研究，ESA的血栓风险仍未得到一致认可，在围手术期髋关节手术和CKD血液透析患者中未发现血栓风险的增加，但在肿瘤患者中，ESA治疗会增加静脉血栓栓塞和死亡的风险。对于CKD血液透析患者，常见表现为动静脉内瘘处血栓形成，易发生于有低血压趋势或者其动静脉瘘出现狭窄、动脉瘤的患者，主要通过避免Hb过快升高预防其发生，发生后需根据病情通过外科或介入治疗血栓。治疗中需监测并控制Hb升高的速度，同时尽早行血栓风险评估，必要时及时开启抗凝治疗。临床前研究表明新型ESA罗沙司他不影响血小板生成、活化和血栓形成，可能是血栓高危肾性贫血患者行ESA的良好选择，未来仍需要更多的临床研究证据。

（三）纯红细胞再生障碍性贫血

纯红细胞再生障碍性贫血（pure red cell aplasia，PRCA）是以低网织红细胞计数和骨髓原始红细胞丢失为特征的一种罕见贫血综合征，在接受ESA治疗的CKD患者中有报道。由机体产生抗EPO的中和抗体而发生，不仅中和了治疗性EPO的活性，还与内源性EPO发生交叉反应，使得骨髓中的红细胞生成发生停滞，是一种罕见但严重的并发症。其发病机制与ESA药品的免疫原性有关，而后者与药品氨基酸序列或糖基化模式的变化、储存条件、制剂中污染物或杂质的存在、剂量、给药途径、治疗持续时间和患者的遗传特征导致氧化相关的蛋白变性或聚集等因素有关。对于疑似或确诊抗EPO抗体介导的PRCA患者，需停止使用ESA，也有研究报道了罗沙司他改善抗EPO抗体介导的PRCA的案例。对于无法缓解的PRCA，最有效的治疗是肾移植，其次是免疫抑制治疗，可试用大剂量丙种球蛋白或血浆置换。

（四）其他

许多研究证实了ESA促进血管生成作用，在肿瘤转移和生长中可能具有一定的促进作用而存在肿瘤进展的风险。研究表明，ESA的使用与CKD或终末期肾病患者恶性肿瘤的风险增加有关。此外，对于治愈性为目的的化疗相关贫血患者，也不推荐使用ESA。ESA存在其他不良反应，包括罕见的皮肤反应、过敏样反应、血小板升高、消化道症状、癫痫、肢体疼痛、肌肉痉挛等。

第三节　铁　　剂

一、铁剂的临床应用

全球约有1/3人口患有贫血，其中缺铁性贫血（iron deficiency anemia，IDA）超过

12亿人，占50%以上，并被列为全球五大致残原因之一，其中风险最大的人群是妇女和儿童，据世界卫生组织估计，2011年全球儿童贫血患病率为42%，非孕妇为29%，孕妇为38%。铁是红细胞成熟阶段合成血红蛋白必不可少的物质，成人体内含铁3～5g，每日需要20～25mg用于红细胞生成和细胞代谢。铁缺乏症（iron deficiency，ID）或IDA病因包括生理性及病理性两方面：生理性缺铁常见于需求增加或供给不足，如孕妇、发育期青少年或者营养不良的患者等；病理性缺铁包括慢性失血如月经过多、铁的吸收障碍如慢性腹泻等。IDA或ID患者除了常见的疲乏、困倦和软弱无力等症状外，还可能出现神经系统方面的头晕、头痛、耳鸣等症状；呼吸系统方面的呼吸加快和呼吸困难等症状；心血管系统方面的心悸、气促等症状；以及消化系统方面的食欲缺乏、恶心、腹泻等症状。

（一）IDA诊断标准

符合表2-1中的第1条和第2～6条中的任何两条以上可以诊断ID/IDA。

表2-1　ID/IDA诊断标准

1.男性患者Hb＜120 g/L，女性患者Hb＜110 g/L，红细胞呈小细胞、低色素性

2.有明确的缺铁病因和临床表现（如乏力、头晕、心悸等）

3.血清铁蛋白（serum ferritin，SF）＜15μg/L，感染或合并慢性炎症患者SF＜70μg/L；血清铁与转铁蛋白（transferrin，TRF）结合能力的比值（transferrin saturation，TSAT）＜0.15；血清铁＜8.95μmol/L，总铁结合力（total iron binding capacity，TIBC）＞64.44μmol/L；可溶性转铁蛋白受体（sTfR）＞26.50nmol/L（2.25mg/L）

4.骨髓铁染色显示骨髓小粒可染铁消失，铁粒幼细胞＜15%

5.红细胞游离原卟啉（free erythrocyte protoporphyrin，FEP）＞0.90μmol/L，锌原卟啉（ZPP）＞0.96μmol/L

6.补铁治疗有效

ID/IDA不是最终诊断，为了有效管理ID/IDA，必须确定潜在的病因，并在可能的情况下进行治疗。ID/IDA的一些潜在的病因如表2-2所示。

表2-2　ID/IDA潜在的病因

铁的利用障碍	铁的需求增加
铁的吸收障碍： 1.饮食限制；2.抗酸药物或质子泵抑制剂（PPI）； 　3.乳糜泻；4.肠切除术后；5.幽门螺杆菌感染 疾病： 1.心力衰竭；2.慢性肾病；3.肥胖；4.炎症	生理性： 1.儿童时期；2.孕妇 失血： 1.月经；2.献血；3.消化系统或泌尿系统慢性失血

一旦实验室检查发现ID/IDA，除了寻找并治疗病因外，还应尽快开始补铁治疗。补铁治疗时要考虑ID/IDA的原因、患者对铁剂的耐受性、Hb水平等因素。根据铁剂的类型可将铁剂分为无机铁和有机铁，无机铁主要以硫酸亚铁为代表，有机铁包括多糖铁

复合物、蛋白琥珀酸铁口服溶液、富马酸亚铁、中成药健脾生血片等。根据铁剂的应用方式可分为口服补铁和静脉补铁。

（二）口服补铁

口服铁剂是ID/IDA的首选治疗方法，常用的口服铁剂有硫酸亚铁、葡萄糖酸亚铁、富马酸亚铁、多糖铁复合物、蛋白琥珀酸铁口服溶液等，其中硫酸亚铁使用最广泛，贫血成年患者应在空腹时分次服用含有100～200mg元素铁的铁盐，儿童需要3～6mg/kg的液体制剂。根据英国胃肠病协会的建议，补铁的首选治疗是每天口服硫酸亚铁200mg（铁元素65mg），如果不能耐受，可以改为隔日一次，通常在开始口服铁剂后2周内，Hb会有明显升高，应在前4周监测患者对口服铁剂的Hb反应，口服铁剂治疗通常需要至少3～6个月来补充铁储备并使铁蛋白水平正常化。研究显示，口服铁剂对72.8%的IDA患者有满意的效果（即2周内Hb增加＞10g/L）。中华医学会血液学分会《铁缺乏症和缺铁性贫血诊治和预防的多学科专家共识（2022年版）》提出，无输血指征的患者常规行补铁治疗，推荐常用的口服铁剂用法用量如表2-3所示，在选择口服铁剂制剂时，成本、不良反应、疗效可能性和剂量都是重要的考虑因素。

表2-3 常用口服铁剂及用法用量

常用口服铁剂	用法用量	优缺点
硫酸亚铁	60mg/次，3次/天	优点：价格低廉，有效性高 缺点：易引起胃肠道不良反应（如恶心、呕吐、腹泻等），影响患者依从性，并且与其他药物（如抗生素、钙剂等）存在相互作用
多糖铁复合物	300mg/次，1次/天	优点：吸收率高，不受食物影响，胃肠道不良反应少 缺点：价格较高，并且可能导致血清转铁蛋白升高
蛋白琥珀酸铁	40mg/次，2次/天	优点：吸收率高，胃肠道不良反应少 缺点：需要冷藏保存、容易变色和沉淀，并且可能影响其他药物（如四环素类等）的吸收
富马酸亚铁	60～120mg/次，3次/天	优点：有效性高，与食物相容性好 缺点：易引起胃肠道不良反应，并且可能与其他药物（如甲状腺激素等）存在相互作用
琥珀酸亚铁	100～200mg/次，2次/天	优点：吸收平稳，生物利用度高，刺激性低 缺点：价格较高，并且可能导致血清转铁蛋白升高
葡萄糖酸亚铁	300～600mg/次，3次/天	优点：吸收平稳，生物利用度高，刺激性低 缺点：价格高，容易引起食品色泽和风味变化，可能与其他药物或食物相互作用
健脾生血片	每次1～3片（20mg/片），3次/天	优点：补脾、益气、养血、安神，适用于多种血虚症状，效果好 缺点：可能与其他药物或食物相互作用

口服补铁需要注意的事项：①根据患者的贫血程度适当地调整补铁剂量，提高补铁

效果，或选择口服吸收率高的补铁药物如蛋白琥珀酸铁口服溶液；②无胃肠道等不良反应时，铁剂应在两餐之间口服，一般不与食物一同服用，服用时应避免使用铁吸收抑制剂（含钙食物如乳制品、茶和咖啡），口服铁剂与维生素C（橙汁或抗坏血酸）一起服用可以增强铁的吸收；③口服铁剂无效如患有胃肠道疾病影响铁剂的吸收或口服过程中出现恶心、呕吐、便秘、腹泻等不耐受症状，应考虑肠外铁剂如静脉补铁；④当患者对补铁治疗无反应时，应纠正缺铁的病因，或重新确认缺铁性贫血的诊断，并评估和改善依从性。

（三）静脉补铁

静脉补铁适应证：①口服铁剂禁忌、无效或不耐受；②通过一两次的补铁进行快速补铁；③近期需行有大出血风险手术的铁缺乏患者；④有胃肠道疾病影响铁吸收的患者，如乳糜泻、肠切除后或感染幽门螺杆菌等；⑤持续性失血，口服补铁已不能满足补铁需求的患者。

2017年关于贫血和缺铁围手术期管理的国际共识声明指出，对于无禁忌证的缺铁患者，应立即开始每日（40～60mg）或隔日（80～100mg）口服铁剂治疗，对于口服铁剂无反应或不能耐受的患者，或者计划在诊断缺铁后＜6周进行手术的患者，应将静脉铁剂用作一线治疗。贫血和缺铁的诊断和治疗应在围手术期尽早开始。静脉补铁的安全性已经得到证实，是治疗围手术期铁缺乏的有效方法，可以提高血红蛋白水平，减少输血需求，改善患者预后。

常见的静脉铁剂有低分子右旋糖酐铁、蔗糖铁、纳米氧化铁、羧基麦芽糖铁、异麦芽糖酐铁等。铁剂静脉最大单次输注剂量取决于外壳的稳定性。蔗糖铁的外壳不太稳定，每次输注的剂量限制在约200mg，羧基麦芽糖铁、去异麦芽糖铁和纳米氧化铁具有稳定的外壳，并允许在单次输注中给予更高剂量的铁。常用静脉铁剂如表2-4所示。同时也可按照甘佐尼公式计算：所需补铁量（mg）＝［目标Hb浓度－实际Hb浓度（g/L）］×体重（kg）＋铁储备［1000（男性）/600（女性）］，大多数患者在3天内感觉好转，Hb反应快速（用药5天Hb的反应为50%，10～14天时为75%，3周时最大）。

表2-4　常用静脉铁剂及用法用量

常用静脉铁剂	最大单次量	输注持续时间
右旋糖酐铁	20mg/kg	100～200mg：30min
蔗糖铁	200mg	100mg：15min 200mg：30min
羧基麦芽糖铁	1000mg（或≤20mg/kg）	200～500mg：6min 500～1000mg：15min
葡萄糖酸铁	125mg	100mg：72min

二、铁剂的不良反应及处理

（一）口服补铁不良反应

1.胃肠道不适　高达30%～70%的患者出现胃肠道不适，主要有恶心、呕吐、便秘、腹泻等，其中以便秘最常见，这也是口服铁剂不耐受的最主要原因。

2.胃肠黏膜损伤和肠道菌群失调　口服铁的患者可能出现黏膜铁沉积，且大多数患者同时伴有胃炎甚至食管糜烂。此外，口服铁可促进有害的肠道微生物（如大肠杆菌）生长，损害有益菌种（如双歧杆菌和乳酸杆菌）的生长。

3.增加感染风险　铁对支持疟疾等的病原微生物的生长至关重要，补铁可能会增加这类感染的风险。

（二）静脉补铁不良反应

1.过敏反应　静脉应用铁剂的过程中可能出现过敏反应，其中包括严重的全身性过敏反应，然而这些过敏反应是极其罕见且被高估的。一项纳入688 183名病例的回顾性队列研究发现，只有274例患者出现了全身过敏反应，其中以右旋糖酐铁的全身过敏反应风险最高，蔗糖铁的全身过敏反应风险最低。

2.非过敏性输液反应　包括心悸、自限性荨麻疹、头晕等，通常这些不良反应的发生率不到1%，大部分患者为自限性，停止输注或者减慢输注速度可缓解。

3.增加感染风险　铁可促进病原微生物的生长，因此有人担心静脉注射铁可能引起感染。然而，最近的研究显示，静脉补铁并不会增加感染风险，甚至在一些特殊情况下（如妊娠期、肾功能不全等）有更低的感染风险。

4.低磷血症　为羧基麦芽糖铁的一个独特副作用，通常无症状，但非常严重的低磷血症可伴有疲劳、肌无力。

5.肝损伤、低血压、药液外漏等

（三）不良反应的处理

（1）大多数不良反应与剂量有关，应用缓释片或者低剂量的元素铁可以减少不良反应的发生，且有研究表明，隔天服用一次铁剂可能会比每天服用更容易吸收。

（2）与食物一起服用可以减少胃肠道不良反应的发生，肉类中的蛋白质可以促进铁的吸收，其他蛋白质如鸡蛋可抑制铁的吸收。此外，铁剂与维生素C一起服用可促进对铁的吸收，茶和咖啡可以抑制铁的吸收。

（3）一旦患者出现过敏反应，视过敏反应的轻重程度采取处理措施，如为轻度过敏反应，停止输注铁剂，观察15min后若症状好转，则给予输注速度减半继续输注，若症状无好转，则停止输注的同时给予糖皮质激素和补液治疗。如为重度过敏反应，立即停止输注，给予肾上腺素0.5mg肌内注射或0.1mg静脉推注，同时给予糖皮质激素、β_2受体激动剂、补充血容量、吸氧等维持呼吸循环稳定措施，必要时转ICU进一步监护治疗。

第四节　叶酸和维生素E

叶酸为机体细胞生长和繁殖所必需的物质，不但参与人体蛋白质的代谢，还与维生素B₁₂共同促进红细胞的生成和成熟，是人体生成红细胞不可缺少的物质。人体叶酸缺乏是导致贫血的重要原因之一，由于红细胞合成障碍而表现为巨幼红细胞性贫血。叶酸缺乏性贫血的原因有多种，包括饮食不均衡、消化吸收障碍、妊娠期需求增加等。叶酸缺乏性贫血的症状有乏力、头晕、心悸、呼吸困难、皮肤苍白、口腔溃疡等，如果不及时治疗，还可能导致神经系统损害或出现先天畸形。叶酸缺乏性贫血的治疗方法主要是通过口服或注射来补充叶酸水平。因此，叶酸已获得FDA批准用于治疗因叶酸缺乏引起的巨幼红细胞和大细胞性贫血。成人每日叶酸的推荐需求量为0.4～1.0 mg/d，对于大细胞性贫血，叶酸可口服、静脉注射或皮下注射，口服建议是1.0～5.0mg/d。此外，孕前和孕期补充叶酸可显著降低胎儿患神经管缺陷的风险，无高危因素的妇女，建议从可能妊娠或孕前至少3个月开始，增补叶酸0.4mg/d或0.8mg/d，直至妊娠满3个月。

维生素E是一种高效的脂溶性维生素，具有多种细胞膜稳定抗氧化和非抗氧化功能。维生素E缺乏可增加红细胞膜的通透性，使红细胞发生渗透性肿胀而产生溶血。维生素E缺乏作为贫血的诱因于1967年被Oski等首次报道。维生素E对于一些贫血人群（包括低出生体重早产儿、遗传性溶血性贫血患者、慢性肾衰竭患者、轻度贫血者等）有一定的治疗效果。国内有学者推荐，早产儿出生后每日常规补充维生素E 20 mg，持续3个月。也有学者研究表明不同剂量的维生素E均可改善血红蛋白状况，且疗效差异不大，故建议临床应用小剂量2.5mg/（kg·d）口服。

第五节　止　血　药

一、促凝血药

促凝血药（coagulants），又称止血药，通过激活凝血过程中的某些凝血因子来防治某些因凝血功能低下所致的出血性疾病。按照作用机制的不同，促凝血药可以分为激活血小板的药物、血小板制剂、抑制血小板凝集的药物以及其他类型的促凝血药物。

（一）促进凝血因子活性的促凝血药

1.维生素K　维生素K依赖性凝血因子有凝血因子Ⅱ、Ⅶ、Ⅸ、Ⅹ，维生素K作为羧化酶的辅酶参与凝血因子Ⅱ、Ⅶ、Ⅸ、Ⅹ的合成，主要用于维生素K缺乏症及低凝血酶原血症。它能够加强血小板的凝集作用，促进血液凝固，增强血栓形成，减少生理期大量出血，减少溢血，可以维持血液的正常凝结能力，抑制外源性出血。

适应证：①低凝血酶原血症；②阻塞性黄疸、慢性溃疡性结肠炎、慢性胰腺炎以及其他可能会造成维生素K摄入不足的肠道疾病；③新生儿自然出血症的防治以及梗阻性黄疸、胆瘘、慢性腹泻等所致出血；④双香豆素类及其他水杨酸类药物的使用所引发的低凝血酶原血症；⑤长期广谱抗生素的使用也可能会破坏肠道的菌群平衡，从而降低维生素 K 的吸收；⑥维生素 K 可以缓解由平滑肌痉挛所致的疼痛，如胆石症、胆道蛔虫等疾病引起的绞痛。维生素 K 有维生素 K_1、维生素 K_2、维生素 K_3 及维生素 K_4 几种，其中维生素 K_1 可以肌内注射或者静脉注射，而维生素 K_2 则可口服或者肌内注射，维生素 K_3 及维生素 K_4 仅能口服。

注意事项：①维生素 K_1 对血清胆红素影响小，为脂溶性，但维生素 K_1 静脉注射过快可引起面部潮红、出汗、胸闷等症状，甚至可引起血压剧降而死亡，只在急需时可缓慢静脉滴注，同时每分钟用量不超 5mg。②对于肝功能损伤的患者，维生素 K 无明显疗效，不应盲目大量使用，反而容易加重肝损害。比如肝硬化患者因其肝脏失去合成凝血酶原能力而引发的低凝血酶原性出血，用维生素 K 无效。③用药期间建议根据凝血酶时间来调整维生素 K 用量。④孕妇大剂量使用后可使新生儿出现胆红素血症、黄疸及溶血性贫血。⑤对于体内红细胞中缺乏葡萄糖 -6-磷酸脱氢酶的特异质患者，维生素 K_2、维生素 K_3 和维生素 K_4 均可诱发溶血性贫血。⑥维生素 K 若与口服抗凝血药如双香豆素类同用，会引起维生素 K 代谢受到干扰，使两药作用相互抵消；维生素 K 的效果也受较大剂量的水杨酸类、硫糖铝、奎尼丁、磺胺药、奎宁等药物的影响。⑦当患者因维生素 K 依赖因子缺乏而严重出血时，可静脉输注血浆或新鲜血、凝血酶原复合物等，因为短期应用维生素 K 常无法即刻生效。⑧在纠正口服抗凝剂引发的低凝血酶原血症时，先用最小有效剂量，再通过测定凝血酶原时间加以调整。

用法用量：①止血：肌内注射，2～4mg/次，4～8mg/d；口服，2～4mg/次，6～20mg/d。②胆绞痛：肌内注射，8～16mg/次。

2. 白眉蛇毒血凝酶、尖吻蝮蛇血凝酶、矛头蝮蛇血凝酶等（巴曲酶、巴曲亭） 此类药物从蛇毒中提取，其单位是克氏单位（kU）。蛇毒血凝酶止血且降解纤维蛋白原的具体机制：①类凝血激酶作用，促进凝血酶原激活为凝血酶，在出血部位对血小板有吸附作用，形成止血栓而发挥凝血效应；②出血部位血小板聚集，释放血小板细胞因子 -3（PF3），PF3 与凝血因子 X 结合，激活凝血级联反应，促使血小板聚集和血栓形成；③作用于纤维蛋白原，切断纤维蛋白原 α 链 N 端的纤维蛋白肽 A，使之形成不稳定的纤维蛋白，并且纤维蛋白肽 A 能使血管收缩，促进凝血，同时降解纤维蛋白原。其中，白眉蛇毒血凝酶在我国广泛应用于止血治疗中，是一种临床常用的止血药物，主要的止血机制包括：其成分中含有类凝血酶、类凝血激酶，在 Ca^{2+} 作用下能活化凝血因子 V、VII、VIII，并刺激血小板凝集；类凝血激酶在血小板凝血因子 VIII 作用下，可促使凝血酶原转化为凝血酶，同时也可活化凝血因子 V，并影响凝血因子 X，从而促进血小板聚集及加速血小板止血栓形成。

适应证：本品可用于需减少流血或止血的各种医疗情况，如外科、内科、妇产科、眼科、耳鼻喉科、口腔科等临床科室的出血及出血性疾病；也可用来预防出血，如手术前用药，可避免或减少手术部位及手术后出血；广泛应用于治疗肺出血、肾大出血、上消化道出血、月经失调以及其他各种出血症状。

注意事项：建议孕妇在出现出血症状时，应尽量避免服用维生素 K_1 或蛇毒血凝酶。宜在血液中有足量的血小板或某些凝血因子时应用。原发性纤溶系统亢进的情况下宜与抗纤溶酶如氨甲环酸、氨基己酸等药物合用。用于新生儿出血时，宜在补充维生素 K 后再用本品，注意防止血凝酶应用过量。在应用过程中，若发生过敏性反应，应立即采取预防措施，包括：①对偶有过敏性反应，如皮肤发红、流泪、心跳加快等，应采取常规的抗过敏预防措施；②有血栓性疾病史的患者应避免服用，且孕妇也应避免服用；③在服药过程中，应严格监测患者的出血和凝血情况；④1天的最大服用量应控制在8kU左右，过多服用会引发抗凝反应；⑤对于有发生血栓高风险（如高脂血症、年龄、肥胖症、高血糖、心肌疾患、肿瘤）、有心肌疾患手术史和接受血管疾病介入治疗者，应谨慎服用；⑥当大血管发生破裂时，使用该药物能够有效地降低出血，但仍然要进行多种措施，比如手术结扎；⑦当血液中缺乏纤维蛋白和血小板时，可使得该药物的止血效果不佳；⑧当血液中存在一定数量的凝血因子时，可导致病理性出血，此时使用该药物的效力会有所降低，当原发性纤溶系统发生亢进时，应当使用抗纤溶酶类抗生素来治疗，可给予抗过敏药和糖皮质激素对症治疗；⑨注意剂量单位的换算。

用法用量：①口服。成人1～2kU/次，儿童0.3～1kU/次，1～2次/天。②静脉注射。普通出血：成人1～2kU/次，儿童0.3～0.5kU/次。紧急出血：立即静脉注射0.25～0.5kU，同时肌内注射1kU。外科手术：手术前晚、术前1h分别肌内注射1kU，同时术前15min静脉注射1kU，术后3日连续肌内注射1kU/d。咯血：皮下注射1kU/12h，必要时可将1kU加入0.9%氯化钠注射液10ml中混合静脉注射。③肌内注射。同静脉注射项；异常出血者可间隔6h注射1kU，至出血完全停止。④皮下注射。一般出血：同静脉注射项。咯血：同静脉注射项。⑤局部外用。巴曲酶溶液可直接以注射器喷洒于血块清除后的创面局部；拔牙、鼻出血等可以敷料压迫。

3. 醋酸去氨加压素　醋酸去氨加压素（desmopressin diacetate arginine vasopressin, DDAVP）是一种促凝血因子活性药，它能加速内源性血液凝固时凝血酶原活化这一关键环节，且增加组织型纤溶酶原激活物（t-PA）活性水平，不存在引起血液过度凝固而导致深静脉血栓发生的风险。使用去氨加压素可避免因使用凝血因子Ⅷ浓缩物而导致人类免疫缺陷病毒或肝炎病毒传染的危险。

DDAVP又称弥凝，可通过静脉或皮下注射，使血浆内凝血因子Ⅷ的活力提升2～4倍，并且可以增加血液中血管性血友病抗原（vWF：Ag）含量，还可以产生t-PA，因此，DDAVP可以有效地治疗甲型血友病、血管性血友病（ⅡB型除外）以及各种出血性病症。DDAVP具有强大的抑制中枢性尿崩症的功效，但是，如果患者多次使用，会出现严重的副作用，包括低钠血症、痉挛等，为了避免出现这些副作用，建议患者在使用DDAVP前尽量控制饮食。DDAVP不能与氨基己酸混合注射。该药对一些病症，如肝硬化、尿毒症、药物引起血小板功能障碍等引起的出血症均有疗效。

用法用量：控制大出血或侵入性手术前预防大出血，0.3μg/kg体重，皮下给药或用生理盐水稀释至50～100ml，在15～30min内静脉滴注。若疗效呈阳性，可按起始剂量间隔6～12h重复给药1～2次，进一步重复给药可能会使疗效降低。对血友病患者的治疗，应参考每位患者凝血试验的结果确定治疗方案。

不良事件：如果排尿量减少，少数人会出现轻微血压升高，长时间服用要注意水、钠潴留问题，偶尔会出现短期低血压、心率增加、头痛、恶心；此药对血小板减少引起的出血无效果。

4. 鱼精蛋白　鱼精蛋白具有独特的弱碱性，能够与肝素形成一种稳定的化学键，从而抑制肝素的抗凝功能，有效地防止肝素、低分子肝素等药物的滥用，尤其是肝素超量的治疗，以及心脏病、脑出血、肾脏病等疾病的治疗，最终都能够通过鱼精蛋白来缓解肝素的毒副作用。

不良反应：少见心动过缓、面部潮红、血压降低、肺动脉高压或高血压。偶见荨麻疹、血管神经性水肿、过敏性休克。

注意事项：①仅限于缓慢静脉注射，禁止与碱性药配伍使用。②对鱼类过敏者应用时应谨慎。③对血容量偏低患者，宜纠正后再用本品。④头孢菌素和青霉素的使用应遵守严格的禁忌。⑤肝素的代谢速度很快，因此，随着给药间隔的延长，鱼精蛋白的用量也会相应减少。

用法用量：①自发性出血采取双次治疗，每次治疗剂量为 $5 \sim 8mg/ (kg \cdot d)$，并且在治疗期间保持6h的时间间隔。②对抗肝素过量症状，建议采取一次治疗，一次治疗的剂量应该和原来的剂量一致（1mg鱼精蛋白可以中和100U的肝素），并且在10min之内，最多只能给予50mg的剂量。

（二）凝血因子制剂

如凝血因子Ⅷ、凝血酶原复合物和纤维蛋白原等：含有某些或多种凝血因子，直接治疗因凝血因子缺乏或抑制物增多引起的出血。

1.凝血酶　凝血酶能使纤维蛋白原转化成纤维蛋白。局部应用后作用于病灶表面的血液很快形成稳定的凝血块，用于控制毛细血管、静脉出血，或作为皮肤、组织移植物的黏合剂、固定剂。pH＜5时失效。凝血酶对血液凝固系统的其他作用尚包括诱发血小板聚集及继发释放反应等。凝血酶具有显著的止血效果，1～2min能有效地阻断出血。它是一种有效的治疗药物，能够治疗那些在短期内无法有效阻断的小型、微型和复杂的内外伤（如皮肤、黏膜、内耳、鼻腔等部位的损伤）的出血。应用本品时应该避免进行任何类型的注射，以免引发血栓的形成，从而威胁到患者的安全。遇酸、碱、重金属本品可发生反应而降效，应新鲜配制使用。

用法用量：为局部外用止血药，与创面、伤口直接接触而发挥止血作用。严禁血管内、肌内或皮下注射，局部止血用灭菌氯化钠注射液溶解成50～200U/ml的溶液喷雾或用本品干粉喷洒于创面；消化道止血用生理盐水或温开水（不超37℃）溶解成10～100U/ml的溶液，口服或局部灌注，也可根据出血部位及程度增减浓度、次数。

注意事项：①本品不得在任何情况下注射使用，包括血管、皮肤和皮下注射，因为这可能导致局部损伤，并可能导致血栓的产生，从而威胁患者的安全；②本品不得在任何情况下进行膀胱清洁；③本品应该尽量不要和酸、碱、金属等化学药剂一同服用，因为有可能导致其凝固效果下降，从而丧失其有效性；④本品在溶解后的情况下应该保持稳定；⑤凝血酶制剂的使用会导致凝血功能的改变，因此在开始服用之前，必须进行全面的调整；⑥如果出现了凝血酶制剂的耐受性，则需要更换相同的凝血酶制剂，以确保治疗的安全性；⑦孕妇应遵循医嘱，不可在没有特殊指示的情况下使用；⑧凝血酶必须与出血部位紧密接触，以便发挥止血效果。

2.凝血酶原复合物（PCC）　凝血因子是一种复杂的生物体内的物质，包括凝血因子Ⅱ、Ⅶ、Ⅸ和Ⅹ，以及少量的血浆蛋白。凝血因子Ⅸ主要起到内源性凝血的作用，而凝血因子Ⅶ则通过一种外源性凝血的机制起作用。凝血因子可以有效地治疗凝血功能障碍所引起的各种疾病，如乙型血友病、严重肝病、DIC、华法林引起的凝血功能障碍、甲型血友病，对继发性维生素K缺乏的新生儿以及使用广谱抗生素的患者，特别是对那些需要进行严格的凝血治疗的患者，应该特别注意使用这些凝血因子，优点为可迅速起效且代谢快，凝血因子浓度高而体积小，但作用较短暂。

不良反应：过敏反应，可产生血栓，肝病者易引起DIC，应慎用。

使用方法：静脉滴注每次剂量为10～20U/kg，凝血因子Ⅶ缺乏者每6～8h一次，凝血因子Ⅸ缺乏者每24h一次，凝血因子Ⅱ、Ⅹ缺乏者每24～48h一次；剂量可适当增减。采用液体过滤技术，滴速小于60滴/分，在滴入药物10～30min内达到血药峰值，持续治疗2～3天。

3. 人凝血因子Ⅷ 人凝血因子Ⅷ（hFⅧ）又称抗血友病球蛋白（AHG），本品对缺乏人凝血因子Ⅷ所致的凝血功能障碍具有治疗作用，可用于甲型血友病、获得性凝血因子Ⅷ缺乏所致的出血症状以及这类患者手术出血的治疗。通过将健康人的血液进行筛检及灭活病毒处理，并将其制备成凝血因子Ⅷ，以及一定数量的血管性血友病因子（vWF），但不能完全排除含有病毒等未知病原体而引起血源性疾病传播的可能。在内源性血凝过程中，凝血因子Ⅷ作为辅助因子，在Ca^{2+}和磷脂存在下，与活化的凝血因子Ⅸ激活凝血因子Ⅹ，形成凝血酶原酶，从而激活凝血酶原，形成凝血酶，使凝血过程正常进行。输入1IU/kg的人凝血因子Ⅷ，可使循环血液中的凝血因子Ⅷ水平增加2%～2.5%。输注过快可引起发热、头痛、荨麻疹等。

二、促进血小板生成药

血小板是从骨髓成熟的巨核细胞裂解脱落下来的小块胞质。血小板的功能主要是促进止血及加速凝血，同时还可维护毛细血管壁的完整性。血小板在止血和凝血过程中主要起到形成血栓、堵塞创口、释放与凝血有关的各种因子等作用。在小血管破裂处，血小板聚集成血小板栓，堵住破裂口，并释放肾上腺素、5-羟色胺等具有收缩血管作用的物质。血小板还有营养和支持毛细血管内皮细胞的作用，使毛细血管的脆性减少。

1. 酚磺乙胺

药理：酚磺乙胺（etamsvlatum）别称"止血敏"，能够增强毛细血管抵抗力，降低毛细血管通透性，并能增加血小板聚集性和黏附性，促进血小板释放凝血活性物质，继而缩短凝血时间，达到止血的效果。适合在外科手术中、术后恢复期等情况下应用。对于那些由于血小板减少性紫癜、过敏性紫癜（HSP）、鼻出血、眼底出血、脑出血以及其他由于血管结构不稳定所导致的出血，应当采取谨慎的治疗措施，特别是那些曾患血栓的患者。

不良反应：头痛、恶心、皮疹、低血压等，可出现过敏性休克。

注意事项：①在使用氨甲苯酸、维生素K_1等抗凝剂时，注意不要和氨基己酸混合注射，因为会导致严重的副作用；②最好只使用一种抗凝剂，而不是两种都使用；③高分子血容量扩张药不能在本品之前使用；④偶有静脉注射后发生过敏性休克的报道。

用法用量：①为了有效地预防和控制外科手术中的出血，建议在术前15～30min通过静脉给药和肌内注射给予药物，每次0.25～0.50g，如果需要可以在2h之后重复给予0.25g，0.5～1.5g/d。②治疗外科患者的出血，建议通过静脉给药或肌内注射，每次0.25～0.5g，0.5～1.5g/d；也可静脉滴注，每次0.25～0.75g，每日2～3次，稀释后滴注。

2.重组人血小板生成素

药理：通过基因重建，从中国仓鼠的卵巢中获得了一种全长糖基化的血小板形成素（rhTPO），它能够显著地增强血小板的活性，而且其效果类同于内源性血小板形成素。血小板生成素（thrombopoietin，TPO）是刺激巨核细胞生长及分化的内源性细胞因子，对巨核细胞生成的各阶段均有刺激作用，包括前体细胞的增殖和多倍体巨核细胞的发育及成熟，从而提高血小板数目。重组人血小板生成素适用于治疗实体瘤化疗后所致的血小板减少症，以及原发免疫性血小板减少性紫癜（ITP）的辅助治疗。

不良反应：偶见发热、肌肉酸痛、头晕等。

使用禁忌及注意事项：对本品成分过敏者；患有严重心脏及脑部血管疾病、其他血液高凝状态疾病或近期发生血栓者；合并严重感染者，宜控制感染后再使用本品。其用于特异体质者或过量应用可能造成血小板过度升高。因此，在有经验的临床医生的指导下使用。

用法用量：恶性实体肿瘤化疗预计可能引起血小板减少及诱发出血时，可于给予化疗药结束后6～24h皮下注射本品，剂量为300U/（kg·d），1次/天，连续14天；若血小板计数恢复至100×10^9/L以上，或血小板计数绝对值升高≥50×10^9/L时即应停用。当化疗中伴发白细胞严重减少或出现贫血时，本品可分别与重组人粒细胞集落刺激因子（rhG-CSF）或重组人促红细胞生成素合并使用。原发免疫性血小板减少症患者，糖皮质激素治疗无效时，可皮下注射本品，剂量为300U/（kg·d），1次/天，连续用14天；未满14天血小板计数已经升至≥100×10^9/L时则停止使用本品。若出现口、鼻或内脏等部位出血，可予输注血小板、抗纤溶止血药等应急处理。

3.注射用白细胞介素-11

药理：本品是应用基因重组技术生产的一种促血小板生长因子，它具有强大的活性，可有效刺激造血干细胞和巨核祖细胞的增殖，诱导巨核细胞的成熟分化，增加体内血小板的生成，从而提高血小板计数，同时不会影响血小板的正常功能。临床前研究表明，体内应用本品后发育成熟的巨核细胞在超微结构上完全正常，生成的血小板的形态、功能和寿命也均正常。这种药物可以用来缓解Ⅲ/Ⅳ度血小板减少症，非常适用于一些接受过实体瘤或非髓性白血病化疗的患者。

不良反应：除了化疗本身的副作用，重组人IL-11的副作用通常在轻微到中度之间，而且在停药后会迅速消失，如头痛、水肿、心悸、失眠、中性粒细胞减少等。

使用禁忌及注意事项：本品应在化疗后24～48h开始使用，定期检查血象（一般隔日一次），注意血小板数值的变化，在血小板升至100×10^9/L时应及时停药。对于有心血管疾病的人来说，特别是那些有充血性心力衰竭、心室纤颤的人应该谨慎使用。使用期间应注意毛细血管渗漏综合征的监测，如体重、水肿、胸腹腔积液等。

用法用量：根据本品临床研究结果，推荐本品应用剂量为25～50μg/kg，于化疗结束后24～48h开始或发生血小板减少症后皮下注射，1次/天，疗程一般7～14天，血小板计数恢复后应及时停药。

4.海曲泊帕乙醇胺

药理：海曲泊帕乙醇胺是一种小分子的血小板生成素受体激活剂，在治疗慢性原发免疫性血小板减少症和重型再生功能障碍性贫血时都有良好的疗效。它以口服的形式被人体吸收，选择性作用于内源性血小板生成素受体（MPL）结合位点，激活JAK/STAT信号通路，促进血小板生成素受体的活性，有助于MPL细胞的生长和发育，从而能够促进血小板的生成，起到改善血小板减少症的效果。药理与之相近的药物还有艾曲波帕片。

不良反应：常见肝酶升高、血胆红素升高、头痛、心电图异常等。本品具有肝毒性、血栓风险及骨髓网硬蛋白形成和骨髓纤维化风险。

使用禁忌及注意事项：在开始本品治疗前，应测定血清谷丙转氨酶（ALT）、谷草转氨酶（AST）和胆红素水平。治疗期间监测肝功能指标，建议剂量调整期间每2周测定一次，达到稳定剂量后，每月测定一次。另外，本品使用过程中应密切监测血小板计数并警惕消化道出血。

5.利可君

药理：其为半胱氨酸衍生物，具有独特的药理作用，服用后在十二指肠碱性条件下与蛋白结合形成可溶的物质迅速被肠所吸收，增强骨髓造血系统的功能。口服吸收良好，无明显不良反应。临床用于防治各种原因引起的白细胞减少症、血小板减少症和再生障碍性贫血等。另外，还对恶性肿瘤化学治疗和放射性治疗引起的白细胞减少症的治疗和防护都有一定的作用。

使用禁忌及注意事项：利可君片（国药准字H32025444，规格：20mg/片），按照患者的年龄分别给药：1～3岁每次10mg，每天2次；3～6岁每次10mg，每天3次；6～12岁每次20mg，每天2次；12岁以上每次20mg，每天3次。请勿滥用或超量。每年进行一次全面的血液检测，以监测和评估白细胞与中性粒细胞的数量和活性。

6.氨肽素

药理：氨肽素是一种来自猪蹄甲的特殊活性物质，具备多种氨基酸、肽类以及少量的金属元素，可以显著改善人体的新陈代谢，促进人体免疫力体系的完善，有助于血细胞增殖、分化、成熟与释放，还可以显著提升血液中白细胞及血小板的数量。这种药品不仅有助于防治原发性血小板减少性紫癜、再生障碍性贫血、白细胞减少症，而且还具有多种功效，如激发单核巨噬细胞及粒细胞的活性，并且具有刺激多种免疫物质产生协同作用的功效，如增强抗体、补体、白细胞介素、干扰素的作用，又能产生免疫调节作用，甚至有助于防治银屑病。我国的一项研究表明氨肽素还具有抗辐射的效果。一般在用药1～2周后即可见效，大部分患者于服药后6～8周疗效最显著，长期应用能增加食欲、改善睡眠，且不抑制免疫功能，亦无反复感染等不良反应。

7.咖啡酸

药理：具有提高凝血因子功能、收缩稳固微血管及升高血小板和白细胞数量的作用，为止血升白药，适用于各种原因引起的白细胞减少症、血小板减少症。也适用于术前预防出血或术中止血，还可以改善患者在治疗内科、妇产科一些疾病时的出血症状。

用法用量：口服，0.3g/次，3次/天，14天为一疗程，可连续应用数疗程。

使用禁忌及注意事项：本品与舍雷肽酶可能产生药理拮抗作用。

8. 升血小板胶囊

药理：属于中成药，由青黛、连翘、仙鹤草、牡丹皮、甘草组成。具有清热解毒、凉血止血、散瘀消斑的功效。用于原发性血小板减少性紫癜，症见：全身瘀点或瘀斑，发热烦渴，小便短赤，大便秘结，或见鼻衄，齿衄，舌红苔黄，脉滑数或弦数。

使用禁忌及注意事项：孕妇及哺乳期妇女禁用；骨髓巨核细胞减少型的血小板减少症及白细胞减少者慎用，定期复查血象。

三、抗纤维蛋白溶解药

抗纤维蛋白溶解药（antifibrinolysin）又称抗纤溶药物，是一种竞争性的抗纤溶酶原激活因子，其特殊功效在于，可以特异性地阻断纤溶酶原的赖氨酸结合位点，使纤溶酶原无法与纤维蛋白结合，以达到降低纤溶活性而止血的目的。同时，浓度高时还可以在一定程度上降低纤溶酶活性，以达到治疗纤溶亢进引起的出血的目的。这种药物可以有效地治疗各类病症引起的出血，主要是呼吸道、消化道、泌尿系统、妇科等疾病，特别是对治疗妇产科出血和肝硬化引起的消化道出血，以及难以控制的渗血，有较好的作用而受到关注。

抗纤溶药物主要有氨甲苯酸、氨甲环酸、氨基己酸和抑肽酶，而抑肽酶是一种蛋白酶抑制剂，可减少纤维蛋白溶解，加强凝血功能，抑制炎性反应发生，因抑肽酶注射液易引起严重的过敏反应，被当时的国家食品药品监督管理总局（SFDA）禁用，故下面我们主要介绍前三者。

（一）常用代表药物

抗纤维蛋白溶解药是赖氨酸类似物，如氨基己酸、氨甲环酸和氨甲苯酸，可以封闭纤溶酶原上赖氨酸，阻断纤溶酶原与纤维蛋白原上的赖氨酸结合，从而抑制纤溶酶的形成，降低纤溶活性，最终达到有效的止血效果。

1. 氨基己酸（EACA）　又称6-氨基己酸，临床可用于预防及治疗急性或慢性、局限性或全身性原发性纤维蛋白溶解亢进所致的各种出血、外科手术出血、肝硬化出血等。在一般剂量时，通过与纤溶酶原与纤维蛋白的竞争结合，降低纤溶酶原的活化而达到抑制纤维蛋白溶解的目的，高浓度时还有直接抑制纤溶酶的作用，适用于各种疾病引起的原发性或继发性纤溶所致的出血，以及溶栓剂过量引起的出血。由于在人体内排泄较快，且止血效果弱、持续时间短，毒性反应又较多，现临床上已较少使用。

注意事项：①对已经存在血管栓塞的人群以及高凝期的人群，本药物严格禁用；②对于由弥散性血管内凝血引起的继发性纤维组织破坏，最好是结合肝素治疗，以达到最佳的治疗效果；③尿道手术后出血者慎用；④需持续给药；⑤对于凝血机制受损的患者，治疗出血的有效性较低，并且无法改善大面积出血等情况；⑥对小动脉出血无效。

用法用量：首次使用量4～6g，然后将药物溶解在5%～10%的葡萄糖或100ml生理盐溶液中，15～30min将药物滴完。每小时的使用量应保证在1g左右，每天最多使用20g，建议使用3～4天。

2. 氨甲环酸（TXA）　具有独特的功效，可直接抑制纤溶酶活性，抗纤溶活性是氨甲苯酸的7～10倍，但不良反应较氨甲苯酸多。氨甲环酸又称"凝血酸"或者"止血环酸"，能强烈吸附纤溶酶和纤溶酶原上的纤维蛋白亲和部位中的赖氨酸，有效阻抑纤维蛋白与纤溶酶及纤溶酶原的结合，可以强烈抑制纤维蛋白的分解，以实现止血的目的。氨甲环酸可引起血管渗透性增强，变态反应即炎症病变的激肽及其他活性肽的生成也可被抑制。氨甲环酸可重点用于纤溶亢进所致的妇产科手术出血和外科手术出血。由于药物能透过胎盘及血脑屏障，故适用于中枢神经系统出血；同时在滑膜及前列腺、肾组织、关节液中浓度较高。经测定，血液中最低浓度为5mg/L氨甲环酸具有抗纤维蛋白溶解作用。氨甲环酸已被纳入许多创伤中心严重出血患者的复苏方案。院前氨甲环酸的使用可能对重度失血性休克或创伤性颅脑损伤的急性损伤患者有利，并可通过黏弹性止血试验进行最佳指导。

注意事项：①有血栓形成倾向及有心肌梗死倾向者慎用。②对蛛网膜下腔出血和颅内动脉瘤出血效果显著，但必须注意并发脑水肿或脑梗死的危险性。③氨甲环酸会增加血栓的可能性，因此应避免与口服避孕药、雌激素、氨基己酸或凝血酶原复合体等合用。④氨甲环酸对肿瘤患者的癌性出血及大创伤出血无用，同时对肾功能不全者应慎重使用；因为其有血栓形成趋向，在进行尿路手术时尤其要小心谨慎使用。⑤此药会透过胎盘屏障，孕妇服药需要格外谨慎。⑥哺乳期的母亲需慎用，因为药物可经乳汁排出。⑦如果服药时间超出预计，建议进行视力测试、视觉、视野和眼底检查。⑧由于氨甲环酸可以显著提升血栓形成的风险，因此，建议采取缓慢的静脉滴注，以保持机体凝血和抗凝系统的稳定，当快速输入后，药物能通过血脑屏障进入脑脊液，从而引起脑内血药浓度急剧升高，使凝血机制占主导地位，致血浆黏稠、血流阻力增大和血流减少，而大脑神经元对缺血缺氧耐受性低，从而引发一些中枢神经系统的副作用。

用法用量：静脉注射或静脉滴注每次0.25g，1～2次/天。

不良反应：①该药的副作用非常小，仅有恶心、腹泻、呕吐，而且较罕见，有经血凝固所致的经期不适，此外，偶有由于药物的过量使用而导致颅内血栓形成或者出血。②由于该药能够渗透到脑脊液，使用者会感到眩晕、头痛、困倦、视物模糊，这些可能是由输入过快导致的，但此情况较罕见。③严重的过敏反应。④急性心肌梗死。

3. 氨甲苯酸 又称止血芳酸，是一种人工合成的氨基酸类抗纤溶药。口服容易被人体所吸收，静脉滴注时毒性较小，不易形成血栓。它的结构类似于赖氨酸，可以竞争性地抑制纤溶酶原吸附到纤维蛋白网上，使纤溶酶无法有效地将纤维蛋白分子溶解，有效地起到抗纤溶的效果。

适应证：①治疗纤溶亢进引起的各种出血，包括肝、肺、胰、前列腺、肾上腺、甲状腺等术中异常出血，对于产后出血及患有结核病咯血、痰中带血、血尿、前列腺肥大出血、上消化道出血的患者，其疗效明显优于其他类型的药物，对慢性渗血效果较好，治疗癌性出血、创伤出血的疗效差。氨甲苯酸的止血效果更为显著，其效力可达氨基己酸的4～5倍。②纤溶亢进，链激酶、尿激酶、组织型纤溶酶原激活物（t-PA）过量所致出血。

注意事项：①本药的毒副作用较小，但如果服用超出正常范围，容易引起血栓；②有血栓栓塞的病史、血栓形成倾向（如急性心肌梗死）患者，血友病以及出现严重血尿的患者，都需要谨慎服用；③对于年长的患者，由于其血液黏度、血脂水平较高，血管壁硬化，如果服用氨甲苯酸的剂量超出正常范围，容易导致脑血栓；④为了防止血栓的形成，使用此药后不要服用口服避孕药、雌激素和凝血因子Ⅰ复合物浓缩剂等。

用法用量：每次通过静脉注射给药0.1～0.3g，使用5%的葡萄糖溶解剂或0.9%的氯化钠溶解剂10～20ml稀释后，缓慢静脉注射，每天给药不超0.6g。

4.用药监护

（1）抗纤溶药物静脉滴注过快会引起低血压、心律失常、肌痛、软弱、疲劳、肌红蛋白尿，甚至肾衰竭。

（2）注意监测血栓形成，两种促凝药合用，应警惕血栓形成。

（3）使用口服避孕药、雌激素和凝血酶原复合体，避免与氨甲苯酸和氨甲环酸合用，否则可能会导致血栓形成。

（4）由于氨基己酸的即刻止血效果有限，因此在治疗急性出血时，最好将其与其他止血药物结合使用，而不是单独使用；不宜与酚磺乙胺混合注射。

（5）氨甲苯酸、氨甲环酸与青霉素或尿激酶、链激酶等溶栓剂有配伍禁忌。

（6）针对要求长时间应用氨甲环酸的患者，建议进行全面的眼部检查，包括但不限于视力评估、视觉、视野及眼底检查。

（7）氨甲苯酸对有血栓形成倾向者忌用；血友病或肾盂实质病变者有大量血尿时慎用；老年人慎用大剂量氨甲苯酸等促凝药。

（8）氨基己酸对弥散性血管内凝血高凝期患者禁用，怀疑有肾脏、输尿管出血患者禁用，心肝肾功能不全者慎用，并酌减剂量。有血栓形成倾向者和有栓塞性病史者慎用。

（9）用药期间应定期监测凝血酶原时间。

5.文献拓展　氨甲环酸因其止血效果好，并发症风险低，已成为目前临床最常用的抗纤溶药物。下面着重拓展介绍氨甲环酸（TXA），从适应证用药、用法用量、检测指标以及成本效益进行分析。

（1）通过查询相关文献发现，对比抗纤溶药物氨甲环酸和氨基己酸（EACA），研究证明它们可以减少脊柱手术中50%的失血，且围手术期并发症比例低。

（2）据文献报道：抗纤溶药物氨甲环酸和氨基己酸这两种抗纤溶药，从成本效益的角度来看，氨甲环酸更为可取，因为其更容易获得，是更经济的减少血液损失的方法。

（3）临床试验证明，氨甲环酸可以有效降低髋膝关节手术的输血率，应用剂量15mg/kg相比10mg/kg更能减少围手术期出血。在手术中，静脉联合局部给药，止血效果更优。如果围手术期按时间序贯给药5～6次，可以将术后隐性失血控制在理想范围之内。

（4）在骨科手术过程中，氨甲环酸是一种常见的止血方法，可在关节置换术后24h多次适量静脉使用。在大量静脉使用氨甲环酸的过程中，医生应监控D-二聚体和纤维蛋白降解产物情况，同时考虑其与抗凝药拮抗，以保持治疗的安全性，达到止血与抗凝的平衡，减少失血的同时也避免了出现血栓的危害。

（二）抑肽酶

抑肽酶也被称为"广谱蛋白酶抑制剂"，能抑制纤溶酶和纤溶酶原的激活因子，阻止纤溶酶原的活化，用于治疗和预防各种纤维蛋白溶解所引起的急性出血；能抑制血管舒张素,从而抑制其舒张血管、增加毛细血管通透性、降低血压的作用,用于各种严重休克状态。临床用于预防和治疗急性胰腺炎、纤维蛋白溶解引起的出血及弥散性血管内凝血。根据最近的研究结果,抑肽酶会导致严重的肾脏疾病,这些疾病的常见症状有血栓、皮肤变化、肾脏损伤等。

用法用量:①纤维蛋白溶解引起的急性出血:立即静脉注射8万～12万单位,以后每2小时1万单位。②纤维蛋白溶解亢进性出血:开始剂量50万kU(相当于70mg抑肽酶),缓慢静脉注射或短时滴注(最大5ml/min),接着每4小时20万kU(相当于28mg抑肽酶)。③产科出血:开始剂量100万kU(相当于140mg抑肽酶),接着每小时20万kU(相当于28mg抑肽酶)至出血停止。④儿童:剂量按体重计算,通常2万kU/(kg·d)(相当于2.8mg抑肽酶)。

(三)二乙酰氨乙酸乙二胺

药理:①抑制纤溶酶原激活物,使纤溶酶原不能激活为纤溶酶,从而抑制纤维蛋白的溶解。②促进血小板释放活性物质,增强血小板的聚集性和黏附性,缩短凝血时间,产生止血作用。③增强毛细血管抵抗力,降低毛细血管的通透性而减少出血,用于预防和治疗各种原因所致出血。尽管二乙酰氨乙酸乙二胺具有良好的抗炎作用,但其缺点也是不可忽视的,即其对于改善患者的纤溶系统的疗效并不理想,使得停药后很难避免复发。此外,它还能被血小板第三因子激活,增强凝血酶的产生,使纤维蛋白的溶解受到抑制。

用法用量:①肌内注射,每次200mg,每日1～2次;②静脉注射,每次400mg,每日1～2次,以5%葡萄糖液20ml稀释后使用;③静脉滴注,常用量每次600mg(或遵医嘱),每日最高限量为1200mg,以5%葡萄糖液250～500ml稀释后使用。凡遇急救性情况,第一次可大剂量静脉注射和静脉滴注同时应用。

不良反应:可能出现眩晕、心率减慢、乏力、皮肤麻木、发热感、口干、呕吐、恶心等,大多能自行消失或停药后消失。

(四)纤维蛋白原(冻干人纤维蛋白原)

凝血酶可以将纤维蛋白原酶解,将其转化为纤维蛋白,在纤维蛋白稳定因子作用下,进一步形成坚实纤维蛋白,从而发挥止血的功能。这种方法可应用于治疗先天性纤维蛋白原减少症、获得性纤维蛋白原减少症(如肝硬化、产后出血)以及弥散性血管内凝血(DIC)和因大手术、外伤或内出血等引起的纤维蛋白原缺乏而造成的凝血障碍。

用法用量:使用前先将本品及灭菌注射用水预温至30～37℃,然后按瓶签标示量注入预温的灭菌注射用水,置30～37℃水浴中,轻轻摇动使制品全部溶解(切忌剧烈振摇以免蛋白变性)。用带有滤网装置的输液器进行静脉滴注,滴注速度宜每分钟60滴左右。用量应根据病情及临床检验结果决定,一般首次1～2g,如需要可遵照医嘱继续给药。一般无不良反应,仅少数过敏体质患者会出现过敏反应,严重反应者应采取应急处理措施。

(五)小结

抗纤维蛋白溶解药物主要用于消化道出血、产后出血、骨科手术止血等。其中,氨甲环酸的止血强度是氨基己酸的10倍，氨甲苯酸的止血强度是氨基己酸的5倍。氨甲环酸因术后并发症少，经济效益高而在临床受到广泛应用。局部联合静脉给药优于单独给药，高浓度抗纤溶药物对已形成的纤溶酶有直接抑制作用。大量应用抗纤溶药物时，需要注意监测血栓形成，检测纤溶指标如D-二聚体和纤维蛋白（原）降解产物。

四、作用于血管的促凝血药

作用于血管的促凝血药直接作用于血管平滑肌，增强小动脉、小静脉和毛细血管收缩力，降低毛细血管通透性，从而产生止血效果，主要用于治疗毛细血管出血。例如卡巴克络，一种能够有效抑制毛细血管炎症反应的药物，可抑制毛细胞血管的通透性，促进受损的毛细血管端回缩而促进凝血。

1. 卡络磺钠、肾上腺色腙（卡巴克络、安络血）等　这类药物能够提升毛细血管抵抗损伤的能力，使毛细血管的通透性下降，可以回缩毛细血管的断裂端而发挥促凝血功能。目前重点用于由毛细血管通透性上升所致的出血（如咯血、视网膜出血、血尿、颅内出血、鼻出血等）。

（1）卡络磺钠。主要作用机制：提高毛细血管壁的弹性，降低毛细管的通透性，提升毛细血管的收缩力；增加凝血因子的活性，主要是通过促进纤维蛋白原的溶解及提高凝血酶的活性，在出血部位形成血栓而发挥止血的功能。目前临床上该药主要适用于鼻出血、咯血、视网膜出血、小血管破裂出血等的治疗。同时，其对产后出血、月经血量多及痔疮性出血等也有良好的止血作用。

不良反应：主要有胃肠道反应、注射部位局部疼痛、发红、瘙痒及药疹，偶有眩晕。

（2）卡巴克络。又称安特诺新或安络血。卡巴克络为肾上腺素氧化产物肾上腺色素的缩氨脲水杨酸钠盐，无拟肾上腺素作用，因此不影响血压和心率，但能增强毛细血管对损伤的抵抗力，稳定血管及其周围组织中的酸性黏多糖，降低毛细血管的通透性，增强受损毛细血管端的收缩作用，从而缩短止血时间。此外，本药也可抑制前列腺素E的合成和释放，从而降低毛细血管通透性，阻止致热物质渗出。此药可用于血小板减少性紫癜、视网膜缺血、慢性肺缺血、胃肠大出血、鼻出血、咯血、血尿、痔出血、子宫大出血、脑出血以及其他由毛细血管通透性升高引起的出血症状等。

注意事项：①尽管这种药物的毒副作用较小，但如果过度摄入，会导致严重的副作用，如恶心、呕吐、眩晕、眩光、眼睛疲劳，因此应立即停止摄入；②如过度摄入，会引起癫痫发作以及其他精神疾病，因此应慎重考虑；③肌内注射会引起局部的刺痛感；④不能治疗凝血功能障碍的出血。

用法用量：①口服，成人每次2.5～5mg，每日3次，严重者每次5～10mg，2～4h一次。②肌内注射，每次5～10mg，每日2～3次，重者每次10～20mg，2～4h一次。亦可静脉注射。

2. 垂体后叶素　含催产素及加压素，可强烈收缩平滑肌、毛细血管、小动脉、小静脉，促进血管破损处的血凝过程并形成血凝块，减少内脏血流量，进而发挥止血功能。垂体后叶素是一种常见的药物，它能够应用于一些紧急情况，如咯血、门静脉高压导致的消化道出血。垂体后叶素在产科应用也常见，如子宫恢复不良或不完整流产。但是，也需谨慎应用，由于其强烈的缩血管作用会对高血压、冠心病、肺心病和癫痫的患者造成严重不良影响。

不良反应：冠心病患者避免使用，其能收缩冠状血管，可致胸闷、心悸、面色苍白及过敏反应等。加压素可兴奋胃肠道平滑肌及升高血压，可致恶心、腹痛，高血压者需谨慎应用。

用法用量：① 一般应用，肌内注射，每次5～10U。极量为每次20U。②肺出血：可静脉注射或静脉滴注，静脉滴注加等渗盐水或5%葡萄糖500ml稀释后慢滴，静脉注射加5%葡萄糖20ml稀释慢注。大量肺咯血，静脉注射10U。③产后出血：必须在胎儿和胎盘均已娩出后再肌内注射10U，如作预防性应用，可在胎儿前肩娩出后立即静脉注射10U。

3. 生长抑素 经研究发现，生长抑素能够有效地降低门静脉血流量和门静脉压力，同时还能够阻止胃肠道激素的病理性分泌。由胃肠道黏膜D细胞所释放，可通过抑制受G蛋白调节的腺苷酸环化酶的活性来有效地阻止胃酸的产生，从而预防和减轻多种消化道出血和术后并发症。用于上消化道出血、胰腺炎、食管破裂等。

用法用量：①治疗上消化道大出血，特别是食管静脉曲张，首次使用0.25mg（3～5min内），然后再使用250μg/h持续静脉滴注，在完成止血之后，需持续使用48～72h。②治疗胰、胆、肠瘘，首次使用0.25mg/h持续静脉滴注，在瘘管完全愈合之前，再使用1～3天。③在急性胰腺炎患者中，每天服用0.25mg/h，持续72～120h，以有效预防胰腺手术后的并发症；而在行ERCP检查时，建议在术前2～3h服药。

4. 去甲肾上腺素 作用于胃肠道黏膜的小动脉和毛细血管，使其强烈收缩，用于局部止血。去甲肾上腺素被证明能够强效激活α受体，同时还能够激活β受体，从而激活毛细血管中的相应受体，促进血小板凝聚及血管收缩；可应用于急性消化道急性出血、休克等疾病的治疗。同时，对于体外循环、心肌梗死等情况引起的低血压也有疗效。急救时，此种药物可及时补充血容量，促使血压迅速回升。

用法用量：治疗消化道出血时，将16mg药物溶解在200ml冰冻的生理盐水中，分次饮用，每2～4h一次；也可以将200ml药物注射到胃管中，如果在30min之后仍未见效，则需要再次注射1～3次。

5. 肾上腺素 是临床广泛使用的血管活性药物，可激活α受体和β受体，是重要的复苏、急救药物，术中多与局麻药配伍使用，除了可以发挥收缩血管、减少出血的作用，还可以减少局部麻醉药物、全身麻醉药物的作用时间。肾上腺素可收缩毛细血管，收缩出血病灶，从而降低出血速度、控制出血症状。研究证实，肾上腺素可抗血小板聚集及促进微血栓形成。

6. 去氨加压素 适用于治疗手术中引起的低血压、血管扩张性休克、门静脉高压等疾病，作为一种复苏药物，可以替代盐酸肾上腺素注射液使用。

第六节　抗凝血药

抗凝血药是一类延缓或阻止血液凝固的药物。在围手术期过程中，患者在接受心脑血管手术、血栓预防、心脑血管疾病或者房颤的抗凝治疗时，必须同时考虑抗凝药物的抗凝强度和作用时间，防止出现出血增加等不良后果。

　　本节主要总结围手术期常用的几种抗凝药物，包括抑制凝血过程药物、抗血小板药、促进纤维蛋白溶解药物。抑制凝血过程药物通过抑制凝血因子的活性影响凝血瀑布的形成，从而发挥抗凝作用。按照其作用机制不同可分为四大类：①维生素K拮抗剂；②凝血酶间接抑制剂；③凝血酶直接抑制剂；④凝血因子Xa抑制剂。抗血小板药可通过多种机制抑制血小板聚集，主要包括环氧合酶（COX）抑制剂、二磷酸腺苷受体拮抗剂及血小板糖蛋白（GP）Ⅱb/Ⅲa受体拮抗剂等。促进纤维蛋白溶解药物也称溶栓药物，包括链激酶、尿激酶及重组组织型纤溶酶原激活物（recombinant tissue plasminogen activator，r-tPA）等。

一、抑制凝血过程药物

　　抑制凝血过程药物（抗凝剂）能够影响纤维蛋白的生成，降低机体的凝血过程，防止血栓的形成，阻止已形成的血栓进一步发展。在围手术期主要用于治疗和预防凝血功能障碍、血栓形成及其所引起的多种不良栓塞事件。

（一）维生素K拮抗剂——华法林

　　华法林（warfarin）是临床中最常用的维生素K拮抗剂（VKA），是4-羟基香豆素（香豆素）的衍生物。因其起效时间和作用持续时间预测性好，口服后具有良好的生物利用度，对降低静脉和动脉血栓栓塞的风险非常有效。尽管直接口服抗凝剂（direct oral anticoagulant，DOAC）已广泛用于非瓣膜性房颤，但华法林仍是瓣膜性房颤和机械性心脏瓣膜患者的首选抗凝剂。

　　华法林可抑制维生素K环氧化物还原酶，后者是维生素K依赖性凝血因子（凝血因子Ⅱ、Ⅶ、Ⅸ、Ⅹ）活化以及蛋白C和S羧基化作用的关键酶。

　　华法林具有较长的半衰期（$t_{1/2}$为24～60h），可能是和华法林与白蛋白90%～99%的结合率有关，并且由于预先存在的凝血因子半衰期较长，华法林完全的抗凝作用可能需要3～4天才能显现出来。凝血酶原（凝血因子Ⅱ）具有最长的半衰期（约60h），而凝血因子Ⅶ和蛋白C的半衰期是3～6h。由于起效慢，血栓栓塞风险高的患者需要使用另一种抗凝剂（通常是普通肝素或低分子肝素）桥接，以达到目标INR。同样，如果单独使用华法林，抗凝蛋白C的早期降低会使机体向高凝状态失衡，从而导致血栓形成或引起皮肤坏死。另外，华法林可通过胎盘屏障，由于胎儿合成凝血因子的能力有限，所以其对胎儿有一定的影响。华法林经代谢生成可与葡萄糖醛酸结合的非活性代谢产物，最终通过胆汁（肠肝循环）和尿液排出。

　　临床上应用华法林时需要密切监测凝血功能，最好以凝血酶原时间为指导。凝血酶原时间对4种维生素K依赖性凝血因子中的3种（凝血酶原、凝血因子Ⅶ和凝血因子Ⅹ）特别敏感。不同的凝血酶原时间试剂对华法林诱导的凝血因子降低的反应性差异明显，故使用不同试剂获得的凝血酶原时间结果在不同实验室之间不同，需要注意正常值范围。临床推荐使用INR监测华法林的抗凝治疗，对于大多数围手术期患者，华法林抗凝治疗目标INR为2.0～3.0，包括人工瓣膜预防。不过也有报道称对于机械心脏瓣膜的患者需要较高的INR（2.5～3.5）。

　　需要注意的是，由于华法林的半衰期较长，不宜通过降低剂量来缩短过度延长的凝血酶原时间，同理，由于治疗效果的延迟，不宜通过增加剂量来强化抗凝效果。饮食、药物相互作用、患者依从性和饮酒等会影响华法林剂量反应，在临床应用时也需注意。另外，华法林的药理作用会受到药物（如CYP2C9）代谢和维生素K环氧还原酶复合物亚基1（VKORC1）产生的遗传变异的影响。不过，目前推荐仅对持续存在INR超出治疗范围或在治疗期间发生不良事件的患者进行药物遗传学测试。

对于接受VKA的患者，应在术前检查INR。目前发现，在起搏器或除颤器植入术中，继续华法林治疗组出血的风险较中断华法林治疗、肝素桥接治疗组降低12.5%，而血栓形成的风险差别无显著性意义。研究提示在一些出血风险比较低的小手术中继续华法林治疗是安全的。但对于大手术，建议术前停止使用华法林1～3天，以使凝血酶原时间恢复到正常范围的20%以内。术后7天内恢复抗凝治疗，通常不会增加易感患者血栓形成并发症的发生率。但对于高风险患者，如人工心脏瓣膜患者，可能需要普通肝素桥接治疗。

《非心脏外科围手术期患者血液管理专家共识（2022版）》中指出，根据患者出血和血栓形成风险的等级情况分VKA不停用、VKA停用、VKA停用＋可以考虑用低分子肝素（LMWH）桥接、VKA停用＋推荐用LMWH桥接4种情况。

推荐1（Ⅱb）：极低危出血风险（较低危出血风险更低的出血风险）的手术不必停用VKA。

推荐2（Ⅱb）：非极低危出血风险、低危血栓形成风险的患者，术前5天停用VKA，手术24h后开始重用VKA。

推荐3（Ⅱb）：非极低危出血风险、中危血栓形成风险的患者，术前5天停用VKA，术后12～24h开始重用VKA，可以考虑用LMWH桥接。

推荐4（Ⅱb）：非极低危出血风险、高危血栓形成风险的患者，术前5天停用VKA，术后12～24h开始重用VKA，推荐用LMWH桥接。

出血是抗凝治疗的主要并发症。出血风险通常与抗凝治疗的强度、患者潜在疾病以及同时服用其他药物有关。抗凝药物的使用可能会增加脑血管意外后颅内出血以及有创操作后血肿发生的风险。因此，一旦出现出血症状，需要立即停药。华法林相关性出血可能持续至发病后72h，因此一旦发生出血，需立即逆转华法林的作用。能够逆转维生素K拮抗剂抗凝作用的常用药物主要有3种：维生素K、凝血酶原复合物（prothrombin complex，PCC）及新鲜冰冻血浆（fresh frozen plasma，FFP），情况危急时可使用重组凝血因子Ⅶa，但不推荐其作为急诊逆转抗凝的常规方法。一般维生素K静脉给药后6h，或口服给药后12h，INR可恢复正常。对于需紧急逆转的出血，如需进行开颅手术等高风险手术，则优先选择PCC。无PCC时，可选择FFP。

（二）普通肝素

普通肝素（UFH）最早从猪肠或牛肺中提取，其通常储存在肥大细胞中。UFH是由多种不同长度的多糖组成的高度硫酸化糖胺聚糖混合物，分子量3000～30 000Da。UFH通过与抗凝血酶（AT）（以前被称为抗凝血酶Ⅲ，一种环丝氨酸蛋白酶）结合，可使凝血酶-AT复合物的形成速度提高1000～10 000倍，从而发挥抗凝作用。另外，UFH还可通过加强ATⅢ抑制凝血因子Ⅱa、Ⅸa、Ⅹa、Ⅺa、Ⅻa等的作用，从而影响凝血过程的多个环节。UFH可延长凝血时间、凝血酶原时间和凝血酶时间。

UFH的特点是半衰期短，在体内外均有强大而迅速的抗凝作用，并且其抗凝作用可被鱼精蛋白完全逆转，被广泛用于防治静脉血栓栓塞、心导管检查、心脏手术体外循环、血液透析以及各种原因引起的DIC。另外，由于UFH不能通过胎盘，也不能分布到乳汁，可用于孕期抗凝以及儿童静脉血栓的治疗。UFH不具有纤维蛋白溶解活性，不能够裂解已形成的血凝块，因此UFH主要用于预防血栓的形成。

UFH在胃肠道不被吸收，宜静脉注射或皮下注射给药。

UFH的血浆蛋白结合率约为80%，可与许多不同种类的蛋白质结合，从而影响其抗凝活性，导致肝素抵抗。

肝素的抗凝活性个体差异性较大，尤其是在AT和其他血浆蛋白改变的危重患者中。

1.实验室评估

（1）活化部分凝血活酶时间（APTT）：监测肝素的抗凝治疗，通常将APTT维持在1.5～2.5倍正常值范围内（30～35s）。然而，由于反应的可变性，一些医院实验室已改用抗Ⅹa活性检测而非APTT监测，常规有低剂量（0.3～0.5U/ml）和高剂量（0.5～0.8U/ml）两种目标方案。

（2）活化凝血时间（ACT）：在使用较高肝素浓度的情况下（如体外循环），ACT易于使用且可靠，通过测量ACT以监测心血管手术中肝素抗凝效应及其鱼精蛋白的拮抗作用。在心脏手术中，肝素以全剂量300～400U/kg静脉推注。通常认为ACT大于480s时可以安全地启动体外循环（又称心肺转流术，cardiopulmonary bypass，CPB）。需要注意的是，约21%的患者在CPB期间出现肝素耐药性，特别是患有遗传性/获得性AT缺陷的患者可能对UFH不起反应，应输注新鲜冰冻血浆（FFP）或行AT浓缩液治疗，通过补充AT含量来增加机体对肝素的反应。

2.鱼精蛋白逆转肝素的抗凝作用　鱼精蛋白是为数不多的逆转抗凝作用的药物之一。在使用鱼精蛋白逆转肝素的抗凝效应时，1mg鱼精蛋白通常可以抑制1mg（约100单位）肝素所产生的抗凝作用。利用鱼精蛋白滴定法可以得到更为精确的鱼精蛋白所需剂量。另外，在确定鱼精蛋白的拮抗剂量时，需考虑以下情况：①由机体对鱼精蛋白的清除（20min内）较肝素更快所导致的肝素反弹现象；②肝素的半衰期约为1h，拮抗前机体内肝素已经发生了部分清除。

3.注意事项　①持续应用肝素钠，停药后ATⅢ尚未恢复正常时，患者有血栓形成的危险，故停用肝素钠后宜继续应用口服抗凝剂；②肝素过敏者、有出血倾向或出血性疾病者不宜应用肝素；③分娩时使用肝素可能增加母体出血的风险，应慎用；④肝素可抑制肾上腺分泌醛固酮而升高血钾，用药超过7天应监测血钾。

（三）低分子肝素

通过化学解聚将UFH裂解为平均分子质量为4000～5000Da（15～20个糖单位）的片段，即为低分子肝素（LMWH）。依诺肝素和达肝素钠是两种常用的LMWH。肝素的解聚导致其抗凝特性、药代动力学和对血小板功能的影响发生变化。LMWH对血小板功能和数量影响小，出血合并症较少，在预防围手术期栓塞中得到更为广泛的应用。与肝素相比，依诺肝素抗凝血因子Ⅹa/抗凝血因子Ⅱa活性比例为2:1～4:1（假设肝素为1:1）。由于LMWH与蛋白质的结合率更低，故相对于肝素，依诺肝素和达肝素钠在不同患者之间具有更强的一致性，有助于在低剂量下获得更好的生物利用度。

LWMH通常采用皮下注射，由于其半衰期较肝素长，吸收较完全，生物利用度高，一般患者每日1～2次即可取得满意的效果。鱼精蛋白在拮抗肝素的抗凝作用时，需要肝素分子中具有超过14个糖单位才能相互作用，因此对于部分（50%～75%）LMWH，鱼精蛋白并不能获得满意的拮抗作用。

LMWH主要通过肾脏排泄，肾功能不全患者其半衰期将延长，故围手术期应尽可能选择普通肝素等抗凝剂，或者在距离最后一次LWMH使用超过12h后再行择期手术。

LMWH的使用与椎管内麻醉的围手术期管理如下。

（1）围手术期应用LMWH的患者，施行单次腰麻是较为安全的椎管内阻滞方法。

（2）在行椎管内麻醉操作前，应明确LMWH的用药时间和剂量。应用血栓预防剂量的LMWH，在给药12h后方可实行椎管内阻滞的相关操作，包括进行穿刺、置管或拔管。应用治疗剂量的LMWH，则需要在给药24h甚至更长时间才可进行椎管内穿刺、置管或拔管。

（3）术后需用LMWH预防血栓形成的患者，应于椎管内穿刺后超过24h，拔除导管超过2h后，方可开始使用LMWH。

（4）椎管内导管务必在末次使用预防剂量LMWH至少12h后拔除，且拔除导管至少2h以上方可再次使用。

（5）LMWH与抗血小板药或口服抗凝剂联合应用会增加椎管内血肿的风险。

（四）磺达肝素

磺达肝素（fondaparinux）是一种有肝素AT结合区的合成戊糖（平均分子量1700Da），与LMWH类似，磺达肝素可通过AT更特异性地抑制凝血因子Xa，两者均不影响APTT的检测结果，通常也不需要进行凝血试验。对于药物水平难以预测的患者（如肾衰竭、妊娠体重低于50kg或高于80kg），则可能需要测定抗凝血因子Xa的活性水平。

磺达肝素具有较LMWH更长的半衰期（17～21h），每天给药一次即可获得满意的抗凝效果。磺达肝素的另一优点是发生与磺达肝素相关的血小板减少症（heparin-induced thrombocytopenia，HIT）的概率较低，降低了相应的出血风险。需要特别注意的是，鱼精蛋白不能有效逆转磺达肝素的作用。肾衰竭患者慎用。

（五）直接凝血酶抑制剂

直接凝血酶抑制剂（direct thrombin inhibitor，DTI）类药物可直接与凝血酶结合，而不需要辅因子（如抗凝血酶）发挥作用。与仅对游离凝血酶起作用的肝素不同，所有DTI在其游离状态（可溶）和纤维蛋白结合状态（不可溶）均抑制凝血酶。另外，DTI不会与其他血浆蛋白结合，其抗凝作用更为可控，同时通常不会引起免疫介导的血小板减少症。临床常见的DTI类药物包括阿加曲班、比伐卢定和地西卢定。

1. 阿加曲班（argatroban anhydrous） 是一种合成药物，可与凝血酶的活性位点发生可逆性结合，从而发挥抗凝作用。临床适应证包括预防和治疗HIT患者的血栓形成以及PCI术后的抗凝治疗。剂量目标通常为将APTT维持在基线水平的1.5～3.0倍，可利用APTT或ACT监测其抗凝效果。

阿加曲班的半衰期较短（约45min），可被肝脏清除，主要通过胆汁从粪便中排出，因此成为肾功能不全患者的首选DTI药物。阿加曲班的其他优势包括：通常不会诱发自身的抗体形成，也不会与肝素诱导的抗体发生相互作用。

肝功能正常患者，停用阿加曲班2～4h后APTT和ACT大致恢复至原水平。

2. 比伐卢定（bivalirudin） 是一种人工合成的、可逆性的DTI类药物，是水蛭素的二十肽类似物。临床中比伐卢定主要用于不稳定型或梗死后心绞痛行PCI术患者的抗凝治疗以及HIT患者行PCI术时的肝素替代品。其于2000年在美国获批上市。

比伐卢定的半衰期在静脉输注DTI类药物中最短（约25min），可通过肝脏和蛋白酶降解途径从血浆中清除，这一特点使其成为肝肾功能不全患者的首选药物，但仍需合理调整剂量。

肝肾功能正常患者，停用比伐卢定1～2h后ACT可恢复至原水平。

3. 地西卢定（desirudin） 是一种新型DTI类药物，也是目前唯一可用于皮下给药的DTI。地西卢定的优势在于具有更可预测的药代动力学，对于肌酐清除率大于30ml/min的患者，可能不需要调整剂量和监测APTT。

（六）直接口服抗凝剂

直接口服抗凝剂（DOAC）有凝血因子Ⅱa抑制剂和凝血因子Ⅹa抑制剂两类。常用的凝血因子Ⅱa抑制剂有达比加群，常用的凝血因子Ⅹa抑制剂有利伐沙班（Xarelto）、阿哌沙班（Eliquies）及艾多沙班（Savaysa）等。

针对围手术期使用DOAC进行抗凝治疗所面临的出血风险，如何正确把握停药时机至关重要。指南建议根据DOAC的类型、肌酐清除率（creatinine clearance，Crcl）水平及出血风险等级情况决定管理方案中DOAC的停药时间等。

利伐沙班、阿哌沙班及艾多沙班均是针对凝血因子Ⅹa活性位点起作用的药物，与华法林相比，凝血因子Ⅹa抑制剂的使用与更少的卒中和栓塞事件、更少的颅内出血以及更低的全因死亡率相关。在房颤患者中，与使用华法林相比，阿哌沙班可降低卒中风险和大出血的概率。抗凝血因子Ⅹa分析是检测凝血因子Ⅹa抑制剂作用的最合适的方法，但是对每种药物的分析必须单独进行校准。

对于凝血因子Ⅹa抑制剂围手术期抗凝治疗的出血风险和停药时间管理，专家指南给出以下推荐。

推荐1（Ⅱb）：使用凝血因子Ⅹa抑制剂，Crcl＞50ml/L的患者，如为高危出血风险，应在术前2天至术后48～72h停用凝血因子Ⅹa抑制剂，如为低危出血风险，则手术前1天和术后24h停用。

推荐2（Ⅱb）：使用凝血因子Ⅹa抑制剂，Crcl为30～50ml/L的患者，如为高危出血风险，应在术前2天至术后48～72h停用凝血因子Ⅹa抑制剂，术前第3天用或不用凝血因子Ⅹa抑制剂均可。如为低危出血风险，则手术前1天和术后24h停用，术前第2天用或不用凝血因子Ⅹa抑制剂均可。

推荐3（Ⅱb）：使用凝血因子Ⅹa抑制剂，Crcl＜30ml/L的患者，如为高危出血风险，应在术前3天至手术当天停用凝血因子Ⅹa抑制剂，术后24小时可用低剂量的凝血因子

Ⅹa抑制剂。如为低危出血风险，则手术前2天和术后24小时停用，术前第3天用或不用凝血因子Ⅹa抑制剂均可。

（七）达比加群

达比加群（pradaxa）是一种口服DTI，经批准可降低非瓣膜性房颤患者的卒中和全身栓塞的风险，可用于先前抗凝治疗5～10天的深静脉血栓（DVT）形成和肺栓塞（PE）患者，降低DVT或PE患者的复发风险。

达比加群在用于降低卒中风险时，如将INR控制在2.0～3.0范围内，其出血风险与华法林相近。不同的是，达比加群增加了胃肠道出血的风险，降低了颅内出血的风险。凝血酶凝血时间（TT）、蛇静脉酶（ecarin）凝血时间（ECT）和活化部分凝血活酶时间（APTT）均可监测达比加群的抗凝疗效。需要注意的是，APTT需要达比加群处于较高浓度（通常需要大于200ng/ml）才能显示出线性结果，TT则只适合进行达比加群的定性检测。

达比加群主要通过肾脏清除，对于肾功能损害患者，应根据肌酐清除率适当调整剂量。

对于直接凝血因子Ⅱa抑制剂围手术期抗凝治疗的出血风险和停药时间管理，专家指南给出以下推荐。

推荐1（Ⅱb）：使用凝血因子Ⅱa抑制剂，Crcl＞50ml/L的患者，如为高危出血风险，应在术前2天至术后48～72h停用凝血因子Ⅱa抑制剂，术前第3天用或不用凝血因子Ⅱa抑制剂均可。如为低危出血风险，则手术前1天至术后24h停用，术前第2天用或不用均可。

推荐2（Ⅱb）：使用凝血因子Ⅱa抑制剂，Crcl为30～50ml/L的患者，如为高危出血风险，应在术前3天至术后48～72h停用凝血因子Ⅱa抑制剂，术前第4天用或不用凝血因子Ⅱa抑制剂均可。如为低危出血风险，则手术前2天和术后24h停用。

针对达比加群导致的出血，推荐如下处理流程：①停用达比加群；②评估最后1次给药时间、剂量及肾功能，若发病前距离最后1次给药超过了3～5个半衰期，则不推荐使用逆转药物；③推荐优先选择特异性拮抗剂进行逆转，即给予依达赛珠单抗5g静脉注射；如果没有特异性拮抗剂，且服药时间在2h以内，可考虑给予活性炭，标准的成人初始剂量为50～100g，然后每1h、2h或4h使用一次，每次12.5g/h；④对于清除缓慢或清除不完全等特殊情况（如肾功能障碍或肾衰竭），可行血液透析。

二、纤维蛋白溶解药物（溶栓药物）

药物溶栓疗法是由具有纤溶酶原激活作用的药物，即促纤维蛋白溶解药（大多数是丝氨酸蛋白酶），将内源性纤溶酶原转化为纤溶酶，纤溶酶通过分解纤维蛋白原和纤维蛋白，进而分解或溶解血凝块。常用于急性心肌梗死、卒中、大量肺栓塞、动静脉栓塞等疾病。当这些患者不能立即实施介入治疗时，使用纤维蛋白溶解药物进行急性干预往往可以挽救生命。促纤维蛋白溶解药可以通过静脉输注全身给药，或直接在阻塞的部位给药。纤维蛋白溶解药物可大致分为纤维蛋白特异性药物和非纤维蛋白特异性药物两类。

（一）纤维蛋白特异性药物

这类药物包括阿替普酶（t-PA）、瑞替普酶和替奈普酶。

t-PA是临床实践中最常用的药物，具有溶栓作用的同时，也具备一定的抗凝作用。如上述，纤维蛋白溶解使循环血中纤维蛋白降解产物增加，从而抑制血小板聚集。t-PA在纤维蛋白存在时对纤溶酶原激活具有局部催化作用，流向血栓的血液对t-PA的输送则显得至关重要。因此，理论上通过导管输送药物引起的局部纤溶激活比全身给药更为有利。需要注意的是，在接受t-PA的患者中，1%～5%的患者发生血管水肿，有证据显示该现象与使用血管紧张素转化酶抑制剂密切相关。

（二）非纤维蛋白特异性药物

这类药物包括尿激酶和链激酶，可催化全身性纤维蛋白溶解。由β-溶血性链球菌产生的链激酶具有高度的抗原性，可引起严重的免疫敏化和过敏反应，临床中已不再广泛应用。尿激酶偶见轻度过敏反应，与阿司匹林合用，可增加溶栓效果而不显著增加严重出血发生率，但阿司匹林必须在溶栓治疗24h后使用。

早期溶栓与更低的死亡率之间具有相关性，因此实施溶栓疗法，时间通常至关重要，特别是在急性肺栓塞、ST段抬高型心肌梗死（STEMI）和缺血性脑卒中的应用。对于急性STEMI患者，在发病2h内，PCI术仍是首选方法。但对于不能立即施行PCI的情况，溶栓治疗仍是重要的治疗方式。对于急性缺血性脑卒中患者，出现发作症状4～5h内推荐使用阿替普酶进行溶栓治疗。同时，仍然不可忽视机械性取栓术的意义。

任何一种溶栓药物，无论全身性给药还是直接向病变血管给药，都可能发生出血并发症（5%～30%），在1.7%～8.0%的患者中可引发颅内出血，因此需要严格把握绝对和相对禁忌证。出血并发症更常发生在创伤、手术和有创操作之后。在使用溶栓药物后10天内，尽可能避免手术和侵入性诊疗操作，对不可压迫的血管进行手术和穿刺是绝对禁忌。

三、抗血小板药

抗血小板药通过抑制血小板的聚集和（或）与血凝块或受损的内皮细胞黏附来抑制血栓形成，普遍应用于预防动静脉血栓形成，如稳定型和不稳定型心绞痛、心肌梗死、PCI治疗和周围血管闭塞症等。最常见的抗血小板药可以分为：①环氧合酶抑制剂，如阿司匹林和NSAID；②P2Y12受体拮抗剂，如氯吡格雷、噻氯匹定、替卡格雷和坎格雷洛等；③血小板GPⅡb/Ⅲa拮抗剂，如阿昔单抗、依替巴肽和替罗非班等。另外，还包括磷酸二酯酶抑制剂、蛋白酶激活受体1拮抗剂、腺苷再摄取抑制剂和血栓烷抑制剂等其他几个类别。

（一）环氧合酶抑制剂

1.阿司匹林（aspirin，acetylsalicylic acid，ASA，乙酰水杨酸）　阿司匹林是临床中使用最为普遍的第一代抗血小板药，广泛地应用于减少心脑血管病的发生和改善心血管疾病发生后转归或减少复发。阿司匹林是一种非选择性且不可逆的COX抑制剂，其抑制血小板的聚集是通过乙酰化COX-1上的丝氨酸残基，防止血小板中产生血栓烷A2（TXA2）。

阿司匹林对血小板环氧合酶的抑制是不可逆的，因此，尽管阿司匹林的半衰期很短（15～20min），但其在血小板7～10天的寿命中，功能始终处于抑制状态。美国胸科医师学会（ACCP）指南建议：对于需要在手术前暂停使用阿司匹林或氯吡格雷药物的患者，建议在术前7～10天停药。而对于术后需要恢复阿司匹林使用的患者，建议在术后超过24h且止血充分的情况下方可施行。

有指南明确指出，单独应用阿司匹林抗凝治疗并不会增加椎管内麻醉血肿发生的风险，术前不需要停药。若患者同时合并凝血功能障碍，或与其他抗凝药物（如肝素、低分子肝素或其他口服抗凝剂）联合应用，则阿司匹林的使用将增加出血风险。

使用阿司匹林后，血小板功能的恢复取决于血小板的更新，通常末次服用阿司匹林后2～3天机体有望达到血小板正常的止血功能。在紧急情况下，通过输注血小板可以立即逆转阿司匹林的作用。

2. 非甾体抗炎药（NSAID） 大多数NSAID是非选择性、可逆的COX抑制剂，具有解热、镇痛和抗血小板聚集的作用。通常NSAID的抗血小板作用在停药3天后可逐渐消失。选择性COX-2抑制剂并会不影响血小板的功能，如塞来昔布。因此，通常仅在疼痛治疗必要时且权衡利弊后，使用最低有效剂量的选择性COX-2抑制剂。

（二）P2Y12受体拮抗剂

P2Y12受体拮抗剂通过抑制P2Y12受体从而干扰血小板的功能，通过阻止GP Ⅱ b/ Ⅲ a在活化血小板表面的表达来抑制血小板的黏附和聚集。氯吡格雷（波立维）、普拉格雷和替格瑞洛是目前临床批准使用的噻氯吡啶类药物，是第二代抗血小板药。这类药物通常需要经过肝脏代谢后产生活性产物，继而不可逆地使P2Y12受体的二磷酸腺苷（ADP）结合位点失活而发挥作用。

1. 氯吡格雷（plavix） 是噻氯吡啶类药物中最为常用的药物，广泛应用于预防、治疗血小板高聚引起的心肌梗死、缺血性脑卒中、急性冠脉综合征以及外周动脉疾病。其可作为阿司匹林的代用品，也可与阿司匹林合用。氯吡格雷停药7天后，血小板功能通常可恢复正常，因此，择期手术前应停用氯吡格雷至少7天以上，且在确定药物抗血小板作用消失之前避免实施区域麻醉等有创操作。

氯吡格雷口服吸收迅速，血浆蛋白结合率98%，经肝脏代谢，经P450同工酶CYP1A1、CYP2B6、CYP1A2、CYP2C19代谢，约50%经肾脏排泄，46%经粪便排泄。

20%～30%的氯吡格雷使用者可能出现耐药性，即不能充分抑制P2Y12受体介导的血小板功能。另外，由于其抑制ADP介导的血小板功能需要经过CYP2C19的激活，导致氯吡格雷在个体之间存在较大差异性。因此，FDA提示，对于CYP2C19和ABCB1活性降低的患者，氯吡格雷治疗可能使其处于治疗失败的高风险中，建议在使用药物之前进行相应的基因型检测。

注意事项：①严重肝损伤、活动性出血患者禁用氯吡格雷；②肾功能不全、妊娠者慎用；③用药期间需监测出血情况、白细胞及血小板计数。

2. 普拉格雷（prasugrel）和替格瑞洛（ticagrelor） 是新的噻氯吡啶类药物，其中替格瑞洛是一种可逆的、直接作用的P2Y12受体拮抗剂。替格瑞洛本身及其经代谢后的活性产物均具有抗血小板作用，并且几乎不受遗传多态性的影响。由于替格瑞洛的作用时间相对于氯吡格雷较短，需每天两次给药，这可能对围手术期的患者有利。相比于氯吡格雷，尽管普拉格雷和替格瑞洛增加了大出血的发生风险，但它们在预防血栓形成方面似乎更为有效。

3. 坎格雷洛（cangrelor）　为最新的可逆性P2Y12受体抑制剂，通过改变P2Y12受体的构象而发挥抑制血小板聚集的作用。坎格雷洛是目前唯一可用于静脉内给药的药物，也是目前起效最快的药物（几秒至十几秒），并且在停药后60min内血小板功能即可恢复正常。由于上述特点，使用坎格雷洛可以为放置药物洗脱支架而需要施行手术的患者提供安全有效的桥接治疗。

（三）抗血小板药的围手术期管理

目前建议根据使用阿司匹林的预防等级、出血风险的等级情况决定是否继续用抗血小板药及是否进行桥接处理等。具体内容如下。

阿司匹林的预防等级分为一级预防和二级预防。所谓一级预防是指给无心血管疾病患者用阿司匹林预防血栓事件的发生，所谓二级预防是指给已有心血管疾病患者用阿司匹林预防血栓事件的发生。

使用双联抗血小板药（dual antiplatelet therapy，DAPT）即同时使用阿司匹林及二磷酸腺苷（ADP）抑制剂如氯吡格雷等进行血栓事件的预防。DAPT是否达到最佳持续时间按如下标准确定，"达DAPT最佳持续时间"指下列4种手术术后持续用DAPT时：①经皮腔内冠状动脉成形术达2周或以上；②放置裸金属支架4～6周或以上；③放置药物洗脱支架达3～6个月或以上；④急性冠状动脉综合征达6～12个月或以上。

"未达DAPT最佳持续时间"指以上4种情况使用DAPT的时间均未达到DAPT最佳持续时间的要求。

指南推荐：①单用阿司匹林，二级预防，经皮冠状动脉介入治疗（percutaneous coronary intervention，PCI）或PCI后，低或中危出血风险，术前可不停用阿司匹林；②单用阿司匹林作为一级预防，或作为二级预防但冠状动脉疾病（coronary artery disease，CAD）稳定、无PCI，或二级预防PCI或PCI后有高危出血风险，应停用阿司匹林再手术；③使用DAPT达到最佳持续时间，停用ADP抑制剂后再手术治疗；④使用DAPT未达最佳DAPT持续时间的患者，可择期手术时，选择择期手术；⑤使用DAPT未达最佳DAPT持续时间需要尽快手术的患者，如果是低、中危出血风险患者，应停用ADP抑制剂后手术治疗，如果为高危出血风险的患者，应停用阿司匹林＋ADP抑制剂后先行桥接治疗，然后再手术治疗。

（汪李南　蔡俊强　刘平平　王　峰　洪庆雄）

参 考 文 献

韩丽珠，尹琪楠，边原，等，2021. 深静脉血栓和肺栓塞的管理与治疗：对美国血液学会静脉血栓栓塞管理指南的解读［J］. 中国新药与临床杂志，40（11）：784-788.

江贵军，吕菁君，魏捷，2020. 碳酸氢钠林格液在液体治疗中的应用前景［J］. 临床急诊杂志，21（11）：927-932.

李海涛，吴明，2022.《2021年心房颤动患者非维生素K拮抗剂口服抗凝药物应用实践指南》解读［J］. 心电与循环，41（5）：421-424.

王乔宇，武明芬，柳鑫，等，2021. 2021中国静脉血栓栓塞症防治抗凝药物的选用与药学监护指南［J］. 中国临床药理学杂志，37（21）：2999-3016.

尹宇航，许文涛，何福亮，等，2022.《2022年欧洲肝病学会临床实践指南：预防和管理肝硬化患者出血和血栓形成》摘译［J］. 临床肝胆病杂志，38（6）：1252-1255.

中国心胸血管麻醉学会非心脏麻醉分会，中国医师协会心血管内科医师分会，中国心血管健康联盟，2020. 抗血栓药物围手术期管理多学科专家共识［J］. 中华医学杂志，100（39）：3058-3074.

中华医学会骨科学分会关节外科学组，中国血友病协作组，童培建，等，2022. 中国血友病性骨关节病髋膝关节置换围手术期管理指南［J］. 中华骨与关节外科杂志，8（7）：481-490.

中华医学会临床药学分会《磺达肝癸钠药学实践专家共识》编写工作组，童荣生，2022. 磺达肝癸钠药学实践专家共识［J］. 医药导报，41（11）：1571-1581.

中华医学会血液学分会红细胞疾病（贫血）学组，2019. 静脉铁剂应用中国专家共识（2019年版）［J］. 中华血液学杂志，40（5）：358-362.

中华医学会血液学分会红细胞疾病（贫血）学组，2022. 铁缺乏症和缺铁性贫血诊治和预防的多学科专家共识（2022年版）［J］. 中华医学杂志，102（41）：3246-3256.

周吉成，胡丽华，2022. 非心脏外科围手术期患者血液管理专家共识（2022版）［J］. 临床输血与检验，24（5）：545-553.

周吉成，胡丽华，马现君，等，2022. 创伤性出血患者血液管理专家共识（2022年版）［J］. 中国临床新医学，15（6）：469-476.

周吉成，胡丽华，王宝燕，等，2022. 产后出血患者血液管理专家共识（2022年版）［J］. 中国临床新医学，15（1）：1-5.

Baugh CW，Levine M，Cornutt D，et al，2020. Anticoagulant reversal strategies in the emergency department setting: recommendations of a multidisciplinary expert panel［J］. Ann Emerg Med，76（4）：470-485.

Bohlius J，Bohlke K，Castelli R，et al，2019. Management of cancer-associated anemia with erythropoiesis-stimulating agents: ASCO/ASH clinical practice guideline update［J］. J Clin Oncol，37（15）：1336-1351.

Futier E，Garot M，Godet T，et al，2020. Effect of hydroxyethyl starch vs saline for volume replacement therapy on death or postoperative complications among high-risk patients undergoing major abdominal surgery: the FLASH randomized clinical trial［J］. JAMA，323（3）：225-236.

Grandone E，Aucella F，Barcellona D，et al，2020. Position paper on the safety/efficacy profile of direct oral anticoagulants in patients with chronic kidney disease. Consensus document from the SIN，FCSA and SISET［J］. Blood Transfus，18（6）：478-485.

Haine L，Yegen CH，Marchant D，et al，2021. Cytoprotective effects of erythropoietin: what about the lung?［J］. Biomed Pharmacother，139：111547.

Huang YS，Li MF，Lin MC，et al，2022. Erythropoiesis-stimulating agents and incident malignancy in chronic kidney and end-stage renal disease: a population-based study［J］. Clin Transl Sci，15（9）：2195-2205.

Kietaibl S，Ferrandis R，Godier A，et al，2022. Regional anaesthesia in patients on antithrombotic drugs: joint ESAIC/ESRA guidelines［J］. Eur J Anaesthesiol，39（2）：100-132.

Lim H，Gong EJ，Min BH，et al，2020. Clinical practice guideline for the management of antithrombotic agents in patients undergoing gastrointestinal endoscopy [J]. Clin Endosc, 53 (6): 663-677.

Lin J, Wang C, Liu J, et al, 2021. Prevalence and intervention of preoperative anemia in Chinese adults: a retrospective cross-sectional study based on national preoperative anemia database [J]. EClinicalMedicine, 36: 100894.

Macedo E, Karl B, Lee E, et al, 2021. A randomized trial of albumin infusion to prevent intradialytic hypotension in hospitalized hypoalbuminemic patients [J]. Crit Care, 25 (1): 18.

Mikhail C, Pennington Z, Arnold PM, et al, 2020. Minimizing blood loss in spine surgery [J]. Global Spine J, 10 (1 Suppl): 71S-83S.

Ocskay K, Mátrai P, Hegyi P, et al, 2023. Lactated Ringer's solution reduces severity, mortality, systemic and local complications in acute pancreatitis: a systematic review and meta-analysis [J]. Biomedicines, 11 (2): 321.

Piskin E, Cianciosi D, Gulec S, et al, 2022. Iron absorption: factors, limitations, and improvement methods [J]. ACS Omega, 7 (24): 20441-20456.

Ruan RX, Bai CW, Zhang L, et al, 2020. Does subcutaneous administration of recombinant human erythropoietin increase thrombotic events in total hip arthroplasty? A prospective thrombelastography analysis [J]. J Orthop Surg Res, 15 (1): 546.

Self WH, Evans CS, Jenkins CA, et al, 2020. Clinical effects of balanced crystalloids vs saline in adults with diabetic ketoacidosis: a subgroup analysis of cluster randomized clinical trials [J]. JAMA Netw Open, 3 (11): e2024596.

Singh AK, Carroll K, Perkovic V, et al, 2021. Daprodustat for the treatment of Anemia in patients not undergoing dialysis [J]. N Engl J Med, 385 (25): 2325-2335.

Stoffel NU, Zeder C, Brittenham GM, et al, 2020. Iron absorption from supplements is greater with alternate day than with consecutive day dosing in iron-deficient anemic women[J]. Haematologica,105(5): 1232-1239.

Sun P, Kumar N, Tin A, et al, 2021. Epidemiologic and genetic associations of erythropoietin with blood pressure, hypertension, and coronary artery disease [J]. Hypertension, 78 (5): 1555-1566.

Tan J, Du S, Zang X, et al, 2022. The addition of oral iron improves chemotherapy-induced anemia in patients receiving erythropoiesis-stimulating agents [J]. Int J Cancer, 151 (9): 1555-1564.

第五章

血液稀释

第一节 急性等容性血液稀释

一、急性等容性血液稀释的定义

急性等容性血液稀释（acute normovolemic hemodilution，ANH）是指在麻醉诱导前或诱导后进行采血，同时补充等效容量的晶体液或胶体液，使血液稀释，同时得到相当数量的自体血。根据稀释程度的不同，可将ANH分为：急性有限度的等容性血液稀释（acute limited normovolemic hemodilution），血细胞比容（Hct）稀释至28%左右；急性极度等容性血液稀释（acute extreme normovolemic hemodilution），Hct稀释至20%左右；扩大性急性等容性血液稀释（augmented acute normovolemic hemodilution），用具有携氧能力的红细胞代用品作为稀释液。或者根据Hct被稀释的数值可分为：轻度ANH，Hct≥30%；中度ANH，20%＜Hct＜30%；重度ANH，Hct≤20%。

二、ANH的适应证与禁忌证

（一）适应证

（1）预计术中可能出血≥800ml。

（2）稀有血型或配血困难者。

（3）拒绝异体输血者。

（4）红细胞增多症（真性红细胞增多症和慢性缺氧造成的红细胞增多），手术中需要降低血液黏稠度。

因此，患者基础情况良好（Hb≥100g/L或Hct≥33%），估计术中大量出血又需输注同种血（400～600ml以上）的外科手术均可考虑进行ANH，如心血管手术、脊柱矫形手术、膀胱及前列腺全切除术等，同时搭配应用其他血液保护技术，可大大降低同种异体血的使用率。

（二）禁忌证

（1）低血容量，贫血（Hb＜100g/L）。

（2）凝血功能异常。

（3）老年或小儿：＞70岁为相对禁忌证，可能会发生重要脏器器官缺血性损害；小儿血容量少，不建议稀释。

（4）充血性心力衰竭或近期有过心肌梗死、严重肺疾病、微血管病、妊娠、肾功能不全及肝功能不全等。

（5）冠状动脉搭桥术不是ANH的绝对禁忌证，但患者合并不稳定型心绞痛或射血分数＜30%，左室舒张末压＞20mmHg及左冠主干病变等禁忌使用ANH。

（6）不具备监测条件。

三、围手术期ANH患者的选择标准

（1）估计大量失血，800ml以上。

（2）术前Hb≥120g/L，不存在低血容量。

（3）ECG正常（无ST段抬高或压低），心功能正常（无心肌缺血、心绞痛、心肌梗死，EF%≥50%）。

（4）无限制性或阻塞性肺部疾病（术前胸片、肺功能、血气分析等检查正常）。

（5）无肝脏、肾脏疾病（血肌酐、尿素氮正常；白蛋白正常）。

（6）无凝血异常（凝血功能正常，血小板≥150×10⁹/L，无凝血缺陷疾病）。

（7）无感染性疾病（无发热、无白细胞增多或减少）。

四、ANH的实施方法

（一）采血前准备

（1）签署ANH治疗知情同意书。

（2）实施中密切监测患者血压、脉搏、呼吸、血氧饱和度、Hct、Hb和尿量，必要时监测中心静脉压。

（二）采血时机

（1）麻醉诱导后采血。麻醉医师在进行麻醉诱导及维持平稳后，在有效的循环监测条件下，于手术失血之前经患者动脉、中心静脉或周围大静脉抽取血液，将患者的血液放出，同时使用晶体液及胶体液（3∶1）进行交换，在手术室温下保存，术毕回输术前放出的全部新鲜血液。该方法既可节约同种血输注率（15%～40%），又可不输或者少输异体血，同时能改善组织灌注。此方法应使采血后的Hct维持在25%～30%，其中Hct维持在25%可作为术中失血量的安全界限值。

（2）体外循环（CPB）开始时采血。CPB开始时，将右心房或上下腔插管中最初引流的500～1000ml肝素血储存于血袋中，同时经主动脉输入等量无血预充液。由于使用膜肺有足够的氧合能力，转流中血清乳酸水平、混合静脉血氧饱和度（SvO₂）及氧气供应（DO₂）均正常，因此可将血液稀释至Hct为20%左右（CPB结束后Hct一般都可达到21%～24%），并在主动脉拔管及肝素中和后再回输放出的血液。CPB转流开始后，患者若因血液稀释而导致血流动力学不稳可立即开始转机，因此CPB开始时采血比麻醉后更安全，可预防全身脏器尤其是心肌缺血和损伤。CPB后采血法可降低CPB后Hb的丢失量，减少血细胞的破坏和血红蛋白尿，同时放出的自体血未与CPB管道的异物表面接触，降低了血小板及白细胞被激活的风险，回输后可提供良好的止血效果。

（三）稀释液选择

（1）晶体液：林格液、平衡液等。
（2）胶体液：羟乙基淀粉、琥珀酰明胶等。
（3）晶体：胶体液＝3∶1；稀释液∶采血量＝3∶1。

（四）采血量计算

1.最大采血量 可按如下公式计算：
（1）采血量（ml）＝估计血容量×（术前Hct－拟稀释Hct）÷（术前Hct＋拟稀释Hct）×2。
（2）患者估计血容量（ml）＝体重（kg）×75（男，ml/kg）或65（女，ml/kg）或85（小儿，ml/kg）。
2.其他采血量计算方法 估算法：成人每采血500ml，Hct约降低4%。体重法：大剂量15～20ml/kg；小剂量5～8ml/kg。

五、血液保存与回输

（一）血液保存

（1）预计血液在6h之内可以回输完毕，可将血液置于室温（22℃）保存；若实际手术时间已达6h，且血液尚未回输，则应迅速将血液送至输血科（血库）保存。
（2）预计血液在6h之内不能回输完毕，则应在血液采集后送至输血科（血库）保存。

（二）血液回输

1.回输时机 根据输注异体红细胞指征，Hct＜21%或Hb＜70g/L及术中创面出血量综合指导回输时机。
2.回输核对 按照异体血输注常规执行，仔细核对采血编号、患者姓名、住院号、床号、科室、ABO和Rh血型等。
3.回输顺序 与采集时间相反，后采集的先输，先采集的后输。
4.密切监测血液回输全过程 需注意患者循环容量变化，必要时可使用利尿剂，将回输情况详细记录在病历中。

六、ANH的获益与风险

（一）获益

（1）降低异体血的使用率，缓解医院血制品资源的短缺现状，尤其是血制品严重稀缺的发展中国家。

（2）降低输血造成的感染疾病风险。

（3）缩短住院时间，降低术后感染等风险。

（4）对患者血小板功能影响较小，降低出血量。

（5）改善患者血液微循环。

（二）风险

（1）患者术后24h内血红蛋白量减少，需监测血红蛋白水平。

（2）使血液处于低凝状态，增加凝血出血风险，需及时监测血栓弹力图及纤维蛋白原。

（3）对术后死亡率、深静脉血栓形成、肺栓塞、卒中、心肌缺血、急性肾功能不全等不良事件发生的影响不明确，实施安全性有待研究。

第二节 急性高容量血液稀释

一、急性高容量血液稀释的定义

急性高容量血液稀释（acute hypervolemic hemodilution，AHH）是指麻醉后、手术开始前快速输注一定量的晶体液或胶体液，使血容量增加20%～30%，以降低血细胞比容，而无须采集自体血，用晶体液和胶体液来补充术中的出血量、尿量及术野蒸发的水分等，从而使血容量始终保持在相对高容的状态。其优点为患者不会发生低血压等低血容量循环改变，与ANH相比，不仅具有同样的扩容效应，而且操作更为简单、易于推广，是ANH较好的替代方法。

二、AHH的适应证和禁忌证

（一）适应证

（1）预计术中可能出血≥800ml的手术。AHH已广泛用于预计大出血的手术，如各种癌症手术、大血管手术、心脏手术、腰椎整形手术等。

（2）稀有血型或配血困难需行大型手术者。

（3）拒绝异体输血者。

（4）血细胞增多症：包括真性红细胞增多症和慢性缺氧造成的红细胞增多。

（二）禁忌证

（1）出血量超过1000ml或Hb＜70g/L或Hct＜25%时应考虑输入浓缩红细胞。

（2）严重的凝血功能异常。一方面，血液稀释本身可能导致一定的凝血功能和血小板功能损害。另一方面，纤维蛋白原和血小板的浓度与Hct平行性降低，当Hct＜20%，纤维蛋白原浓度＜0.75g/L或者血小板＜$60×10^{12}$/L时，凝血功能会受到影响导致手术中过多的出血。

（3）老年、小儿患者：年龄＞70岁为AHH相对禁忌证，可能会发生重要脏器器官缺血性损害，就血流动力学变化而言，年龄并不是影响AHH安全实施的重要因素，老年患者机体各脏器具体情况才是评价AHH是否禁忌的标准，只有超过机体的极限，同时伴有左心功能不全时，才有可能发生肺水肿。此外，小儿血容量少，通常也不建议稀释。

（4）心脏疾患如严重的各瓣膜病变、冠脉狭窄、充血性心力衰竭或近期有过心肌梗死等，使用AHH后可能导致心脏疾病进一步恶化。

（5）严重肺疾病、微血管病、妊娠、肾功能不全及肝功能不全等。实施血液稀释后，血液黏度降低，静脉回流增加，心输出量增加和外周阻力降低可改善器官和组织供氧，代偿血液携氧能力的降低，可能导致组织、器官缺氧的发生。

（6）颅内高压（＞200mmHg）或严重的高血压（收缩压＞180mmHg或舒张压＞120mmHg）。

（7）不具备相关监测条件。AHH需要一定的麻醉深度以及监测HR、BP、CVP、Hct等指标，有条件时应同时监测肺毛细血管楔压（PCWP）、血气、电解质及酸碱平衡等，使用不当可造成循环过负荷而产生心血管意外。

三、AHH的实施

（一）AHH的实施方法和步骤

一般是在术前先快速输注一定量的晶体液（为补充术前禁食及基础生理需要量的一半），麻醉开始后再快速（10～100ml/min）输注胶体液或者晶体胶体混合液，并在25～30min内完成，使血容量增加20%～30%。也可以在麻醉开始后30min内快速（10～100ml/min）输注胶体液或者晶体胶体混合液，使血容量增加20%～30%。为避免在快速输注过程中出现急性容量负荷过重和血液过度稀释的不良后果，实施AHH过程中应监测HR、BP、CVP、Hct等指标，有条件时应同时监测PCWP、血气、电解质及酸碱平衡等，记录术中出入量。当出血量超过1000ml或Hb＜70g/L时，应考虑输注浓缩红细胞。若术中出血量较少，术毕应适当应用利尿药以减少心脏负荷。

（二）稀释液选择

1. 晶体液 乳酸林格液、碳酸林格液、平衡液等。

2. 胶体液 羟乙基淀粉、琥珀酰明胶、右旋糖酐-40等。

四、AHH的不足和进展

（1）AHH与ANH相比，节约用血的效力较差，ANH可以避免出血量在1500ml左右的多数异体输血。

（2）实施AHH需要一定的麻醉深度，如控制不当，可能造成循环负荷过重而产生心血管意外。

（3）受稀释效能受限于血管自身容积的影响，无法实现无限制的血液稀释，1000～1200ml的扩容量，可使Hct下降7%～8%。高容量补充液体，会导致毛细血管压增高，假设血浆胶体渗透压不变，则组织间液生成有增多的趋势，使保留在血管内的容量减少，也会影响稀释效果。因而有的学者认为AHH仅在失血量＜10%血容量时有效，而ANH在失血量达到20%时仍然有效，AHH并不能完全替代ANH。

（4）因AHH的实施过程是一个Hct进行性下降的过程，如术中不输血，到手术结束时Hct达到最低值，术后可经机体调整将多余的体液排出体外，使Hct得以回升，故患者存在一个低Hct的窗口期，在此期间，机体可能因低氧供造成不良反应。

（5）AHH使药物分布容积增加，消除半衰期（$T_{1/2}$）严重延长，血浆清除率下降，因此，术中应用药物时，应加大首剂用量，维持量相对减少，但AHH对不同的药物消除的具体影响可能需要更多的研究。

（6）AHH也可应用于急性缺血性卒中的治疗，急性缺血性卒中患者对高容量血液稀释具有良好的耐受性。实施AHH可以改善早期神经系统症状，持续至少3个月。

（7）缺血性眼部疾病也可以通过高容量血液稀释来治疗，因为AHH可以增加视网膜中央动脉（CRA）和睫状后短动脉（PCA）的血流量，使缺血性眼部得到更好的灌注。

术前AHH可有效提高患者对失血的耐受性，使异体输血量明显减少，是一种简单、可行的节约用血方法。也有人指出，尽管就减少异体输血而言，AHH不能完全替代ANH，但当失血量不足血容量的40%时，AHH优于ANH。因此，对于AHH的最大血液保护效力还有待于进一步研究。

总之，经过近些年的临床试验印证，AHH具有与ANH同样的扩容效应，安全性和可靠性较高，且具有使用方便、节约时间、节省费用的优点，易于推广应用。若无严重心血管疾病，如严重冠心病和肺功能障碍或凝血功能障碍等，AHH不失为一种有效的节约用血技术。若结合控制性降压等其他血液保护措施、严格掌握输血指征，则可有效地减少手术中异体血的使用。

（李冠珠　卢骏鸣　洪庆雄）

参 考 文 献

Bansal N, Kaur G, Garg S, et al, 2020. Acute normovolemic hemodilution in major orthopedic surgery [J]. J Clin Orthop Trauma, 11（Suppl 5）: S844-S848.

Chen P, Wang Y, Zhang XH, et al, 2021. The use of acute normovolemic hemodilution in clipping surgery for aneurysmal subarachnoid hemorrhage [J]. World Neurosurg, 148: e209-e217.

Harris WM, Treggiari MM, LeBlanc A, et al, 2020. Randomized pilot trial of acute normovolemic hemodilution in pediatric cardiac surgery patients [J]. World J Pediatr Congenit Heart Surg, 11（4）: 452-458.

Li Y, Zhang Y, Fang X, 2022. Acute normovolemic hemodilution in combination with tranexamic acid is an effective strategy for blood management in lumbar spinal fusion surgery [J]. J Orthop Surg Res, 17（1）: 71.

Ming Y, Zhang F, Yao Y, et al, 2023. Large volume acute normovolemic hemodilution in patients undergoing cardiac surgery with intermediate-high risk of transfusion: a randomized controlled trial [J]. J Clin Anesth, 87: 111082.

Mladinov D, Padilla LA, Leahy B, et al, 2022. Hemodilution in high-risk cardiac surgery: laboratory values, physiological parameters, and outcomes [J]. Transfusion, 62 (4): 826-837.

Patel PA, Fabbro M, 2020. Expanding the utilization of acute normovolemic hemodilution [J]. J Cardiothorac Vasc Anesth, 34 (7): 1761-1762.

Scott KJ, Shteamer JW, Szlam F, et al, 2019. Platelet function, but not thrombin generation, is impaired in acute normovolemic hemodilution (ANH) blood [J]. J Clin Anesth, 58: 39-43.

第六章

自体血液回输

第一节　术前自体血液储备

术前自体血液储备（preoperative blood donation）是指手术患者在术前的一段时间内（通常为2～4周），分次采集一定量的自体血，然后储存起来，在需要时再将血液回输给患者的一种自体输血方法。

术前自体血液储备通常在术前2～4周进行准备，分次采血储存。为保证患者的安全，要求进行自体血液储备患者的一般状况良好，无贫血（Hb≥110g/L，Hct≥33%），无严重的系统性疾病。一般认为自体血的安全性远远大于同种异体血，主要原因是感染的风险降低［如人类免疫缺陷病毒（HIV）和丙型肝炎病毒］；无输异体血反应，并发症少；大量出血，需要输血的情况下可节省开支，降低患者医疗费用。自体血液储备本身并非没有风险。如合并有外周血管疾病的患者群体，其可能存在潜在的合并症，如严重的二尖瓣狭窄或主动脉瓣狭窄、近期突发的脑血管事件以及菌血症的患者，可能并不适合进行术前自体血液储备。

一、适应证和禁忌证

1.适应证　可术前自体血液储备的患者应为择期手术患者，包括：①患者血红蛋白≥110g/L，或血细胞比容≥35%；②血型鉴定和交叉配血有困难者；③稀有血型患者；④凝血功能正常，血小板计数>100×10^9/L且功能正常；⑤估计术中出血量>1000ml或>20%血容量；⑥有严重输血反应史者。同时，患者术前须建立良好的静脉通路。

2.禁忌证　①血细胞比容<33%；②血红蛋白<100g/L；③有严重心脏疾病（如不稳定型心绞痛、冠心病），最近6个月有心肌梗死或脑血管意外，需要行心脏手术的心血管疾病；④肾功能不全；⑤肝功能不全；⑥妊娠相关性高血压、子痫前期；⑦胰岛素依赖性糖尿病患者；⑧凝血功能异常患者；⑨细菌感染或潜在细菌感染可能。

二、实施方法

（一）患者的准备

1.术前评估　①了解患者病史：询问患者病史、手术输血史，以便对储存式自体输血的适应证和禁忌证进行详细的评估。②实验室检查：血常规、凝血功能、肝肾功能、心电图、胸片等。③体格检查：包括常规生命体征，以及其他常规体格检查内容。

2.术前准备 ①术前需要告知签署知情同意书：术前需要告知患者术前自体血液储备的相关风险，如恶心、头晕、感染、出血、血肿，以及手术可能延迟或被取消的风险，并由患者本人或被授权的家属签字同意。②心理疏解：进行术前自体血液储备的患者及其家属可能存在心理恐惧和精神紧张，医务工作者应向其详细且耐心地讲解自体采血的益处，消除患者及家属的紧张情绪，取得其理解和配合。③预防贫血：预防术前自体血液储备引起的贫血，确定采血后，给患者口服铁剂、维生素C及叶酸以促进红细胞生成。如采集后一般会隔3天左右再行手术，3天时间内给患者补充造血原料（如蔗糖铁），刺激骨髓造血，增强造血机能，再生一定量的红细胞。

（二）采血方案和采血量的计算

1.采血方案的制定 通常于术前3～5周开始采血，每次采血1～2单位（200ml全血为1单位），不超过500ml或患者自身血容量的10%，每次采血前血红蛋白应维持在110g/L。采血可持续到手术前3天。两次采血间隔时间不应少于3天。目前临床有3种采血方法：蛙跳式采血法、转换式采血法和步积式（单纯式）采血法。

蛙跳式采血法：在第8天时，进行第2次采血，并将第1天采的血作第1次回输，然后进行第3次采血，按照这种方式进行采血并回收，反复到第29天，第5、6、7、8、9袋血液，共计2000ml，在蛙跳式采血时，可补充生理盐水、胶体溶液。

转换式采血法：是在连续采血过程中，把前一次采集的血液全部回输，保存最后一次采集的血液。转换式采血法在术前采集血液可达1600ml。

步积式（单纯式）采血法：是血液采集后保存，不回输已保存的血液，数次累加从而达到预定的血液量。用血量较小，便选择步积式（单纯式）采血法，适用于较简单的手术，术前评估用血较少的患者。如果是大手术、预估术中出血较多，可以选择蛙跳式采血法、转换式采血法。

2.采血的操作 估计采血量，备好标准储血袋及血压计、静脉留置针等。采血前后均应双人核对患者的姓名、病案号、血型、采血日期和失效日期并签名。每袋采集的血均应贴上醒目的标签并写明"仅供自体输血"。患者取坐位或平卧位，建立两路静脉通路，一路采血，一路补充液体，边采血边用振荡器轻摇血袋，使储血袋内的保存液与血液充分混合，防止血液凝集。采血时应严格无菌操作，避免细菌污染。采血过程中需密切观察患者生命体征。

三、临床应用

对于手术难度大、术中出血风险高的患者，术前采集一部分红细胞且充分补液后，相当于对其血液进行了稀释。术中出现出血情况时，相比于未经稀释的、丢失同样容量的血液，稀释后的红细胞和血红蛋白损失明显更少。而术中或术后把之前采集的红细胞再输注回患者体内，能将术中失血对患者的影响降低很多。术前自体血液储备应用减少了同种异体血液的使用和接受选择性手术患者的经济成本。

注意事项：①无论是异体输血还是自体输血，从费用上来说，自体输血费用高于异体输血；②术前采血有发生贫血的风险，这也是患者最担心的一面，毕竟后期要准备手术，家属认为患者承担的风险和伤痛太高；③若医生预估失误，血液采集过多，可能会造成血液浪费；④患者因要定期采血，住院期长，住院费也要增加。无论是自体输血还是异体输血，各自有利也有弊，医生会优先考虑更有利于患者自身安全的方案。Kelly等研究发现，对于行脊柱畸形矫正手术的患者，术前自体血液储备可能增加手术期间输血的可能性。综合来看，应结合患者的病史、实验室检查等结果以及所行的手术进行全面评估，将术前自体血液储备的作用发挥到最大化，以确保患者安全平稳地度过围手术期。

第二节　术前血小板分离

血小板分离术是通过特定仪器（包含血小板分离套件），将患者体内血液中血小板进行单独分离，不影响机体其他血液成分。

自体血小板分离（autologous platelet pheresis，APP）技术由Harke等于1977年引入体外循环（CPB）心脏手术中，发现其血小板功能得到明显改善，术后出血量也明显减少，可起到很好的血液保护效果。APP是在CPB转流前将部分自体血经机器分离为三个部分——富血小板血浆（platelet-rich plasma，PRP）、贫血小板血浆（platelet-poor plasma，PPP）和浓缩红细胞，其中的浓缩红细胞和PPP按需回输给患者，而PRP常温振荡保存，回输后可迅速改善凝血功能，避免或减少术后出血，达到血液保护的目的。有报道指出APP在术前获取富血小板血浆，减少了血小板的激活与吸附，提供的血小板及多种凝血因子可迅速参与凝血过程，避免或减少出血，从而改善患者的凝血功能。研究显示，APP可以有效改善患者的凝血功能，保证器官微循环灌注和内皮细胞完整性，有利于保护自体血液，减少体外循环后出血的发生。

一、适应证及禁忌证

1.适应证　术前Hct＞35%，体重≥50kg，血小板计数（PLT）＞150×10^9/L，术前2周以上未接受抗凝或抗血小板药，预计CPB时间＞2h。

2.禁忌证　①血流动力学不稳定；②术前血小板数量＜50×10^9/L；③存在血小板疾病或凝血功能异常，如出血时间达正常值2倍；④全身性菌血症、脓毒血症；⑤急诊手术；⑥术前应用组织纤溶酶原激活物或其他类似药物；⑦低蛋白血症（总蛋白＜60g）。

二、操作流程

基本配置包括血液采集管道、离心分离杯、血液成分收集袋、抗凝物质和机器硬件等。目前临床最常用的是具有血小板分离功能的自体血回收机，基本操作是在全麻成功后经中心静脉导管放血，离心分离全血依次得到PRP、PPP和浓缩红细胞。研究表明，分离获得的血小板数量达到全身血小板总量的20%～30%才有明显的临床应用价值（血小板总量＝采集前血小板计数×全身循环血量）。此外，提取过程中要密切观察患者的生命体征，综合患者的手术情况，可考虑补充晶体液或胶体液，还可考虑同时将分离出的浓缩红细胞及PPP回输，必要时可给予血管活性药物以维持循环稳定。血小板浓缩过程中，经过这些处理，血流动力学可以维持在相对稳定的状态，且不延长手术时间。

三、临床应用

（1）成年患者，体重≥50kg、血小板计数≥150×10^9/L、血细胞比容≥35%，符合病例选择标准。

（2）体外循环下心脏手术：在体外循环过程中，大量生物活性物质如血小板血栓蛋白、血栓素等的释放可导致血小板数量减少、功能下降。若能在体外循环前从患者自身全血中分离出PRP并在手术临近结束时回输，可保护血小板的数量和功能，并起到良好的术中止血、促进伤口愈合的作用。

（3）大血管手术。

（4）大型矫形手术，如脊柱侧弯矫形术、人工关节置换术等。

（5）器官移植手术。

自体血小板分离技术是在现代输血技术的基础上发展起来的。心脏手术由于其特殊性，常需要输血。这不仅增加了感染血液传播性疾病的风险，还会加重患者的经济负担。术前自体血小板分离技术作为体外循环心脏手术中血液保护的一种重要方法，经历了大量的临床探索。国际微创心胸外科学会（ISMICS）在血液保护共识中推荐使用术前自体血小板分离技术（Class IIa，Level A）。研究表明，PRP的使用可以减少升主动脉和主动脉弓修复期间同种异体输血的量，并减少术后早期并发症。Zhao等的回顾性分析也表明术中输注PRP明显减少了主动脉夹层术后同种异体血小板输注量，具有显著的血液保护作用。

然而，对血小板分离技术也存在一些争议。Tong等对272例A型急性主动脉夹层修补术进行研究后发现，PRP的使用显著降低了此类手术患者术中输血率和术后死亡率；然而，在调整混杂因素后，PRP的使用与增加术后肾损伤率独立相关。Carless等对22项PRP试验进行了荟萃分析，尽管结果表明使用PRP可有效减少接受择期手术的成年患者的同种异体红细胞输血，但治疗效果存在相当大的异质性，且试验的方法学质量较差。现有研究提供的数据不足以得出关于PRP对临床重要终点影响的确切结论。此外，也有研究表明，在体外循环前储备PRP，在肝素中和后输注PRP可以减少术后失血，减少心血管手术期间输注血液制品的需求。然而，在分析试验中存在高度的未确定异质性，需要更大规模和更精确的随机对照试验（RCT）来证实这些结论。

第三节　术中自体血液回输

术中血液收集或血液回输是指将患者术中丢失的血液进行收集和再输注给患者本人的技术。

一、适应证及禁忌证

（一）适应证

（1）预计对异体血制品过敏或术后严重贫血可能性较大。

（2）预计术中失血较多或机体对失血不耐受。

（3）成人术中失血＞500ml（或＞10%总血量）或儿童（＞10kg）失血量＞8ml/kg。

（4）预计有大出血风险的产科手术。

（5）患者因宗教信仰原因拒绝异体输血或稀有血型不易配血。

（二）禁忌证

理论上血液回收并没有绝对禁忌证。相对禁忌证包括：术野吸引回收的血包含肠腔内容物，肿瘤细胞，羊水或可能被细菌污染的体液；手术部位采用促凝血材料（如局部应用明胶）可能会使回收的血液激活全身凝血反应。

二、实施方法及注意事项

术中血液回收采用回收式系统，外科医生使用吸引器先将术野的血液吸入特制的储血罐，内有过滤系统，可过滤回收血液中的组织碎片、脂肪粒和较大的血凝块。为了避免储血罐和回收机中血凝块的形成，吸引的血液需要使用抗凝剂处理。临床上多使用双腔吸引管道，在一侧吸引头端同步滴注抗凝剂，与回收血液混合后收集到回收罐中。抗凝剂可采用肝素或枸橼酸盐，由于肝素价格低廉、使用方便，目前主要以肝素抗凝为主。每升生理盐水的肝素含量是30 000单位，每吸引100ml血应给予15ml含肝素的生理盐水进行滴定。肝素量遵循宁多勿少的原则，尽量避免血凝块形成。理论上后续的洗涤过程可去除所有肝素，但实际上经处理浓缩后的血液常含有＜10单位的肝素。

经回收洗涤后的红细胞，其寿命与异体血相当。高速离心杯在洗涤过程中可去除90%的游离血红蛋白，另外，回收血液中的肿瘤坏死因子、组织蛋白酶和脂肪颗粒也都可被洗去，从而大大减少自体血输注的不良反应。之前多认为剖宫产术中血液易被羊水污染，其中的胎粪、被活化的组织因子等是造成羊水栓塞的主要原因，因此血液回收被视为相对禁忌证。然而目前临床上使用的新型血液回收机能将羊水中的有形成分及组织因子洗涤掉，理论上可安全用于剖宫产手术。术中应常规准备两路吸引：一路用以吸引羊水，一路用以吸引术野废血，与肝素、生理盐水混合后接入血液回收罐中，经回收机充分洗涤后再回输。虽然已有不少研究证实其安全性，但在产科中开展仍应充分评估其利弊，确保患者获益。

由于绝大部分血浆蛋白，包括各种凝血因子和纤维蛋白原在洗涤过程中都会被去除，因此大量输注自体血时应考虑加输新鲜冰冻血浆或凝血因子，特别是大出血合并凝血功能障碍的患者。回收后的血液经回收机洗涤，其回收洗血的速率最多能为一个大量出血的患者提供相当于每小时12单位的库血。之前有报道自体血回输可能会引起空气栓塞，也曾有报道由空气栓塞导致的死亡案例。用负压吸引头吸取表面的血液，而不是从血池深部吸引血液，可能是回收血中红细胞被破坏的主要原因。指南推荐最大负压设置不超过150mmHg；而当必要时（如出血量骤增）负压设置达到300mmHg也不会造成过多的溶血。

自体输血患者血浆中的游离血红蛋白高于同种异体输血的患者，可能是回收机洗涤不足的缘故，但增多的少许游离血红蛋白对肾功能正常的患者来说尚无临床意义。对回收的自体血行细菌培养有时会发现阳性结果，但很少发生临床感染，预防性使用抗生素可能也有助于避免感染，现在临床多使用精密输血器，足以过滤掉回收血中的杂质成分。

回收机收集引流血并进行洗涤，然后浓缩红细胞，最后用生理盐水稀释成血细胞比容50% ～ 60%、225ml为一个单位的回输血。室温下保存时间不能超过4h，若不能马上回输，应储存在1 ～ 6℃的环境中，至多保存24h。其他自体回输血方式采集的血液也应在6h内回输。

三、临床应用

术中应严格把关自体血收集和回输的适应证，一项心胸外科手术的对照研究认为术中自体输血的价值不高，或只有少数复杂骨科和心脏手术才有回输自体血价值。虽然收集1单位血液的花费较少，但通常至少要收集2单位以上的血液（应用回收机洗涤装置），才可获得与输库血相当的成本-效益比。

在预计出血量大的手术中应用血液回收技术是肯定的，如主动脉夹层手术、肝移植手术。一项关于主动脉夹层手术的前瞻性研究表明：采用术中血液回收并不一定能减少异体输血，其价值在于减少输血费用和节约库血资源。大量输注经洗涤或浓缩回收的血液有可能导致凝血功能障碍并增加输注异体血的风险，因为术中失血已使患者有不同程度的凝血因子和（或）纤维蛋白原丢失。此时再输入大量经洗涤或未洗涤的回收血可能与DIC有关，洗涤后的血制品几乎不含任何凝血物质，大量输注时仍要补充凝血因子和凝血物质。

术野回收的血液或收集未经全身抗凝且出血缓慢的血液，常伴有凝血和纤溶系统的激活，回输后已无止血作用。高负压吸引、湍流和滚轮泵的机械压力会不可避免地导致一定程度的溶血，对已经存在肾功能损害的患者来说，如未能充分洗涤，过高的游离血红蛋白具有肾毒性。对于高危患者来说，如肾功能受损，另一个可供选择的方法是将血液收集到一个直接用于输注的滤罐系统中，然后让输血科进行浓缩和洗涤，再供患者回输使用。

第四节　术后自体血液回输

术后自体血液回收是指将术后引流出的血液经过处理回输给患者。临床上心脏外科手术后血液回收已有丰富的经验，但目前术后自体血液回输尚无统一的标准。对心脏外科手术后的自体血回收有效性的前瞻性研究结果尚存在争议。输血规范的不断修订对于血液回收的应用可能是一个不确定因素，究竟血色素或血细胞比容低于多少就应启动自体血液回输，对于不同的患者，标准应个体化、具体化。一项关于术后血液回收再利用的前瞻性随机研究表明，对于高危手术，无论术后有无引流装置，围手术期的血红蛋白水平及异体输血量没有显著差异。心脏手术后血液回收还存在另一个问题，非洗涤式自体血回收理论上能更快地处理引流血，对红细胞的破坏也较小，无须使用回收机，过滤器也可以做得很小。缺点是无法过滤更小的组织碎片和缓激肽等炎症因子，可能会加剧术后炎症反应。

骨科术后回输引流血的安全性也存在争议，理论上回输引流血里可能含有的不良物质包括：游离血红蛋白、红细胞细胞质、骨髓内脂肪、毒性刺激物、组织或脂质碎片、纤维蛋白降解产物、激活的凝血因子和补体。尽管已有报道相关并发症，但也有研究认为回输时加用孔径40μm的标准过滤网，并没有发现严重的不良反应。而收集未使用骨水泥的膝关节置换术、髋关节翻修和多节段脊柱融合术等术后引流血并回输能够降低异体输血的风险。类似术中血液回收，在术后引流量足够多的情况下血液回收才有可利用的价值。一项关于全膝关节置换术的术后血液回收和异体输血花费相比较的研究发现，术后血液回收可以明显节约费用。但仍需术前对患者血红蛋白水平、预计术中出血量和围手术期的输血指征加以权衡，才能确定哪些患者可以从术中或术后血液回输中获益。

（艾 娟 蔡 彬 石永勇）

参 考 文 献

Klein AA，Bailey CR，Charlton AJ，et al，2018．Association of Anaesthetists guidelines：cell salvage for perioperative blood conservation 2018［J］．Anaesthesia，73（9）：1141-1150.

Tong JQ，Cao L，Liu LW，et al，2021．Impact of autologous platelet rich plasma use on postoperative acute kidney injury in type A acute aortic dissection repair：a retrospective cohort analysis［J］．J Cardio-thorac Surg，16（1）：9.

Uramatsu M，Maeda H，Mishima S，et al，2022．Serious hazards of transfusion：evaluating the dangers of a wrong patient autologous salvaged blood in cardiac surgery［J］．J Cardiothorac Surg，17（1）：182.

Weingarten M，Rao S，Toop K，et al，2017．Use of the cell salvage for reinfusion of autologous blood retrieved vaginally in a case of major postpartum haemorrhage［J］．Eur J Obstet Gynecol Reprod Biol，211：215-216.

Zhai Q，Wang Y，Yuan Z，et al，2019．Effects of platelet-rich plasmapheresis during cardiovascular sur-gery：a meta-analysis of randomized controlled clinical trials［J］．J Clin Anesth，56：88-97.

Zhao L，Wang H，Li SS，et al，2020．The blood protective effect of autologous platelet separation in aortic dissection［J］．Clin Hemorheol Microcirc，76（3）：361-366.

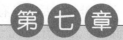

成分输血

第一节　红细胞制剂

红细胞制剂的种类主要包括：浓缩红细胞、悬浮红细胞、少白细胞红细胞、洗涤红细胞、冰冻红细胞、年轻红细胞和辐照红细胞。

一、浓缩红细胞

（一）定义

浓缩红细胞是指全血在分离血浆之后所获得的红细胞制品，其携带氧的功能与全血中红细胞相同，输血后24h红细胞在体内存活大致与全血中红细胞相同。其优点：容量较全血少，输血后循环超负荷的危险较少；能减少钾、钠、酸、氨、抗凝剂等的输入量；节省全血和血浆，使血液得到合理应用。

（二）应用指征

（1）血红蛋白水平低于70mg/L或血红蛋白水平低于100mg/L伴有严重疾患（如肺气肿或缺血性心脏病）者。

（2）短时间内出血或手术失血量低于1500ml者，可在先输注代血浆制品补足容量基础上输注浓缩红细胞。对大量失血导致失血量超过1500ml者需要与其他血液成分制品配合应用。

（3）老年人和儿童输血患者。

（4）妊娠后期贫血需要输血的患者。

（5）一氧化碳中毒者。

（6）不能耐受添加剂的新生儿输血，如新生儿的交换输血。

（三）不良反应

（1）血浆蛋白可引起过敏反应，如荨麻疹。

（2）输注过快或量多可引起循环负荷过重、充血性心力衰竭。

（3）血型不合、同种免疫可引起继发性或迟发性溶血反应。

（4）白细胞抗体、血小板抗体或免疫活性淋巴细胞等可引起非溶血性发热反应。

（5）非心源性肺水肿、急性肺损伤。

（6）血液传播疾病，如输血后肝炎、艾滋病、梅毒、疟疾感染等。

（7）枸橼酸中毒、高血钾、高血氨、代谢性酸中毒等电解质紊乱、酸碱失衡。

（四）注意事项

（1）不可以向袋内添加其他药物。

（2）不允许用其他溶液进行稀释，避免渗透压的差异引起红细胞发生变性、凝集或溶血，如果一定需要，可适量加入生理盐水进行稀释。

（3）加入生理盐水后应尽快输注，保存时间不得超过24h。

（4）输注前反复颠倒血袋，充分混合确保无凝块。

（5）高度贫血患者输血速度要缓慢。

二、悬浮红细胞

（一）定义

悬浮红细胞是指将采集到的全血中的血浆分离后向剩余部分加入红细胞添加液制成的红细胞制品，也就是在浓缩红细胞中加入适量添加液的红细胞制品。

（二）应用指征

（1）快速失血的输血患者。

（2）慢性贫血患者。

（3）高钾血症患者。

（4）肝、肾、心功能不全输血患者。

（5）老年人和儿童输血患者。

（三）不良反应

同上述浓缩红细胞引起的不良反应。

（四）注意事项

静脉输注时，不需要在输注前加入生理盐水进行稀释。

三、少白细胞红细胞

（一）定义

少白细胞红细胞是指分离血浆后再除去其中大部分白细胞制成的红细胞制品。

不同方法的白细胞除去率不同，其中过滤法为99%以上，洗涤法为80%左右，离心法为70%左右，但总的白细胞除去率一般在70%以上，红细胞丢失率一般不超过20%，目前通常采用过滤法进行去除。

输注少白细胞红细胞可降低非溶血性发热反应的发生率，降低其严重程度；同时能降低传播白细胞相关传染性病原体的危险性。

（二）应用指征

（1）多次妊娠或重复输血已产生白细胞或血小板抗体引起输血反应的患者。
（2）行器官移植手术前需要输血的患者及需多次输血的患者。
（3）有2次以上输血原因不明发热的患者。
（4）免疫缺陷和免疫抑制者。

（三）不良反应

低血压、过敏反应、输血相关呼吸困难（输血停止后24h内发生的急性呼吸困难，需排除过敏反应等其他原因导致的呼吸困难）。

（四）注意事项

（1）血液保存期间由于白细胞裂解和血液内不同成分之间相互作用会产生活性物质，此类活性物质会出现无法被滤除的情况，需要严格控制血液保存质量。
（2）其为开放法制备，应于24h内输注。

四、洗涤红细胞

（一）定义

洗涤红细胞是指将浓缩红细胞用等渗盐水洗涤3～5次后的红细胞制品，洗涤后可除去80%以上的白细胞、血小板和99%以上的血浆，同时除去细胞代谢产物、抗凝剂、钾、钠、氨、乳酸、微聚物、病毒等；可洗去同种抗A、抗B抗体和其他血型抗体，避免这些物质进入体内。其优点是可显著降低输血不良反应。

（二）应用指征

（1）自身免疫性溶血性贫血的患者。
（2）阵发性睡眠性血红蛋白尿症需输血的患者。
（3）对血浆蛋白、白细胞和血小板产生抗体同时需输血的患者。
（4）高钾血症及肾功能障碍需输血的患者。
（5）对全血或血浆过敏需要继续输血的患者。
（6）新生儿输血或宫内输血。
（7）反复输血产生非溶血性发热性反应的患者。
（8）细胞因子或组胺诱发过敏反应的患者。

（三）不良反应

由于进一步洗涤去除血浆，避免了血浆蛋白、供者血浆中存在的不利于受血者的抗体等因素对患者的影响，起到预防有关输血反应的作用，如过敏反应、对同种异型血浆蛋白的同种免疫、供者血浆中的抗体与患者相应抗原的免疫反应等；同时，去除了大部分白细胞、血小板成分，减少了有关输血不良反应的发生；但是，由于洗涤红细胞多采用反复开放式处理，因而增加了细菌污染引起医源性感染的可能；其他不良反应的发生概率与悬浮红细胞相同。

（四）注意事项

制备后最好在 6 ～ 8h 内输注，4℃保存可 24h 内输注。

五、冰冻红细胞

（一）定义

红细胞中加入甘油保存剂，在 − 80℃以下温度保存，解冻后洗去甘油后使用。

（二）应用指征

（1）冰冻红细胞根据制备方法不同可保存 3 年或 10 年，适用于稀有血型红细胞长期保存。

（2）有特殊要求的患者进行自身红细胞长期保存，以备急用。

（三）不良反应

溶血性输血反应、过敏反应、细菌污染与输血感染、输血病原体传播性疾病、输血相关性肺损伤、低体温、寒战；其余同浓缩红细胞。

（四）注意事项

（1）需要对患者进行血型鉴定和红细胞抗体筛查，对于抗体筛查阳性者需要行进一步的抗体鉴定。

（2）输血前需要进行供受双方配血试验，配血相合者才能使用，不相合者不能使用。

（3）用生理盐水解冻去甘油冰冻红细胞的悬液，只需要做主侧配血试验。

（4）当血浆和冰冻解冻去甘油红细胞合并时，必须用供者血浆与患者红细胞做次侧配血试验、患者血浆（血清）与冰冻解冻去甘油红细胞做主侧配血试验，两者相合，才可以合用。

（5）大出血患者必须配比使用。

（6）解冻后应在 24h 内使用。

六、年轻红细胞

（一）定义

借助浮力密度分离法分离制备的红细胞比一般输注的红细胞（平均年龄 30 ～ 40 天 vs. 平均年龄 60 天）年轻，这种红细胞是介于网织红细胞和成熟红细胞之间的红细胞。优点是输入人体后存活时间比普通红细胞长、携氧能力比一般红细胞强，是需要长期输血患者最为理想的血液制品。

（二）应用指征

年轻红细胞可用于需重复多次输血的患者，如地中海贫血、再生障碍性贫血等，以延长间隔时间，减少输血次数。

（三）不良反应

年轻红细胞相对悬浮红细胞而言，仅起到延长患者的输血间隔和延缓多次输血引起的含铁血黄素沉着症、血色病发生的作用；其他不良反应与悬浮红细胞发生概率相同。

（四）注意事项

不适合与新鲜血浆等并用。因含有腺嘌呤及甘露醇，有肾功能障碍的患者慎用。

七、辐照红细胞

（一）定义

30Gy剂量的γ射线照射红细胞，以杀死有免疫活性的淋巴细胞，但又不损害红细胞和其他血液成分的功能，从而预防输血相关移植物抗宿主病（graft versus host disease，GVHD）的发生。

（二）应用指征

（1）免疫功能低下者。
（2）器官移植后患者，特别是骨髓移植、外周血造血干细胞移植后患者。
（3）长期接受化疗、放疗并引起骨髓抑制的肿瘤患者。
（4）某些儿科患者（先天免疫缺陷、早产儿、免疫缺陷需要换血治疗、宫内输血者）。
（5）与献血者有血缘关系的受血者输注。

（三）不良反应

由于进一步采用辐照处理，灭活了红细胞制剂中的淋巴细胞免疫活性，起到预防GVHD发生的作用。其他不良反应与相应的红细胞制剂相同，如采用少白红细胞进行辐照处理，则其他不良反应与少白红细胞相同。

（四）注意事项

（1）辐照过的红细胞应尽快输注，不宜再保存。
（2）不可用于其他不需照射制品的患者输注，临床医生在使用各类型的红细胞制品时需从患者自身情况出发，严格掌握适应证，做出最佳判断，减少患者因输注红细胞制品带来的副作用及危害。

第二节 血小板制剂

一、血小板制剂的种类

根据血小板的采集方法不同血小板制剂分为两种：一种是从捐献的全血中分离出血小板制成的浓缩血小板；另一种是通过单采技术直接采集供者的血小板制成的单采血小板。采集后的血小板通过不同的处理方法又衍生出少白细胞血小板、辐照血小板和洗涤血小板。它们分别是在浓缩或单采血小板的基础上进行去白细胞、辐照和洗涤等处理制备而成。血小板储存于室温，因此保存期仅5日，为了满足临床用血需要，对新鲜血小板进行−80℃冷冻处理，可将冰冻血小板的保质期延长至1年。

1.浓缩血小板 在密闭采集系统内离心全血，将血小板与红细胞分离，这样每份全血中可分离出1单位浓缩血小板。有以下两种浓缩制备方法：

一种是富血小板血浆（RPR）法。该方法是先在足够的重力下离心全血使红细胞汇聚沉降（温和旋转），但大多数血小板仍悬浮于RPR中。然后在另一容器中在更大的重力下对PRP离心，以沉淀血小板（强力旋转）。弃去上层少血小板血浆。然后将血小板在剩余血浆中重悬储存。

另一种是血沉棕黄层法。该方法是先强力离心全血使血浆倾析到上层，红细胞沉积于底部，中层则为含血小板的血沉棕黄层。然后将数个血沉棕黄层单位与血浆或血小板添加液（PAS）混合，再温和旋转混合液使残留红细胞沉降。这样可将混合的浓缩血小板与红细胞分离并存储。

无论RPR法还是血沉棕黄层法制备的血小板都称为全血源性（WBD）血小板或浓缩血小板。

2.单采血小板 通过对志愿供者进行1～2h的单采操作采集血小板。操作时选择性采集血小板且伴有一些白细胞和血浆，大部分红细胞和血浆则回到供者体内。

1单位常规单采血小板提供的血小板数量通常相当于4～6单位浓缩血小板，即（3～4）×10^{11}个血小板。若为血小板计数较高的体型较大的供者，则单供者的一次单采操作采集的血小板量常常足以分为2个单独的输注单采治疗量，有时还可分为3个治疗量（"3倍"）。

3.少白细胞血小板 血小板采集后使用血小板专用型去白细胞滤器进一步滤除白细胞，使白细胞的残留量≤$5.0×10^{6}$个/袋。

4.辐照血小板 使用照射强度为25～30Gy的γ射线照射血小板，在保持其功能的前提下，使其中的T淋巴细胞丧失活性，从而预防输血相关移植物抗宿主病的发生。

5.洗涤血小板 通过无菌接驳的方式，采取离心、分离和洗涤，用生理盐100ml完成1～2次的静态洗涤，并用200ml生理盐水对沉淀物进行悬浮、静置、解聚等，并最终制备成洗涤血小板。

二、血小板输注的适应证及输注方法

(一)血小板输注的适应证

1.活动性出血 血小板减少患者发生活动性出血时，大多数情况下必须立即输注血小板使血小板计数维持在 $50×10^9$/L 以上，而中枢神经系统出血时应保证血小板维持在 $100×10^9$/L 以上。应处理其他可能促成出血的（直接或间接）因素，包括：手术或解剖学缺陷、发热、感染或炎症、凝血病、获得性或遗传性血小板功能缺陷等。

2.为侵入性操作进行准备 在侵入性操作前，需要预评估出血风险。对一些常见操作，患者血小板计数低于下列血小板计数阈值时，可考虑血小板输注：①神经外科或眼部手术 $<100×10^9$/L；②大多数其他大手术 $<50×10^9$/L；③治疗性内镜操作 $<50×10^9$/L，低风险的诊断性内镜操作 $<20×10^9$/L；④支气管镜检查及支气管肺泡灌洗 $<(20～30)×10^9$/L；⑤中心静脉置管 $<20×10^9$/L；⑥腰椎穿刺，血液系统恶性肿瘤患者 $<(10～20)×10^9$/L，无血液系统恶性肿瘤患者 $<(40～50)×10^9$/L；⑦椎管内镇痛/麻醉 $<80×10^9$/L；⑧骨髓穿刺/活检 $<20×10^9$/L。

3.预防自发性出血 预防性血小板输注的阈值可根据患者及临床情况而定。患者既往出血时的血小板计数可作为将来出血的一个良好预测指标；点状出血和瘀斑通常不被认为是严重出血的预测因素，而黏膜出血和鼻出血（所谓的"湿性"出血）则被认为具有预测性；合并炎症、感染和发热可增加出血风险；导致患者血小板减少的基础疾病也可能有助于评估出血风险。

白血病、接受细胞毒化疗或造血干细胞移植（HSCT）的患者存在骨髓抑制，往往无法产生足够的血小板。假定这些患者住院、无发热且没有活动性感染，应该进行预防性血小板输注。通常采用的血小板输注阈值是血小板计数 $<10×10^9$/L 时输注。但急性早幼粒细胞白血病（APL）例外，这类患者因出血风险更高而采用更高的阈值，血小板计数 $<(30～50)×10^9$/L 时输注。若存在发热、脓毒症或凝血病，或者患者未住院和（或）无法得到密切监测，则可能需要采用较高的阈值。这与2017年美国临床肿瘤学会（ASCO）指南和2015年美国血库协会（AABB）的实践指南一致。

免疫性血小板减少性紫癜（ITP）患者体内会产生抗血小板抗体，破坏循环中的血小板及骨髓中的巨核细胞。ITP患者的循环血小板往往有较强的功能，且血小板计数往往远高于 $30×10^9$/L。对于ITP患者，无血小板输注阈值，通常在出血时输注血小板。

血栓性血小板减少性紫癜（TTP）和肝素诱导的血小板减少症（HIT）都会引起血小板消耗和出血风险增加，但这些状态下的基础性血小板活化同时也会增加血栓形成风险。对于TTP或HIT患者，不常规应用预防性血小板输注。

肝病和DIC这两种疾病可能引起复杂病况，血小板减少同时伴有促凝缺陷和抗凝缺陷；有其中某种疾病的患者既有血栓形成风险，也有出血风险。没有证据支持在患者不出血时给予血小板输注。但若患者有严重出血、高出血风险（如手术后）或需要进行侵入性操作，则可以输注血小板。

4.术中输注血小板 手术中大量失血时需要维持血小板计数 $>50×10^9$/L，若患者存在或很可能有中枢神经系统出血，则维持血小板计数＞$100×10^9$/L。长时间应用体外循环的患者可发生血小板减少及血小板功能受损。

（二）血小板输注方法

1.剂量 成人预防性血小板输注的标准剂量是每10kg体重对应约1单位全血源性血小板，相当于每次输注4～6单位全血源性血小板或1个治疗量的单采血小板，两者提供的血小板数均为（3～4）$×10^{11}$个。儿童标准剂量为5～10ml/kg。预防性血小板输注的频率一般不超过每日一次。治疗性血小板输注（治疗活动性出血或为侵入性操作做准备）需更大剂量或更高的输注频率。

2.输注速率 对于平均体型的成人，可在20～30min内输注6单位浓缩血小板或1个治疗量的单采血小板。有输血相关循环超负荷（TACO）风险的患者可减慢输注速率，只需在血库发放血小板后4h内完成输注即可。

三、血小板输注疗效判断、血小板输注不良反应

（一）血小板输注疗效判断

血小板输注后，患者的血小板计数应上升并在10min至1h达峰值，然后在72h内逐渐下降。通常平均体型的成人输注1个治疗量单采血小板后，血小板计数应增加约$30×10^9$/L。

预防性血小板输注患者一般在输注后24h内检测血小板计数增量。对于接受侵入性操作的患者，应在操作前检测血小板计数是否达到期望值，该检测可在血小板输注完成后10min内进行。对于活动性出血患者血小板输注疗效判断，输血后出血停止比血小板计数增量更重要。

（二）血小板输注不良反应

1.感染 供者筛查程序和病原体灭活不能彻底消除细菌和其他血源性感染的风险，血小板输注引起的细菌感染是血小板输注的严重危害，可能致命。2020年的一篇荟萃分析纳入了22项研究（超过500万单位血小板），发现污染率为1/1961，单采血小板和PRP法采集的血小板污染率低于血沉棕黄层法采集的血小板，并且污染率在逐年下降。

2.输血反应

（1）输血相关循环超负荷（TACO）：有研究报道输注血小板约200ml，输血受者中TACO的发生率在1%左右，在有合并症（如充血性心力衰竭、肾衰竭、呼吸衰竭和液体正平衡）的患者中发生率较高。

（2）过敏反应：血小板输注引起的过敏反应相对常见。通常由针对供者血浆中蛋白的IgE所致。常见症状包括轻症患者的荨麻疹和瘙痒，以及更严重患者的喘息、呼吸急促和低血压。

（3）全身性过敏反应（重度过敏反应）：是一种罕见的血小板输注并发症，可表现为迅速发作的休克、血管性水肿及呼吸窘迫。许多病例是缺乏IgA的受者，其产生了抗IgA抗体。

（4）发热性非溶血性输血反应（FNHTR）：由多种炎症介质及白细胞介导，可表现为发热、畏寒和寒战。

（5）输血相关性急性肺损伤（TRALI）：是一种输血后发生的可引起呼吸窘迫的急性肺损伤。当前的血小板输注所致TRALI的发生率尚未明确。

3.输血相关移植物抗宿主病　发生于免疫功能正常的个体，可发生于任何类型的含淋巴细胞的输血。

4.输血后紫癜（PTP）　是一种罕见的、输注任何含血小板制品均可引起的输血反应，通常在输血5～10日后发生血小板减少。PTP可发生在缺乏血小板抗原HPA-1a（人类血小板抗原1a）并且之前在妊娠期间或输血时已被该抗原致敏的个体。发生PTP时，输入的血小板被抗体介导的机制清除，患者自身的HPA-1a阴性血小板也会被破坏，但该过程尚不完全清楚。

四、特殊血小板制品的临床应用

1.少白细胞血小板　已证实或潜在的益处：减少人类白细胞抗原（HLA）同种异体免疫、减少巨细胞病毒（cytomegalovirus，CMV）传播、减少发热性非溶血性输血反应。

2.辐照血小板　可有效预防输血相关移植物抗宿主病，主要应用于：霍奇金淋巴瘤、子宫内输血、先天性细胞免疫缺陷、新生儿换血、造血干细胞移植受体（自体或同种异体）、异基因造血干细胞捐献者（仅适用于干细胞收获前一周和收获期间）、阿仑单抗治疗血液病、生物亲属捐赠的接受者。

3.洗涤血小板　主要用于对血浆蛋白过敏的患者。

第三节　白细胞制剂

白细胞输注主要是指输注浓缩中性粒细胞。中性粒细胞具有趋化、吞噬和杀菌等功能，可以抵御细菌、真菌等病原微生物，以达到抗感染的目的。

中性粒细胞减少是指机体外周血中性粒细胞绝对计数 $< 1.0 \times 10^9/L$，中性粒细胞缺乏是指外周血中性粒细胞绝对计数 $< 0.5 \times 10^9/L$，严重粒细胞缺乏是指外周血中性粒细胞绝对计数 $< 0.1 \times 10^9/L$。

粒细胞既有强大的机体防御功能，同时也是局部组织损伤和一些慢性炎症的重要因素。目前临床治疗先天性粒细胞缺乏的方法包括注射粒细胞集落刺激因子或造血干细胞移植，有关粒细胞输注治疗先天性粒细胞缺乏的研究较少。继发性粒细胞缺乏在临床上发生率相对较高，目前广泛应用于肿瘤患者的各种治疗手段，均可能造成患者严重、长期的粒细胞缺乏，从而增加严重感染的风险，感染的严重程度还与粒细胞缺乏的程度和持续时间相关，常伴有较高的病死率。粒细胞输注理论上可以解决上述问题，但由于缺少对照组的回顾性或前瞻性研究，该疗法目前仍存在争议。

一、应用指征

1.治疗性输注

（1）中性粒细胞缺乏（$< 0.5 \times 10^9/L$）：①继发于化疗放疗，因使用抑制骨髓造血

功能药物而继发的白细胞减少，且同时存在严重、反复感染时需输注白细胞。但在感染初期，骨髓造血功能恢复快的患者则不必输注白细胞。②中性粒细胞严重减少伴持续性骨功能衰退者。③骨髓移植伴白细胞减少和真菌感染者。④中性粒细胞减少并发严重细菌或真菌感染者，如使用抗生素对感染控制有效则不必输注粒细胞；如单独应用抗生素无效，可在联合抗感染的同时加以粒细胞输注，每天一次，持续应用至感染控制或中性粒细胞$>0.5×10^9$/L为止。⑤对存在同种免疫反应者输注粒细胞时须进行HLA配型和（或）细胞交叉配血。

（2）中性粒细胞功能缺陷：对此类患者应用白（粒）细胞治疗效果尚未确定，只有在并发严重感染威胁生命且联合抗感染治疗无效的情况下，才考虑输注粒细胞。

（3）新生儿败血症：目前还没有足够资料表明浓缩粒细胞输注可用于所有败血症的新生儿，而中性粒细胞减少（出生第一周中性粒细胞$<3.0×10^9$/L，此后$<1.0×10^9$/L）和骨髓中性粒细胞贮存池下降（<10%骨髓有核细胞）且并发细菌性败血症的新生儿，在同时应用强效抗生素时才可应用。

2.预防性输注 由于效果差、风险高和花费大，目前国内外大多数学者不主张对中性粒细胞减少的患者进行预防性输注。

3.输注疗效评价 ①外周血中性粒细胞计数；②患者临床症状改善程度；③输入的中性粒细胞在患者唾液中出现；④输注同位素标记的中性粒细胞。

但对于粒细胞输注的疗效，目前还没有确切方法来评价，只能结合临床症状、体征、感染是否控制等指标来评估。输注粒细胞者输血反应率、肺浸润及同种免疫发生者明显增多，且耗费也大，因而不宜采用预防性粒细胞输注。

二、输注方法

1.剂量 一次有效的粒细胞输注最少需要输注10^{10}个粒细胞。

2.输注粒细胞 一般每天1次，严重感染时可每天2次。粒细胞输注按照病情而定，一般输注4～6天，直到感染控制。在临床上出现感染症状和体征时输注效果较好，大多数感染可用抗生素控制，而不必输注粒细胞。现多主张在粒细胞缺乏合并严重感染，在抗生素治疗72～96h仍无效的病例，再开始粒细胞输注。

3.血型问题 粒细胞输注时须为ABO及Rh同型的血，因为采集的粒细胞中仍有一定量的红细胞，今后有可能制备无红细胞的粒细胞浓缩剂。HLA相匹配在输注中也是有价值的。但目前从实用出发，可先用HLA无关献血者，后检测患者是否已产生同种免疫，有同种免疫或输注无效时可再选用HLA相合的献血者单采粒细胞输血。

4.输注方法 可将1单位浓缩粒细胞（剂量为$1.0×10^{10}$个）悬浮于300～500ml血中，通过有170μm过滤装置的输血器缓慢静脉滴注，1～2h滴完，大概能升高血中性粒细胞$0.2×10^9$/L，输注前不必常规用药。为避免活性淋巴细胞反应，也可将粒细胞先用15～30Gy的γ射线照射，然后输给患者。由于粒细胞在人体内的寿命较短，每天有大量的粒细胞通过新陈代谢被清除，因此输注的粒细胞必须有足够量才能发挥作用，一般要求每次输入的粒细胞量应$>1.0×10^{10}$个。输注时，使用Y型标准输血器缓慢静脉滴注，1～2h输注完毕。

三、不良反应

1.输血反应 降低输注速度，每小时输入的粒细胞＜$1.0×10^{10}$个可减少输血并发症。一般浓缩粒细胞输注时间应大于1h，不主张常规给予地塞米松及其他预防输血反应的药物。粒细胞输注后迅速发生以呼吸困难为特征的输血相关性急性肺损伤（transfusion-related acute lung injury，TRALI）在临床上较为少见。中性粒细胞激活为TRALI发病机制的基础，患者与献血者之间输血前HLA匹配可有效预防不良反应。粒细胞输注与两性霉素B给药之间至少间隔6h。对乙酰氨基酚、抗组胺药或者类固醇的预防性用药可防止相关不良反应。

2.巨细胞病毒（CMV）感染 CMV感染是血源病毒性传播疾病中较常见的一类病毒感染，多呈隐性感染，重者可导致死亡。因此，对早产儿、器官移植者、恶性肿瘤和艾滋病等患者应尤为注意。目前第3代白细胞过滤器能够过滤掉99.999%的白细胞，能够有效预防CMV感染。但是过滤掉的白细胞中含有大量中性粒细胞，因此对于需要输注浓缩中性粒细胞的患者来说对预防CMV感染意义不大。

3.输血相关移植物抗宿主病（TA-GVHD） TA-GVHD主要由易感患者中来自献血者的T细胞介导，中性粒细胞减少伴免疫功能低下的患者在输注未经处理的浓缩粒细胞时可能发生，主要表现包括皮肤斑疹、发热、腹痛、腹泻、恶心及呕吐等。TA-GVHD的预防方法是输注前用25Gy的γ射线照射后立即输注，不宜在22℃环境中长期放置。

四、注意事项

1.输注前交叉配血问题 粒细胞应ABO和Rh同型输注。如果在单采粒细胞中红细胞的混入量超过2ml或受血者血浆中含有临床意义的血型抗体，则必须进行交叉配血试验。对于已产生HLA同种免疫的患者，应选择HLA匹配献血者的单采粒细胞。

2.制备后应尽快输注 粒细胞离体后很快丧失功能，因此制备后应尽快输注，最好在4～6h内完成，室温下保存不应超过24h。

3.使用前进行辐照 粒细胞制品中含有大量的淋巴细胞，当受者免疫功能低下时或供受者HLA单倍体相同时输注后容易发生TA-GVHD，输注前可用25～30Gy的γ射线进行照射以预防TA-GVHD的发生。

4.不宜使用白细胞过滤器 不宜使用白细胞过滤器对浓缩粒细胞进行过滤来预防巨细胞病毒的传播，而应通过选择巨细胞病毒抗体阴性的血液来避免。

第四节　血浆制剂

根据中华人民共和国国家标准《全血及成分血质量要求》（GB 18469—2012），我国的血浆制品主要包括新鲜冰冻血浆（fresh frozen plasma，FFP）、经病毒灭活处理的新鲜冰冻血浆、单采新鲜冰冻血浆、冰冻血浆（frozen plasma，FP）和经病毒灭活处理的冰冻血浆。在临床上，FFP和FP的应用较为广泛。

FFP是将采集后储存于冷藏环境中的全血，在6h（枸橼酸盐-葡萄糖保存液）或8h（枸橼酸盐磷酸盐-葡萄糖保存液或枸橼酸盐-磷酸盐-葡萄糖腺嘌呤保存液）内分离出血浆，并迅速冷冻为固态的血浆成分。FP是采用特定的方法在全血的有效期内，将血浆分离出并冷冻为固态的血浆成分，或者从新鲜冰冻血浆中分离出冷沉淀后将剩余部分冷冻为固态的血浆成分。去除冷沉淀的冰冻血浆的止血效果较差。

一、血浆的生理功能

（1）血浆中的蛋白负责维持胶体渗透压。正常情况下，血浆胶体渗透压（约为3.33kPa）能够阻止水分通过毛细血管壁进入组织中。白蛋白是血浆中含量最多的蛋白，其分子数也最多，它在血浆总胶体渗透压中所占比例达到了75%～80%。

（2）血浆中含有多种血浆蛋白，它们可以与不同的物质结合并发挥运输作用。例如，白蛋白、前白蛋白、转铁白蛋白、视黄醇结合蛋白、性激素结合蛋白及结合珠蛋白等都能进行物质运输。

（3）血浆中含有14种凝血因子、多种蛋白酶抑制剂及纤溶蛋白。正常情况下，循环血液中的凝血系统和纤溶系统能够相互协调，保持平衡状态。

（4）在各种血浆蛋白和组织蛋白之间存在一种动态平衡。这两类蛋白可以根据机体内环境的变化相互转化和补充。

（5）血浆中的免疫球蛋白具有特殊的作用，抗体通常以溶菌、凝集、沉淀和抗素的形式发挥被动免疫作用。此外，在炎症反应中，补体也扮演着重要角色。

（6）人体血液的酸碱度相当稳定。除了肺和肾脏的生理调节之外，血液中还存在多对具有调节酸碱平衡作用的缓冲对。这些缓冲对包括碳酸氢盐体系、血浆蛋白体系和磷酸盐体系等，其中碳酸氢盐体系最为重要。

二、应用指征

1.凝血因子缺乏　对于凝血因子缺乏的患者，可以使用FFP补充相应的凝血因子。例如，FFP可用于遗传性或获得性凝血因子Ⅷ缺乏伴出血的患者，FP和FFP可用于血友病B伴出血的患者。

2.肝病患者获得性凝血功能障碍　严重肝脏疾病的患者凝血因子合成功能下降，凝血因子Ⅱ、Ⅶ、Ⅸ、Ⅹ可能显著减少，同时伴有凝血功能障碍，可以通过输注FFP来补充缺乏的凝血因子。

3.大量输血引起的凝血功能障碍　大量输血时，凝血因子可能因稀释而减少，导致凝血功能障碍。尽管不常见，但如果发生可以通过输注FFP来补充多种缺乏的凝血因子。

4.口服抗凝剂过量引起的出血　血浆中的凝血因子Ⅱ、Ⅶ、Ⅸ、Ⅹ以及抗凝因子蛋白C、蛋白S和蛋白Z都是维生素K依赖因子。华法林可以干扰维生素K的羧化作用，从而抑制肝脏对这些凝血因子的合成。当该药物过量使用时，停药后可以通过注射维生素K来纠正，但通常需要4～6h才能见效。对于有明显出血或需要紧急手术的患者，在缺乏凝血酶原复合物的情况下，可以通过输注FFP来补充凝血因子以达到止血的目的。

5.抗凝血酶Ⅲ缺乏症　抗凝血酶Ⅲ（AT-Ⅲ）是一种存在于血浆中的丝氨酸蛋白酶抑制物，其含量约为300mg/L，是血液凝固的主要抑制物质。肝素可以加速AT-Ⅲ的抑制作用。原发性或获得性AT-Ⅲ缺乏都会增加血栓形成的风险，并影响肝素的疗效。

服用避孕药、经历创伤手术或患有肝病的患者可能会出现AT-Ⅲ缺乏，需要及时补充AT-Ⅲ。在没有AT-Ⅲ浓缩剂的情况下，可以输注FFP或FP作为补充。

6.血栓性血小板减少性紫癜 是一种罕见的微血栓-出血综合征，其特点是血浆中缺乏血管性血友病因子裂解酶而引起广泛微血栓形成。除了使用激素、抗血小板药、脾切除等方法进行治疗外，血浆置换或补充血管性血友病因子裂解酶也是有效的治疗手段之一。FFP是常被采用的血浆置换液成分，单纯输注FFP也可以在一定程度上缓解病情。

7.血浆置换 血浆置换过程中一般不主张大量使用FFP作为置换液，主要使用晶体液、人造胶体液和白蛋白等来减少输血风险。然而，在血浆置换量较大或伴有凝血因子缺乏等情况下，需要选用适量的FFP。

8.大面积烧伤 血浆是一种较理想的胶体溶液，其钠含量高于生理盐水，且肺阻力和肺水肿的增加不明显，同时还可以补充免疫球蛋白等成分。

9.弥散性血管内凝血 发生弥散性血管内凝血时，由于血小板和大量凝血因子的消耗，在除去病因的基础上，可以及时使用FFP进行补充治疗。必要时，还可以联合应用血小板和冷沉淀治疗。

三、剂量和方法

目前国内的血浆计量单位为毫升（ml），输注的剂量取决于患者的病情。通常情况下，凝血因子达到正常水平的25%基本能满足止血需求。国家标准要求FFP中凝血因子Ⅷ的含量应为0.7IU/ml。当需要通过输注FFP来补充凝血因子Ⅷ时，可以根据含量标准和所需补充的凝血因子Ⅷ量大致计算所需输注的FFP量。由于每袋FFP中含有的凝血因子的量差异较大，在条件允许的情况下输注过程中可动态监测凝血功能，条件受限时可按一般成人患者的常规剂量按照体重的10～15ml/kg进行计算，但具体作用剂量取决于临床症状和检查结果。

当血栓弹力图检测发现凝血因子功能低下时，可根据R值和α角确定FFP的用量。R在10～14min时输注FFP 10～20 ml/kg，$R>14$min时输注FFP 30 ml/kg。α角<52°时输注FFP 20～30 ml/kg。

血浆输注原则上应选择与受血者血型相同或相容的血浆进行输注，这是因为ABO血型不同的血浆可能会引起严重的免疫反应。为减少输血相关并发症的发生，应使用标准的输血器进行血浆输注，输注速度先慢后快，且控制在每分钟不超过10ml。对于心功能不全、婴幼儿和老年患者，其机体较为脆弱，所以输注速度应减慢，这是为了防止输注过快导致心脏负荷过重引起心功能衰竭等危险。对于失血性休克和严重血容量不足的患者，为了实现快速的扩容和补充凝血因子，输注速度可加快。及时快速地输注血浆可以帮助维持患者的血压和血液循环，减少手术相关的并发症风险。在胸腹部大型手术中，可以根据中心静脉压、有创动脉血压、每搏量变异率和脉压变异率、心输出量以及心脏指数等对机体容量进行监测评估来调整输注速度，以最大限度地满足患者的需要。总之，血浆输注是一项临床操作，需要根据具体情况进行合理安排和监测，以确保患者的安全和恢复。

四、不良反应

1.传播病毒 血浆中可能存在乙型肝炎病毒、丙型肝炎病毒和人类免疫缺陷病毒等。由于病毒检测技术的局限性以及感染后的"窗口期",血浆输注仍存在传播病毒的潜在风险。国内没有进行常规筛查的病毒包括巨细胞病毒、微小病毒B19和人类T淋巴细胞病毒等,所以同样有可能感染这些病毒。

2.过敏反应 有受血者对血浆蛋白过敏,出现荨麻疹和皮肤瘙痒。对于IgA缺乏的患者,如果输血或妊娠引起抗IgA抗体的产生,再次输注含有IgA的血浆时会发生威胁患者生命的严重过敏反应。

3.输血相关的急性肺损伤 是一种危及生命的急性呼吸窘迫综合征,发生率约为1/5000,但常常被漏诊。该病的死亡率高达6%,是输血相关死亡的第二主要原因。主要由血浆中的HLA抗体引起,通过补体介导引发肺毛细血管内皮损伤和水肿,导致气体交换障碍和低氧血症。

五、注意事项

Rh阴性供血者的血浆可能含有抗D抗体,这些抗体可以导致Rh阳性患者的红细胞溶血。因此,在将Rh阴性供血者的血浆用于Rh阳性患者之前,必须先进行检测,确保供者血浆中不存在抗D抗体。此外,血浆输注可能引起患者红细胞溶血的原因不仅限于常见的ABO、Rh血型不合,还可能是由于供者血浆中存在其他红细胞血型不相容的抗体。这些抗体也可能引起某些患者的红细胞溶血。

创伤患者的复苏通常采用固定比例的血液制品(血浆、血小板、红细胞的比例为1∶1∶1)来控制出血,同时还能预防和纠正凝血功能障碍并减少晶体液的给予。2015年的一项前瞻性研究将血浆、血小板、红细胞的输注比例以1∶1∶1和1∶1∶2进行比较,发现1∶1∶2组能减少早期出血,但不能降低28天死亡率。在接受大量输血的体外循环心脏手术患者中,血浆与红细胞比例超过1∶1,患者30天生存率更高,脑卒中发生率更低。这些研究结果存在一定差异,仍需要进一步的大型、随机、多样本的多中心研究来提供证据。

在儿科,尽管儿科患者外源性和内源性凝血时间均延长,但其凝血系统似乎正常并能维持动态平衡。这一发现与血栓弹力图描述的结果相符合。有研究表明给予FFP输注的新生儿死亡风险增加了6倍。这可能是其检测方法没有考虑到新生儿生理上较低的抗凝因子(蛋白C和AT-Ⅲ)浓度,因此并没有反映出促凝因子和抗凝因子之间的实际平衡。另一项回顾性队列研究通过对590名(≤14岁)接受大量输血(24h输注超过40ml/kg血液制品)的创伤儿童进行研究,其结果则表明FFP与浓缩红细胞较高比例输注(尤其是≥1∶2)与24h较低死亡率相关,并且建议在有活动性出血的创伤儿童中保持FFP与浓缩红细胞的较高比例输注,至少为1∶2。这一研究结果进一步表明,在不同年龄段和病情下,血浆与红细胞的输注比例可能会有所不同,需要根据具体情况进行调整。

第五节　人血白蛋白

一、白蛋白概述

白蛋白是临床上常用的血浆蛋白制品，它是用低温乙醇法从血浆中分离制备的。白蛋白的最大优点是性质稳定，常用浓度为5%、10%、20%和25%。

1.白蛋白的理化性质　人血白蛋白是一种高度可溶性对称性蛋白，呈轻度不均一性。白蛋白分子大小为3.8nm×15nm。分子质量约67 000Da，有584个氨基酸残基，含有大量天冬氨酸和谷氨酸，而亮氨酸和色氨酸非常少。此外，白蛋白分子有17个二硫键以维持天然的四级结构以及对称的椭圆形状，亲水氨基酸在分子内呈均匀分布。浓度25%的白蛋白的黏度与全血相当。白蛋白溶液的pH多为中性。

2.白蛋白的代谢　白蛋白的半衰期约为20天，在正常情况下其合成率和分解率是相互平衡的。白蛋白的分解代谢主要在单核-吞噬细胞系统和胃肠道中完成，如输注过多的白蛋白或其他胶体液将抑制白蛋白合成并增加其分解。癌症、急性感染、术后、烧伤面积超过50%等情况下白蛋白分解率也会大幅增加。

3.白蛋白的生理功能

（1）维持胶体渗透压：白蛋白胶体渗透压占血浆总胶体渗透压的80%～85%，是球蛋白所形成的胶体渗透压的5倍，主要维持血容量和调节组织与血管之间水分的动态平衡。由于白蛋白分子量较大，难以通过毛细血管壁的孔隙，白蛋白形成的胶体渗透压与毛细血管的静力压相平衡，以此来维持正常与恒定的血浆容量，所以白蛋白的主要生理功能是维持血浆胶体渗透压。

（2）结合与运输血液中小分子物质：白蛋白带有19个高纯负电荷，能有效地发挥配基功能、基团清洁剂功能和多功能运输功能，转运多种离子、脂肪酸、激素和多种药物。白蛋白尚可结合毒性代谢产物，使其清除出体内。

二、应用指征

1.血浆置换疗法　在发达国家血浆置换多用白蛋白溶液作为置换液。有人认为，5%白蛋白是标准置换液，因为它几乎没有什么副作用。因为血浆置换存在发生输血相关病原体感染、过敏反应和输血相关急性肺损伤等不良反应的风险，所以使用白蛋白溶液或白蛋白与生理盐水、林格液等组成的等渗溶液作为血浆置换液是一种合理的选择。

2.纠正低蛋白血症　大面积烧伤的患者，损失了大量白蛋白，致使体内水分、盐类和蛋白等分布均发生一系列的变化，在初期复苏和毛细血管的通透性基本恢复后，输注适量的白蛋白制品可补充丢失的白蛋白，维持血容量，改善血流动力学状态。其他急性的白蛋白丢失如急性肾病、大量腹水腹腔穿刺术、蛋白丢失性肠病，可以在短期内适当补充白蛋白，直到痊愈或症状改善。此外，慢性肾病、严重肝病、持续蛋白丢失或白蛋白合成减少，均可导致低蛋白血症，可通过输注白蛋白予以纠正。大量临床研究结果表明，人血白蛋白对预防大量抽放腹水诱发的循环功能障碍、自发性细菌性腹膜炎诱发的肾衰竭、联合血管收缩剂治疗肝肾综合征有较好疗效。对于肝硬化并发症患者，以下三条满足其一，即可以考虑使用人血白蛋白：①无腹水患者血浆白蛋白浓度＜25g/L，有腹水患者血浆白蛋白浓度＜30g/L；②出现了低蛋白血症造成的功能障碍；③出现了相应的病理生理异常。

3.体外循环 在体外循环时，用晶体液和白蛋白组合成等渗液作为预充液要比全血更安全。一般是通过调整晶体液、白蛋白液的剂量和比例，控制患者手术中的血细胞比容为20%，白蛋白为25～30g/L。在心脏手术中使用血栓弹力图进行检查，发现输注白蛋白后最大血栓硬度、纤维蛋白形成和纤维蛋白原依赖性血栓强度没有改变，另一项随机对照试验结果显示，与输注晶体液相比，心脏手术期间白蛋白输注导致最大血块强度较弱（MA，59mm±6mm vs. 67mm±6 mm，P＜0.001），血凝块形成时间更长（α角：69°±5° vs. 74°±3°，P＜0.01），但两组术后出血量并无显著差异（P＝0.45）。

4.补充血容量、维持血液的胶体渗透压 血液的渗透压是以血浆渗透压为代表的，血浆胶体渗透压主要来自白蛋白。血浆渗透压正常范围约25mmHg或3.3kPa（波动于280～310mmol/L）。血浆胶体的临界值约为280mmol/L，相当于30g/L白蛋白或52g/L血浆蛋白，低于此值则可能出现水肿或腹水，应补充白蛋白。患者所需的白蛋白剂量（g）可按下列公式计算：白蛋白剂量（g）＝［期望达到的白蛋白水平（g/L）－现有的血浆白蛋白水平（g/L）］×2×血浆容量（L）。上述公式中"×2"是考虑到低蛋白血症患者通常存在组织间液内白蛋白的缺乏状态，组织间液将吸收所输注剂量的一半。实际剂量还应根据患者的具体检验结果而定。白蛋白的补充只要使血浆渗透压达到临界值即可。

5.新生儿高胆红素血症 由于白蛋白含有大量负电荷，血浆中全部胆红素都与白蛋白结合，应用白蛋白结合胆红素可降低胆红素脑病的发病率。在相应的换血治疗中，用白蛋白进行辅助治疗。

6.卵巢过度刺激综合征 卵巢过度刺激综合征患者，因为其毛细血管通透性增加而使血容量减少，预防性输注白蛋白可避免和纠正低血容量，挽救重症患者。

7.新冠患者白蛋白输注 在一组新冠患者随机对照试验中，两组均为D-二聚体升高且接受低分子肝素治疗的患者，治疗组补充白蛋白的剂量在前3天为80g/d，之后为40g/d，最长7天，对照组则不补充白蛋白。两组比较显示，只有在补充白蛋白治疗后，D-二聚体水平才显著降低。治疗结束时，接受白蛋白治疗的患者D-二聚体减少＞50%，而未接受白蛋白治疗的患者D-二聚体没有显著变化。相反，接受白蛋白治疗的患者血清白蛋白显著增加，平均达到＞35g/L。

三、输注方法

1.剂量 关于白蛋白的剂量，并没有适合所有临床情况的标准，应随着适应证和目的的不同而有所差异。当评价白蛋白用量是否合适时，应根据血清白蛋白水平、血压、血细胞比容、静脉和肺充血的程度等多项指标综合判断。美国规定，标准的成人白蛋白起始剂量是25g，根据患者的反应可在15～30min后重复输注，48h内可输注高达150g的白蛋白。

2.用法 白蛋白在使用前应当检查其浑浊度。虽然白蛋白并不一定要通过滤器输注，但仍推荐使用标准输血器。白蛋白不宜与氨基酸混合输注，可能会引起蛋白沉淀。

20%～25%白蛋白是高渗溶液，故不宜与红细胞混合使用。关于白蛋白溶液的最佳输注速度尚无明确的规定，应按患者的临床状况、治疗目的和治疗反应来决定。因为快速输注白蛋白可引起循环超负荷和肺水肿，所以当患者的血容量正常或轻度减少时，5%白蛋白输注速度应为2～4ml/min，而25%白蛋白输注速度不能超过1ml/min，儿童是成人输注速度的1/4～1/2。

在需大量放腹水（＞5L）的肝硬化患者身上，推荐给予白蛋白，剂量为每放1L腹水应用6～8g人血白蛋白。应在放腹水的最后阶段或者放腹水结束，并且放腹水所致的心输出量增加开始恢复至基线时，开始缓慢输注人血白蛋白以避免心脏超负荷。对肝硬化合并重症感染患者，国外研究中推荐白蛋白使用剂量第1天为1.5g/kg，第3天为1g/kg；国内有研究表明，人血白蛋白给药方案为第1天、第3天以及之后每3天1次，按照0.5～1.0g/kg使用，临床实践中须结合具体情况个体化治疗。

四、不良反应

1.循环超负荷　常用的人血白蛋白制品，除白蛋白外，均含有钠、其他的血浆蛋白以及稳定剂，这些物质有快速增加胶体渗透压、血管内容量的潜力和增加钠超负荷的风险，同时可导致稀释性贫血和电解质紊乱，这些不良反应对于心脏病患者更常见、更严重。因此，当输注白蛋白的剂型、剂量、速度控制不当时，就有可能会发生循环超负荷，应引起重视并采取适当措施，防止肺水肿和心力衰竭的发生。

2.低钙血症和高铝血症　由于具有高度负电荷的白蛋白能结合钙离子，可引起低钙血症形成维生素D无效性骨营养不良。此外，由于白蛋白制品含有微量的铝，大剂量使用可发生铝蓄积，特别是慢性肾功能不全的患者，可引起高铝血症，导致贫血以及严重进展性脑病。

3.病原体污染　白蛋白在制备过程中经过低温乙醇分离和巴氏消毒处理，病毒浓度明显降低，传染因子的传播也受到极大限制。截至目前，尚未见输注人白蛋白传播人类免疫缺陷病毒或丙型肝炎病毒的报道。虽然低温乙醇分离和巴氏消毒降低了细菌感染的风险，但并不能完全杜绝白蛋白产品的细菌感染。有研究报道，患者在接受白蛋白输注后发生了假单胞菌属菌血症。假单胞菌属、大肠杆菌、枯草杆菌、白念珠菌和表皮葡萄球菌等能在20%的白蛋白中生长,20%～25%白蛋白对许多细菌是一个良好的培养介质。患者输注污染的白蛋白可引起发热反应、暂时性菌血症、败血症和休克。

五、注意事项

（1）对白蛋白制品有过敏史、血浆白蛋白水平正常或偏高、体内容量负荷过重如充血性心力衰竭和肺水肿等患者均应慎用白蛋白制品。

（2）对于正在服用血管紧张素转换酶抑制剂治疗的患者，在输注白蛋白时，应减慢滴注速度，否则可能会引起低血压、心动过缓等不良反应。

（3）白蛋白中所含的必需氨基酸甚少，不宜用于静脉内补充营养。

（4）在急性失血引起血容量不足时，应先用晶体液充分扩容恢复组织灌注，若未充分扩容就输注白蛋白，反而可能会加重组织灌注不足，导致组织器官功能衰竭。

（5）不推荐人血白蛋白用于治疗无腹水的肝硬化外周水肿。

第六节 全 血

全血是指将人体一定量的血液采集入含有抗凝保存液的血袋中，不做任何加工的一种血液制品，包括血液的全部成分，即血细胞及血浆中各种成分。通常按"单位"供给，我国则将200ml全血定为1个"单位"。

1.新鲜全血 对新鲜全血的定义目前尚无统一标准，一般认为血液采集后24h以内的全血称为新鲜全血，其各种有效成分存活率在70%以上。

2.保存全血 将血液采入含有保存液容器后尽快放入（4±2）℃的冰箱内，即为保存全血。目前国内大多采用枸橼酸-枸橼酸钠-磷酸二氢钠-葡萄糖-腺嘌呤（citrate-phosphate-dextrose-adenine solution，CPDA）保存液来进行保存，保存全血的有效成分主要是红细胞、血浆蛋白和稳定的凝血因子。

全血输注作为临床治疗的一种重要手段已有百余年历史，但随着输血观念的转变，成分输血逐步取代了全血输注。但近年研究表明，在战争地区或者落后贫困的非洲地区，对大出血患者使用全血复苏与使用单一成分输血复苏的患者相比疗效相近，全血的优点也许是急性大出血患者复苏的一个更好的选择。2014～2017年，来自乌干达3家医院和马拉维1家医院的学者对3188名术前血红蛋白＜60mg/L的儿童的输血治疗中发现，与全血相比，接受成分输血的患儿需再次接受输血的概率更高，两组患儿28天与180天死亡率或再住院率并无差异，提示在资源紧缺地区，全血输注应该得到重视。

一、应用指征

1.急性大量出血 如产后大出血、大手术或严重创伤时，患者丧失大量血液，红细胞和血容量明显减少，当失血量超过自体血容量的30%并伴有明显的休克症状时，在补充晶体液和胶体液的基础上，可输注全血。

2.换血 新生儿溶血病患者经换血可去除胆红素、抗体及抗体致敏的红细胞。由于新鲜全血钾含量较低及2,3-二磷酸甘油的水平较高，有利于恢复机体氧的供应，因此可作为换血时的选择。目前主张用白蛋白和换血结合治疗，因白蛋白易与间接胆红素结合，效果比单纯用换血疗法好。另外，有研究表明，温暖的新鲜全血对于治疗严重创伤患者的凝血病有很好的效果，能降低肺水肿的发生，缩短呼吸机使用时间。但在实际工作中，由于条件受限，很难获得温暖新鲜全血。

二、输注方法

全血在室温中停留时间不应超过30min。输注时适当加温，但温度不宜超过38℃。输血时应首选Y型标准输血器。标准输血器的滤网孔径≤170μm，过滤面积为24～34cm²，可以滤除全血中的细小凝块，但不能滤除全血中的微聚物和白细胞。为防止输入的血液在进入心脏前从手术部位流失，头颈部和上肢的手术宜选用下肢静脉进行输血，而腹部、盆腔和下肢的手术应选用上肢或颈部的静脉进行输血，对新生儿输血或换血可选用脐静脉。

全血输注速度应根据情况而定，一般开始时输血速度应较慢，约5ml/min，

10～15min后可适当调快，1单位全血一般控制在30～40min输完较合适。

三、不良反应

（1）全血中含有白细胞和血小板，可以使受血者产生抗体，输全血比输成分血发生同种免疫的可能性更大，易引起非溶血性发热反应。

（2）对血容量正常的患者，大量输注易发生循环超负荷，发生急性肺水肿和心力衰竭，特别是老年人和儿童。

（3）全血中白细胞是血源性病毒传播的媒介物，如果没有去除血液中的白细胞，输血传播疾病的风险也会显著提高。

（4）全血中除红细胞外，其他各种成分基本丧失活性，全血的血浆内含有较高浓度的钠、钾、氨、乳酸，容易增加患者的代谢负担。

四、注意事项

（1）全血并不"全"。血液在体外需要与抗凝保存液混合才能不凝固，目前用于全血的保存液主要有3种，分别为酸性枸橼酸盐-葡萄糖保存液（acid-citrate-dextrose solution，ACD）、枸橼酸盐-磷酸盐-葡萄糖保存液（citrate-phosphate-dextrose solution，CPD）和CPDA，其保存全血的有效期前两者为21天，后者为35天。这些保存液主要是针对红细胞的特点而设计的，并未考虑在4℃时对白细胞、血小板和不稳定凝血因子的保护作用。血小板需要在（22±2）℃振荡下保存。如果在4℃保存1天，其功能和活性将丧失。白细胞中有治疗作用的粒细胞是一种寿命很短的细胞，很难保存。在4℃保存时，血浆中不稳定的凝血因子Ⅴ、Ⅷ亦很快失去活性。因此，试图靠输全血来补充各种血液成分的做法是不可取的。

（2）全血中虽含有多种成分，但各成分的浓度不高，临床疗效较差，即使是刚采集的全血，各种血液成分的活性正常，按临床治疗所需要血液成分的剂量计算，折合成全血所需要的量也很大，容易发生循环超负荷的风险。

（3）全血并非越新鲜越好，输血的主要目的是纠正贫血，改善组织氧的供应，保存期内任何一天的全血均能达到这一要求。如果是为了提高血小板、粒细胞和不稳定的凝血因子水平，则至少要用当天的全血。这样的全血在实践中难以得到，况且这种血液也不安全，如梅毒螺旋体在4℃冷藏的血液中3～6天后才失去活力和传染性。

（4）血液中不应添加药物，输血时除生理盐水外，不可向包括全血在内的任何血液成分中加入药物，以免产生药物配伍禁忌或发生溶血等输血不良反应。

（郝　宁　王文军　陈雁信　石永勇）

参考文献

曹庆盛，王明慧，2019. 辐照血液在血液学方面的临床应用［J］. 中国实验血液学杂志，27（6）：2030-2034.

陈骏萍，严敏，2011. 输血与血液保护［M］. 杭州：浙江大学出版社.

范玉萍，滕燕，任仟，等，2019. 中性粒细胞输注的现状及发展方向［J］. 中国输血杂志，32（12）：

1286-1291.

唐聪海，黄燕雪，林艺璇，等，2020. 输血不良反应相关因素分析［J］. 中国实验血液学杂志，28（3）：972-976.

吴建君，崔欣，赵树铭，2022. 粒细胞输注的临床应用进展［J］. 中国输血杂志，35（11）：1180-1183.

席惠君，叶萍，2010. 临床输血学［M］. 2版. 北京：科学技术文献出版社.

尹惠丽，高凤岩，2019. 不同红细胞制品治疗原发性AIHA的回顾性分析［J］. 临床血液学杂志，32（6）：443-445.

周吉成，胡丽华，马现君，等，2022. 创伤性出血患者血液管理专家共识（2022年版）［J］. 中国临床新医学，15（6）：469-476.

Al-Tawfiq JA, Hinedi K, Khairallah H, et al, 2019. Epidemiology and source of infection in patients with febrile neutropenia: a ten-year longitudinal study［J］. J Infect Public Health, 12（3）：364-366.

Black JA, Pierce VS, Kerby JD, et al, 2020. The evolution of blood transfusion in the trauma patient: whole blood has come full circle［J］. Semin Thromb Hemost, 46（2）：215-220.

Butler EK, Mills BM, Arbabi S, et al, 2019. Association of blood component ratios with 24-hour mortality in injured children receiving massive transfusion［J］. Crit Care Med, 47（7）：975-983.

Caraceni P, Angeli P, Prati D, et al, 2021. AISF-SIMTI position paper on the appropriate use of albumin in patients with liver cirrhosis: a 2020 update［J］. Blood Transfus, 19（1）：9-13.

Foukaneli T, Kerr P, Paula HB, et al, 2020. Guidelines on the use of irradiated blood components［J］. Br J Haematol, 191（5）：704-724.

George EC, Uyoga S, M'Baya B, et al, 2022. Whole blood versus red cell concentrates for children with severe anaemia: a secondary analysis of the Transfusion and Treatment of African Children（TRACT）trial［J］. Lancet Glob Health, 10（3）：e360-e368.

Hess AS, Ramamoorthy J, Hess JR, 2021. Perioperative platelet transfusions［J］. Anesthesiology, 134（3）：471-479.

Kundrapu S, Srivastava S, Good CE, et al, 2020. Bacterial contamination and septic transfusion reaction rates associated with platelet components before and after introduction of primary culture: experience at a US Academic Medical Center 1991 through 2017［J］. Transfusion, 60（5）：974-985.

Roquet F, Neuschwander A, Hamada S, et al, 2019. Association of early, high plasma-to-red blood cell transfusion ratio with mortality in adults with severe bleeding after trauma［J］. JAMA Netw Open, 2（9）：e1912076.

Tsukinaga A, Maeda T, Takaki S, et al, 2018. Relationship between fresh frozen plasma to packed red blood cell transfusion ratio and mortality in cardiovascular surgery［J］. J Anesth, 32（4）：539-546.

Violi F, Ceccarelli G, Loffredo L, et al, 2021. Albumin supplementation dampens hypercoagulability in COVID-19: a preliminary report［J］. Thromb Haemost, 121（1）：102-105.

Warner MA, Chandran A, Frank RD, et al, 2019. Prophylactic platelet transfusions for critically ill patients with thrombocytopenia: a single-institution propensity-matched cohort study［J］. Anesth Analg, 128（2）：288-295.

第八章

控制性低血压

控制性低血压（controlled hypotension）的概念最早是由 Cushing 等于 1917 年提出。但直到 1946 年才由 Gardner 等应用于临床实践之中。自 1948 年 Gillies 和 Griffiths 提出"椎管内低血压技术"后，术中控制性降压才逐渐普遍。20 世纪 50 年代，交感神经节阻滞剂次戊基三甲季铵（pentamethonium）系最早用于降低动脉血压的药物。1966 年，Eckenhoff 和 Rich 等进行了第一项对照研究，结果显示将平均动脉压降至 55 ～ 65mmHg 可以将失血减少 50%。随后出现的降压技术包括血管扩张剂（如硝普钠）、α_1 和 β_1 肾上腺素受体阻滞剂、使用吸入麻醉药（如氟烷）、β 肾上腺素受体阻滞剂。联合应用静脉降压药物与挥发性吸入麻醉药的方法，如硝酸甘油（nitroglycerine）和异氟烷（isoflurane）更加常见。随着瑞芬太尼及其他新药的问世，控制性低血压的方法也变得更加多样化。

控制性低血压又称为控制性降压技术，是一种通过药物或其他手段将基础平均动脉压降低 30%、平均动脉血压降低至 50 ～ 65mmHg 或将收缩压降低至 80 ～ 90mmHg 的方法，同时确保重要器官不会遭受缺氧缺血损害。具体降压程度和持续时间会视情况调整，并在终止降压后血压能迅速恢复至正常水平。

降低血压的主要目的是减少手术过程中的失血量，为手术提供清晰的操作视野，增加手术的安全性，并尽量减少输血需求。输血存在着传染疾病传播的风险，近年来倡导在围手术期适当减少输血实践，而控制性降压技术便是减少围手术期输血的有效手段之一。

本章主要论述：①控制性低血压的生理基础；②控制性低血压与失血量的关系；③控制性低血压对器官功能的影响；④控制性低血压的技术方法；⑤控制性低血压药物；⑥控制性低血压的适应证和禁忌证；⑦控制性低血压的临床管理；⑧控制性低血压的并发症。

第一节　控制性低血压的生理基础

一、维持血压的主要因素

决定动脉血压的因素包括心输出量、动脉内的血容量及动脉管壁的弹性。而影响动脉血压的因素包括：①外周血管阻力；②循环血量；③心输出量；④主动脉和大动脉的顺应性；⑤血液黏稠度。主要调节动脉血压的因素是前三种因素。

在机体循环相对稳定的情况下，平均动脉压（mean arterial pressure，MAP）＝心输出量（cardiac output，CO）× 外周血管阻力（systemic vascular resistance，SVR），或以中心静脉压（central venous pressure，CVP）来估算。即 MAP＝CO×SVR＋CVP。其中，心输出量是每搏输出量（stroke volume，SV）× 心率（heart rate，HR），即 MAP＝SV×HR×SVR＋CVP。按照此理论，如能在保持心输出量不变的情况下，将总外周血管阻力降低，可以达到降低血压的目的。

二、血容量和血管系统

人体血液分布的大致情况：13%分布于动脉血管（又称阻力血管系统），12%分布于肺循环，9%分布于心脏，7%分布于微循环，其余60%～70%分布于静脉血管。静脉血管的张力改变会对血容量产生较大影响。当静脉血管扩张时，血液会滞留于静脉系统中，导致回心血量减少，心输出量随之降低，进而引发血压下降。

人体的血管系统包括动脉、毛细血管和静脉。大动脉能够在心室舒张时储存势能，并在心室收缩时释放储存的势能来维持舒张压并推动血液继续流动。由于大血管的口径较大所以阻力较小，它们被视作低阻力血管，将血液输送到全身各器官。小动脉和微动脉是动脉系统中产生最大外周阻力的血管部分。它们的平滑肌层较厚且缺乏弹性，管径较小。因此这些血管称为阻力血管，能够通过神经和体液因素的调节对血压起重要作用。毛细血管则是为血液与组织液提供物质交换的地方。进入毛细血管的血流主要受到小动脉和微动脉阻力的控制。此外，毛细血管前括约肌也参与调节毛细血管的血流量。静脉相较于相应的动脉，具有较高的顺应性、较大的口径和较薄的管壁。因静脉能容纳全身循环血量的60%～70%，系血液储存库，故被称为容量血管。尽管静脉的平滑肌含量较少，但仍具备调节外周血容量的能力以满足循环需求。

第二节　控制性低血压与失血量的关系

一、血压降低与失血量减少程度的相关性

近年来，随着血液保护的观念越来越深入人心，控制性降压与失血量减少之间的关系也备受关注。早在1966年，Eckenhoff和Rich进行了一项对照研究，结果显示当平均动脉压降至55～65mmHg时，接受控制性降压的患者失血量相比对照组减少了50%。其他研究也证实，在下颌角整形术和青少年脊柱外科手术中，将平均动脉压降至55～65mmHg可以减少约一半的失血量。同样，在应用止血带的膝关节置换术中采用控制性降压可以将失血量从1800ml降至1000ml。针对全髋关节置换术的研究结果显示，控制性降压可以将失血量从1000ml降至600ml。最近的研究还显示，在根治性前列腺切除术和口腔颌面外科手术中，控制性降压可以明显降低失血量。这些研究结果表明，控制性降压可以明显降低手术中的平均失血量，降低幅度可达50%左右。

二、控制性低血压与心输出量的关系

通过降低动脉血压以减少失血量的应用原则已得到普遍公认，但此过程对心输出量的影响是临床医生最关注的问题。在降压过程中，应尽量避免心输出量的下降。心输出

量的变化与药物选择、全身血容量以及是否具有基础性疾病有密切的关系。Sivarajan等对择期行双侧下颌矢状切骨术的20例健康患者进行研究，发现用三甲噻芬进行控制性降压后心输出量减少了37%，但应用硝普钠者则心输出量增加了27%，两组患者失血量无显著的差异。

三、体位改变与减少失血量

通过改变患者体位的方式来减少失血量是临床常用方法之一。将手术部位保持在较高水平线（高于心脏水平），能使手术部位的平均动脉压维持在50～65mmHg，从而减少失血量，并保持术野的清晰可见性。此外，通过采用间歇正压通气来控制呼吸，可以增加胸内压力并减少静脉回流，从而降低失血量。这些方法在临床上已被广泛应用。

第三节　控制性低血压对器官功能的影响

控制性降压是通过降低外周血管阻力以降低动脉血压的方法。然而，在降低血压的同时，需要确保足够的器官血流灌注，因为稳定的心输出量对维持组织灌注至关重要。充足的心输出量可以提供足够的氧和营养物质，并有效清除组织中的代谢物。

维持心输出量的关键是平衡前负荷、后负荷、心肌收缩力和心率。其他重要因素包括患者的身体状况、辅助药物和术中使用的呼吸机控制模式等。足够的有效循环容量是保证器官充分血流灌注的必要条件。在实施控制性降压时，应评估血容量，以确保器官处于最佳功能状态。

一、神经系统

平均动脉压在60～150mmHg范围内时，脑血管可以通过自身调节使脑血流量保持恒定，即维持50ml/（100g·min）的正常血流量。影响脑血管自身调节的最重要因素是脑灌注压（cerebral perfusion pressure，CPP），即脑动脉血流入压（相当于MAP）与颅内压（ICP，相当于颈内静脉压）的差值，CPP = MAP - ICP。

在保证脑灌注的前提下，控制性降压的幅度成了临床实践中的争议热点。有研究利用放射性氙气清除率、脑电图和测量颈静脉氧含量等方法来研究控制性降压期间保持适当的脑灌注。根据研究，对于正常体温的患者，安全的最低MAP范围为50～55mmHg，在这个范围内，脑血流量（CBF）仍然能够自我调节。一旦MAP低于这个限度范围，CBF将随着动脉血压下降而减少，可能导致脑缺血并影响脑功能。

需要注意的是，当血压低于能够自我调节低限时，脑灌注压开始下降，但与脑缺血发生仍有一段距离。已证实当平均动脉压被降至低于自身调节低限时，也不会发生脑缺血。正常大脑氧代谢可随CBF减少而降低。当动脉血压明显下降，CBF低至20ml/（100g·min）时，正常成人不可耐受，老年患者更不能耐受如此低的CBF水平。但儿童可耐受动脉血压降至35～45mmHg水平。

高血压患者脑血流自动调节曲线右移（图8-1）。针对高血压患者，为了保持脑血流的自我调节能力，他们的安全血压下限和脑灌注下限要高于正常血压的人群，因此需要维持较高的脑灌注压。在经过有效的抗高血压治疗后，脑血流自我调节曲线可以恢复

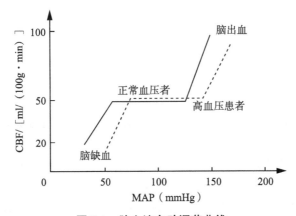

图8-1 脑血流自动调节曲线

高血压患者的曲线较正常人右移，MAP：平均动脉压，CBF：脑血流量

到正常位置。因此，对于已经通过药物控制高血压的患者，实施控制性降压仍然是安全的。

在外伤性脑膨出、肿瘤或脑血管痉挛等病理状态下，脑血流的自身调节能力会受到限制。在这些情况下，脑灌注压会随动脉血压的降低而下降。在缺乏自身调节能力的脑组织中，由于局部脑水肿的存在，即使维持较高的动脉压力，该区域的脑灌注压仍然较低。因此，在这种情况下，需要保持较高的脑灌注压（CPP）和脑血流量（CBF），以预防脑缺氧造成的进一步损害。如果患者存在颅内压增高的情况，在切开硬脑膜之前不要进行控制性降压，除非手术前已经监测到颅内压，进行控制性降压会导致脑血流量急剧降低，从而导致脑缺血事件的发生。

在控制性降压期间，动脉血二氧化碳分压（$PaCO_2$）对脑血流量（CBF）有显著影响。每升高 1mmHg 的 $PaCO_2$，CBF 增加约 2.65%。当 $PaCO_2$ 从 20mmHg 升高至 70mmHg 时，CBF 与 $PaCO_2$ 呈线性关系。然而，当血压进一步降低时，这种关系的相关性逐渐减弱。当 MAP 降至低于 50mmHg 时，CBF 对 $PaCO_2$ 的变化不再产生影响（图8-2）。

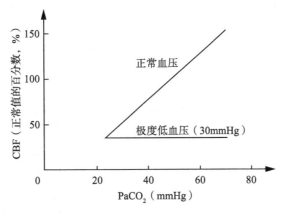

图8-2 脑血流量与二氧化碳分压相关图

$PaCO_2$：动脉血二氧化碳分压；CBF：脑血流量

二、循环系统

在控制性降压期间，必须确保心肌获得充足的氧供以满足其代谢需求。冠脉血流的自身调节范围通常在50～150mmHg，心肌的氧耗取决于心室壁张力、心率和心肌收缩力，而冠脉血流量则受平均动脉压和冠脉血管阻力的影响。类似于大脑和肾脏等重要器官，为了确保充足的心肌氧供，冠脉血流通过调节冠脉血管阻力来进行自身调节。与脑组织不同，当动脉血压和心输出量下降时，心肌的氧耗也会相应减少。然而，对于存在冠状动脉疾病的患者来说，由于冠状动脉狭窄的存在，其自身调节范围的下限会显著增加，血管的扩张能力下降，心肌完全依赖动脉血压来维持足够的血液供应。在这种情况下，控制性降压可能会增加术中心肌梗死的风险。因此，这一类患者在围手术期间，血压应维持在较高水平。心肌的血流灌注主要发生在心脏舒张期，舒张期的压力是决定心肌灌注程度的关键，因此舒张期的血压不应低于40～45mmHg。

心输出量和冠脉血流也会受到$PaCO_2$的影响。当$PaCO_2$处于20～40mmHg范围内时，主要影响脑循环。当$PaCO_2$升高至40～55mmHg时，心输出量也会相应增加。然而，当$PaCO_2$升至70mmHg时，可能会出现与年龄相关的心肌抑制。控制性降压合并低二氧化碳血症会直接导致心肌抑制。

总之，在实施控制性降压的整个过程中，都需要始终关注心肌的灌注情况。可以通过密切观察心电图的变化来初步评估情况。一旦出现可疑的心肌缺血征象，应立即停止控制性降压操作。

三、呼吸系统

在降压过程中，可能会出现动脉氧分压下降和肺泡−动脉氧梯度增加的现象。这可能与肺内通气/血流比例失调和生理性无效腔增大有关，而肺内分流通常不受影响。一些研究表明，当应用硝普钠进行降压时，如果能够保持足够的血容量和心输出量，在控制性机械通气时可能不会增加生理性无效腔。对于慢性阻塞性肺疾病（COPD）患者而言，控制性降压并不会改变已经存在的分流分数。在正常患者和COPD患者中，硝酸甘油和硝普钠的反应类似。使用硝普钠可能会增加肺内分流分数，这可能与硝普钠抑制由低氧引起的肺血管收缩有关。

四、肾脏

正常情况下，肾脏的血流量占整个心输出量的20%～25%。肾脏具有良好的自身调节能力，平均动脉压在80～180mmHg范围内都可维持良好的调节能力。然而，在全身麻醉状态下，肾血管的自身调节能力会受到抑制，中度的降压（收缩压80～90mmHg）就会导致肾血流量和肾小球滤过率降低。此时，肾血流主要取决于动脉血压和循环中的儿茶酚胺水平。当收缩压低于70mmHg时，由于肾小球有效滤过压丧失，将不再产生尿液。此外，肾脏的氧耗为8～10ml/（100g·min），其中皮质部分的氧耗最高，髓质部分最低。当肾脏氧分压降至50mmHg时，肾血流并不会受到影响，但高碳酸血症可能会激活交感神经，导致肾血流减少。因此，在控制性降压过程中需要监测呼气末二氧化碳水平。

五、内脏循环

内脏循环具有丰富的交感神经支配，并受其控制。肝脏作为内脏器官的重要组成部分，具有双重血液供应。然而，肝脏血管的调节功能有限，因此在控制性降压期间容易导致肝脏灌注不足和肝细胞缺血缺氧。交感神经的优势支配作用可以通过影响血液中的二氧化碳、氧分压和pH来影响肝脏血流。此外，手术应激、麻醉药物或外源性血管加压药物也可能降低肝脏血流。如果使用腰麻或硬膜外麻醉进行控制性降压，肝脏的血流灌注压力也会下降。虽然在控制性降压期间肝血流下降是不可避免的，但肝脏对控制性降压具有一定的耐受性，并且尚未有因肝脏低灌注而导致术后肝功能异常的报告。

另一个重要的内脏器官是胃肠道，它的血管自身调节能力较差，在严重低血压时易出现内脏低灌注状态。手术刺激会增加交感神经的兴奋性，导致内脏血管收缩。相比于氟烷或恩氟烷，异氟烷可以更好地维持胃肠道的血流和供氧，与快速康复外科技术联合应用，对胃肠道功能具有保护作用。

然而，临床上对内脏循环的监测仍然存在困难。目前有一些临床研究证实胃肠道黏膜内pH（pHi）和胃肠道黏膜局部二氧化碳（$PrCO_2$）监测内脏血流有效，但这些方法尚未在临床上得到广泛应用。

六、眼

眼压是眼内血液和房水压力的总和。当动脉血压下降时，眼内压力也会下降。眼球具有两个独立的血管系统：视网膜血管系统和虹膜血管系统。虹膜血管系统的特点是毛细血管前括约肌能够保持稳定的血流量。由于虹膜血管系统为眼睛提供大部分的血液供应，突然降低平均动脉压可能会导致眼内压力下降，并可能引发视物模糊或偶发的视力损失等并发症。因此，在某些特殊手术体位，如脊柱外科手术中的俯卧位手术，控制性降压时需要保护患者的眼睛，维持良好的血流和眼部局部压力非常重要。

七、皮肤和肌肉

在控制性降压过程中，皮肤和肌肉的血流量会减少，然而这种减少的血流量不会引起皮肤和肌肉缺血坏死的情况。在控制性降压过程中，更重要的是维持心脏、脑等重要内脏器官的血流供应和氧输送。

综上所述，控制性降压技术在减少术中出血的有效性和安全性方面已经得到多项研究的验证，但同时也应该重视在降压过程中维持全身脏器的灌注。控制性降压并非没有危险，使用时必须充分权衡利弊。麻醉医师需要根据患者的病情进行个体化分析，明确平均动脉压的安全范围，维持适当的控制性降压幅度，这样可以最大限度地减少术中出血风险，并确保患者的安全。

第四节　控制性低血压的技术方法

一、生理学技术

通过改变体位、利用机械通气的血流动力学效应、控制心率和调整体循环血容量等生理学方法，可以结合降压药物来降低血压至目标水平。改变体位使手术部位高于心脏，可以降低该部位的血压和静脉压，但需要注意这可能会增加空气栓塞的风险。机械通气的血流动力学效应也可以用于降低血压，例如过度通气可引起血管收缩，从而降低血流量；应用这些生理调节方法可有助于减少药物的用量，避免其潜在的毒性作用。然而，对于每位患者，麻醉医师需要根据其具体情况进行个性化分析和调整。

二、药理学技术

理想的控制性降压药物应满足以下条件：①易于使用；②起效迅速；③停药后血压能够迅速恢复；④无毒性代谢产物；⑤对重要器官的血流影响较小；⑥具有可调控性和剂量依赖性的药效动力学特性；⑦在神经外科手术中不增加脑容积或影响脑血流的自身调节。

尽管目前尚无能够完全满足以上所有条件的理想药物，但许多麻醉药和血管活性药物已成功应用于控制性降压，包括：①挥发性麻醉剂（如氟烷、恩氟烷、异氟烷、七氟烷和地氟烷）；②静脉麻醉药物（如丙泊酚、阿片类药物、右美托咪定）；③直接作用的血管扩张剂（如硝普钠、硝酸甘油和嘌呤类衍生物等）；④交感神经节阻断药（如三甲噻芬）；⑤α_1肾上腺素受体阻断药（如酚妥拉明和乌拉地尔）；⑥β肾上腺素受体阻断药（如美托洛尔和艾司洛尔）；⑦α和β肾上腺素受体联合阻断药（如拉贝洛尔）；⑧钙通道阻断药（如尼卡地平等）。

三、蛛网膜下腔和硬膜外麻醉

1940年，Griffiths与Gillies首次使用蛛网膜下腔阻滞技术降低血压并减少出血量。1952年，Greene提出了全身麻醉结合高位椎管内麻醉来降低血压，从而减轻低血压引起的应激反应。硬膜外阻滞麻醉技术，在20世纪50年代早期被推崇，至今仍被认为是一种有效的控制性降压方法。局部麻醉药物的神经阻滞作用也是控制性降压的有效机制之一。蛛网膜下腔麻醉和硬膜外麻醉可以使小动脉和静脉扩张，从而静脉回流和心输出量减少，导致血压下降。值得强调的是，硬膜外麻醉技术特别适用于下腹部和盆腔手术，可以用于控制性降压以减少出血量。

然而，椎管内麻醉也存在一些缺陷。虽然椎管内麻醉可以阻断交感神经，使周围血管扩张，静脉回流和心输出量减少从而降低血压，但它也存在一些难以预测和控制的缺点。由于药物剂量与药效之间关系的不确定性，阻滞平面和低血压的程度难以预测和调节，并且持续时间不稳定。同时，椎管内麻醉只适用于腹部和下肢等特定部位手术，使用任何局部麻醉药物后，血压降低的起效时间通常需要超过10min，且血压降低的程度有可能超过安全范围的最低值，导致不可控的降压效果。此外，如果阻滞平面扩展至胸部中段区域，还会影响心脏的交感神经功能，并可能抑制代偿性心动过速的发生。

第五节　控制性降压药物

一、挥发性麻醉药

用吸入麻醉气体实现控制性降压具有以下主要优点：①降压速度快；②应用简便，适用于短期降压需求；③易于控制低血压程度及恢复。然而，使用吸入全身麻醉药物进行降压时需要平衡其优缺点，因为长时间高浓度吸入麻醉药对器官功能有负面影响。为了提高安全性并减少并发症的发生，必须了解各种吸入全身麻醉药物降压的利弊。需要注意的是，由于吸入全身麻醉药物无法抑制压力感受器反射和交感刺激，使用它们来降压可能会引发反射性心动过速，并增加术后反跳性高血压的风险，特别是高浓度吸入麻醉药还会干扰诱发电位的监测，因此在需要监测的手术中不宜使用。

1.氟烷（halothane）和恩氟烷（enflurane）　使用吸入氟烷和恩氟烷进行控制性降压的方法弊大于利。氟烷具有心肌抑制作用，可以导致剂量依赖性的动脉压、心输出量和每搏量的降低，以及右心充盈压的增加。氟烷也会扩张皮肤血管，并且增加肾血管阻力，因此全身血管阻力并没有显著降低。此外，氟烷可以降低脑血管阻力，增加脑血流量，但高浓度氟烷会破坏脑血流的自身调节功能，导致颅内压升高。

与氟烷类似，恩氟烷也会抑制心肌功能并增加颅内压等不利影响，当患者合并低碳酸血症时，恩氟烷还可能诱发抽搐。此外，长时间暴露于高浓度的恩氟烷下，其代谢产物氟化物可能导致神经系统和肾脏的毒性反应。

2.异氟烷（isoflurane）　研究结果表明，异氟烷通过降低全身血管阻力来降低血压，同时保持心输出量的稳定。只有当异氟烷将平均动脉压降至40mmHg时，心脏指数才会显著下降。由于异氟烷会扩张全身血管，通常会引起反射性心动过速，因此需要与β肾上腺素受体阻滞剂联合使用。对于老年人或慢性高血压患者，如果存在血容量不足，降低血压将显著减少心输出量，并可能导致严重后果。多数人建议采用适量浓度的异氟烷与具有保持心输出量的降压药物联合使用，以减轻由单独使用异氟烷作为降压药物所带来的负面效应和各种药物的副作用。

3.七氟烷（sevoflurane）和地氟烷（desflurane）　七氟烷的降压作用与异氟烷基本相似，也是通过降低全身血管阻力来降低血压。在中等或高浓度下，七氟烷可以扩张外周和冠脉血管，并且不具有肝毒性。七氟烷和地氟烷具有较低的血/气分配系数，这使得它们比异氟烷更容易控制。作为控制性降压药物，七氟烷似乎优于其他药物。在控制性降压过程中，七氟烷不影响心率，而9%的地氟烷在维持麻醉时可能会导致心率加快。1%～3%浓度的七氟烷不会影响中心静脉压、交感神经活性和血浆去甲肾上腺素浓度，而等效浓度下的地氟烷会明显影响这些指标。此外，快速增加七氟烷吸入浓度除了降低平均动脉压外，不会影响心率和交感神经活性，但快速增加地氟烷吸入浓度则会明显增加交感神经活性，并导致心率和平均动脉压升高。在动物实验中，应用七氟烷将平均动脉压降至50mmHg时仍可维持全身血管阻力，这一结果优于异氟烷。

总之，吸入麻醉药在控制性降压中具有许多优点，包括易于控制和给药、同时具有降低血压和麻醉效果、停药后快速恢复等。但是在特殊人群中，吸入高浓度的麻醉药仍有可能导致一些副作用。然而，吸入麻醉药在控制性降压中仍需要与其他药物联合使用，以尽量达到控制血压而又无副作用的效果。

二、静脉麻醉药物

1.丙泊酚（propofol） 丙泊酚是一种常用于麻醉诱导和维持的药物，在麻醉诱导期有降低动脉压的显著作用。在没有心血管疾病的患者中，给予丙泊酚诱导剂量（2～2.5mg/kg）可使收缩压下降25%～40%。平均动脉压和舒张压也会出现类似变化。丙泊酚还对右室功能产生影响，可以显著降低右室收缩末期压力–容积曲线的斜率。丙泊酚还可以降低瓣膜性心脏病患者的肺动脉压和肺毛细血管楔压，这可能是前负荷和后负荷均降低的结果。丙泊酚的血流动力学反应相对于其催眠作用而言较为滞后。丙泊酚的起效半衰期在催眠作用方面为2～3min，在影响血流动力学的抑制作用方面约为7min。

2.阿片类镇痛药 阿片类药物因具有镇痛作用通常应用于麻醉，一些阿片类药物可引起低血压，因而曾与其他药物合用于控制性降压。瑞芬太尼的出现，使得阿片类药物可用于控制性降压。瑞芬太尼是短效μ阿片受体激动剂，其消除半衰期极短，并且除镇痛作用外，还可辅助其他药物将患者血压降至理想水平。在中耳手术中，通过多普勒血流速度测量得知，瑞芬太尼可减少血流，保持清晰术野，并且不损害耳部微循环，也不伴随并发症。与丙泊酚和七氟烷合用时，瑞芬太尼可替代硝普钠或艾司洛尔用于中耳手术的控制性降压。

与地氟烷、异氟烷或七氟烷合用时，瑞芬太尼同样可以安全地提供理想术野。在内镜鼻窦手术中，瑞芬太尼与丙泊酚合用可减少失血并提供更理想的术野，这一效果优于阿芬太尼与异氟烷合用麻醉、舒芬太尼与七氟烷合用麻醉或芬太尼与异氟烷合用麻醉。

瑞芬太尼复合吸入麻醉药或丙泊酚是目前最佳的控制性降压技术。由于不需额外使用血管扩张药，避免了药物的多重副作用，具有较好的风险收益比。

3.可乐定（clonidine） 可乐定是一种常用的中枢性降压药物，通过刺激中枢α_2受体发挥作用。与其他降压药物联合使用可以显著改善控制性降压效果，降低耐药性发生率，并抑制降压期间的交感–肾上腺髓质反应和抗利尿激素分泌，从而降低心动过速和反跳性高血压的风险。在术前使用1.5μg/kg和20μg/kg的可乐定能剂量相关地抑制降压期间血儿茶酚胺的升高。使用5μg/kg或20μg/kg的可乐定分别能降低降压期间硝普钠用量的47%和81%。然而，停止使用可乐定后仍可能出现明显的血流动力学波动和低血压，降压的可控性较差。因此，在临床麻醉期间，可乐定在控制性降压中的应用选择、使用剂量和方法仍需要进一步研究和讨论。

4.右美托咪定（dexmedetomidine） 右美托咪定作为一种高选择性的α_2肾上腺素受体激动剂（α_2肾上腺素受体与α_1肾上腺素受体选择性比为1600∶1），具有镇静和镇痛特性，通过去甲肾上腺素和肾上腺素血浆水平的降低而降低血压，快速地消除和分布的特点使其成为静脉输液的理想选择。右美托咪定通过激动突触前膜α_2肾上腺素受体，抑制去甲肾上腺素的释放，同时通过激动突触后膜受体，抑制交感神经活性从而降低血压和心率，其不但具有镇静镇痛的作用，而且与吸入麻醉药或静脉麻醉药复合使用，可以提高术中控制性降压的质量和效果。成人剂量：配成4μg/ml浓度以0.5～1μg/kg剂量缓慢泵注10min，继以0.2～0.8μg/（kg·h）维持泵入。目前已有许多临床研究证实右美托咪定可更有效地提供良好的手术条件及良好的控制性降压，更少的阿片类药物或镇痛用药。但应慎重考虑出现恢复期长、心动过缓等并发症的可能性。

三、静脉降压药物

静脉注射药物已经在临床上广泛用于控制性降压。随着微量注射泵的普及，静脉降压药物的使用变得更加方便、简单，并且具备更好的可控性和安全性。相较于麻醉药物，静脉注射药物的效果更为令人满意，特别适用于需要长时间进行控制性降压的情况。不同的药物具备不同的药理特性，这也提示了联合使用多种药物相较于单独使用某种药物更为合适。下文将介绍一些常用的静脉降压药物。

1.硝普钠（sodium nitroprusside） 硝普钠是一种直接的外周血管扩张药物，通过作用于小动脉内皮细胞，利用精氨酸酶催化的硫基反应释放一氧化氮，从而使得中小动脉血管的平滑肌松弛、扩张，舒张阻力血管，并引起动脉扩张。硝普钠起效迅速（<30s）、作用时间短暂，通过微量泵输注方法易于控制血压达到所需水平，并且能够维持稳定的血压，停止输注后2min内血压即恢复到正常水平。

硝普钠对心肌收缩力无影响，每搏量不变，但由于周围血管扩张，压力感受器反射性引起心率加快，心输出量增加。但应注意，其对心输出量和每搏量的影响与控制性降压前血液循环容量和心脏充盈压有关。若前负荷不足、低血容量，血压下降后心输出量亦随之降低。

硝普钠应用于控制性降压也存在下述不足，包括：①快速耐药；②反跳性高血压；③心肌缺血；④颅内压升高；⑤增加肺内分流；⑥氰化物中毒。硝普钠快速耐药现象的症状表现为肌痛、意识模糊、视物模糊、眩晕、头痛、恶心和呕吐等。氰化物中毒表现为恶心、呕吐、肌肉痉挛、抽搐、血压不易恢复正常。此时应立即停药，吸入纯氧，同时使用50%硫代硫酸钠或维生素B$_{12}$治疗。

因为硝普钠快速耐药的机制非常复杂，临床必须遵从给药指南，避免中毒。用药前应明确掌握用药剂量、用药速度和用药总量等，一般认为成人静脉泵注开始剂量为0.5μg/（kg·min）。根据治疗反应以0.5μg/（kg·min）递增，逐渐调整剂量，常用剂量为3μg/（kg·min），极量为10μg/（kg·min），24h累计安全剂量为不超过2μg/（kg·min）。小儿常用量：静脉滴注，剂量为1.4μg/（kg·min），按效应逐渐调整用量，如用量增加或时间过长应改用其他降压药并保障安全。

2.硝酸甘油（nitroglycerin） 硝酸甘油是一种常用的降压药物，通过扩张静脉和动脉来实现降压作用。它的半衰期较短，并且不产生毒性代谢产物。在临床实践中，硝酸甘油的降压效果与患者的血容量状况密切相关。它主要通过扩张容量血管来降低周围血管阻力，尤其是静脉扩张对降压起主要作用。然而，当前负荷显著减少时，心输出量可能会下降，从而导致交感神经活动增加、心率加快和心肌收缩力增加。

相比硝普钠，硝酸甘油起效较慢但作用时间较长，降压效果不如硝普钠显著。然而，硝酸甘油有一些优点，如停药后仍有持续的血管扩张作用，不会引起反跳反应，也没有毒性代谢产物的生成，不会导致心肌缺血等。硝酸甘油可能引起心动过速，增加脑血流量和增加肺内动静脉分流。即使在已经打开硬脊膜的情况下，两种硝酸盐类药物都可能引起脑血流明显增加和明显脑水肿，应考虑辅助应用降低颅内压的措施。此外，应注意低血容量的患者使用硝酸甘油可能导致血压急剧下降，并可能出现冠脉缺血。硝酸甘油的使用方法：起始剂量为5μg/min，最好通过输液泵以恒定速率输入。用于降低血压或治疗心力衰竭时，每3～5min可增加5μg/min，如果在20μg/min时无效，可递增至10μg/min，随后可达到20μg/min。不同患者对本药物的反应存在很大个体差异，应根据个体的血压、心率和其他血流动力学参数来调整用量。另外，当硝酸甘油的用量超过5mg/kg时，可能引发高铁血红蛋白血症。

3.嘌呤类衍生物（purine derivative） 腺苷是ATP代谢产物，其在体内迅速代谢成尿酸。腺苷在体内可引起剂量依赖的体循环和冠状动脉扩张，并迅速导致低血压。输注腺苷后，可增加血浆中肾素的活性和儿茶酚胺的水平。此外，腺苷还可扩张脑血管，增加脑血流量，并削弱脑微循环的自身调节。腺苷的血浆半衰期非常短，仅为10～20s，因此建议通过中心静脉给药。在外周给药时，药物在到达小动脉血管平滑肌之前会部分分解，因此需要比中心静脉给药时的剂量高出40%。

双嘧达莫可以抑制腺苷的降解，当与腺苷合用时，可以减少高剂量腺苷引起的副作用。虽然腺苷不会引起快速耐药、反跳性高血压和心动过速，但它可以减慢心内传导，引起冠脉血管扩张和血流再分配，增加心肌缺血的可能性。由于使用腺苷需要与双嘧达莫合用，造成了较高的治疗费用。与其他药物相比，使用腺苷实现控制性降压的风险收益比很低。

4.酚妥拉明（phentolamine） 酚妥拉明（利其丁）是一种非选择性α肾上腺素受体阻滞剂，通过拮抗肾上腺素和去甲肾上腺素的作用来扩张血管，从而降低血压。在手术中，可通过静脉注射2～5mg的酚妥拉明或持续静脉滴注0.5～1mg/min来处理血压升高。注射后，血压2min内下降，持续15～30min，停药后15min内恢复基础水平，但可能发生高血压反跳。酚妥拉明不影响颅内压，但给药后10min可降低颅内灌注压，所以不推荐用于降低颅内压。酚妥拉明可拮抗儿茶酚胺效应，常用于嗜铬细胞瘤手术降压。

5.乌拉地尔（urapidil） 乌拉地尔有两个降压机制：①阻断外周α$_1$肾上腺素受体；②阻断中枢神经系统的5-羟色胺受体。通过阻断外周的α$_1$肾上腺素受体，乌拉地尔可以引起血管扩张，从而降低血压，并且它对中枢神经系统具有自我调节的降压效应，即使使用较大剂量，也不会导致过度低血压。因此，乌拉地尔是诱导中度低血压（平均动脉压为70mmHg）最适合的药物之一。乌拉地尔给药后不会增加交感神经活性，对颅内压和血管弹性也没有影响。使用乌拉地尔将平均动脉压从（107±13）mmHg降至（70±13）mmHg时，脑血流保持不变。乌拉地尔的首次给药量通常为10～15mg，持续使用20～25min，如有需要可以重复应用。在嗜铬细胞瘤手术中，乌拉地尔相较于硝普钠能更好地控制血压水平，同时保持心率稳定，避免发生反跳性高血压。

6.艾司洛尔（esmolol） 艾司洛尔是一种选择性β$_1$肾上腺素受体阻滞剂，静脉注射后，在3min内开始发挥作用，但作用时间很短，大约持续10min。艾司洛尔经由红细胞酯酶水解进行代谢，不依赖于肝肾功能进行排泄。通过阻断β肾上腺素受体，艾司洛尔可降低心率和心输出量，同时降低血浆儿茶酚胺浓度和肾素活性，从而引起动脉血压下降，具有稳定的降压效果。然而，艾司洛尔也具有心肌收缩抑制作用，可能增加外周血管阻力，存在导致心力衰竭的风险，在使用艾司洛尔时需要谨慎。

在手术中使用艾司洛尔时，初始剂量为0.5mg/kg，1min内给予，然后以$0.05 \sim 0.1$mg/（kg·min）的平均滴速维持给药，最大维持剂量为0.3mg/（kg·min）。然而，当剂量高于$40 \sim 100$倍时，艾司洛尔会抑制支气管和血管平滑肌的β_2受体，导致气道阻力增加，可能引发支气管痉挛。由于艾司洛尔的心肌抑制作用，在与其他药物联合使用时需要小心，通常只在短期降压时使用。与吸入性麻醉药或瑞芬太尼相比，艾司洛尔的风险收益比也不理想。

7. 美托洛尔（metoprolol）　美托洛尔是一种选择性的β_1受体阻滞剂，可以明显减慢心率、降低血压，并有效抑制肾上腺素或异丙肾上腺素引起的血压升高和心率加快，同时降低心肌耗氧量。在较高剂量时，它也具有轻微的β_2受体阻滞作用，但对周围血管收缩和支气管收缩的作用较少。通常与其他药物联合使用来进行控制性降压。首次药量一般为$2 \sim 3$mg，在$2 \sim 3$min内开始发挥作用。药效持续时间为$15 \sim 25$min。根据需要可以重复应用，但应注意适当减量。

四、联合用药控制性降压

不论静脉降压药物还是吸入性麻醉药或阿片类药物，单独大剂量使用时均存在副作用。如大剂量的硝普钠能产生氰化物中毒，为了避免这些问题，提倡联合用药实施控制性降压。已证实联合用药是一种有效、快速、恢复快的降压方法，由于不需额外使用血管扩张药，可减少各药物的使用剂量及毒副作用，具有极佳的风险收益比。瑞芬太尼与吸入麻醉药或丙泊酚合用，是目前最佳的控制性降压技术。

第六节　控制性降压的适应证和禁忌证

一、适应证

（1）复杂大手术和出血风险高的手术，如神经外科手术、大型骨科手术（如全髋关节成形术或复杂的脊柱手术）、动脉瘤切除手术以及头颈部手术等。

（2）需要显微外科手术和良好视野的手术，如中耳手术、整形外科手术和口腔颌面外科手术等。

（3）某些宗教信仰禁止输血的患者。

（4）无法提供大量快速输血或有输血禁忌的患者。

（5）麻醉期间可能导致严重不良后果的血压、颅内压和眼内压过度升高的患者。

二、禁忌证

针对每位患者的器官灌注情况需要进行个性化评估，并且现在有更好的药物、更严密的监测和更先进的技术可用于控制性降压。虽然禁忌证已相对放宽，但仍需考虑一些相对禁忌证。

（1）存在重要脏器实质性病变的患者，如脑血管病、心功能不全、肝肾功能不全。

（2）存在血管病变的患者，包括周围血管病变、冠脉疾病、肾血管疾病和其他器官灌注不良的情况。

（3）低血容量或严重贫血的患者。

三、特殊患者进行控制性降压的问题

对于长期患有严重高血压的患者，需要谨慎进行控制性降压。正如前面提到的，通过良好的抗高血压治疗，高血压患者的脑血管自身调节能力可以恢复到正常水平。只要措施得当，对这些高血压患者进行控制性降压是安全可行的，不是绝对禁忌证。然而，对于术前未经药物控制血压的患者，可能存在安全隐患。此外，需要注意的是，治疗高血压的药物可能会与控制性降压药物和麻醉药物产生相互作用。高血压患者也可能对血管扩张药物和抗肾上腺素药物更为敏感，因此在对高血压患者进行控制性降压时需要综合考虑多种因素。

需要注意的是，在大脑血管瘤手术中，通过控制性降压在理论上可以降低血管瘤破裂的风险。在开颅手术前，无论是增加平均动脉压还是降低颅内压，都会增加动脉瘤的跨壁压力（MAP-ICP），进而增加动脉瘤破裂的危险性。同时，药物控制性降压可能会导致脑血管痉挛和周围组织缺血等不良情况。因此，在开颅手术前不宜进行控制性降压，开颅后在瘤体暴露后谨慎进行控制性降压，可以显著减少瘤体破裂的风险。

第七节　控制性低血压的临床管理

在临床实践中进行控制性降压时，麻醉医师在手术前需要充分了解患者的基础状态、手术类型和手术时间，并且严格掌握适应证，确定合适的降压药物。在实施控制性降压之前，应确保麻醉过程平稳、血压稳定、静脉输液通路通畅、血容量充足，并提供充足的氧气供应，避免缺氧和二氧化碳积蓄。联合使用静脉降压药物不仅可以减少药物用量，还可以使降压效果更加平稳。此外，麻醉医师需要具备熟练的麻醉技术和处理病情的专业能力，在控制性降压过程中，首要考虑的是重要器官的灌注情况，因此需要进行全面监测和综合分析来做出判断。

一、监测

1.血压监测　可以通过超声脉搏探测或动脉有创监测来测量血压，其中动脉有创监测更为常用。

2.心电图监测　心电图可以提示心肌的灌注情况和缺血情况，能够显示在过度低血压过程中是否出现异常心律和ST段的改变等。

3.呼气末二氧化碳（ETCO$_2$）监测　在低血压状态下，ETCO$_2$的值和动脉血二氧化碳分压之间的相关性并不可靠。然而，ETCO$_2$监测曲线仍然具有监测的价值，可以帮助判断是否出现了心输出量突然急剧下降或呼吸通道连接中断以及是否有空气或二氧化碳进入血管等情况。ETCO$_2$监测还有助于避免过度通气，低二氧化碳血症会进一步减少脑血流量。

4.脉搏氧饱和度监测（SpO$_2$）　建议常规使用。

5.体温监测 建议常规使用。

6.中心静脉压监测 在考虑出血多且控制性降压时间较长的情况下，必须放置中心静脉导管，以监测心脏前负荷容量的变化。

7.血气分析 可以提供关于内环境酸碱平衡状态、电解质等信息，有助于评估患者的整体情况。

8.尿量监测 是一项简单而重要的监测指标，降压期间不应出现长时间的无尿状态，至少应保持每小时1ml/kg的尿量。

9.脑氧饱和度 实时脑血管自主调节的监测方法包括：①通过无创血压或有创血压监测MAP；②通过经颅彩色多普勒（TCD）监测大脑中动脉血流速度；③通过近红外光谱（NIRS）监测局部脑氧饱和度（$rScO_2$）；④通过MAP与血流速度或$rScO_2$计算得出脑氧指数（Cox）或平均速度指数。一项于2019年发表在 *JAMA Surg* 的随机对照研究显示在老年心脏手术患者中以$rScO_2$为目标的血压管理可以降低术后神经系统并发症的发生率。

10.其他监测 包括听觉诱发电位（AEP）、脑电图（EEG）、胃肠道pH（pHi）或二氧化碳分压、组织pH、肺动脉导管、脑电监测及心前区经胸多普勒检测气栓等。这些监测有助于了解低血压期间机体功能状态的变化。

二、降压程度

控制性降压的主要目的是减少失血和输血量，改善手术视野，但不能仅以此作为降压程度的唯一标准。

对于正常体温的患者，安全的最低MAP范围为50～55mmHg。在此范围内，脑血流的自动调节机制仍能保持正常。如果MAP降低超过这个范围，脑血流将与血压平行下降。慢性高血压患者可能需要维持较高的脑灌注压水平来保持脑血管的自动调节功能。因此，在临床应用中，短时间内降压后，将MAP保持在50～60mmHg可能是安全的。老年患者、高血压患者和血管硬化患者在控制性降压时，降压幅度不应超过原始收缩压的40%，在满足手术需求的前提下尽可能维持较高的血压水平。

需要注意的是，在麻醉状态下，机体对降压药物的反应通常较为敏感，应谨慎避免降压速度过快，给予机体一个适应和调节的过程。

三、降压措施与药物选择

可根据降压要求、时间长短及患者对低血压的耐受程度而决定。

（1）无论是全身麻醉还是椎管内麻醉，都会产生一定的降压作用。用于加深麻醉的降压方法也适用于短时间的降压。

（2）若需要较长时间的降压，宜采用联合用药的方法，以保持降压过程的平稳，减少单一药物的使用量，避免中毒和副作用的发生，同时减少吸入麻醉药对颅内压的影响，降低脑缺血的发生率。

（3）可选择联合降压的药物，例如：①β_1受体阻滞剂美托洛尔可控制室上性心动过速并降低心肌耗氧量；②乌拉地尔具有中枢性和自限性降压作用，能使降压保持稳定，副作用较少，越来越受到重视；③对于伴有冠心病的患者，首选药物为硝酸甘油或钙通道阻滞剂尼卡地平；④瑞芬太尼与丙泊酚或吸入麻醉药联合使用的降压方法更易于控制，效果明确，在控制性降压中具有显著的优势；⑤右美托咪定与静脉或吸入麻醉药联合应用于头颈面部手术具有独特的优势。此外，药物的选择还应根据个人经验和熟悉程度来确定。

四、呼吸管理

在控制性降压过程中，肺内分流量和无效腔量可能增加，因此需要确保充分供氧，并保持潮气量和每分通气量，维持正常的$PaCO_2$。过高或过低的$PaCO_2$都可能导致脑缺血和缺氧。当$PaCO_2$过高时，脑血管扩张，颅内压增加，脑灌注压降低；而当$PaCO_2$过低时，脑血管收缩，导致脑血流减少。另外，降压后毛细血管动脉瘘的直接分流会降低微循环内的血流量，容易导致组织缺氧。因此，为了确保患者的安全，需要维持正常的通气量并提高吸入氧浓度，以增加动脉血氧分压，保证组织得到充分供氧。

五、补充血容量

通过减少有效循环血量来实现控制性降压是极其危险的，这样做可能会减少器官的血液灌注量，导致不可逆的器官功能损害。因此，在控制性降压的过程中，保持足够的有效循环血量是至关重要的，以维持器官功能的正常运作。需要尽力准确地估计失血量，并及时补充血容量。当血压急剧下降时，应迅速寻找原因，并充分考虑有效循环血量不足的可能性。处理措施包括调整降压药物的剂量、调整体位、加快输血输液等。在无必要的情况下，应避免轻易使用升压药物，以免引起创面大量渗血，情况进一步恶化。

六、停止降压后处理

手术完成后，应立即停止降压措施，将血压恢复到原来的水平。对于短效降压药物，在停药后通过调整患者体位、麻醉深度和补充血容量，往往可以轻易地使血压回升并保持稳定。然而，对于长效降压药物，即使血压已经恢复到原始水平，由于体位的改变和麻醉深度的变化，仍有可能再次出现低血压。因此，停止使用降压药物并不意味着控制性降压效果已经完全消失。在恢复期间，仍需加强对患者呼吸和循环系统的监测，确保充足的氧供，补充足够的血容量，减少患者体位的变化，并密切监测尿量。

第八节　控制性低血压的并发症

很难估计控制性降压的并发症的准确发生率。与麻醉和低血压有关的死亡率仅为0.055%。非致命性并发症的发生率为3.3%，通常与神经系统有关。常见的并发症包括：①脑栓塞和脑缺氧，不同的文献报道其发生率差异很大，从0.7%至13%不等；②冠状动脉供血不足、心肌梗死、心力衰竭甚至心脏停搏，其中心肌缺血发生率小于1%，在没有心脏疾病的患者中，约38%在控制性降压过程中出现非特异性心电图改变；③肾功能不全、无尿和少尿，其中少尿的发生率较低，据文献报道为0.41%，大多数研究中并未报道肾脏并发症；④血管栓塞可能发生在各个部位的血管；⑤降压后的反应性出血和手术切口出血；⑥持续性低血压和休克；⑦嗜睡和苏醒延迟等。此外，目前还没有关于控制性降压后引发肝脏和肺功能损害的报道。

总之，控制性降压可有效地减少失血和提高术野清晰度。但是控制性降压并非没有危险，必须充分考虑利弊，选择性使用。健康年轻患者进行控制性降压少有并发症发生，而老年人和有潜在器官功能不全者进行控制性降压的危险性较大，所以麻醉医师一定要小心评估每位患者，基于合理原因来做出行控制性降压的决定，以减少风险。尽量使控制性降压对于患者来说利大于弊。

（潘丹阳　钟　敏）

参 考 文 献

Erdem AF, Kayabasoglu G, Tas Tuna A, et al, 2016. Effect of controlled hypotension on regional cerebral oxygen saturation during rhinoplasty: a prospective study [J]. J Clin Monit Comput, 30 (5): 655-660.

Freeman AK, Thorne CJ, Gaston CL, et al, 2017. Hypotensive epidural anesthesia reduces blood loss in pelvic and sacral bone tumor resections [J]. Clin Orthop Relat Res, 475 (3): 634-640.

Ghodraty M, Khatibi A, Rokhtabnak F, et al, 2017. Comparing labetalol and nitroglycerine on inducing controlled hypotension and intraoperative blood loss in rhinoplasty: a single-blinded clinical trial [J] Anesth Pain Med, 7 (5): e13677.

Javaherforooshzadeh F, Monajemzadeh SA, Soltanzadeh M, et al, 2018. A comparative study of the amount of bleeding and hemodynamic changes between dexmedetomidine infusion and remifentanil infusion for controlled hypotensive anesthesia in lumbar discopathy surgery: a double-blind, randomized, clinical trial [J]. Anesth Pain Med, 8 (2): e66959.

Lavoie J, 2011. Blood transfusion risks and alternative strategies in pediatric patients [J]. Paediatr Anaesth, 21 (1): 14-24.

Lee J, Kim Y, Park C, et al, 2013. Comparison between dexmedetomidine and remifentanil for controlled hypotension and recovery in endoscopic sinus surgery [J]. Ann Otol Rhinol Laryngol, 122 (7): 421-426.

第九章

大量输血方案

第一节 大量输血及大量输血方案的定义

一、大量输血

大量输血是指在短时间内输注大量的红细胞悬液，可以是在24h内输注红细胞悬液≥18U，或者按照体重计算输注超过0.3U/kg。大量输血是在紧急情况下应用的一种处理方案，它的目的是迅速补充大量失血导致的血容量不足，以维持循环功能和组织灌注。

二、大量输血方案

大量输血方案（massive transfusion protocol，MTP）是指在大出血时，按照预先制定的血液成分方案予以输血，需要外科医生、麻醉医生、输血科医生和血库人员的合作来完成输血协议。MTP的制定是为了确保输血过程的高效性和安全性。许多医院都有各自的MTP，然而，每家医院MTP的组成可能并不相同。通常MTP包括准备和评估患者的血液需求、启动输血过程、实施输血方案、监测患者的反应和可能的并发症，并根据患者的状况进行调整和中止输血。这样的综合管理可以确保输血的安全性和有效性。

第二节 大量输血方案的准备及评估

（1）医院应制定适宜的输血预案或整体输血方案，并建立由临床医生、麻醉科、重症医学科、血液科、输血科等科室专家组成的会诊机制。通过多学科专家的讨论与意见交流，制定更合理的输血策略。

（2）临床医生、护士和助产士应当接受所在医院MTP的启动、MTP血制品的获取、运送流程以及输注的培训。

（3）临床医生通知输血科人员准备足够的血液成分。

（4）临床医生应及时通知检验科人员做相应的血液检测并实时监测。

（5）为可能出血较多的患者进行重大手术时，通过与相关科室的会诊、制定详细的手术预案、术前停用抗凝药或减缓抗凝药的使用等措施，可以减少术中的出血风险。

（6）临床医生对患者的凝血功能做出详细评估。

（7）输血科术前充分备血。

（8）术前做好自体血回收准备，以减少异体血的使用量。

第三节 大量输血方案的监测

一、血液标本

（1）在紧急情况下，精确无误的患者身份确认尤为重要，如确认患者手腕带。

（2）第一时间采集患者的血液标本提供给检验科和输血科。

二、检测项目

（1）输血科：ABO血型正反定型、Rh血型鉴定、抗体筛查和交叉配血。

（2）血常规：红细胞计数（red blood cell count，RBC）、血红蛋白（hemoglobin，Hb）、血细胞比容（hematocrit，Hct）及血小板计数（platelet count，PLT）。常规凝血试验：血浆凝血酶原时间（plasma prothrombin time，PT）、国际标准化比值（international normalized ratio，INR）、血浆活化部分凝血活酶时间（plasma activated partial thromboplastin time，APTT）、血浆凝血酶时间（plasma thrombin time，TT）、血浆纤维蛋白原（plasma fibrinogen，FIB），必要时检测纤维蛋白（原）降解产物（fibrin degradation products，FDP）、血浆D-二聚体。血气及生化等相关项目。

（3）血栓弹力图（thromboelastogram，TEG）：能全面准确地反映凝血因子、血小板和FIB等凝血成分的数量和功能状态，自动提供凝血状态分析结果，指导血液成分治疗。

三、试验检测频率

（1）成人连续输注红细胞悬液超过15～18U，或输注红细胞悬液≥0.3U/kg时，应立即检测PLT。

（2）当输血量超过1～1.5倍的患者血容量时，应每隔1～2h检测一次患者的血常规、凝血功能及血气相关项目，以准确地反映患者体内出凝血及内环境状态。

（3）手术过程中，当输血量达到患者的1个血容量时，应检测患者的血常规、凝血指标，特别注意血小板、FIB水平的变化。

（4）TEG能更迅速地检测患者的凝血情况和血小板水平。

第四节 大量输血方案的操作程序

一、启动

（1）患者出现持续严重的出血（如150ml/min）和临床休克，以及对液体复苏反应差和持续平均动脉压（mean arterial pressure，MAP）低于90mmHg，即可启动MTP。

（2）紧急呼叫，通知急救小组，包括外科医生、麻醉医生、输血科医生及血库人员。

（3）启用快速输血输液装置。

二、实施

（1）建立快速有效的液体复苏静脉通路，如有必要考虑骨髓内输液。

（2）询问外科医生是否需要血管外科医生或者其他人帮助。

（3）电话通知输血科请求第一次血制品，派专人送血标本做全血细胞计数分析，包括血小板、凝血功能（PT和APTT）、纤维蛋白原和交叉配型血型鉴定，未有结果前可以让血库先紧急提供O型浓缩红细胞，直到交叉配血后使用患者的血型血。

（4）立即给予氨甲环酸，最好1h内，特别是创伤患者。

（5）使用液体加温器加温输液和血制品，以保持正常体温。

（6）如有指征，要置入动脉导管监测实时血压。

（7）做血气分析检测患者的酸碱平衡及电解质情况；做TEG检测指导血液成分治疗。

（8）尽早放置导尿管。

（9）如果血液没有被污染及不含癌细胞，可以实施自体血回收。

（10）第一次血制品输注完毕，重新评估，每30min进行一次血气分析，每小时进行一次标准血凝试验，评估疑似持续出血，申请第二次血制品，包括纤维蛋白原或冷沉淀物，直至出血停止。

三、尽早补充血制品

如果预期失血量大于1个血容量，在实验室结果出来前，采用浓缩红细胞和新鲜冰冻血浆1：1～1：2比例输血。每输6单位浓缩红细胞，输1单位单采血小板，实验室结果得出后，按需要补充凝血因子、血小板、纤维蛋白原，但如果出血速率太快，不要等待实验室结果。

（1）浓缩红细胞：Hb＜（70～100）g/L时，每2单位浓缩红细胞可以增加Hb 10g/L。

（2）血小板：低于（50～100）×10⁹/L伴有继续出血时，每单位单采血小板可以增加血小板计数约50×10⁹/L。

（3）新鲜冰冻血浆：INR（PT）或者APTT超过正常值的1.5倍时，新鲜冰冻血浆用量为10～15ml/kg。

（4）冷沉淀：纤维蛋白原低于0.8～1g/L时，每10单位冷沉淀可以提高纤维蛋白原0.5g/L。

四、辅助药物

抗纤维蛋白溶解药：氨甲环酸和抑肽酶已应用到大量输血时抗纤溶过程。

五、停止标准

（1）外科控制、动脉栓塞后出血停止，可以停止MTP或降级为目标化输血。

（2）进一步复苏无用时，停止MTP。

（3）满足以下参数，停止输注成分血：HB＞100g/L，停止RBC；PT＜18s，停止血浆；APTT＜35s，停止血浆；血小板＞$150×10^9$/L，停止血小板；纤维蛋白原＞180g/L，停止冷沉淀、纤维蛋白原。

第五节　大量输血方案的应用技巧

（1）如果符合启动MTP的标准，开始输注通用血制品而不是输注晶体液和胶体液。

（2）根据患者心肺功能及血容量情况确定输血输液速度，对心肺功能良好的患者，Hb维持在80～100g/L，或Hct维持在28%～30%即可。

（3）在出血控制之前行控制性血压复苏，即维持MAP在65mmHg。

（4）早期输注血浆和血小板有助于降低创伤患者的死亡率。

（5）如果条件允许，尽早做TEG检测，指导血液成分治疗。

（6）每次输血前后，做一次实验室检查（动脉血气分析、凝血功能等），并监测患者体温的变化。

第六节　大量输血方案中的多学科协同及各单位联动

（1）多学科参与：制定MTP的过程应该涉及输血科/血库、急诊科、麻醉科和创伤服务机构等相关部门，多学科人员应该在制定过程中提供专业的意见和建议。

（2）文件化方案：MTP应该被记录在文件中，以便医院内的所有人员都可以获得。文件的内容应该清晰明确，并被医院采纳作为正式的标准操作程序。

（3）培训和熟悉：医院的所有工作人员都应该接受MTP的培训，并对方案有所了解。这样可以确保在需要时，每个人都能正确地执行相应的步骤和程序。

（4）定期审查和更新：对MTP应该定期进行审查和更新，以确保其符合最新的临床指南和最佳实践。这样可以帮助提高MTP的有效性和适应性。

（5）有效的沟通和协作：在实施MTP时，各部门之间需要进行有效的沟通和协作，包括及时的信息共享、有效的团队合作和密切的监测及反馈。

第七节　大量输血方案的风险（并发症）

（1）凝血功能障碍与弥散性血管内凝血。

（2）酸碱平衡紊乱。

（3）低体温。

（4）输血相关性急性肺损伤。

（5）输血相关性循环超负荷。

（6）低钙血症。

（7）高钾血症。

（8）血栓性疾病。

（9）其他：过敏反应、经血传播性疾病、非溶血性发热反应和输错血。

（杨亚婷　李　杰）

参 考 文 献

大量输血现状调研协作组，杨江存，徐永刚，等，2012．大量输血指导方案（推荐稿）［J］．中国输血杂志，25（7）：617-621．

大量输血现状调研协作组，杨江存，徐永刚，等，2012．全国多中心大量输血凝血指标调研分析［J］．中国输血杂志，25（7）：632-635．

付涌水，2013．临床输血［M］．3版．北京：人民卫生出版社．

中华人民共和国卫生部，2000．临床输血技术规范［EB/OL］．［2001-11-08］．http：//www.nhc.gov.cn/yzygj/s3589/200804/adac19e63a4f49acafab8e0885bf07e1.shtml.

中华人民共和国卫生部，2012．医疗机构临床用血管理办法［EB/OL］．［2012-08-01］．https：//www.gov.cn/gongbao/content/2012/content_2231697.htm.

Cotton BA，Jerome R，Collier BR，et al，2009．Guidelines for prehospital fluid resuscitation in the injured patient［J］．J Trauma，67（2）：389-402．

Nadine S，Arne D，Matthias F，et al，2015．Diversity in clinical management and protocols for the treatment of major bleeding trauma patients across European level I Trauma Centres［J］．Scand J Trauma Resusc Emerg Med，23：74．

Sihler KC，Napolitano LM，2010．Complications of massive transfusion［J］．Chest，137（1）：209-220．

Stainsby D，Mac Lennan S，Thomas D，et al，2006．Guidelines on the management of massive blood loss［J］．Br Commit Stand Haematol，135（5）：634-641．

Treml AB，Gorlin J B，Dutton RP，et al，2017．Massive transfusion protocols：a survey of academic medical centers in the United States［J］．Anesth Analg，124（1）：277-281．

第十章
输血不良反应

　　输血是一种重要的临床治疗手段，可以通过补充患者的血液成分来维持其循环血量和血液携氧能力，改善止血功能，挽救患者的生命。多年来，临床输血取得了显著进展，安全性也大幅提高，减少了与输血相关的不良事件，特别是传染病的传播。然而，非感染性并发症仍然是一个严重的风险。在美国，输血导致的不良反应风险为0.2%，其中80%以上是过敏反应或发热性非溶血性反应。作为人口众多的国家，我国每年进行大量的血液成分输注，因此有效监测和管理输血不良反应，充分了解其实际发生情况，是确保患者输血安全的前提和基础。为确保输血的安全性，医院和血液中心需采取一系列措施。首先，严格筛选供血者，确保血液质量和安全性。其次，对输血患者进行详细的病史调查和体格检查，评估其输血的适应证和风险。同时，医务人员需接受充分培训，掌握输血操作技巧和处理不良反应的方法。此外，建立完善的输血不良反应监测系统，及时记录和报告输血不良反应的发生情况，以便进行分析和改进。

　　输血成分可以是细胞成分，如红细胞、血小板、白细胞，也可以是非细胞成分，如血浆或血浆衍生产品，目前这些成分没有合适的替代品。在输血时，这些成分是外来物质，会有输血不良反应的发生。

　　输血反应是指与输注全血或其成分之一有关的不良事件。这些事件的严重程度从轻微到危及生命不等。输血反应的类型包括：溶血性输血反应、非溶血性发热性输血反应、过敏反应及类过敏输血反应、输血相关性急性肺损伤（TRALI）、输血相关性循环超负荷（transfusion-associated circulatory overload，TACO）、输血相关性脓毒症、输血相关性感染性疾病等。根据发生的时间，输血相关的并发症可大致分为急性并发症和延迟并发症，并可进一步分为非感染性并发症和感染性并发症两类。急性并发症发生在输血后的几分钟到24h内，而延迟并发症可能发生在输血后的几天、几个月甚至几年。美国血库协会（AABB）使用"非感染性输血严重危害"一词对非感染性并发症进行分类描述。由于血液筛查过程的进步，输血相关的感染已经不那么常见，所以自20世纪80年代以来，因输血而感染的风险已经为最初的1/10 000。根据以往的研究，输血相关的死亡率为0.26/10万，近60%的死亡是由TACO、TRALI和输血相关呼吸困难（TAD）造成的。

　　输血反应可能会很难诊断，因为临床表现可能为非特异性的、经常重叠的症状。最常见的体征和症状包括发热、寒战、荨麻疹和瘙痒，并且一些症状在很少或没有治疗的情况下就会消失。但是，出现呼吸困难、高热、低血压和血红蛋白尿等症状，可能表明有更严重的反应。

儿童输血反应的发生率高于成人。输注红细胞和血小板的儿童输血反应发生率高于成人。此外，儿童过敏和非溶血性发热性输血反应的发生率明显高于成人。一些罕见的输血反应在儿童中的发生率也明显高于成人。

第一节　非溶血性发热性输血反应

非溶血性发热性输血反应（febrile nonhemolytic transfusion reaction，FNHTR）是指输血中或输血后1h内（也有人提出4h内）发生的体温上升超过1℃，并排除败血症、溶血反应及严重过敏等原因的输血反应。FNHTR发生的主要原因是受血者体内存在白细胞同种抗体，对输注血制品中的淋巴细胞、粒细胞或血小板相应抗原产生反应，继而释放的内源性致热源作用于下丘脑体温调节中枢，引起体温升高；还有一个原因是输注的储存血制品（尤其是常温下保存的血小板）中的细胞因子，如白细胞介素-1、白细胞介素-6、肿瘤坏死因子等输入体内后，作用于下丘脑，引起发热反应。临床上主要表现为发热、寒战，伴颜面潮红、心率增快，多不伴血压明显变化。发热持续时间数分钟至数小时不等，一般不超过8～10h，呈自限性。

国外文献报道FNHTR的发生率与去除白细胞处理呈负相关，红细胞输注时可高达30%。一旦发生FNHTR，应首先停止输血、保持静脉通路、把受血者血样及供血者剩余血样送检，以排除溶血反应。临床处理主要是应用解热镇痛药物、保暖、降温、缓解寒战、补液等对症支持治疗。

除了在采血及输血过程中严格遵守无菌操作外，临床上常在输血前预防性用药。药物包括但不限于糖皮质激素、异丙嗪和解热镇痛剂类药物。关于这一做法是否可以减少FNHTR的发生尚无定论。另一种被证实可降低FNHTR发生的方法是输注去除白细胞的成分血，去除90%以上的白细胞能有效预防FNHTR的发生，这为用血安全提供了有效保证。对于血小板引起的发热反应，尽可能选用储存期短的血小板制品，输注4天以内的浓缩血小板或单采血小板可在一定程度上减少FNHTR的发生。

第二节　过敏反应及类过敏输血反应

过敏反应及类过敏反应是常见的输血不良反应，占全部输血反应的30%～50%。通常认为，过敏反应特指IgE介导的抗原抗体反应，可同时激活肥大细胞和嗜碱性粒细胞，需两次接触致敏物质才可能发生。而那些临床表现相似、不涉及免疫球蛋白介导的反应则为类过敏反应，类过敏反应中一般仅有嗜碱性粒细胞被激活，首次接触致敏物质即可发生，其诊断主要依靠排除法。过敏反应及类过敏反应发热的即刻反应一般在输血后的1～15min内出现，延迟反应可在输血20min之后出现，如未能及时识别、正常处理，严重时很可能导致致命性后果。根据临床症状可分为4级：Ⅰ级，仅表现为皮肤潮红、出现斑丘疹和荨麻疹等皮肤症状；Ⅱ级，出现明显的但尚无生命危险的症状，除皮肤症状外，还合并低血压、心动过速、呼吸困难和胃肠道症状；Ⅲ级，出现威胁生命症状，除皮肤症状外，还合并心动过速或过缓和心律失常、支气管痉挛及胃肠功能紊乱等严重并发症；Ⅳ级，心脏停搏。输血期间发生荨麻疹和皮肤瘙痒等轻微过敏反应及类过敏反应的概率为1%～3%，严重过敏反应发生率为1:20 000～1:50 000（单位血制品），占输血相关死亡的3.1%。手术中的患者，麻醉、全身被敷料覆盖难以观察等原因，其皮肤反应常不能被及时发现，所以对于不明原因且难以被纠正的低血压、气道阻力增加、心律失常等，应考虑过敏反应的可能。Ⅰ级反应症状较轻微，对少数风团或瘙痒等一般无须特别处理，肠外应用抗组胺药物具有良好的疗效，经处理后可以继续输血。如果患者出现Ⅱ级反应，如严重皮疹、明显的局部水肿、呼吸道及胃肠道症状，则应停止输血。对于Ⅲ～Ⅳ级严重过敏反应，应立即停止输血，维持静脉通路并补充循环容量，吸氧，给予肾上腺素、氨茶碱及抗组胺药，喉头水肿严重者应及时行气管内插管甚至气管切开。对于过敏性休克者应积极维持血压、尿量、抗休克治疗。

IgA相关性输血过敏反应是一类特殊的输血相关过敏反应，发生在IgA缺乏患者（血清IgA≤50mg/L）。IgA缺乏患者可能产生特异性的抗IgA抗体，当输注含有IgA的成分血时可能发生抗IgA介导的输血反应（IgA过敏反应）。IgA缺乏患者在人群中的比例为1/1200～1/1500。为避免发生IgA相关性输血过敏反应，一些发达国家对于此类供血者有专门登记，当IgA缺乏患者需要输注血浆及血小板时，可考虑使用IgA缺乏供血者血液。当这些患者需要输注红细胞时，一般对红细胞进行3～5次以上的洗涤，以尽可能地去除其中的血浆成分，最大限度地降低过敏反应发生的风险。

对于未来的输血，血浆减量技术将是预防过敏反应的最佳手段。血浆减量可以保护血小板输注的患者免受过敏反应的影响。储存在血小板添加剂溶液中的血小板产品可以将过敏反应的发生率降低46%。溶剂洗涤剂（SD）血浆也可以减少过敏反应的风险。

第三节　溶血性输血反应

患者接受免疫不相容的红细胞或有同种抗体的供血者血浆，使供血者红细胞或自身红细胞在体内发生破坏、溶解而引起的反应称为溶血反应。溶血反应的严重程度取决于输入不相容的红细胞的量、血浆中抗体的效价、激活补体的能力、补体浓度、抗原和抗体的特性、单核–吞噬细胞系统的功能及输血的速度等。溶血性输血反应根据发生时间分为急性溶血反应和迟发性溶血反应。通常认为发生在输血结束后24h内的溶血反应为急性溶血反应，发生在24h后的则为迟发性溶血反应。

一、急性溶血反应

急性溶血反应被认为是由于供/受血者血浆中血型抗体与对方红细胞膜上的血型抗原结合形成攻膜复合物，穿透红细胞膜造成细胞内渗透压改变，最终导致红细胞溶解、破坏。大多数溶血的原因为误输ABO血型不合的红细胞，小部分则与Kidd、Kell、Duffy等血型抗体有关。Rh不相容输血大多数引起迟发性溶血反应，但在少数情况下，如未按常规进行Rh定型和抗体检测，仅进行了盐水交叉配血试验，且受血者近期曾接受过Rh不相容输血，血浆中免疫抗体效价较高时，再次输入Rh不相容血液会引发急性溶血反应。此外，尚有少数溶血反应由输入低渗液体、冰冻或过热破坏红细胞膜的稳定性等非免疫性原因引起。虽然溶血反应的发生率很低，但一旦发生，病死率很高。美国2005～2009年的统计数据显示，溶血性反应占输血相关性死亡原因的25.5%（在267

例死亡病例中有68例，排第二位），因此临床工作中应严格执行血制品输注前的核对制度，以预防溶血性输血反应的发生。

急性溶血反应发生迅速，只要输入5～20ml，甚至0.7ml的ABO不相容血液即可出现明显的临床表现，输血量超过200ml，将会造成严重后果。常见的临床表现为突发血管内溶血造成的发热、寒战、面部潮红、疼痛、低血压、呼吸困难、肾衰竭甚至弥散性血管内凝血（DIC）。麻醉状态下的患者，如在输血过程中或输血后出现不明原因的面部潮红、难以解释的手术野严重渗血、低血压、酱油色尿或无尿，应注意鉴别是否发生了急性溶血反应。一般认为其预后与输注血量、免疫状态、输注速度有关。目前研究发现大多数的急性溶血反应死亡病例均输注了200ml及以上的红细胞，如果输血量超过1000ml，病死率可高达44%。所以，如怀疑发生溶血反应，应立即停止输血，建立大口径的静脉通路，加强生命体征监测（包括血压、尿色、尿量及体温等）；核对血袋标签和受血者的身份及血型，发现或排除人为差错；尽快抽抗凝及不抗凝血标本各一份，连同血袋中剩余血送输血科（血库），按"三项基本检查"（发现或排除人为差错、肉眼观察血浆或血清游离血红蛋白、直接抗球蛋白试验）的步骤进行检查和诊断，如仍不能明确排除急性溶血反应，应进行溶血的其他实验室检查（如尿血红蛋白或含铁血黄素检测、血清胆红素测定、血清结合珠蛋白浓度测定及血常规检查）及系统的血型血清学检查；同时积极进行防治并发症如抗休克及保护肾功能（迅速补充血容量、应用利尿剂和血管活性药、碱化尿液等）、防治DIC（抗凝、输注血小板或血浆等）、维持水和电解质平衡等处理；对于急性溶血反应的其他治疗包括应用糖皮质激素及大剂量静脉注射免疫球蛋白，输入大量不相容血液导致多脏器严重并发症的患者，应尽早实施换血疗法。

二、迟发性溶血反应

迟发性溶血反应通常发生在输血后2～10天，一般认为由输入未被发现的抗体致继发性免疫反应，或由先前的输血诱导的抗红细胞抗体（致死病例被发现多为抗c或抗Jk抗体）引起。虽然各文献报道其发生率不一，但是远高于急性溶血反应，是急性溶血反应发生率的5～10倍，按照输血单位数计算，Ness等报道其发生率为1：9094，而Danvenport等估计为1：3200。2010年英国严重输血危害监控体系（the serious hazards of transfusion）报告共发生溶血反应52例，占总不良反应的4.0%。迟发性溶血反应症状相对较轻，多表现为不明原因的无症状的血红蛋白降低、低热和轻度黄疸等。迟发性溶血反应大多数无须治疗，少数严重者如出现类似急性溶血反应症状则按急性溶血反应处理。迟发性溶血反应重在预防，具体措施包括：①输血前应详细了解受血者的病史，尤其是输血史及妊娠史；②如果既往发现过某种抗体阳性，即使目前该抗体阴性或弱凝集，应选择无相应抗原的血液行交叉配血；对于有输血史或妊娠史的患者，或者交叉配血前未做抗体筛选试验，输血前除了做盐水交叉配血外，还应该采用蛋白酶法、抗球蛋白法、凝聚胺法或微柱凝胶法交叉配血，以便发现不完全抗体；③短期内需要接受多次输血的患者，每次输血前必须做抗体筛选试验；④如受血者最近3个月之内曾经妊娠或输血，供本次输血前检查用的血清标本应尽量重新抽取，72h之前抽取的血清标本不能代表受血者目前的免疫状态。

第四节　输血相关性急性肺损伤

输血相关性急性肺损伤是指输注1单位及以上全血或成分血后6h内发生的急性肺损伤。1957年由Brittingham首次报道，临床表现为急性起病、呼吸困难、呼吸频率增加、低氧血症（$PaO_2/FiO_2 < 300mmHg$）、胸片上双侧肺透亮度降低，排除心源性因素及其他急性肺损伤危险因素（肺炎、败血症、误吸、多发骨折、液体过负荷及胰腺炎等）。输血相关性急性肺损伤是引起输血相关性死亡的重要原因之一，根据英国严重输血危害监控体系报告，英国2010年共发生15例输血相关性急性肺损伤，占总输血不良反应的1%。美国输血相关性急性肺损伤研究学组2012年报道，每10 000例输血中有0.81 ～ 2.57例发生该损伤。

输血相关性急性肺损伤的危险因素包括白细胞介素-8水平升高、肝脏手术、输血前存在休克、机械通气期间高气道压、慢性酗酒史、吸烟、输注来自女性供血者的血浆或全血，及与输注血制品中的人类白细胞抗原（human leukocyte antigen，HLA）-Ⅱ型抗体含量有关。

输血相关性急性肺损伤的发病机制尚未明确，可能有多种机制参与，包括抗原抗体反应学说（涉及抗体包括粒细胞抗体、HLA-Ⅰ/Ⅱ型抗体、抗单核细胞抗体、抗白细胞抗体等）、二次打击学说（图10-1）等。二次打击学说认为，第一次打击如创伤、休克、感染、肿瘤等，活化了患者体内的中性粒细胞，使其黏附到肺血管内皮细胞，此后，如果再输入含有某些成分的血制品（第二次打击），可激活体内活化的中性粒细胞，导致炎症介质释放，使血管内皮细胞及肺泡上皮细胞受损，肺毛细血管通透性增加，造成肺损伤。不管是何种机制，一旦启动，输血相关性急性肺损伤均可导致蛋白质含量较高的

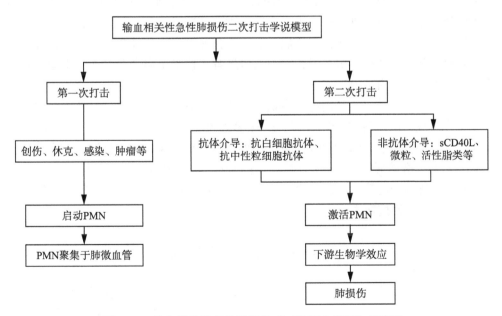

图10-1　输血相关性急性肺损伤"二次打击学说"示意图
PMN：多形核中性粒细胞；sCD40L：可溶性 CD40 配体

液体渗入肺泡产生肺水肿，对于气管插管全麻患者，可表现为气管导管内涌出大量泡沫液体。

一般临床上很难将输血相关性急性肺损伤与急性呼吸窘迫综合征区分开来，倘若近期有输血史必须考虑存在输血相关性急性肺损伤的可能。目前国外普遍认为输血相关性急性肺损伤为一排除性诊断，倘若发生输血反应时，采用粒细胞凝集法、粒细胞免疫荧光法、淋巴细胞毒性试验与聚合酶链反应（polymerase chain reaction，PCR）等方法测到供血者及受血者血液中HLA和粒细胞特异性抗体，则有助于诊断。

第五节　输血相关性移植物抗宿主病

输血相关性移植物抗宿主病是一种罕见但后果严重的输血并发症。其主要原因是输入含供血者免疫活性的淋巴细胞（特别是T细胞）的异体血，这些具有免疫活性的淋巴细胞在受血者体内植活并扩增，这些淋巴细胞攻击受血者机体细胞，产生一系列类似骨髓移植引起的抗宿主病的临床表现（全血细胞减少及严重感染等），发病率为0.01%～0.1%，主要见于合并严重免疫抑制的受血者。但部分非严重免疫抑制状态的受血者，特别是体外循环下心血管手术后的患者，也有发生输血相关性移植物抗宿主病的报道。其发病机制主要是，当输入的血液中含有具免疫活性的淋巴细胞时，一般会被受血者的免疫系统所清除；但在特殊的受血者人群中，如先天或获得性免疫缺陷患者、供-受体之间存在HLA抗原同源性时或接受家庭成员的血液等，这些淋巴细胞不但未被受血者免疫系统所清除，反而开始攻击受血者的骨髓和造血组织，导致皮疹，发热，手掌、脚心、耳垂、颜面红斑，皮肤水肿、水疱，肝功能障碍，恶心、呕吐、腹泻，及全血细胞减少、骨髓增生低下等一系列症状。

输血相关性移植物抗宿主病的危险因素包括：亲属献血、献血地区基因同源性高、输注新鲜全血等。易感人群包括：先天或获得性免疫缺陷患者，早产儿，幼红细胞增多症新生儿，血液肿瘤患者，如霍奇金病、非霍奇金淋巴瘤、急性白血病、慢性淋巴细胞白血病患者，造血干细胞移植患者，宫内输血患者，接受亲属来源血液的患者，基因同源的人群，接受HLA相合血液成分的患者等。

诊断主要依据为受血者体内存在供血者T淋巴细胞植活的证据，如外周血淋巴细胞HLA分析发现受-供血者混合嵌合体、DNA多态性证据等。输血相关性移植物抗宿主病一旦发生，进展很快，病死率高，可达84%～100%，目前尚无有效的治疗方法，故重在预防，如严格掌握输血指征、对于合并高危因素的患者使用辐照血以灭活淋巴细胞、避免输注新鲜全血等。输注不含细胞成分的血制品如血浆、冷沉淀等，一般不会引起输血相关性移植物抗宿主病。

第六节　输血后紫癜

临床上输血后紫癜（PTP）不常见，但它却是一种较严重的输血不良反应，多发生于有妊娠史或60～70岁老年女性，具有免疫性、自限性（7～4天内可自行缓解）。典型的患者于输注血制品5～10天后发生血小板减少（往往血小板计数<$10×10^9$/L），表

现为全身皮肤及黏膜广泛出血点、紫癜、瘀斑、鼻出血、消化道出血及月经量增多等不同程度的出血表现，可伴有发热、畏寒或寒战等症状。10%～20%的患者出现颅内出血或胃肠道出血，一般认为是受血者因多次妊娠或输血，在体内产生抗血小板抗体，特别是抗人血小板同种抗体-1α抗体，这些抗体与输注的或者自体的血小板发生反应，导致体内大量血小板被破坏。治疗方法主要为静脉输注免疫球蛋白，辅以糖皮质激素、血浆置换等。对于围手术期的输血患者，PTP的诊断可能具有挑战性，这些患者通常是手术后或危重患者，而且血小板减少可能有其他的原因，如药物、感染等。一般来说，如为多次妊娠或有输血史的中老年女性，术后发生紫癜、消化道出血等情况，应考虑到输血后紫癜的可能性，完善细致的术后随访有利于早期识别这些患者，并且可以通过检测血清中的血小板特异性抗体来确定。

第七节 输血相关性循环超负荷

输血相关性循环超负荷（TACO）是指输血结束后12h内出现的因容量过多或循环超负荷导致的充血性心力衰竭、急性肺水肿。TACO常见于短时间输注大量血制品，有心血管或肾脏等基础疾病者的患者。TACO是一种循环容量超负荷，可见于任何个体及输注任何成分血时，如红细胞、血小板及血浆成分（如新鲜冰冻血浆和冷沉淀）。TACO风险与输注容量和输注速度有关。

一、临床表现

只要患者在输血时或输血后12h内出现呼吸窘迫新发或恶化，就应考虑TACO。TACO的典型表现包括：输血的心力衰竭患者（无论是否确诊）出现呼吸窘迫（呼吸困难、端坐呼吸），特别是液体正平衡患者。

TACO严重程度不一，轻则为轻度呼吸困难，重则为急性呼吸失代偿。头痛较常见，癫痫发作也有报道。通常症状发生在成分血基本输完或输注多个单位后，最晚于（但通常早于）输注完成后12h发生。

查体结果可能包括：缺氧和（或）高血压、心动过速、脉压增宽和（或）颈静脉怒张。心脏检查可能闻及S3心音，肺部检查常闻及啰音和（或）哮鸣。

二、评估和诊断

对于一些特殊患者，例如入住ICU、有心力衰竭或肾病史、年龄较大成人、血容量较少以及大量输血的患者，应当进行输血前后再评估，有利于降低发生TACO的风险。根据患者风险状况，选择合适的监测指标，如血压、心率、呼吸频率、脉搏血氧饱和度、心肺检查（颈静脉压力增高、心音、啰音或哮鸣）、出入量、中心静脉压等。监测频率取决于患者的基础状况、成分血输注数量及输血速率。

如果患者输血过程中或输血后发生呼吸窘迫、缺氧或高血压，就应怀疑TACO。体格检查应侧重于评估心血管和肺部情况，以及评估有无呼吸困难的其他可能原因，如深静脉血栓形成证据和全身性过敏反应表现。

目前尚无确凿的诊断性检测，所以需根据临床判断来诊断，特别是许多疑似TACO

患者可能存在复杂的临床合并症。

对于出现急性呼吸窘迫、呼吸困难或呼吸过速、心动过速、血压升高、急性或加重的肺水肿等症状和体征的患者，应通过脉搏血氧测定和（或）动脉血气分析来评估氧合状态，尤其是当脉搏血氧测定提示氧合过低或正在下降时。胸部影像学检查（通常为胸片）可能也有一定价值，应以此证实肺水肿，并排除呼吸窘迫的其他原因（如气胸）。一旦出现呼吸功能受损或血流动力学障碍的严重反应，应拍摄胸片。TACO患者胸片的典型表现为肺水肿，有些可见心脏扩大。超声心动图不作为常规检查，但可见收缩和（或）舒张功能异常。

其他检查还包括脑钠肽（BNP）或N末端脑钠肽前体（NT-proBNP），但不是诊断必需的。BNP和NT-proBNP会在发生TACO及其他心力衰竭时升高，NT-proBNP的半衰期比BNP长得多。这些信息结合其他临床信息会有帮助，但其本身对TACO的诊断敏感性（80%～90%）和特异性（80%～90%）并不突出。超声心动图有助于确定某些患者的基础心脏异常。

三、治疗

TACO的治疗与其他原因所致心源性肺水肿相似。一旦高度怀疑TACO，就应停止输血。主要干预措施包括利尿、辅助供氧和酌情给予辅助通气。在开展进一步评估或确认诊断时，不应延误采取措施，尽快稳定患者和提供充分氧合。低氧血症患者（如$SpO_2 < 90\%$）应辅助供氧。采取其他干预时，应调节氧流量以维持充分氧合。严重TACO患者可能需要辅助通气。无创正压通气适用于重度呼吸功能损害者的急性期处理；如果无效，则可能需要气管插管。

四、预防

第一，采用恰当的输血标准并输注适量单位的血制品，避免不必要的输血。第二，避免输注过快，以降低TACO风险。根据临床状况及患者耐受容量负荷的能力，$2.0 \sim 2.5 \text{ml}/（\text{kg} \cdot \text{h}）$为适合成分血的常规输注速率。第三，利尿适用于特定患者，包括已行长期利尿剂治疗、已知既往输血需要利尿、面临TACO高风险、心力衰竭以及有TACO病史者。利尿剂通常在输血前给予，根据患者的临床反应，必要时可在输血后甚至输血时给予。

第八节　输血相关性脓毒症

输血相关性脓毒症的症状通常发生在输血期间或输血后4h内。由于对供体血制品增加了病毒感染的筛查，细菌性脓毒症比病毒感染更常见。输血相关性脓毒症可于输注任何血制品时发生，但血小板输注更常与脓毒症的发生相关，因为血小板在室温下储存，会促进细菌生长。输血相关性脓毒症的微生物可能来源于供血者血液、供血者皮肤、抽血者皮肤或者在制备和包装过程中的环境污染（如使用受污染水浴来解冻血制品）。然而并非总能确定感染微生物的来源。

一、临床表现

输血相关性脓毒症的临床表现包括发热超过39℃（或输血后体温升高＞2℃）、寒战、心动过速（＞120次/分或输血后增加40次/分），以及收缩压升高或降低（＞30mmHg）。然而，仅靠这些特征来区分输血相关性脓毒症与其他疾病是不可靠的，因为这些表现还可能与非溶血性输血反应、急性溶血反应、过敏反应及其他原因有关。此外，输血相关性脓毒症也可能在没有上述表现的情况下发生。因此，医生在处理血制品输注期间或输注后不适的患者时，必须高度警惕输血相关性脓毒症。

输血相关性脓毒症反应可能立即出现或延迟数小时出现（尤其是感染革兰氏阳性菌时）。与革兰氏阳性菌感染相比，革兰氏阴性菌污染血液成分引起的感染通常表现得更严重。非细菌（病毒和寄生虫）感染与急性反应无关，但可能导致输血后数天至数月的亚急性综合征。引起输血相关性脓毒症临床表现不同的因素包括细菌侵染量、细菌毒力，以及受血者的免疫功能状态等。发热和寒战是最常见的症状。腹痛、背痛、恶心、呕吐及低体温也有报道。据观察，不同成分血制品引起的临床表现的严重程度并没有区别。

二、评估和诊断

一旦怀疑输血相关性脓毒症，必须予以抗生素治疗。在开始使用抗生素之前，分别留取患者血液及输血单元中的血液进行细菌培养。明确诊断需要从血液制品和患者中分离出相同的病原体，但如果从输血单元中分离出细菌，即使是培养阴性的患者也可能被推定为脓毒症。如红细胞成分的颜色变化（棕色或紫色变色）或血小板成分中出现的气泡和泡沫，可高度怀疑输血相关性脓毒症。如果在输血后检测到新的细菌血流感染，则评估最近输注的所有血制品是否有细菌污染。

三、治疗

如果怀疑存在输血相关性脓毒症，应立即停止输血，并通知医院血库和微生物实验室。如果高度怀疑为输血相关性脓毒症（如发热伴低血压、休克或呼吸衰竭的情况），则开始经验性广谱抗生素治疗。抗生素的选择应根据当地耐药情况而定；万古霉素联合广谱β-内酰胺类药物或氨基糖苷类药物应该能覆盖最可能存在的病原体。如果出现发热，则提供退热药。

密封血制品袋并送微生物实验室进行革兰氏染色和培养检查。检查时应使用针头及注射器以无菌技术从血袋中获取样本。如果血袋中没有残留的血液制品，则应在血袋中加入培养液并抽吸出液体用于培养。同一捐赠血液样本的其他成分血制品应进行隔离检疫。

四、预防

第一，供血者筛查，排除存在可识别感染性疾病的供血者，拔牙的供血者需要在拔牙后延期24h供血。第二，仔细对供血者手臂消毒，移去最先抽取的血液，以免皮肤污染引起感染。第三，减少血制品储存时间，增加培养血量，使培养敏感性相对增加，检查成分血制品的外观。第四，优先选择单采制品——使用单一捐献血制品（单采血小板）发生输血相关性脓毒症的风险要低于全血分离制备的浓缩血小板，因为静脉穿刺过程中的污染可能导致细菌污染。

第九节　输血相关性感染性疾病

为接近受血者期望达到的零风险目标，以及为了保护供血者的安全，需要实施多重安全措施。首先，献血的主要动机之一是利他主义，基于社会责任感和（或）个人对献血益处的认识。过去，有偿献血与感染性疾病风险增加相关。在采血点筛查供血者需要询问病史，其中包括询问潜在感染风险和可能增加输血反应风险的供血者特征，包括重要的旅行史、药物注射史等。提高受血者安全性的供血后筛查程序，主要是对血液进行多种感染性疾病标志物的实验室检查。在输血前对血液进行实验室检查，是为了确保给受血者输入最安全的血制品。对供血者常规筛查的输血传播病毒、细菌和寄生虫有以下几种。

一、人类免疫缺陷病毒

人类免疫缺陷病毒（human immunodificiency virus，HIV）属于慢病毒，是一种将遗传信息储存于RNA的逆转录病毒。由于逐渐消耗CD4 T细胞，HIV感染可导致获得性免疫缺陷综合征（acquired immune deficiency syndrome，AIDS），即艾滋病。首个AIDS病例报道于1981年，后来在世界各地均有发现。传播途径包括性传播、围生期传播和血源传播，主要通过注射吸毒者共用针头传播。

在该病毒流行的头几年，发现了由病毒血症个体的血制品引起的传播。过去（在1985年开始HIV检测以前），输注来自HIV感染者的血制品从而传播HIV的概率很高（90%）。输注红细胞（存储时间＜21天）、血小板或血浆的HIV传播率相等。目前估计，经输血传播的人类嗜T细胞病毒（HTLV）感染风险在美国和加拿大分别为1例/270万单位和1例/430万单位。

二、丙型肝炎病毒

丙型肝炎病毒（hepatitis C virus，HCV）可导致肝炎，其慢性感染可能导致长期后遗症，如肝硬化甚至是肝癌。目前90%的输血后感染的肝炎是丙型肝炎病毒感染导致。

HCV抗体筛查应用于1990年，并且在1992年推出了改良的多抗原第二代酶联免疫吸附试验（ELISA）（称为ELISA 2.0）。美国FDA于1996年批准了第三代ELISA，称为ELISA 3.0。HCV MP-NAT也自1999年起开始应用。

三、巨细胞病毒

对于免疫功能受损患者，如造血干细胞移植受者、器官移植受者和HIV感染者，巨细胞病毒（cytomegalovirus，CMV）感染可造成严重的疾病。因此，仅上述特定的患者人群需要使用"CMV安全的血制品"。在过去，CMV安全的血制品需由当前和既往均没有CMV感染证据的供血者供应，现在可通过CMV抗体阴性来识别这类供血者。

与前述的筛查检测方法不同，在输血之前并不是对每人份捐献的血液进行CMV抗体检测，而是仅对一定量的血液进行检测，能建立充足的CMV阴性血库存满足患者的需要即可。CMV抗体的存在与否不会影响供血者的捐献资格。

由于存在CMV抗体是对CMV传染性的一种非特异性检测，并且30%～70%供血者（取决于地理区域）的CMV抗体检测呈阳性，研究者现已付出大量努力来寻找可提供CMV安全血液的其他方法。

四、其他输血相关性感染性疾病

理论上输血可以传播多种疾病，但是现在人们真正关心的疾病，包括梅毒、疟疾、寨卡病毒等。

对捐献血液进行梅毒血清学试验已有几十年的历史。梅毒螺旋体试验阳性者的供血不能用于输血，并且需无限期屏蔽其供血。事实上，梅毒螺旋体不能在1～6℃的储存温度下存活，所以不可能发生输血后梅毒。由于浓缩血小板通常在室温下保存，是最可能传播梅毒的血液成分。

输血后感染疟疾并不是疟疾发病的主要原因，对在疟疾流行的地区或有相关旅行史的供血者，应加强相关病史的询问。

寨卡病毒是一种虫媒黄病毒。大多数个体感染后会引起轻微病变或没有症状，但如果妊娠女性被感染，则会有胎儿流产、小头畸形及其他不良胎儿和新生儿结局的风险。寨卡病毒检测相关政策随时间推移发生了变化。在2021年5月，美国FDA取消了2016年和2018年发布的要求对捐献血液检测寨卡病毒的指导意见。

（黄　卫　马楷奇　尹　晴）

参 考 文 献

Furui Y，Satake M，Hoshi Y，et al，2013. Cytomegalovirus（CMV）seroprevalence in Japanese blood donors and high detection frequency of CMV DNA in elderly donors［J］. Transfusion，53（10）：2190-2197.

Kuehnert MJ，Roth VR，Haley NR，et al，2001. Transfusion-transmitted bacterial infection in the United States，1998 through 2000［J］. Transfusion，41（12）：1493-1499.

Roubinian NH，Chowdhury D，Hendrickson JE，et al，2020. NT-proBNP levels in the identification and classification of pulmonary transfusion reactions［J］. Transfusion，60（11）：2548-2556.

Tabor E，Epstein JS，2002. NAT screening of blood and plasma donations：evolution of technology and regulatory policy［J］. Transfusion，42（9）：1230-1237.

Wang Y，Sun W，Wang X，et al，2022. Comparison of transfusion reactions in children and adults：a systematic review and meta-analysis［J］. Pediatr Blood Cancer，69（9）：e29842.

Wiersum-Osselton JC，Whitaker B，Grey S，et al，2019. Revised international surveillance case definition of transfusion-associated circulatory overload：a classification agreement validation study［J］. Lancet Haematol 6（7）：e350-e358.

Zou S，Stramer SL，Dodd RY，2012. Donor testing and risk：current prevalence，incidence，and residual risk of transfusion-transmissible agents in US allogeneic donations［J］. Transfusion Medicine Reviews，26（2）：119-128.

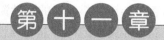

第十一章

围手术期血液管理相关监测

第一节 动脉血气分析

血气分析是一种常用的诊断工具，用于评估血液中的气体分压和酸碱含量，可以通过动脉、静脉或毛细血管获取血液进行血气分析。动脉血气（arterial blood gas，ABG）测试从动脉采集的血液，ABG分析评估患者的氧分压（PaO_2）和二氧化碳分压（$PaCO_2$）。PaO_2提供有关氧合状态的信息，$PaCO_2$提供有关通气状态（慢性或急性呼吸衰竭）的信息。$PaCO_2$受过度换气（快速或深呼吸）、换气不足（缓慢或浅呼吸）和酸碱状态的影响。虽然可以分别通过脉搏血氧仪和呼气末二氧化碳监测无创地评估氧合和通气，但ABG分析是标准。

动脉血气通常在急诊、重症、麻醉和呼吸科使用，其他临床科室使用较少。使用动脉血气可评估多种疾病，包括急性呼吸窘迫综合征（ARDS）、严重败血症、感染性休克、低血容量性休克、糖尿病酮症酸中毒、肾小管酸中毒、急性呼吸衰竭、心力衰竭、心搏骤停、哮喘和先天性代谢病。

一、病理生理学

通过获取患者的动脉血气及分析pH、分压，并将其与血清碳酸氢盐进行比较，可以诊断多种病理状况。肺泡-动脉氧梯度是衡量肺部气体交换的有用指标，在通气-灌注不匹配的患者中可能会出现异常。

二、样本要求和程序

全血是动脉血气分析所需的样本，通过动脉穿刺获得或从留置动脉导管获得，提前用肝素润管，采集1～2ml即可。一旦获得动脉血样，应尽快进行分析，以减少出现错误结果的可能性。自动血气分析仪通过直接或间接地测量检测样本血气的特定成分进行血气样本分析，3～5min即可获得结果。

三、血气分析的成分

血气分析成分见表11-1。

表11-1　血气分析成分一览表

缩写或简称	意义
pH	血液酸碱度
PaO_2	动脉血氧分压
$PaCO_2$	动脉血中二氧化碳分压
HCO_3^-	动脉血中碳酸氢盐的计算浓度
碱过剩/不足	计算出的动脉血碱相对过剩或不足
SaO_2	计算出的动脉血氧饱和度

四、抽取血液

Allen试验：在从任一上肢行动脉穿刺前需行Allen试验/改良Allen试验或血管超声检查以评估侧支血流是否充足。常用的动脉部位是桡动脉，因为它位于浅表并且在桡骨茎突上很容易触及。下一个最常见的部位是股动脉。Allen试验是在拟穿刺抽血的单侧上肢上进行的。在尺动脉和桡动脉上同时施加压力以阻断血流，患者反复用力握拳和松开拳头。松开拳头，手掌苍白，然后释放尺动脉上的压力，同时维持桡动脉压迫10～15s后，手掌恢复原来的颜色，表明尺动脉侧支血流充足。诊断标准为5s内手掌颜色恢复为正常，5～15s为可疑，15s以上为阳性，如果手掌没有恢复原来的颜色，则为异常测试，不能安全地穿刺尺动脉。同样，通过维持尺动脉压力和释放桡动脉压力来评估桡动脉侧支血流。

五、报告解读

血气分析所得值的正常范围如表11-2所示。请注意，正常范围可能因实验室机器不同、人群不同（新生儿、老年人、不同年龄人群）而有一定的差异。

表11-2　血气分析所得值的正常范围

项目	正常范围
pH	7.35 ～ 7.45
PaO_2	75 ～ 100mmHg
$PaCO_2$	35 ～ 45mmHg
HCO_3^-	22 ～ 28mmol/L
BE（碱剩余）	－ 4 ～＋2mmol/L
SaO_2	95% ～ 100%

患者应系统地进行动脉血气分析，了解病情的严重程度，急性或慢性疾病，以及

原发性疾病是代谢性疾病或呼吸系统疾病。多篇论文描述了解释血气分析结果的简单方法。然而，Romanski分析方法对于所有级别的患者来说都是最简单的。这种方法有助于确定酸碱失衡的存在、主要原因以及是否存在代偿。

第一步是查看pH并评估是否存在酸中毒（pH < 7.35）或碱中毒（pH > 7.45）。如果pH在正常范围内（7.35 ~ 7.45），与其他指标结合分析患者可能存在的酸/碱中毒。

第二步是评估血气结果的呼吸和代谢成分，分别为$PaCO_2$和HCO_3^-。$PaCO_2$指示酸中毒或碱中毒是否主要来自呼吸性或代谢性酸中毒/碱中毒。$PaCO_2 > 40mmHg$且pH < 7.4表示呼吸性酸中毒，而$PaCO_2 < 40mmHg$且pH > 7.4表示呼吸性碱中毒（但通常是由焦虑或代偿性代谢性酸中毒引起的换气过度引起的）。

第三步是通过寻找与pH不一致的值（$PaCO_2$或HCO_3^-）来评估原发性酸中毒或碱中毒代偿的证据。

最后，评估PaO_2是否存在氧合异常。

示例1　动脉血气结果：pH = 7.39，$PaCO_2 = 51mmHg$，$PaO_2 = 59mmHg$，$HCO_3^- = 30mmol/L$和$SaO_2 = 90\%$，呼吸空气。

pH在正常范围内，所以使用7.40作为分界点，pH < 7.40，提示可能存在酸中毒，结合$PaCO_2$升高提示呼吸性酸中毒，HCO_3^-升高提示代谢性碱中毒。与pH提示一致的值是$PaCO_2$。因此，这是原发性呼吸性酸中毒。与酸碱度不符的是HCO_3^-，其升高说明是代谢性碱中毒，有代偿代表非急性原发性疾病，因为需要几天才能出现代偿性代谢。最后，PaO_2降低，表明氧合异常。结合病史和体格检查将有助于更好地判断病情。

示例2　动脉血气结果：pH = 7.45，$PaCO_2 = 32mmHg$，$PaO_2 = 138mmHg$，$HCO_3^- = 21mmol/L$，碱不足，$SaO_2 = 92\%$，呼吸空气。

pH在正常范围内，使用7.40作为分界点，pH > 7.40，提示可能存在碱血症，结合$PaCO_2$降低，提示呼吸性碱中毒，HCO_3^-正常但处于正常低端。与pH提示一致的值是$PaCO_2$，因此，这是原发性呼吸性碱中毒。HCO_3^-在正常范围内，与pH提示不一致，因此缺乏代偿。最后，PaO_2在正常范围内，氧合无异常。

六、临床意义

动脉血气监测是评估患者氧合、通气和酸碱状态的标准。在重症监护病房（ICU）和急诊中，对败血症、急性呼吸窘迫综合征（acute respiratory distress syndrome，ARDS）的情况下进行氧合评估。计算肺泡-动脉（Aa）氧梯度有助于缩小低氧血症的病因范围。例如，存在或不存在梯度可以帮助确定氧合异常是否可能是由于通气不足、分流、肺泡的通气量（V）/肺泡的毛细血管血流灌注量（Q）不匹配或扩散受损引起的。预期Aa氧梯度的方程假设患者正在呼吸室内空气；因此，Aa氧梯度在吸入氧气浓度比较高时不太准确。确定肺内分流分数，心输出量流经肺部不参与气体交换的分数是对氧合状态的最佳估计。

通常使用氧合指数（P/F）来评估氧合作用，通过计算PaO_2和吸入氧分数的比值（PaO_2/FiO_2或P/F比值）。但使用P/F比值评估氧合存在局限性，因为在给定肺内分流分数下，静脉混合血与P/F比值之间的差异取决于输送的FiO_2，出于研究目的，P/F比值也应用于对ARDS的疾病严重程度进行分类。

ICU中常用于评估氧合情况的另一个参数是氧合指数（oxygenation index，OI）。与P/F比值相比，该指数被认为是更好的肺损伤指标，尤其是在新生儿和儿科人群中。它包括维持氧合所需的有创通气支持水平。OI是呼吸机测量的平均气道压力（Paw）（以 $cm\ H_2O$ 为单位）与 FiO_2（百分比形式的 FiO_2 除以 PaO_2）的乘积。OI通常用于指导管理，例如开始吸入一氧化氮、施用表面活性剂及确定体外膜氧合的潜在需求。

PaO_2 值正常并不能排除呼吸衰竭，尤其是在补充氧气的情况下。$PaCO_2$ 能反映肺通气和细胞 CO_2 产生。$PaCO_2$ 是比 PaO_2 更敏感的通气失败的指标，特别是在补充氧气的情况下，因为它与呼吸深度和呼吸频率密切相关。肺无效腔的计算是整体肺功能的良好指标。当肺单位的通气相对于灌注增加时以及分流增加时，肺无效腔增加。因此，肺无效腔是肺功能的一个很好的指标，也是ARDS患者最好的预后因素之一。肺无效腔分数还可以帮助诊断其他疾病，如肺栓塞。

上述呼吸系统异常会影响酸碱平衡。例如，急性呼吸性酸中毒和碱中毒分别导致酸血症和碱血症。此外，低氧血症会导致无氧代谢，从而导致代谢性酸中毒，进而导致酸血症。代谢系统异常也会影响酸碱平衡，因为急性代谢性酸中毒和碱中毒会分别导致酸血症和碱血症。代谢性酸中毒见于糖尿病酮症酸中毒、感染性休克、肾衰竭、药物或毒素摄入以及胃肠道或肾脏 HCO_3^- 丢失的患者。代谢性碱中毒是由肾脏疾病、电解质失衡、长时间呕吐、低血容量、使用利尿剂和低钾血症等情况引起的。

七、校准

应定期对患者动脉血气与电解质进行检测分析，也必须对检测机器进行适当的校准/标准化，以确保为临床决策提供准确和精确的读数。

为了获得准确的结果，还需要对自动血气分析仪进行严格的质量控制。然而，检测机器性能和质量保证方面的进步已经将动脉血气分析中归因于护理的大部分错误排除了。临床应用中必须遵循几个必要的预分析步骤才能获得有效的、可解释的动脉血气结果。在大多数医院，动脉血气分析是一个涉及多个医疗保健提供者（如医生、呼吸治疗师和护士）的过程。因此，专业间的协调、合作和沟通至关重要。

抽血时错误值的显著来源包括异常或误报的 FiO_2、大气压力或温度。温度是一个重要的变量，因为它会引起 PaO_2 和氧饱和度差异，酸碱紊乱也是如此。一些生理和临床状况，例如白细胞增多症和血红蛋白血症，也可能导致 PaO_2 和氧饱和度差异。样本稀释可能是另一个错误来源，液体肝素和盐水都是潜在的错误来源。样本运输的方式也很重要，因为与手动运输样本相比，气动管系统运输后空气污染可能会导致数值错误，尤其是在存在气泡的情况下。因此，使用合适的注射器采集样本，其中装有足够量的无气泡血液，将它们保持在正确的温度下，并适当和及时地运输以进行快速分析，可以最大限度地减少错误。

第二节　混合静脉血氧饱和度

一、生理意义

静脉血氧饱和度是重症监护医学和围手术期护理期间评估氧气输送和氧气消耗之间比率的重要参数。混合静脉血氧饱和度（SvO_2）是此设置中最可靠的参数。由于测量混合静脉血氧饱和度的侵入性较高，因此常由侵入性较小的中心静脉血氧饱和度（$ScvO_2$）代替，确定氧气输送和消耗的平衡。然而，与混合静脉血氧饱和度相比，中心静脉血氧饱和度可靠性较差，因为该参数不反映身体的下部，也不反映内脏灌注。研究表明，中心静脉血氧饱和度是重症监护医学目标导向治疗的可靠指标，尤其是在感染性休克或失血性休克患者中。此外，中心静脉血氧饱和度作为有关发病率和死亡率的预后因素具有深远影响。必须提到的是，无论静脉血氧饱和度降低或升高都与血氧饱和度结果相关。除了混合静脉血氧饱和度和中心静脉血氧饱和度外，重症监护医师和麻醉医师还关注中心静脉-动脉PCO_2差异（dCO_2）。升高的dCO_2与心脏手术后患者或败血症患者的不良结果相关。

二、正常值

人体的静息O_2需求量为250ml/min，如果依据250ml/min的O_2静息需求和5L/min心输出量计算，则结果是每升血液向组织输送50ml O_2。如果从动脉血的正常O_2含量（20ml/dl或200ml/L）中减去这50ml/L O_2，则获得通过器官后混合静脉血的O_2含量：200ml/L － 50ml/L ＝ 150ml/L。

三、静脉饱和度作为氧提取率的标志

氧气供应（DO_2）和氧气消耗（VO_2）之间的关系由O_2提取率（ERO_2）描述。在静息状态下，ERO_2约为25%，计算得出的动脉血氧饱和度为97%，混合静脉血氧饱和度为72%。如果O_2供应减少，则首先增加O_2提取率以避免组织缺氧。由于O_2提取率增加，流出的静脉血的血氧饱和度降低。生理上存在的供氧过量，只有当O_2低于临界值时才会发生供氧，O_2供应和O_2消耗之间存在线性关系，在此过程中导致厌氧代谢并形成乳酸，最终导致组织缺氧。可以通过静脉血氧饱和度推断ERO_2，因此ERO_2是评估患者是否接近O_2输送临界水平的合适参数。这种关系可以根据动脉血氧饱和度（SaO_2）和静脉血氧饱和度（SvO_2）之差与动脉血氧饱和度的商计算得出：$ERO_2 ＝ （SaO_2 － SvO_2）/SaO_2$。

简化后可得：

$$1 － ERO_2 ＝ SvO_2/SaO_2 \qquad (1)$$

缩短后，结果为

$$SvO_2 = (1 - ERO_2) \times SaO_2 \tag{2}$$

假设动脉血氧饱和度通常在90%以上，大部分为100%，这个公式可以简化为

$$SvO_2 = 1 - ERO_2 \tag{3}$$

在围手术期，静脉血氧饱和度是指导目标导向治疗（EGDT）的重要参数。Pearse 及其同事假设，虽然 O_2 供应和需求之间的关系没有受到干扰，但通常可以观察到术后即刻的变化。然而，低 SvO_2 与术后并发症风险增加独立相关。在 Pölönen 及其同事的一项研究中，纳入403名心脏外科手术患者的研究显示，与标准治疗干预组相比，以 SvO_2 ＞70%为目标的术后即刻 EGDT 与更短的住院时间和更低的发病率相关，能缩短一天的住院时间，但部分患者在重症监护病房的时间基本没有缩短。

四、局限性

静脉血氧饱和度在重症监护医学中仍然非常重要。然而，在日常临床实践中使用静脉血氧饱和度存在重要局限性。如果存在低静脉血氧饱和度（SvO_2 ＜70%或 SvO_2 ＜65%），这表明耗氧量可能增加，但测量值不能提供任何关于要开始治疗疾病的鉴别诊断的帮助。目前尚不清楚静脉血氧饱和度降低的原因是否存在心肌肌力问题，或者是否存在低血容量意义上的心脏前负荷不足。同时，"高度正常"的静脉血氧饱和度并不意味着氧供需之间没有异常关系。相反，已证明脓毒症患者的"高度正常"氧饱和度与死亡率增加有关，原因之一是灌注减少。研究还表明，在重症监护室接受心脏手术的术后患者中，入住重症监护室时高 SvO_2 值与死亡率增加相关。

除了提到的限制外，SvO_2 还取决于体温。在动物实验中，可以证明在诱导体温过低的情况下，SvO_2 与体温成反比。在 Baraka 等的一项研究中，在人工心肺机的低温阶段，也可以在心脏手术患者中观察到这种效果。然而，当患者复温后，SvO_2 下降。Forkmann 等的一项研究显示，心搏骤停后接受低温治疗的患者中，这种现象的原因可能是体温过低期间对外周氧气需求减少。

第三节　胃黏膜pH值

测量胃黏膜组织内的酸度即胃黏膜pH值（pH value of gastro-intestinal mucosa, pHi），其正常范围在7.35 ～ 7.45。

一、临床意义

在组织水平直接对氧进行监测并指导临床治疗，但临床上应用不多。在缺氧时，机体会牺牲组织器官的灌注，血管收缩以维持重要脏器的血供，组织中出现"氧债"，无氧代谢加强。对组织酸中毒的情况进行监测，可反映组织氧利用的情况。pHi监测通过无创的方法反映了胃黏膜组织的酸中毒情况，对休克患者的预后有着重要的意义，并提出应把pHi作为监测复苏是否有效的指标。

胃黏膜二氧化碳分压（$PgCO_2$）和pHi监测有无创、特异性及灵敏度高的优势，是早期及时判断组织氧摄取和利用能力的简单有效的方法，也是胃黏膜血供的特异性监测手段。对于临床危重患者的病情变化、并发症和预后预测具有重要的意义。

二、影响因素

胃黏膜张力计导管间接测定胃黏膜pHi受许多因素的干扰。食物在胃内分解时会产生大量CO_2，导致测定结果升高。实验证实胃pHi在禁食1h后即可恢复到原来的水平，所以测定前应至少禁食1h以上。胃液酸碱度也可影响pHi的准确性。研究发现，胃酸分泌过多可引起胃内二氧化碳分压（PCO_2）增高，使测得的胃pHi值较胃酸分泌正常时低，造成假阳性，在测定胃pHi值前应常规应用H_2受体阻滞剂，这样可增加胃张力计测定方法的可靠性。所以，准确测定pHi值的前提是抑制胃酸分泌，同时不使用可产生CO_2的药物和食物。由于胃$PgCO_2$受组织血中$PaCO_2$的影响，在评估胃张力测定时，应与动脉血$PaCO_2$作为对照，可反映组织代谢和灌注之间的不平衡。还有其他的取代方法，如通过测量胃$PgCO_2$和动脉血$PaCO_2$的间隙［P（g-a）CO_2gap］，简单快捷，可反复测定。

三、测定原理

张力测定是根据CO_2的渗透特性，CO_2可自由弥散于细胞内和细胞外。而细胞内的CO_2最终与周围组织、中空的内脏器官腔内残留的气体达到平衡。张力计测定的中空器官黏膜表面的PCO_2，可以代表周围组织的PCO_2。张力测定反映了CO_2游走（血流灌注）和细胞内CO_2生成（新陈代谢）之间的平衡。如果胃黏膜血流灌注减少、局部组织代谢增加，可用张力计测定判断胃黏膜PCO_2的变化情况。

四、测定方法

1.直接测定法　将微小的玻璃电极直接插入胃肠黏膜内，外接pH测定仪，待稳定后读出pH值。该方法测定结果可靠，但由于是有创检查，大部分用于动物身上，临床上几乎不使用。

2.间接测定法　经鼻腔放入胃黏膜张力计导管，经过一段时间的平衡，测定胃肠黏膜表层CO_2，根据Henderson-Hasselbach公式，计算出pHi值。根据胃黏膜张力计导管平衡所用介质不同，分为生理盐水张力测定法和空气张力测定法。应用盐水测定法需要很小心地处理盐水标本，不同品牌仪器测定$PgCO_2$的差异很大，盐水在球囊中需经$60 \sim 90min$平衡，长时间的平衡使得复苏患者的pHi早期监测存在很大困难。在盐水测定的基础上发明了TONOCAP全自动测量系统，由空气代替了生理盐水介质。将空气自动注入导管的气囊，$PgCO_2$经过10min平衡后即可检测出。并且同一时刻采动脉血查血气，将血气结果pHa（动脉血pH值）、$PaCO_2$输入胃张力计，pHi即被自动计算出。

pHi计算公式为

$$pHi = pHa + \log（PaCO_2/PgCO_2）\tag{4}$$

其中，pHa 为动脉血酸碱度，由机器直接测定所得。通过对比盐水胃张力测定法和空气张力测定法，发现后者测定 $PgCO_2$ 比盐水介质样本更准确且只需10min的平衡时间。目前空气张力测定法已广泛应用于大型动物实验和临床危重患者。此外，也有人直接抽取胃液并测定其中的 PCO_2，虽然简单、经济，但易受食物、药物等因素的影响。

第四节　心肌缺血

围手术期心肌缺血的监测从术前、术中和术后三个方面进行阐述。

一、术前心肌缺血

围手术期心肌缺血发生的相关危险因素有左室肥厚、高血压病、糖尿病、确诊的冠状动脉粥样硬化性心脏病（coronary heart disease，CAD）、地高辛服药史，也可以通过相关的体格检查和影像学检查发现。

1. **24h动态心电图Hotter监测**　手术前24h动态心电图Hotter监测有心肌缺血表现时，手术后心脏意外事件预测的发生率为38%，心电图提示左室肥厚和ST段压低，对预测术后心脏病并发症很有价值。但也有些患者仅在手术时发生心肌缺血，而术前检查并无异常。

2. **运动心电图试验**　对于一些亚临床症状的CAD患者，运动心电图比静息心电图能更敏感地反映心肌缺血，也是冠心病的筛选手段之一。对于接受非心脏手术的冠心病患者运动心电图是预测围手术期心脏事件的办法之一。不论术前有无相关症状或ST-T改变，较高的运动负荷能力都预示着术后风险较低。有报道指出对于中危风险患者，运动心电图能较好地预测围手术期心肌缺血事件，ST段下移0.1mV是心脏事件发生的独立预测因素。

3. **超声心动图**　是观察缺血性心肌收缩能力改变的简单、无创方法，可发现缺血局部室壁活动度降低，收缩时心肌厚度变薄、射血分数降低及左心室后壁舒张速度减慢。区域性室壁运动异常是心肌缺血和心肌梗死的特异性指标。左心射血分数是评价心脏收缩功能的重要指标，当左心射血分数下降时，提示CAD患者的左心室收缩力减弱，但左心射血分数测定对于预测患者心肌缺血程度意义不大。

4. **同位素测定**　利用同位素观察心肌灌注成像情况，可以显示缺血区域缺损病灶，这种缺损病灶的数量和面积提示术后心脏意外事件的发生概率增加，尤其是注射同位素4～12h后的再灌注影像，对评估术后心肌并发症的价值更大，但此试验不像运动心电图试验可作为术前心脏事件评估的常规检查，因为其敏感性不高，只对特殊人群和高危人群或心血管疾病患者适用。

5. **冠状动脉造影**　可清楚地显示冠状动脉及其分支，发现冠状动脉病变或狭窄的部位和程度，必要时可行介入治疗。手术前进行冠状动脉造影的情况不多，但对于临床上有指征做心脏介入治疗的高风险患者应该在择期手术前进行，以降低择期手术相关的心脏并发症的发生率。

二、术中心肌缺血

手术中监测心肌缺血的常用方法有心电图（ECG）、肺动脉导管（PAC）和经食管超声心动图（TEE），其中ECG最常用。

1.心电图 在临床上使用是最普遍的，但应考虑心电图监测的效率。首先，应将监测仪中心电图监测调至诊断模式，以检测ST段变化。其次，心电图导联的数量与位置可影响其结果。最后，应配备心电图打印设备，有助于深入分析。检查中应该关注监测仪上的ST段趋势，监护仪上的心电图不能代替12导联的心电图分析。同时，一旦发现心电图上有心肌缺血的征象应立即应用常规12导联心电图。

2.肺动脉导管 对于肺动脉导管能否较早地监测心肌缺血是有争议的。Haggmark认为，如在PA波形上A、V波大于肺毛细血管楔压（pulmonary capillary wedge pressure，PCWP）的平均值5mmHg，提示左室舒张功能异常、心肌缺血。笔者认为心肌缺血在PA波形上引起的A、V波的变化早于心电图的变化。Kaplan提出，如出现异常的AC波大于2kPa或V波大于2.67kPa时，提示有心内膜下缺血。但van Daele等在冠状动脉旁路移植术（CABG）围手术期比较了PAC监测与心电图和经食管超声心动图（TEE）监测，显示心肌缺血时，只有10%的患者出现PCWP升高，大部分患者心电图显示心肌缺血时，PCWP并不升高或升高幅度很小，笔者认为PCWP并不能准确地反映心肌缺血。

3.经食管超声心动图 心肌缺血的最早表现为心肌舒张功能受损和节段性室壁运动异常（RWMA）。在动物实验中完全阻断冠脉血运后10～15s，节段心肌即表现为运动减弱。临床上经皮冠状动脉腔内成形术（PTCA）的患者，当球囊扩张使血流减少50%，节段心肌即表现运动减弱。而心电图ST段的变化在冠脉血流减少20%～80%时比RWMA晚出现10min，在血流减少＞80%时，比RWMA晚出现2min，当血流为0时则晚出现15s。故TEE监测心肌缺血具有高度的敏感性。TEE还可监测心室充盈压、心室容量、心输出量，准确地诊断血容量不足及心肌抑制的程度，指导治疗。TEE的缺点为费用高、不能获取置入TEE之前的数据。一般情况下非心脏手术患者联合监测心电图与TEE的意义不大。但是，TEE预测CABG患者发生心肌梗死的价值比心电图高。如果心电图和TEE均显示心肌缺血的患者，其心肌梗死的相对危险（RR）十分高。

三、术后心肌缺血

在整个围手术期，术后心肌缺血的发生率最高。术后非心脏手术患者发生心肌缺血的最危险时间通常是手术当日或次日，而且手术后大多数心肌缺血事件为隐性的（无心绞痛），这就使连续的心电图监测非常必要。

在目前的指南中，现代生物标志物被赋予了作为术前风险分层和检测围手术期和术后并发症的核心指标。在此背景下，除了心电图分析外，指南还建议对所有计划进行中至高风险非心脏手术的65岁以上患者或65岁以下但有心血管疾病的患者进行心脏生物标志物测定。高度敏感的心肌肌钙蛋白T/I（hs-cTn T/I；Ⅰ类）和（或）BNP（脑钠肽）或NT-proBNP（N末端脑钠肽前体；Ⅱa类）被推荐作为生物标志物。

心肌缺血的监测应该是从术前评价到术后出院的一个持续过程。在围手术期的术前、术中与术后心肌缺血监测的目标不尽相同。完善的医疗措施必须明确认识到这些目标，并采取适当的方法来达到这些目标。

第五节 脑血氧饱和度

一、原理

脑血氧饱和度测量是使用近红外光谱（NIRS）进行的。它是一种连续的、非侵入性的方法，可以局部监测脑血氧饱和度。正常的NIRS代表外周组织的氧气供应和消耗之间的平衡。

Jobsis于1977年首次描述了该技术。在生理条件下，组织对波长为700～1000nm的近红外光吸收较低，因此光线可以穿透达8cm的深度，并且可以被完全检测到。近红外光束可以穿透骨骼，这对于脑血氧饱和度的经颅监测至关重要。

脑血氧饱和度测量成本低廉又容易进行。将特殊传感器应用于头皮，使人们能够从大脑外部获得测量值。出于实际原因，传感器通常贴附在额叶上方的头皮上，但可以从任何脑叶上方进行测量。每个探头都有一个近红外光发生器（发光二极管或激光器）以及一个近端和远端光检测器，测量大脑和外部组织中的混合动脉和静脉血。大脑中的动脉血与静脉血的比例约为15:85，使用经皮测量大脑皮层中血红蛋白吸收的光量来估计脑血管中血红蛋白的氧合作用。

透过生物组织的光被反射、吸收和散射。光反射由光束和组织表面之间的角度决定。组织对光的吸收，导致光的衰减，其衰减取决于发色团——氧合血红蛋白、脱氧血红蛋白和细胞色素氧化酶。NIRS利用氧合血红蛋白、脱氧血红蛋白和细胞色素氧化酶的不同吸收特性来量化它们在组织中的浓度。吸光度（A）、发色团浓度（c）、消光系数（α）、光在组织中传播的距离（d）、入射光强度（I_0）、透射光强度（I）满足比尔-朗伯（Beer-Lambert）方程：

$$A = \log\left(I_0/I\right) = \alpha \times c \times d \tag{5}$$

进入组织中的大多数光子都会被散射，红外光束的大部分衰减是由散射造成的，只有衰减一小部分由吸收造成的。这就是为什么需要将微分路径长度因子（DPF）和因子G（取决于衰减以外的光损失）添加到上述等式，即

$$A = \log\left(I_0/I\right) = \alpha \times c \times d \times \mathrm{DPF} + G \tag{6}$$

成人的NIRS测量可以通过将发射器和检测器放置在头部的同一侧进行，从而提供有关大脑氧合的"区域"信息。在这种方法中，光沿着弧形传播，组织穿透深度大约是发射器和检测器之间距离的一半。建议光极之间的距离不小于2.5cm，因为光极之间的距离越短，脑外组织对光的衰减越强烈。

第一代NIRS设备使用2个或3个波长，如今可以使用4个波长，NIRS监测器可以提供可靠的实时区域脑氧饱和度读数。NIRS设备可以使用3种不同的检测模式：连续波（CW）、频域（FD）和时域（TD）。CW监测器是最流行和最简单的，能够测量入射光的衰减。FD监测器使用高频调制来测量所生成信号的相位和强度，可以对组织的光学特性进行更定量的评估。TD监测器可以测量光子的飞行时间，是所有NIRS监测器中最昂贵的。

二、临床应用

大脑依赖于持续的含氧血液供应。10s的局部缺血导致意识丧失，20s的局部缺血导致神经元活动停止，几分钟的局部缺血导致不可逆转的损伤。颈内动脉系统可提供80%的脑血流，同侧颈内动脉供应同侧大脑半球。一旦血液到达毛细血管床，输送的氧气和营养物质就会与二氧化碳（CO_2）等进行物质交换。这种脱氧的血液通过连接脑窦的两组静脉（浅静脉和深静脉）排出。然后，脱氧血液到达颈内静脉，将血液返回心脏的右心房。

NIRS监测的脑血氧饱和度（rSO_2）是脑静脉氧合的间接标志物，已被证明与颈内静脉血氧饱和度（SjO_2）相关。如上所述，脱氧的血液和剩余的氧气流经颈内静脉返回心脏。因此，对SjO_2的监测有助于监测脑血流量（CBF）和代谢需求（$CMRO_2$）之间的平衡，从而提示大脑对氧气的使用情况。当需氧量增加时，大脑会吸收更多的氧气，从而导致颈内静脉血氧饱和度降低。相反，当CBF超过代谢需求时，颈内静脉血氧饱和度更高。以下等式解释了SjO_2背后的生理学及其对CBF和$CMRO_2$的依赖性，假设动脉血氧饱合度（SaO_2）恒定。

$$SjO_2 = SaO_2 - CMRO_2 / [1.34 (Hb) \times CBF] \tag{7}$$

创伤性颅脑损伤（TBI）后，$CMRO_2$和CBF之间的耦合丢失。因此，颅内高压会导致脑灌注不足，而这并不随$CMRO_2$成比例减少。因此，SjO_2从正常的60%～75%下降到低于55%，这与不良结局相关。当至少13%的大脑局部缺血时，SjO_2可能会降低到50%以下，这是由于氧气供应严重不足，无法满足代谢需求。当大脑自动调节因外伤而失败时，血管扩张反应会增加CBF，导致脑充血，同时氧气提取减少。因此，SjO_2值上升超过75%，代表CBF和$CMRO_2$之间的不平衡。同样，TBI后NIRS监测的长时间的rSO_2值低于60%与较高的死亡率、颅内高压和脑灌注受损有关。此外，rSO_2在预测严重脑缺氧方面具有一定的准确性。

TBI后的另一个基本病理生理学后果是向神经组织输送氧气的不平衡。了解脑组织氧张力（$PbtO_2$）的生理学非常重要。$PbtO_2$反映了血浆中扩散穿过血脑屏障的溶解氧，而不是整体氧含量或脑代谢情况。由于$PbtO_2$与CBF和动静脉氧分压差的乘积显著相关[等式（8）]，受氧扩散梯度的影响。等式（8）显示了$PbtO_2$与氧扩散或脑血流量之间的关系。低$PbtO_2$值可能由低PaO_2、局部O_2提取障碍或脑血流量减少引起。

$$PbtO_2 \approx CBF \times (PaO_2 - PjO_2) \tag{8}$$

健康状态下 $PbtO_2$ 值通常为 $23 \sim 35mmHg$。低于 $20mmHg$ 被认为是异常的，并且与脑缺血和能量利用障碍有关。一些学者建议在 $PbtO_2$ 低于 $15mmHg$ 时进行治疗。缺血的阈值尚未明确定义，但 $PbtO_2$ 低于 $8 \sim 10mmHg$ 似乎表明蛛网膜下腔出血患者存在高缺血风险。$PbtO_2$ 的低值，特别是如果它们持续存在，与创伤性颅脑损伤后的不良结局相关，并且有一些证据表明脑组织氧导向治疗可以改善此类患者的结局。

三、局限性

使用 NIRS 获得的脑血氧饱和度受脑外血流、脑脊髓液、颅骨厚度和髓鞘的影响。在实践中经常被忽视的进行血氧测定的房间中照明的干扰对测量结果也很重要。血氧饱和度读数也会受到皮肤色素沉着的影响。另一个问题是肌红蛋白的干扰，因为血红蛋白和肌红蛋白具有相似的光学特性，这可能会导致高估血红蛋白饱和度读数。研究表明无论发射器和检测器之间的距离如何，颅外血流都会对脑血氧饱和度读数产生影响。

正常脑血氧饱和度值的范围仍在讨论中。最常用的下限和上限分别为 60% 和 75%，由于个体间基线的变异性和读数的动态误差，NIRS 脑血氧饱和度监测更适合监测脑血氧状态的变化趋势。临床上建议根据麻醉诱导前基线值、患者特异性和合并症来解释围手术期的脑血氧饱和度测量值。

在 TBI 患者中，还存在其他问题。TBI 患者的头皮上经常有多处伤口或术后缝合线，以及皮下血肿伴软组织肿胀。这些损伤会使得无法正确连接 NIRS 电极，或导致信号接收干扰和读数错误。TBI 患者血肿和脑水肿的存在对近红外光吸收和散射的影响也存在争议。

重要的是，有报道称测量装置在确认缺乏脑灌注的患者中记录到了正常的脑血氧饱和度值。这些报道似乎质疑了其他观察结果以及从中获得的结论。尽管存在技术缺陷，但脑血氧饱和度测量可以作为对其他监测参数的重要补充，并提供更全面的颅内病变情况。

第六节　肾氧饱和度

近红外光谱（NIRS）是一种无创、连续和实时监测设备，用于检测局部氧饱和度（rSO_2），即局部组织内的氧含量。这项新技术是基于氧合和脱氧血红蛋白对近红外波长的不同吸收，即比尔-朗伯定律。传感器可以放置在前额、腹部表面或脊柱左侧或右侧 $T_{10} \sim L_2$ 水平，分别检测大脑、腹部和肾脏 rSO_2。Jobsis 于 1977 年首次记录了新生儿脑 rSO_2。1991 年，NIRS 被用作评估低温体外循环（CPB）和完全停循环对小儿脑代谢影响的非侵入性检测。从那时起，人们开展了大量研究，通过 NIRS 以评估缺血性损伤对新生儿神经、肾脏和其他器官功能的影响。

肾脏容易发生缺氧和缺血性损伤，导致急性肾损伤，是一种常见的术后并发症。许多研究表明，肾氧饱和度下降是儿科人群肾损伤的早期指标，尤其是新生儿。然而，支持其在成年人群中作为早期指标使用的证据是有限的。在接受体外循环心脏手术的患者中，肾组织氧饱和度与肾静脉血氧饱和度具有可接受的一致性，但关于肾脏低rSO_2与术后肾损伤的关联发现了相互矛盾的结果。值得关注的一点是，传感器的穿透深度可能不足以到达成人的肾脏。

一项包括40名新生儿和婴儿的研究表明，术后24h内肾脏$rSO_2 < 50\%$超过2h的患者更容易发生AKI。此外，肾脏rSO_2长时间偏低的患者需要更长时间的机械通气和正性肌力药物支持。Ruf等在术中和术后24～48h持续监测肾脏rSO_2，发现术中肾脏rSO_2持续偏低（$< 65\%$）或血氧饱和度显著降低（降低大于正常值的25%）与AKI的发生和不良预后相关，NIRS的诊断价值可能超过中性粒细胞明胶酶相关脂质运载蛋白（NGAL）和胱抑素C。这些发现表明NIRS可以成为另一种有前途的非侵入性床边监测工具，用于监测新生儿心脏术后急性肾损伤的发展。尽管取得了鼓舞人心的结果，但NIRS仍然存在一些缺陷和影响，例如：肾脏rSO_2受非发绀型先天性心脏病的影响。因此，在未来的工作中，探索一种由近红外光谱和其他标志物组成的敏感和特异的联合诊断模型是必然的。

一、小儿先天性心脏病中肾氧饱和度的应用

一项研究报道先天性心脏病术后患儿急性肾损伤（AKI）的发生率为36%～59%，先天性心脏病术后患儿AKI的发生率为56.7%，较以往报道的发生率明显增高，可能与该研究中的患儿年龄较小有关。该研究表明，低龄是先天性心脏病患儿术后发生AKI的危险因素。Morgan等研究显示，新生儿先天性心脏病术后AKI的发生率高达64%；Blinder等研究发现，小于90天的患儿先天性心脏病术后AKI发生率为52%。AKI的发生会导致患儿病死率增加，有研究表明积极的腹膜透析可以改善预后，该研究中AKI组和非AKI组病例均未出现死亡，这可能与AKI患儿早期积极进行腹膜透析有关。虽然两组病死率无差别，但ICU滞留时间、呼吸机使用时间及住院时间均为AKI组长于非AKI组，可见AKI是影响患儿术后转归的重要因素。

关于肾脏rSO_2与心脏术后AKI发生的关系，在一项前瞻性研究中纳入了59例行心脏手术并进行了体外循环的小于1岁的患儿，采用NIRS监测患儿术中及术后24h的rSO_2，结果显示AKI组术中及术后12h、24h肾脏rSO_2明显低于非AKI组；Owens等研究了40例行双心室修补手术的婴儿，采用NIRS监测患儿术后48h肾脏rSO_2，结果显示肾脏rSO_2低于50%持续2h以上的患儿发生AKI的比例明显高于其他患儿。最新的研究提示，肾脏rSO_2对先天性心脏病术后患儿AKI发生具有良好的预测效能，其中术后31h肾脏rSO_2低于84%预测AKI的敏感度为72.2%、特异度为84.2%。

二、成人心脏手术中肾氧饱和度的应用

目前大部分对于成人心脏手术急性肾损伤的监测都是基于血清肌酐（SCr），但是SCr在50%的肾功能丧失之前不会增加，这会限制甚至延迟其检测效能。与肌酐相比，肾脏rSO_2提供了对肾脏氧供需平衡的连续、实时、无创评估，与肾脏区域灌注密切相关；可能影响NIRS测量的其他因素包括肾脏的深度、结合胆红素的浓度、皮肤色素的量以及可能影响或干扰信号检测的外部光源。研究表明，肾脏rSO_2能够比SCr更早地可靠地检测出心脏手术相关性AKI，而且该检测是目标导向治疗的合适指标，允许在有限

的时间跨度内采取迅速反应或治疗肾脏灌注不足可能导致的不可逆肾衰竭。在心脏手术中，NIRS通常用于监测脑血氧饱和度，术中脑血氧饱和度与认知能力下降的风险增加有关，术中肾脏rSO$_2$降低会增加成年患者术后AKI的风险。

有研究对121名在体外循环下行心脏手术的患者进行术中及术后48h的肾脏rSO$_2$监测，结果显示共有35名（28.9%）患者出现了AKI。术后肾脏rSO$_2$下降与心脏手术相关性AKI的发生有关。连续肾脏rSO$_2$监测可能是一种很有前景的无创工具，可用于预测成人心脏手术后的AKI。

第七节　体温和血液管理

一、体温对血液保护的影响

体温是指体内温度或深部温度，人体各处的温度并不相同，脑和内脏的温度不管环境温度如何变化总是保持在37℃左右，此部分的温度称作核心温度。一般核心温度上升0.5℃称为体温升高。超生理范围体温对机体各系统或器官可产生一系列影响：低体温可干扰机体凝血机制，增加术中、术后失血量和输血需要量等，同样，高温可使血液处于高凝状态，不利于血液保护，但低温可使患者重要器官氧耗量减少，增加对手术的耐受性，可减少出血；加强围手术期体温监测、有效地控制和稳定体温，可达到安全用血和血液保护的目的。

1.体温调节　轻度低温的患者体温调节功能正常：体温在34℃以下时，人体对寒冷的产热反应将不复存在；体温为30～33℃时，肌肉强直；体温为27～30℃时，产热量仅可维持基础代谢，寒战终止；体温降到20～25℃时则出现中枢性神经系统的抑制。

2.体温监测

（1）鼻咽、口腔温度：不适用于麻醉和昏迷的患者，正常温度范围为36.4～37.2℃。

（2）直肠温度：正常的直肠温度范围为36.9～37.9℃。

（3）食管温度：正常的食管温度范围为36.6～37.6℃。

（4）鼓膜温度：与理想位置的食管温度相近，但鼓膜温度要低0.2℃。

（5）血液温度：测定血液温度可用肺动脉漂浮导管，但这一测定温度受到机械通气量、心包降温、低温心脏停搏等因素的影响。

（6）膀胱温度：通常比直肠温度高0.2℃，比食管温度高0.5℃，比皮肤温度高3.5℃；在身体外部冷却及再加热的过程中，尿道、膀胱的温度比直肠温度变化得更快。

（7）腋窝温度：腋窝是传统的测温部位，适用于门诊。

3.低温对红细胞变形性的影响　红细胞变形性是指红细胞在外力作用下改变自身形态的能力。红细胞变形能力对血流性质有重大影响，它是决定高切变率下血液黏度的关键因素：红细胞变形能力由三个因素决定，即红细胞的黏弹性、红细胞的几何图形和细胞内部黏度。在上述三个因素中，任何一个因素发生异常，均会使红细胞变形性降低。另有报道，低温下红细胞的黏度升高及红细胞的能量利用阻碍，也可导致红细胞的变形能力减弱。

4.低温对血小板的影响 轻度低温可使血小板的聚集、黏附和释放功能降低，抑制血小板凝血级联反应，降低血小板因子及凝血物质活性，激活纤溶系统，使血液黏度下降，明显增加术中失血量。在低温麻醉时，当体温降至25℃以下时，患者常可发生中度可逆性血小板减少，但无出血症状，原因是血小板上纤维蛋白原受体暴露。少数情况下，当低温麻醉复温时，血小板持续减少并可引起出血，应用肝素者血小板减少的严重程度比不用肝素者轻。

5.低温对血浆容量的影响 降温至26～23℃时，血浆容量可下降12%～35%；低温时液体从血管中向组织间隙转移，血浆容量减少，血液浓缩，血浆蛋白浓度增高，但总含量并无改变。冷刺激引起周围血管收缩，水从血管内转移到第三间隙，是低温早期血浆容量减少的主要原因；低温可导致血浆容量减少，血浆容量下降又可引起进行性Hct和血浆渗透压升高，Hct和血浆渗透压升高又引起全血黏度的增高，血浆容量减少还会引起红细胞脱水，并进一步影响红细胞的变形能力。

6.低温对全身小血管的影响 体温降低无论对活体还是分离到体外的内皮血管都能引起明显的血管收缩，温度越低，血管紧张性越高。

7.低温对凝血功能的影响 低温（如33℃）时内皮细胞因子相关抗原的表达水平明显提高，低温可以增加人脐静脉内皮细胞因子相关抗原的表达，其表达量与低温作用时间呈正相关。低温通过以下途径影响血液凝固过程。①血液凝固系统：血液凝固的过程是由一系列温度依赖性的酶促反应形成的，这些反应的速度随温度的降低而减慢，使凝血时间延长；当体温由37℃降到34℃时，凝血酶原时间和部分凝血活酶时间可延长10%～15%。凝血试验显示，体温下降时凝血块的形成时间明显延长，相当于常温下凝血因子缺乏患者的凝血时间。②血小板：术后轻度低体温，可引起可逆性的血小板功能紊乱，抑制血小板在出血处形成血栓素A2，使术后出血时间延长；低温下血小板减少，肝脏中血小板滞留增加，血中血小板聚集能力降低，血小板活性下降；体温降至18～26℃时，外周血小板计数明显降低，血小板隐退到门静脉循环中，复温时80%再返回循环内；低温体外循环时血小板聚集功能明显下降，体外循环后也未完全恢复，而且有大面积内皮细胞受损或被激活。③纤维蛋白溶解系统：低温可以激活体内纤维蛋白溶解酶，从而进一步破坏凝血功能，但这方面的作用程度较小。

8.低温下高黏滞血症的防治措施 目前预防高黏滞血症的主要措施是血液稀释，低温下中等度血液稀释可对抗低温引起的全血黏度增高，增加脑血流量，改善微循环，从而增加脑内氧的转运；当血压及血管半径不变时，降低血液黏度可增加血液流量，同时由于动静脉氧分压差增大，氧离曲线右移，组织更易摄氧、释氧，有利于组织氧合，提高循环灌注的质量。一般认为，将Hct控制在30%左右是血液流变学疗法的最适合值，但在低温体外循环下，存在体液pH下降以及红细胞和血小板的损伤，Hct最好控制在20%～30%，并根据低温程度调节血液稀释度。总之，血液稀释可延缓低温引起的血液黏度增高，降低红细胞的脆性，改善微循环。但是，血液稀释不可无限度地实施，血液稀释本身会降低血液的携氧能力。

二、围手术期体温保护措施

1.提高手术室环境温度 患者入室前手术室的温度应达到24～25℃，手术间及

ICU室温在24℃以上可预防患者低体温。但手术室过暖易使细菌生长，降低工作人员的工作效率；手术室的相对湿度也应保持在40%～50%，并要用被褥盖好患者，减少患者的散热，使体热丢失减少30%，但自然复温缓慢，每小时升高0.1～0.3℃。

2.液体加温　输入大量液体时，液体的加温是必需的。在进行胸腹腔冲洗时用40～42℃的等渗溶液，将热量传导到肝、肾、肠系膜、肺和心脏，使机体中心温度先有所恢复。

3.湿热交换器的应用　湿热交换器即人工鼻，使患者吸入的气体保持一定的湿度和温度，可减少气道热量丢失，能提高湿度达到50%，但对防止体温下降效果不明显。

4.红外线辐射加热器的应用　比其他加温器械效果差，加热表面积的大小与体表面积大小成正比，辐射加热器效果较好。

5.变温毯体表复温　人们通常在围手术期为防止体温降低采用水温38～39℃的变温毯进行保温，但变温毯对低体温的预防及治疗作用的有效性尚存争议。因患者接触变温毯的面积仅为总体表面积的15%，与变温毯接触的组织受重力压迫，局部血循环较差，不能将热量带到身体内部。对于成人，变温毯无明显的升温作用，但有一定的保温作用；对于10kg以下的婴幼儿确有明显升高体温的作用。循环血流复温结束后继续体表复温，可使体温上升2～3℃；应用变温毯仍不失为一种较有效的保温措施；需要注意的是，血流复温速度不宜过快，复温要均匀，变温毯水温保持在38～39℃。

6.体外循环下血液复温　对于重度低温的患者，则宜采用体外循环技术进行复温，这是最有效的一种复温方法。体温过低时的最大威胁是心室纤颤或心搏停止，体外循环对心搏骤停的患者还可以提供循环支持；体外循环下血液复温，水温与血温的差不宜超过8～10℃，体温升至32℃以上时可停止复温。

三、围手术期体温升高

1.引起围手术期体温升高的因素　围手术期引起患者体温升高的因素有很多，主要包括以下因素。①环境因素：手术室温度及湿度过高，会妨碍辐射传导和对流散热，温度高会影响蒸发散热。夏季也可将手术室室温保持在25℃左右，相对湿度保持在60%～70%，目前因室温高而导致体温升高已少见。②患者因素：患者术前有发热、感染、菌血症、脱水等，均可使体温升高；甲状腺功能亢进患者在术中如发生甲状腺危象，体温可显著升高。③麻醉因素：阿托品可抑制汗腺分泌，影响蒸发散热；全麻时诱导不平衡或麻醉浅，肌肉活动增加，产热增加，气管导管过细或未做控制呼吸，呼吸肌做功增加，气管导管过深，单肺通气，尤其是CO_2潴留，更会使体温升高；复温过度及麻醉引起恶性高热等。④手术操作因素：手术时如果消毒巾覆盖过多，会使皮肤辐射、传导、对流散热均难以进行，只能通过蒸发出汗散热；胸腹腔手术用热盐水灌洗或用盐水纱布热敷，均可使体温升高；输血输液可引起发热反应；脑外科手术在下丘脑附近操作也可出现体温升高；骨髓腔放置骨水泥可因化学反应引起体温升高。

2.围手术期体温升高对血液保护的影响　围手术期体温升高后新陈代谢会相应加快，体温每升高1℃，代谢会加快10%，而新陈代谢增高，体热产生也会相应增加，导致体温升高，两者恶性循环；体温逐渐升高，并可伴随出现呼吸急促、出汗、烦躁不安等症状；体温升高使氧耗量增高，产生呼吸性及代谢性酸中毒，增加呼吸和心脏做功，同时由于蒸发出汗过多，会造成血容量减少和电解质紊乱；血容量下降可引起Hct和血浆渗透压升高，从而造成全血黏度增高，且会引起红细胞脱水，影响红细胞的变形能力，均不利于血液保护。体温升高后，血液流变学将出现明显改变，全血黏度在体温升高初期有所下降，由于体温升高导致血流加速，红细胞在血管内流动加快，红细胞之间很难聚集，表现出红细胞聚集性下降，变形能力增强，出现血液黏度降低；随着体温升高时间延长，机体应激代偿能力减退，出现红细胞聚集性增强，变形能力下降，表现为血液黏度低、中、高切均增高。体温恢复正常后，由于脱水及热蓄积作用，血黏度仍保持在较高水平。Hct及纤维蛋白原亦呈升高趋势；体温升高时Hct增加，机体有明显脱水表现，纤维蛋白原升高主要亦与血液浓缩有关；体温升高对机体的这种影响若持续下去，则可能导致微循环负荷加重，红细胞在微血管中流动不畅，当聚集的红细胞流经细小毛细血管时，容易造成堵塞，从而影响微循环对组织的灌流，最终导致组织细胞缺血缺氧，出现一系列严重的代谢紊乱。应加强对原发病的治疗及对体温升高因素的控制，保护血管内皮，抑制血管平滑肌异常增殖，降低纤维蛋白原，抗血小板聚集，降低Hct，增强红细胞变形功能，从而达到血液保护的目的。

四、围手术期降温措施

如有体温升高，应积极采取降温措施，具体措施如下。①正确连续测温可做到早期发现体温升高，是预防术中体温升高的先决条件。②术前根据患者的病情、年龄、麻醉及手术方式，正确选用抗胆碱能药物，术前已有发热的患者，应针对病因进行相应处理后再麻醉。③手术室温度应控制在24～25℃，需注意不应过度采取保温和复温的措施。④麻醉诱导及维持力求平稳，麻醉不过浅；维持正常的呼吸和循环功能，避免由于气管导管、呼吸机条件等原因引起的缺氧，尤其应注意避免CO_2积聚。⑤术中胸、腹腔各种冲洗液、输血补液及吸入气体的加温应适度。⑥对脱水、输血补液反应等引起的体温升高做相应的处理。⑦一旦发生体温升高可同时应用药物及体表降温，用冰水湿敷前额及大血管处或头下置冰袋，亦可用乙醇擦浴。

第八节　酸碱失衡

一、单纯性酸碱失衡

单纯性酸碱失衡可分为两大类：代谢性和呼吸性，分别分为代谢性酸中毒、代谢性碱中毒和呼吸性酸中毒、呼吸性碱中毒。

1.代谢紊乱　代谢性酸碱失衡是由血液中HCO_3^-过量或不足引起的。肺部通过改变呼吸深度和速度导致PCO_2增加或减少来进行补偿。呼吸补偿迅速发生，如果伴有肺部疾病，完全代偿可能无法使血清pH恢复到正常值。

（1）代谢性酸中毒：代谢性酸中毒定义为pH＜7.4，主要是由于HCO_3^-降至低于24mmol/L。这可能是由于缺乏富含碳酸氢盐的液体、过度使用非碱性液体，酸的消耗或积累引起的。代谢性酸中毒的原因进一步可为阴离子间隙（AG）升高或正常。代谢性酸中毒的呼吸代偿可通过增加呼吸频率来降低。临床表现可能包括换气过度（代偿性反应）、头痛、焦虑、嗜睡、精神状态改变、恶心、呕吐、出汗、低血压、心电图（ECG）变化、心律失常和发绀。临床症状主要取决于异常的发作和程度、患者的基本状况以及合并症。对患者应进行全面的病史和体格检查，包括药物检查，以指导经验性治疗。在确定病因时，血清和尿液化学分析、毒理学检测（对于疑似摄入有毒乙醇导致的AG升高）、血清乳酸和酮水平测定、心电图检查、微生物学分析和放射成像学检查非常有用。对患者的管理取决于患者症状的严重程度和具体的根本原因。病因导向和支持性护理措施可能包括停用有问题的药物或去除毒素、补液（例如，使用含有碳酸氢盐或碳酸氢盐前体如乳酸盐或醋酸盐的等渗制剂）、使用高醋酸盐/氯化物盐比例的肠胃外注射营养配方、使用止泻剂和抗分泌剂、针对糖尿病酮症酸中毒的胰岛素输注、抗菌治疗（脓毒症）、补充硫胺素（如果存在缺乏或营养不良）以及对精制碳水化合物的饮食限制（对于短肠综合征和D-乳酸酸中毒患者）。口服碱剂（如碳酸氢钠和柠檬酸钠）可用于急性和慢性代谢性酸中毒。碳酸氢钠输注和血液透析仅用于其他治疗措施难以治愈的严重酸中毒（$pH < 7.2$）。

（2）代谢性碱中毒：代谢性碱中毒定义为$pH > 7.4$，主要是由于HCO_3^-增加至24mmol/L以上。酸性液体的流失、肾衰竭患者过度补碱、其他原因导致细胞内H^+转移和严重的低钾血症等都是常见的导致代谢性碱中毒的原因。代谢性碱中毒的原因进一步分为盐反应性（尿氯化物$< 10mmol/L$）或盐抵抗性（尿氯化物$> 10mmol/L$）。代谢性碱中毒的呼吸代偿是通过降低呼吸频率来增加PCO_2。临床表现可能包括与血容量不足、肌无力、心电图改变、精神状态改变、神经肌肉兴奋和血管收缩相关的体征和症状。临床症状主要取决于疾病的异常程度、亚型、潜在状况及合并症。对患者应进行全面的病史和体格检查，包括药物检查，以指导经验性治疗。其他有用的评估包括血清化学、尿氯化物测定、心电图、血浆肾素和醛固酮水平测定，以识别醛固酮增多症。如果怀疑库欣综合征，评估还应包括皮质醇水平。针对盐水反应性代谢性碱中毒的病因导向疗法，包括停用有害药物、补充等渗液（如0.9%氯化钠）、在肠外营养制剂中使用较高比例的氯化物与乙酸盐、钾补充剂、止吐药、抑酸剂和碳酸酐酶抑制剂以增加肾HCO_3^-排泄。对于耐盐性代谢性碱中毒，需要使用保钾利尿剂（如螺内酯）、钾补充剂、皮质类固醇和抗高血压药物。在严重代谢性碱血症（$pH > 7.55$）的情况下出现低HCO_3^-可能需要对患者进行血液透析。

2. 呼吸系统疾病　由于呼吸频率或肺部气体交换的改变或异常导致血液中PCO_2过量或不足，因此会发生呼吸性酸碱失衡。无论是急性或慢性疾病导致的呼吸性酸碱失衡，肾脏都会尝试通过改变HCO_3^-浓度来补偿。完全补偿不会很快发生，通常需要几天的时间。伴随的肾功能障碍可能不允许完全代偿和血清pH恢复到正常值。

（1）呼吸性酸中毒：呼吸性酸中毒定义为$pH < 7.4$，主要是由于PCO_2增加超过40mmHg。当疾病导致呼吸抑制、CO_2呼出不足或CO_2产量增加时，就会发生这种情况。过量的碳水化合物和总热量会导致CO_2产量增加，并可能降低患者脱离氧气支持和机械通气的能力。临床表现可能包括意识模糊、疲劳、精神改变、呼吸频率降低、心动过速、出汗和发绀。呼吸性酸中毒的管理应侧重于识别和治疗根本原因，以恢复酸碱平衡。评估应从全面的病史和体格检查开始，包括药物检查。其他有用的评估包括毒理学筛查（如果怀疑吸毒或用药过量）、实验室检查、肺部评估、微生物学分析和放射成像

检查等。如果患者出现急性呼吸窘迫，可能需要支持治疗，包括氧疗、支气管扩张剂和有创通气。针对病因的治疗可能包括抗菌治疗、停用有害药物，使用拮抗药物（如纳洛酮或氟马西尼）、皮质类固醇或中枢兴奋剂。碳酸氢钠输注用于其他治疗措施难以治愈的严重酸中毒（pH ＜ 7.2）；然而，由于可能诱发急性呼吸衰竭，其在呼吸性酸中毒中的应用仍存在争议。

（2）呼吸性碱中毒：呼吸性碱中毒定义为 pH ＞ 7.4，主要是由于 PCO_2 降低至 40mmHg 以下。当出现导致呼吸驱动力增加，换气过度或缺氧的疾病、状况时，就会发生这种情况。临床表现可能包括恶心、呕吐、头晕、感觉异常、呼吸急促、心动过速、胸痛、心悸和手足抽搐。呼吸性碱中毒通常不会危及生命，但可能发生在呼吸或心脏失代偿之前。与其他酸碱失衡一样，确定根本原因是患者管理的关键。全面的病史和体格检查、药物检查、毒理学筛查（如果怀疑水杨酸盐过量）、实验室分析（如血清化学、全血细胞计数、肝功能和甲状腺研究）、微生物学分析和放射成像检查有助于确定病因。治疗应针对根本原因，采取适当的支持性护理措施以恢复酸碱平衡，包括在焦虑或惊恐发作期间提供支持性咨询、抗焦虑药、疼痛管理策略、停用有害药物以及使用呼吸抑制剂。在脓毒症或疑似感染的情况下还需要进行抗菌治疗。

二、混合性酸碱失衡

混合性酸碱失衡，要先识别主要存在的紊乱，再来确定其代偿程度。如果存在失代偿，则提示混合性酸碱失衡。如代谢性酸中毒为主要异常，PCO_2 显著高于预期的代偿反应，则提示代谢性酸中毒合并呼吸性酸中毒的混合性酸碱失衡；而 PCO_2 显著低于预期的代偿反应，则提示代谢性酸中毒合并呼吸性碱中毒（可由采血时不适所致急性过度通气引起）的混合性酸碱失衡；以呼吸性酸中毒为主要异常，则血清 HCO_3^- 会适当增高。如果血清 HCO_3^- 未达到预期值，则表明还存在代谢性酸中毒，动脉血 pH 可能显著降低；而血清 HCO_3^- 高于预期值，则表明呼吸性酸中毒合并代谢性碱中毒，动脉血 pH 可能反而"正常"。在 AG 增高型代谢性酸中毒患者中，通过计算并比较 ΔAG 和 ΔHCO_3^-，通常可提示混合性代谢性酸中毒和代谢性碱中毒。

第九节　电解质紊乱

电解质对于机体基本功能至关重要，例如维持细胞电中性，在神经和肌肉中产生和传导动作电位。钠、钾氯化物与镁、钙、磷酸盐和碳酸氢盐都是重要的电解质。高或低水平的电解质水平都会破坏正常的身体功能，甚至可能导致危及生命的并发症。本节回顾了电解质的基本生理功能及其异常情况，以及电解质失衡的后果。

一、钠

钠离子是一种渗透活性阳离子，是细胞外液中最重要的电解质之一。它负责维持细胞外液体积，也负责调节细胞的膜电位。作为主动运输的一部分，钠离子与钾离子一起跨细胞膜交换。

钠代谢的调节主要发生在肾脏中。近端小管是大部分钠重吸收发生的部位。在远曲小管中，钠经历重吸收。钠重吸收通过钠氯化物同向转运体进行，并通过激素醛固酮的作用进行。

1.低钠血症　在电解质紊乱中，低钠血症最为常见。当血清钠水平低于135mmol/L时即可诊断。低钠血症有神经系统表现。例如，患者可能会出现头痛、意识模糊、恶心、谵妄。轻度低钠血症指的是血钠水平在130～135mmol/L；中度低钠血症是血钠水平在120～130mmol/L；重度低钠血症是血钠水平在120mmol/L以下。低钠血症的治疗取决于低钠血症的程度、持续时间、症状的严重程度和容量状态。

对于围手术期出现的急性症状性低钠血症，如为严重症状性低钠血症，给予3%氯化钠100ml静脉注射（如果症状持续，最多重复两次）。轻度至中度症状性低钠血症，则给予3%氯化钠缓慢输注（使用缺钠公式计算输注速率，同时应通过频繁的钠监测重新计算速率）。

注意：在任何24h内校正钠含量不超过10～12mmol/L。

2.高钠血症　当血清钠水平高于145mmol/L时出现高钠血症。高钠血症的症状包括呼吸急促、睡眠困难和坐立不安。快速补钠会产生严重后果，如脑水肿和渗透性脱髓鞘综合征。高钠血症的正确管理包括确定潜在病症和纠正高钠。治疗的目标是纠正血清钠和血管内容量。应尽可能口服或通过鼻饲管输液。对于严重脱水或休克的患者，第一步是在纠正游离水之前用等渗液体进行液体复苏。通过使用以下公式计算所需补水量来纠正高钠血症。

$$女性所需补充水量=3×现有体重×欲降低的钠量 \tag{9}$$
$$男性所需补充水量=4×现有体重×欲降低的钠量 \tag{10}$$

快速纠正高钠血症会导致脑水肿，因为水会从血清中转移到脑细胞中。纠正目标是在24h内将血清钠降低不超过12mmol/L。在矫正时应密切监测血清钠的变化，应在48～72h内纠正估计的游离水，血清钠的减少量不超过每小时0.5mmol。应仔细监测患者的矫正率、尿量和持续丢失量。在钠中毒的情况下，游离水需求量可能太大并导致容量过载，需要使用袢利尿剂，有时还需要进行腹膜透析以去除多余的钠。

二、钾

钾离子是一种主要的细胞内离子。钠钾泵主要负责调节钠和钾之间的体内平衡，泵出钠离子以换取钾离子，钾离子进入细胞。在肾脏中，钾的过滤发生在肾小球。钾的重吸收发生在近曲小管和Henle袢升支粗段。钾离子分泌发生在远曲小管，醛固酮可增加钾离子分泌。顶膜的钾通道和氯化钾协同转运蛋白也分泌钾离子。

1.低钾血症　钾紊乱与心律失常有关。当血清钾水平低于3.6mmol/L时会发生低钾血症——出现虚弱、疲劳和肌肉抽搐。术前应关注患者合并低钾的病因，如呕吐、腹泻和特殊药物的使用（胰岛素、β受体激动剂、利尿剂），常见于患有心脏病且接受地高辛治疗的患者，以及长期口服抗心律失常药物的患者，其中特别需要注意老年患者。心电图变化最初是T波扁平，随后是ST段压低和难以与T波区分的U波的出现，PR和QT间期的延长也可能发生。术中注意监测患者血钾的变化情况。

2.高钾血症　当血清钾水平高于5.5mmol/L时会发生高钾血症，会导致心律失常、肌肉痉挛、肌无力、横纹肌溶解、肌红蛋白尿，上述是高钾血症的症状和体征。$[K^+]=7\sim8mmol/L$，心电图将显示QRS波群增宽；$[K^+]=8\sim10mmol/L$，会产生心律失常、正弦波模式和心搏停止，心电图表现为P波小或无PR间期延长、增强型R波、宽QRS、尖峰T波。

高钾血症的处理：①立即停止外源性钾源，寻找病因。②给予钙剂可稳定心脏对高钾血症的反应，应在出现心脏毒性前开始。补充钙剂（首选葡萄糖酸钙）不会改变钾的血清浓度，它是高钾血症相关心律失常和ECG变化的一线疗法。③胰岛素和葡萄糖，或在高血糖患者中单独使用胰岛素，会将钾离子驱回细胞，有效降低血清钾。常见的方案是给予10单位的普通胰岛素和50ml的50%葡萄糖溶液（D50），同时应密切监测患者血糖的情况，避免出现低血糖。与推注D50相比，以50～75ml/h的速度输注10%葡萄糖与较少的低血糖发生相关。④利尿剂可能有助于增强钾的排泄，对于肾功能正常的患者可每12h静脉注射40mg呋塞米（速尿）或连续输注。⑤阳离子交换剂。⑥肾透析，严重肾功能不全的患者和高钾的患者应进行血液透析。

三、钙

钙在体内具有重要的生理作用，它参与骨骼矿化、肌肉收缩、神经冲动的传递、血液凝固和激素分泌。饮食是钙的主要来源，钙主要存在于细胞外液中。钙在肠道中的吸收主要受维生素D活性形式的控制，即1,25-二羟基维生素D_3。甲状旁腺激素还可调节肾脏远端小管中钙的分泌，降钙素作用于骨细胞可以增加血液中的钙含量。

低钙血症的诊断需要检查血清白蛋白水平以校正总钙，当校正后的血清总钙水平低于1.1mmol/L时即可给出诊断，如维生素D缺乏症或甲状旁腺功能减退症。检查血清总钙水平是甲状腺切除术后患者的推荐测试。高钙血症是指校正后的血清总钙水平超过2.6mmol/L，体液性高钙血症出现在恶性肿瘤中，主要是由于甲状旁腺激素相关蛋白（PTHrP）分泌。

四、碳酸氢盐

血液的酸碱状态驱动碳酸氢盐水平的改变。肾脏主要调节碳酸氢盐浓度，并负责维持酸碱平衡。肾脏可重吸收滤过的碳酸氢盐，通过碳酸氢盐来排泄酸，也可通过增加H^+的重吸收来排泄氨。腹泻通常会导致碳酸氢盐流失，从而导致酸碱调节失衡。

五、镁

镁离子是一种细胞内阳离子。镁离子主要参与ATP代谢、肌肉收缩和松弛、适当的神经功能和神经递质释放。当肌肉收缩时，肌质网的钙激活ATP酶对钙的再摄取依赖于镁的存在。正常血清镁水平在0.75～1.23mmol/L，当血清镁水平低于0.75mmol/L时，会发生低镁血症。可能的原因包括乙醇中毒以及胃肠道和肾脏功能受损，常见的表现是室性心律失常，包括低镁血症中出现的尖端扭转型室性心动过速，心电图变化有QRS波群增宽、T波尖峰、PR间期延长和T波减小。其中，低镁的病例中约60%合并低钾血症。

低镁血症患者的治疗要留意患者的肾功能和血流动力学稳定性。如果患者的血流动力学不稳定，可以在大约15min内给予1～2g硫酸镁。血流动力学稳定的患者发生严重低镁血症，可在1h内给予1～2g硫酸镁。成年患者的非紧急补给通常是在12～24h内缓慢给予4～8g硫酸镁。在儿科患者中，剂量为25～50mg/kg（最大剂量为2g）。

六、氯化物

氯离子是一种主要存在于细胞外液中的阴离子。肾脏主要调节血清氯化物水平。大部分被肾小球滤过的氯化物通过主动和被动运输被近端和远端肾小管（主要是近端肾小管）重吸收。

胃肠道碳酸氢盐丢失可导致高氯血症。低氯血症常见于剧烈呕吐、胃液引流等胃肠道液体流失过多或其他体液流失过多的充血性心力衰竭等。

七、磷

磷是一种细胞外液阳离子。全身磷的85%以羟基磷灰石的形式存在于骨骼和牙齿中；软组织含有剩余的15%。磷酸盐在代谢途径中起着至关重要的作用。它是许多代谢中间体的组成部分，最重要的是三磷酸腺苷（ATP）和核苷酸的组成部分。维生素D_3、甲状旁腺激素和降钙素同时调节磷酸盐和钙。肾脏是磷排泄的主要途径。磷失衡可能由三个过程引起：膳食摄入、胃肠道疾病和肾脏排泄。总血清磷酸盐水平的正常值为0.80～1.45 mmol/L。

1.低磷血症　急性低磷血症指血磷＜0.8mmol/L，血磷0.8～0.5mmol/L为中度急性低磷血症，血磷＜0.5mmol/L为重度急性低磷血症，通常发生在乙醇中毒、糖尿病酮症酸中毒、营养不良或饥饿、手术后（特别是部分肝切除术后）和重症监护病房的患者中。磷酸盐替代物可以口服、静脉注射、透析或全胃肠外营养液的形式给予患者。治疗方案根据症状、严重程度、预计病程和合并症（如肾衰竭、容量超负荷、低钙血症或高钙血症、低钾血症或高钾血症以及酸碱状态）的存在量身定制。对于有症状的低磷血症或磷酸盐水平＜0.32mmol/L，通常推荐静脉内治疗。大剂量静脉注射磷酸盐可能导致高磷血症、低镁血症、低钙血症和低血压。积极补充磷酸盐是安全的，磷酸盐补充剂量高达45mmol，输注速度高达20mmol/h。钾离子水平＞4mmol/L的患者使用磷酸钠代替磷酸钾可预防高钾血症。

2.高磷血症　指血清磷浓度成人高于1.61mmol/L、儿童高于1.90mmol/L。常见于急慢性的肾功能不全，继发于甲状旁腺亢进。围手术期中一般较少见，大都针对病因治疗。

八、案例分析

（一）病例1

一名68岁的女性因疲劳、虚弱和顽固性呕吐3天到急诊就诊。腹部X线检查提示小肠梗阻。

既往病史：结肠癌，2年前手术切除，高血压和甲状腺功能减退症。

实验室检查结果：钠137mmol/L；钾3.4mmol/L；CO_2 34mmol/L；血尿素氮1.76mmol/L；肌酐132μmol/L；尿氯＜10mmol/L；血氯97mmol/L。ABG值如下：pH 7.50，$PaCO_2$ 45mmHg，PaO_2 100mmHg，HCO_3^- 35mmol/L。

步骤1　获取ABG并评估pH。pH＞7.4——碱中毒。

步骤2　评估$PaCO_2$，$PaCO_2$＞40mmHg。

步骤3　评估HCO_3^-。HCO_3^-＞24mmol/L；ABG HCO_3^-与血清HCO_3^-相差1mmol/L（结果为34mmol/L），因此ABG样本有效。

步骤4　计算AG。AG＝137－（97＋34）＝6（mmol/L），正常（未升高）AG。

步骤5　确定酸碱失调是急性还是慢性。慢性病症，因为症状已经持续了3天。

步骤6　确定原发性酸碱失调。使用步骤1～5，原发性酸碱失调是盐水反应性代谢性碱中毒。该病例对盐水敏感，因为尿氯＜10mmol/L。

步骤7　确定是否有适当的补偿或是否存在混合障碍。对于代谢性碱中毒，PCO_2的增加量应为血浆HCO_3^-增加量的0.6倍。

计算如下：$PaCO_2$的预期增加＝0.6×（测量的HCO_3^-－正常HCO_3^-）＝0.6×（34－24）＝6（mmHg）。将6mmHg添加到40mmHg的正常$PaCO_2$得出实际$PaCO_2$-46mmHg。在$PaCO_2$正常值的10%以内，不存在伴随或混合酸碱失调。无须计算增量比率。

步骤8　得出结论。

该病例为原发性代谢性碱中毒和呼吸代偿。病因是难治性呕吐，因此治疗应包括止吐、液体复苏、鼻胃管抽吸和肠梗阻的进一步检查/治疗等支持性护理措施。

（二）病例2

一名52岁的男性因发热、低血压、精神状态改变和呼吸困难被送往急诊就诊。约2h前开始出现症状。怀疑感染性休克伴有即将发生的呼吸衰竭。

既往病史：高血压。

实验室检查结果：钠144mmol/L；钾4.2mmol/L；CO_2 15mmol/L；血氯108mmol/L；血尿素氮1.6mmol/L；肌酐114.9μmol/L。ABG值如下：pH 7.26（7.35～7.45），$PaCO_2$ 34mmHg，PaO_2 88mmHg，HCO_3^- 15mmol/L。

步骤1　获取ABG并评估pH。pH＜7.4——酸中毒。

步骤2　评估PCO_2。$PaCO_2$＜40mmHg。

步骤3　评估HCO_3^-。HCO_3^-＜24mmol/L；ABG HCO_3^-与血清HCO_3^-相同（结果为15mmol/L），因此ABG样本有效。

步骤4　计算AG。AG＝144－（108＋15）＝21（mmol/L），AG升高。

步骤5　确定酸碱失调是急性还是慢性，大约2h前开始出现症状。

步骤6　确定原发性酸碱失调。使用步骤1～5和AG计算，原发性疾病是AG代谢性酸中毒升高。$PaCO_2$降低提示呼吸代偿。

步骤7　确定是否有适当的补偿或是否存在混合障碍。对于代谢性酸中毒，$PaCO_2$的下降幅度应为血浆HCO_3^-下降幅度的1.25倍。

计算如下：$PaCO_2$的预期降低＝1.25×（正常HCO_3^-－测量的HCO_3^-）＝1.25×（24－15）＝11.25（mmHg）。从40mmHg的正常$PaCO_2$中减去11.25mmHg，得到ABG上的预

期$PaCO_2$，即28.75 mmHg。

ABG上的实际$PaCO_2$为34mmHg，与预期的$PaCO_2$计算结果相差超过10%。这表明混合性酸碱失调。由于精神状态改变和呼吸困难，患者无法排出足够的$PaCO_2$以充分代偿，因此，患者实际$PaCO_2$高于预期。这表明患者伴有急性呼吸性酸中毒。

步骤8　得出结论。

该案例存在混合代谢性酸中毒伴随AG升高和急性呼吸性酸中毒。病因是感染性休克伴呼吸功能不全，因此治疗应包括经验性抗生素治疗、液体复苏、呼吸和适当的血流动力学支持。

第十节　血小板计数

血小板计数（PLT）指外周血计数单位容积中血小板的数量，可采用镜下目视法，目前多采用自动化血细胞分析仪检测。血小板计数的参考值为（100～300）×10^9/L。

血小板增多（血小板计数＞400×10^9/L）分为原发性和继发性两类。原发性血小板增多见于骨髓增生性疾病、原发性血小板增多症等。继发性血小板增多常见于急慢性炎症、缺铁性贫血、癌症患者。继发性血小板增多时血小板一般不超过500×10^9/L，经治疗后情况改善，血小板数目会很快降至正常水平。例如，脾切除术后患者血小板明显升高（≥600×10^9/L），随即缓慢下降至正常范围。

血小板减少指血小板计数＜50×10^9/L，主要原因是生成障碍和破坏增多。血小板减少常见于血小板生成障碍，如再生障碍性贫血、急性白血病、急性放射病等。血小板破坏增多多见于脾功能亢进、原发性血小板减少性紫癜等疾病。

血小板消耗过度也可导致血小板减少症，如DIC，另外罕见于遗传性血小板减少症，如血小板计数减少合并巨大体积血小板的Bernad-Soulier综合征，血小板计数减少合并血小板体积明显缩小的Wiskott-Aldrich综合征，血小板计数在（20～40）×10^9/L合并平均血小板体积增高的MYH9相关疾病等。

第十一节　凝血四项

一、凝血酶原时间

凝血酶原时间（prothrombin time，PT）是指在无血小板的血浆中加入钙离子和组织因子，检测出的血浆凝固时间。PT是一项检测外源性凝血因子是否正常的过筛试验，正常参考值是12～16s。一方面，PT用于检测凝血因子Ⅴ、Ⅶ、Ⅹ和先天性或获得性纤维蛋白原，凝血酶原是否存在缺陷，是否存在相关抑制物。另一方面，PT是临床监测口服抗凝剂用量和疗效的首选指标。

PT延长可分原发性和获得性。原发性PT延长多见于先天性凝血因子Ⅱ、Ⅴ、Ⅶ、Ⅹ缺乏症和低纤维蛋白原症。获得性PT延长则见于DIC、原发性纤溶症、维生素K缺乏、肝脏疾病。当抗凝物质融入血循环时PT延长，临床常见药物如肝素、口服抗凝剂华法林和纤维蛋白原降解产物以及凝血因子Ⅱ、Ⅴ、Ⅶ、Ⅹ的抗体。

PT缩短则常见于口服避孕药、高凝状态、血栓性疾病及先天性凝血因子Ⅴ增多症等。

二、国际标准化比值

国际标准化比值（international normalizcd ration，INR），被检者PT值与正常PT值之比，正常参考值为0.8～1.2。根据国际灵敏度指数的不同而异，国际灵敏度指数越小，则组织凝血酶的灵敏度越高。比如，在不同实验室检测同一份血液标本，不同试剂检测出的PT值结果差异甚大，但INR值可能相同；这样可使各实验室测得的结果具有可比性。

目前，INR是国际上用来指导口服抗凝剂的用量、监测疗效及修改用药方案的常用指标，是一种较好的监测方法。INR增高的意义与PT相似。

三、活化部分凝血活酶时间

活化部分凝血活酶时间（activated partial thromboplastin time，APTT）是在无血小板的受检血浆中加入磷脂、鞣花酸和钙离子后观察到的血浆凝固时间，正常参考为24～36s。APPT临床应用主要有三个方面。首先，APTT是筛查内源性凝血因子是否正常的一项指标，主要反映先天性或获得性凝血因子Ⅷ、Ⅸ、Ⅺ是否有缺陷及相应的抑制物是否存在。其次，APTT反映凝血因子Ⅶ、激肽释放酶原和高分子量激肽释放酶原是否缺乏。最后，APTT是监测普通肝素用量的常用指标。

APTT延长，主要原因是内源性凝血因子缺乏。凝血因子Ⅷ、Ⅸ和Ⅺ缺乏，常见于血友病A、血友病B；而凝血酶原（凝血因子Ⅱ）、凝血因子Ⅴ、凝血因子Ⅹ和纤维蛋白原缺乏，常见于肝脏疾病、阻塞性黄疸、口服抗凝剂。纤溶活力增强时也可导致APTT延长，如继发性、原发性纤溶亢进。APTT缩短常见于高凝状态，常见的病理状态如DIC的高凝期、促凝血物质入血及凝血因子的活性增高等；另外，APPT缩短常见于血栓性疾病，如心肌梗死、不稳定型心绞痛、脑血管病变、糖尿病伴血管病变、脑梗死、深静脉血栓形成、妊娠高血压综合征和肾病综合征等。

四、纤维蛋白原

纤维蛋白原是指在受检血浆中加入一定的凝血酶，使血浆中的纤维蛋白原转变为纤维蛋白，通过比浊原理计算纤维蛋白原的含量。

纤维蛋白原即凝血因子Ⅰ，是凝血过程中的主要蛋白质，其含量异常可见于多种疾病。

纤维蛋白原的参考值为2～4g/L。纤维蛋白原增加，除了生理情况下应激反应和妊娠晚期外，主要出现在急性感染、烧伤、动脉粥样硬化、急性心肌梗死、自身免疫性疾病、多发性骨髓瘤、糖尿病、妊娠高血压综合征及急性肾炎、尿毒症等；纤维蛋白原减少，主要见于DIC、原发性纤溶亢进、重症肝炎、肝硬化和溶栓治疗时。

第十二节　激活全血凝固时间

激活全血凝固时间（activated clotting time，ACT）是心脏手术体外循环时检测血凝时间的一项客观、有效的指标，参考值为90～130s。

ACT值的测定，可量化血液所需肝素抗凝及鱼精蛋白拮抗的精准剂量，是确保心脏等手术安全和成功的有效手段。临床应用如下：①心肺旁路手术时，用于监测体外循环肝素用量和鱼精蛋白拮抗用量；②人工肾血液透析治疗及类似治疗时，用于指导肝素用量和鱼精蛋白中和用量；③血栓和栓塞性疾病患者，用于控制肝素化治疗的监测，一般控制在150～210s；④凝血因子Ⅷ、Ⅸ和Ⅺ缺乏的患者，用于特殊性治疗时监测。

第十三节　D-二聚体

血浆D-二聚体（D-dimer，DD）是血浆中纤维蛋白经过活化和水解，产生的特异降解产物。正常生理状态时乳胶凝集法测定DD应为阴性，ELISA法测定值＜200μg/L。

DD是鉴别继发性或原发性纤溶的重要指标，临床常用于排除静脉血栓栓塞。近年来，多项临床及流行病学对DD的研究显示DD阴性的临床预测价值更有意义，且在多种心血管疾病中拓宽了DD的新应用价值，如冠状动脉斑块不稳定性的识别、冠状动脉狭窄程度的评估、房颤并发左心房血栓的预测、脑卒中及心力衰竭的风险预测及主动脉夹层患者的分型和预后。但是，DD是纤维蛋白降解产物，血浆浓度由多系统调节，受年龄等诸多心血管疾病危险因素的影响。此外，DD与冠心病的发病率、高龄患者静脉血栓形成等的相关研究尚有争议。

第十四节　血栓弹力图

血栓弹力图（thromboelastogram，TEG）与目前常规凝血功能的检测方法完全不同，是用微量全血进行连续检测血小板、凝血因子、纤维蛋白原、纤溶系统和其他细胞成分之间的相互作用。TEG可提供整个凝血过程的相关数据，准确地概括即刻凝血情况，如患者正处低凝、高凝，还是纤溶亢进状态。若低凝，还可进一步判断造成低凝的具体原因，如凝血因子缺乏、低纤维蛋白原水平、低血小板活性或数量，检测仪器见图11-1。目前，临床TEG主要应用于指导患者输血，可最大化减少血制品的用量；综合分析TEG各参数，可有效决策成分输血时的关键问题，如治疗中何时输、输什么、输多少；为临床医生和血库人员指导和监测血制品的使用提供客观的依据。在肝移植、心血管及颅脑等复杂大手术中，以及脓毒症和血栓栓塞患者的抗凝治疗过程中，TEG是目前最有效的凝血功能监测方法。

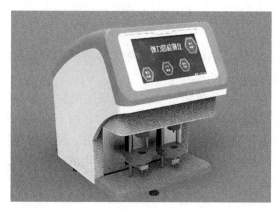
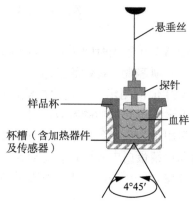

悬垂丝

探针

样品杯

血样

杯槽（含加热器件及传感器）

4°45′

图11-1　血栓弹力图仪

TEG是通过血栓弹力图仪描记并进行数据分析整合出的一种凝血动态过程曲线，可动态分析凝血形成和纤维蛋白溶解全过程。1948年，Hartert等首次推出TEG以来，TEG的研发一直处于实验研究阶段。直至20世纪80年代中后期，TEG才开始被引入临床并启动相关临床应用研究。历经几十年的临床探索，TEG已成为围手术期凝血功能连续监测的重要工具，且在肝移植、心脏外科、肾移植、创伤外科等需要围手术期大量输血的诸多领域得到广泛应用。

TEG在指导围手术期的血液输注、各种抗凝药物的应用、血栓或溶血相关疾病的诊断、溶栓及抗凝治疗疗效的评估方面作用显著。首先，凝血的最终结果是需要形成血凝块，血凝块的物理性质（形成速率、硬度及稳定性）将提示患者是否有正常的凝血功能，即是否会出血，或是否有血栓形成。血栓弹力图仪能完整地监测患者的凝血状况，实现完整的数据分析，提供全面的凝血数据指导。

一、TEG主要技术参数

TEG能监测血凝块的结构组成、形成速率以及细胞、血浆成分相互作用，动态测量血凝块的发生、发展变化过程，定量分析整个凝血状态及其降解情况。TEG可通过图形信息测量血凝块形成及溶解的主要参数，如图11-2所示。

TEG的测定参数如下。R值是指被检血样凝血开始到第一块纤维蛋白凝块形成所需的时间（描记图幅度达2mm），主要反映的是参加凝血过程所有凝血因子（内源性、外源性和共同途径）的综合作用。R值延长，主要是因为使用抗凝剂或凝血因子缺乏；R值缩短，血液呈高凝状态。

K值是指从R时间结束即刻至TEG描记图幅度达20mm所需要的时间。K值主要反映的是血凝块形成的速率，是血小板和纤维蛋白原在凝血块开始形成时相互作用所需的时间。K值的长短主要由纤维蛋白原水平及功能决定，而血小板数量及功能对K值的影响较小。抗凝剂可使K值延长。

α角是指血凝块形成点至TEG描记图最大曲线弧度作切线与水平线的夹角。α角与K值紧密相关，均反映的是血液凝固过程中血凝块聚合的速率，主要反映纤维蛋白原的

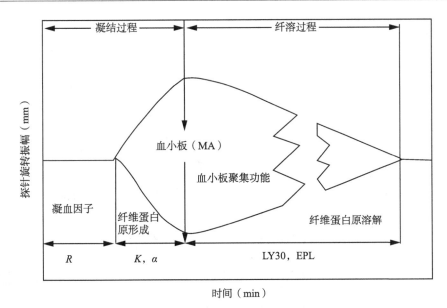

图11-2　TEG测量血凝块形成及溶解的主要参数

功能。当患者处于重度低凝状态时，血凝块幅度达不到20mm，K值是无法准确测量的，此时，α角比K值更有凝血检测的指导价值。α角变化的影响因素与K值相同，指导意义相似，α角越大，血凝块形成越快。

MA值是TEG描记仪上的最大振幅，即最大切应力系数（mm），它能够反映正在形成的血凝块的最大强度及血凝块形成的稳定性。MA值的主要影响因素是纤维蛋白原及血小板，其中血小板的作用最大，约占80%；而纤维蛋白原的作用约占20%。无论血小板质量改变，或者血小板数量异常，均对MA值的大小造成影响。

LY30是指MA值测量确定后（最大振幅后）30min内的振幅衰减率（%），反映MA值测定后的30min内被检测血液的纤溶活性。

EPL是指预测MA值确定后的30min内血凝块将要溶解的百分比（%），作用同LY30。

凝血综合指数（CI）用于反映凝血的综合状态，由R、K、α、MA经测算得出，当CI＞3.0时，血样处于高凝状态；当CI＜－3.0时，血样处于低凝状态。

二、TEG检测项目

TEG技术检测类型主要包括普通TEG、TEG肝素酶对比检测、快速TEG和血小板图检测等。TEG检测相关参数及意义，详见图11-3。普通TEG是指检测过程用高岭土作为激活剂，其主要的作用一方面是评估被检测血液的凝血状态并判断被检测血液的凝血概况，进而用于指导临床进行合理的成分输血；另一方面普通TEG可用于判断促凝和抗凝等药物的疗效，还可用于血栓发生概率的评估以指导手术后血栓的预防。

TEG肝素酶对比检测可以用来评估肝素、低分子肝素及类肝素药物的疗效；也可用于评估是否发生肝素抵抗或过量；还能进行动态监测体外循环手术期间凝血信息，及时提供凝血状态改变的早期信息，指导合理的治疗。快速TEG（R-TEG）是指用组织因子

参数	凝血时间	血块速率	最大血块强度	血块稳定性
凝血状况	凝血因子Ⅱa促使纤维蛋白形成	纤维蛋白X结合纤维蛋白←→血小板	血小板–纤维蛋白原相互作用	血块强度的减弱
凝血成分	凝血旁路	凝血旁路血小板	血小板（约80%）纤维蛋白原（约20%）	纤维溶解
功能紊乱	α 47°~74° R 4~8min K 1~4min	MA CI −3.0~3.0 55~73mm	30min LY30 0~8% 0~15% EPL	
低凝	↑R（min）	↑K（min） ↓α（deg）	↓MA	LY30>7.5% EPL>15%
高凝	↓R（min）	↓K（min） ↑α（deg）	↑MA	N/A

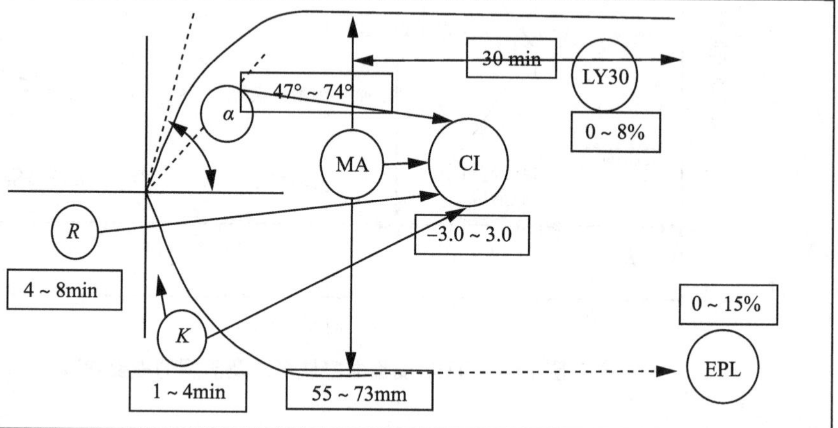

图11-3　TEG检测相关参数及意义

（TF）为激活剂，通过加速凝血级联反应，用活化凝血时间（TEG-ACT）取代普通TEG的反应时间（R）。普通TEG检测一般需要的时间为30min，而R-TEG可以在19min内完成。TEG-ACT的正常范围为0～118s，是开始测试至纤维蛋白开始形成的时间，其他参数和普通TEG一致。ACT常被用于监测体外循环手术转流后的肝素化效应，由于能对凝血状态快速、实时、准确地进行评估，快速TEG在创伤后凝血异常的诊断中应用价值较大。

　　TEG血小板图监测抗血小板药的疗效，检测患者血小板被抗血小板药抑制的情况。血小板图检测利用4种诱导剂促进血液凝集：诱导剂高岭土激活血浆凝血酶的生成，凝血酶再激活血小板，形成血凝块。激活剂F不激活血小板而只将纤维蛋白原转化为纤维蛋白从而凝集，激活剂F联合ADP或AA，一方面将纤维蛋白原转化为纤维蛋白，另一方面激活未被药物抑制的血小板，凝集成块。通过比较不同反应杯中血块凝集的最大黏弹性（MA），用以量化反映COX-1途径或ADP受体被药物抑制的情况，快速直接地为大出血、低凝或高凝状态的评估、抗凝治疗提供指导信息。综上所述，通过在TEG检测试剂中加入不同激活剂或抑制剂可以实现多种功能监测，从而提供更全面的凝血功能信息。

三、TEG的临床应用

1.神经外科 一项纳入83例急性期颅脑损伤病例的临床队列研究中患者的新损伤严重程度评分（new injury severity score，NISS）平均值为36（±13），R值均值从（7.25±2.6）min下降到（6.19±2.5）min，其中57例（68.7%）在T0时出现高凝状态，66例（79.5%）在T1时表现为高凝状态，9例（10.8%）在T0时出现纤溶亢进，7例（8.4%）在T1时出现纤溶亢进。结果显示该研究纳入的急性期颅脑损伤患者，无论创伤严重程度分级如何，所有患者创伤后立即出现凝血异常，促凝血改变最具代表性。此外，研究发现NISS评分与TEG的R参数变化相关，与纤溶亢进比例不相关，低灌注参数不能帮助识别出正在发生凝血功能障碍的患者。研究还发现创伤早期进行小容量复苏和处于轻度低温状态并不影响患者的凝血功能。

颅脑严重外伤或经受严重暴击时脑组织受损，血-脑屏障功能遭到破坏，组织促凝血酶原激酶大量释放入血液循环中，启动病理性凝血和抗凝血机制而导致一系列并发症。相关研究证实颅脑损伤患者的预后与凝血功能密切相关，凝血功能障碍会导致患者预后不良，增加死亡风险。TEG可监测常规凝血指标无法检出的高凝状态，可动态、完整地反映血栓的形成过程。上述研究结果显示，试验组R值、K值均高于对照组，α角、MA值均低于对照组，差异有统计学意义（$P < 0.05$）；ROC曲线结果显示，R值、K值、α角、MA值诊断急性期颅脑损伤合并凝血功能障碍的曲线下面积（AUC）分别为0.710、0.816、0.811、0.843；表明TEG参数对急性期颅脑损伤患者凝血功能障碍具有一定的参考效能，可反映患者的凝血状态，辅助预后评估。R值、K值下降，α角、MA值升高主要受激发性纤溶亢进、血小板合成受阻、血小板功能低下、血小板数量减少等因素的影响，此时患者更易出现脑疝、脑出血等并发症，预后较差。综上所述，TEG对急性期颅脑损伤患者凝血功能障碍具有一定的临床指导效能，可动态反映患者的凝血状态，为疾病诊断、预后评估提供参考。

Kunio等对颅脑损伤的患者行前瞻性研究证明，若定R值＞9min作为处于低凝状态的标准，则低凝状态患者的死亡率显著升高，并提示需要神经外科开颅干预的比例明显升高。TEG的参数变化指导较传统凝血指标全面、连续且快速。Windelov等研究发现α角、MA值等指标与患者30天死亡率以及格拉斯哥昏迷评分（GCS）下降显著相关，这点明显优于普通ACT。

脑桥出血时症状及体征急而重，临床处理及预后差，且易导致自主神经功能紊乱。当脑桥出血合并血液低凝状态，将对抗凝或促凝的临床决策选择带来更大挑战。而脑叶出血的临床症状及体征则相对较轻，很少涉及至下丘脑。相关研究提示高血压脑出血患者处于低凝状态，K值、MA值可反映患者病情严重程度；而脑梗死患者，梗死灶越多、越大以及发生脑血管深穿支部位梗死时，TEG各指标呈现出高凝状态的改变越明显。此外，TEG还能够有效检测颅内动脉瘤支架辅助弹簧圈栓塞术患者使用抗血小板药的疗效及药物反应情况，以有效减少患者缺血性和出血性事件的发生。

2.心脏外科 相关研究通过与应用传统凝血检测结果或根据临床医师的经验来指导的输血策略对比，表明使用TEG指导心脏手术血制品输注的方案中患者血制品输注效益更优。比如，TEG指导所需输注的红细胞类血制品总量及非红细胞类血液成分较传统方法明显下降，但使用的凝血酶原复合体浓缩物、纤维蛋白原浓缩物和血小板浓缩物增加。该研究结合心脏外科手术及血制品需求的特殊性，提出基于心脏手术种类的多样性、心脏病患者自身条件的复杂性这项结论可能并不适用于所有心脏外科手术血制品及辅助用药，还需要考虑其他因素，如心脏手术难度分级、患者基础凝血状态、血小板的功能以及输注血制品干预的时间节点等。

2011年，一项研究纳入9项涉及776名受试者的临床试验，其中8项试验涉及心脏手术，平均失血量390～960ml，另一项试验研究的是肝移植患者。该研究结果显示，TEG指导心脏外科手术并不能减少实际输注血制品的量，也不能有效降低病死率，但可减少患者术中失血量。

2017年的一篇荟萃分析纳入了17项试验（1493名受试者），其中大多数涉及心脏手术。主要结局是总死亡率（结点为患者死亡时刻）。次要结局包括：①出血事件，失血量，需要输血的患者比例和输注的血液制品量；②可能与潜在疾病有关的并发症（感染、血栓形成、过敏反应、充血性心力衰竭、心肌梗死、肾衰竭、脑血管意外）；③因出血而进行手术干预和再手术的发生率；④可能与输血有关的并发症（感染和败血症、溶血反应和弥散性血管内凝血、过敏反应）；⑤纳入研究的作者所定义的生活质量评估；⑥机械通气的持续时间或呼吸衰竭的改善（无呼吸机天数），或两者兼有；⑦在重症监护病房（ICU）的住院时间；⑧住院天数；⑨成本效益分析。所有研究均通过TEG或旋转式血栓弹力计（ROTEM）测定指导输血策略，假设TEG指导输血可能会减少出血患者对血制品的需求，结果主要基于涉及体外循环的择期心脏手术的试验，但证据质量低。分析结果提示临床上使用TEG或ROTEM指导输血对患者有益，但仍需更多高质量的临床前瞻性研究进行验证。

该研究还发现，TEG指导输血有可能降低患者住院期间死亡率，并减少透析依赖性肾衰竭患者对红细胞、血小板的需求。然而，TEG/ROTEM与降低患者死亡率相关性分析，由于数据不精确、信息量不足以及存在偏倚风险的试验比例高，结论尚不明确，迫切需要具有低偏倚风险的大型随机对照试验来评估各种临床环境、人群和需要大量输血患者的TEG/ROTEM，且进一步的临床试验设计应更全面地关注其他相关结局，如长期生存不良事件、成本效益分析、凝血功能障碍或过度出血。

3.肝功能异常　2000年以来的研究发现TEG主要在指导创伤救治、心脏外科大手术和肝移植等患者的成分输血方面效益显著，尤其患者处于纤维蛋白原水平极低情况时。

2011年，一项肝病患者TEG与凝血指标相关性的临床探讨试验研究发现，该类患者的TEG和凝血指标密切相关。该研究纳入不同阶段肝病患者100例，其中慢性肝炎患者25例（慢性肝炎组），肝硬化代偿期患者25例（肝硬化代偿期组），肝硬化失代偿期患者25例（肝硬化失代偿期组），慢性肝衰竭患者25例（慢性肝衰竭组）。检测各组TEG参数（R值、K值与α角）以及凝血功能指标（PT、APTT、FIB）。观察不同阶段肝病患者TEG参数、凝血功能指标，并分析数据之间的相关性。结果显示慢性肝炎组、肝硬化代偿期组、肝硬化失代偿期组、慢性肝衰竭组患者R值、K值、PT、APTT均依次延长（$P<0.05$），α角、FIB均依次降低（$P<0.05$）。肝病患者R值、K值与PT、APTT均呈正相关（$P<0.05$），与FIB均呈负相关（$P<0.05$）；α角与PT、APTT均呈

负相关（$P<0.05$），与FIB呈正相关（$P<0.05$）。提示肝病患者TEG与凝血指标密切相关，其临床指导意义需要更进一步的探讨。

2012年，Wang等在此基础上进行了另一项前瞻性的对比研究，排除了9名终末期肝病模型评分＞30分的患者（原因：不良事件和死亡率高），1名因手术并发症导致手术期间大量失血者，总共收集了77名患者的数据，并进行了有效性分析。该研究设计的核心是使用更高的TEG阈值来启动输血。反应时间（R值）的修正值为15min，最大振幅（MA）为40mm。这些值与常规TEG分析报告的既定正常值相差约35%。该研究的目的是确定改良输血策略是否对患者整体输血和预后的质量指标产生影响。因此，该研究测量了术中和术后3天的失血量和血制品使用量，以研究设计的新输血方案是否有益。

该研究结果显示，肝移植患者的失血量并没有通过其临界R值和较低的TEG-MA值指导开始输血而增加，此现象可以解释为慢性肝病患者凝血系统建立了自身的再平衡，依据常规患者指标大数据制定出的标准R值和MA值并不适用于肝移植患者。该研究的观察结果表明从健康志愿者数据分析获得的标准TEG值可能不代表肝病患者的值，也可以解释为当肝移植患者TEG相关指标值超过指定量时，出血风险才会增加，但仍需要更多大样本前瞻性的临床研究来检验这些假设。此外，该研究还发现肝移植患者在高于35%的正常TEG临界值状态，不会增加出血的风险。同时，该研究还设计了通过输注血浆和血小板以纠正肝移植患者的TEG，直至正常范围，探索是否能够改善患者预后。结果发现纳入研究的患者临床结局和经济效益并未获益，但是否会增加术后血栓形成风险未进行说明。因此，针对肝移植患者或肝脏功能严重受损患者的TEG正常值范围，需要进一步的研究来分析总结；针对肝移植患者或肝脏功能严重受损患者可预测出血的TEG值，也需要更多临床大样本、多中心数据进行探索。

4.急性创伤　急性创伤后由于血液的大量丢失、体液的置换、低体温和酸中毒等可导致内皮细胞损伤和蛋白C活化，进而引发以系统性抗凝和纤溶亢进为主要特征的急性创伤性凝血病。2015年的一篇荟萃分析纳入了55项研究（12 489例患者），包括38项前瞻性队列研究、15项回顾性队列研究、2项非随机对照研究。有限证据表明TEG/ROTEM可诊断早期创伤凝血功能障碍，并可能预测创伤时输血和死亡率。在随机试验中，对血制品输注、死亡率和其他患者重要结局的影响仍未得到证实。

2014年美国一个研究小组对骨科手术患者TEG数据的研究发现41例患者存在异常凝血时间（TEG-R），在骨科大手术围手术期中TEG-R＞6min是患者的死亡独立危险因素（OR, 16; 95%CI 5.4 ～ 53; $P=0.0001$），TEG-R≥6min的患者死亡率为52%（$n=13/25$），传统的凝血标志物与死亡率之间没有显著相关性。该研究还发现TEG的R值，即最初的血凝块形成所需要的时间，是可以预测骨盆创伤患者病死率的唯一指标。无论创伤的严重程度如何，患者的R时间越长，病死率增加越显著，提示TEG在预测创伤患者的转归方面可能有重要的意义，但仍需要更多的数据来支持这一结论。

5.静脉血栓栓塞风险评估　TEG还可以预测静脉血栓栓塞风险。《中国骨科大手术静脉血栓栓塞症预防指南》指出，骨科大手术围手术期深静脉血栓形成的高发期是术后24h内，预防应尽早进行，但术后早期药物预防与术后出血风险呈正相关。因此，确定深静脉血栓形成的药物预防开始时间应当慎重权衡风险与收益。既往研究提示骨科大手术术后凝血过程持续激活可达4周，术后深静脉血栓形成的危险性可持续3个月；与人工全膝关节置换术相比，人工全髋关节置换术后所需的抗凝预防时间更长；TEG检测在此类抗凝方案中的指导研究尚十分缺乏。

2006年，一项前瞻性双盲队列研究，纳入了选择性非心脏手术的240名患者，研究发现高凝状态（如手术结束时MA增加）与术后血栓性并发症（包括心肌梗死）有关。研究结果提示血栓是术后最常见的并发症，是延长住院时间的主要原因，其中主要包括心肌梗死（MI）、缺血性卒中、深静脉血栓（DVT）和肺栓塞（PE）。

该项研究的患者均进行常规手术和麻醉方案，术后均接受标准的治疗方案，包括使用下肢充气加压装置或皮下肝素给药进行常规术后血栓预防。骨科手术患者术后均接受标准化剂量的华法林治疗。每名患者的术后疗程中（直至出院），均进行TEG检测并根据参数变化通过盲法评估判定患者是否存在血栓并发症（主要包括深静脉血栓形成、PE、缺血性卒中和心肌梗死）。DVT是根据新发临床症状进行初步诊断后再进行深静脉超声检查，探查血栓成像后确诊；PE则是根据临床表现以及通气/灌注扫描或肺计算机断层扫描血管造影来诊断；缺血性卒中则通过头颅CT检查进行诊断。

该项研究主要根据TEG-MA值将患者分为对照组和高凝组（MA > 68mm），并记录每组血栓并发症的发生率。研究纳入的240名患者中，12例发生了术后血栓并发症（心肌梗死，$n = 6$；深静脉血栓，$n = 2$；肺栓塞，$n = 2$；脑血管意外，$n = 2$）。两组对比，高凝组血栓并发症的发生率明显高于对照组，差异具有统计学意义，且在高凝组血栓发生率显著增加。此外，该研究还将TEG-MA值对血栓形成（DVT、PE、MI等）并发症的敏感性和特异性进行统计分析。结果发现在高凝组，对于所有血栓形成并发症，TEG-MA值增加的敏感性和特异性分别为80%和62%，而对于单独的心肌梗死，TEG-MA值增加的敏感性和特异性分别为100%和61%。在对照组，对于所有血栓形成并发症，TEG-MA值增加的阳性预测值和阴性预测值分别为8%和99%，而对于单独的心肌梗死，相应值分别为6%和100%。

此外，TEG中CI值、MA值、α角在全膝关节置换围手术期抗凝治疗终点预测DVT发生的准确率高于D-二聚体，两者均具有较高的阴性预测值。根据既往研究，选择了TEG的6个参数（R值、K值、MA值、CI值、α角和TDR值），预测对评估全膝关节置换术后下肢DVT风险的应用价值，结果显示无统计学意义。

第十五节　出　血　量

出血量监测有助于输血指征的把握，强调应结合临床观察和相应监测进行综合判断。

一、血细胞比容（Hct）测定法

出血量（L）＝（基础Hct－失血后Hct）/基础Hct×体重（kg）×7%。此法能较准确地动态监测失血量，相对准确。

二、纱布称量法

术前将干纱布称重作为基础值，术中或术后再将血纱布进行称重，其差值即为出血量（1g相当于1ml）。此法不包括体液蒸发及血栓形成的消耗，所测出血量常较实际出血量小。

三、血红蛋白测量法

用10L生理盐水对血纱布进行清洗，再进行该清洗液Hb浓度的测量。

出血量（ml）＝血水中Hb（g/dl）×血水总量（ml）/原有Hb（g/dl）×稀释因子，稀释因子常为200。血纱布不易洗净，稀释过多又不易测出，故此法误差更大。

四、吸引器内液量的测量

吸引器内的出血量测量是将吸引器内液量减去术中创面冲洗所用的盐水量，差值即为出血量。

五、经验估计

对手术野蒸发及手术区敷料和治疗巾上的血量，只能通过经验估计，按手术的大小及治疗巾上浸血的多少来判断。

六、吸引器内液量测定

使用带刻度的吸引器装置，准确读取吸引器内液体量。读取的液体量减去术中创面冲洗所用的盐水量，即为术中出血量。

（江晓敏　郁丽娜　尹　晴）

参 考 文 献

Bigler MR, Zimmermann P, Papadis A, et al, 2021. Accuracy of intracoronary ECG parameters for myocardial ischemia detection [J]. J Electrocardiol, 64: 50-57.

Corliss BM, Freedman R, Brennan MM, et al, 2020. Laboratory assessments of therapeutic platelet inhibition in endovascular neurosurgery: complication prediction using the VerifyNow P2Y12 assay and thromboelastography with platelet mapping [J]. J Neurosurg, 134 (3): 884-892.

de Keijzer IN, Poterman M, Absalom AR, et al, 2022. Comparison of renal region, cerebral and peripheral oxygenation for predicting postoperative renal impairment after CABG [J]. J Clin Monit Comput, 36 (3): 735-743.

Gellrich J, Schlage S, Messer V, et al, 2022. Electroencephalogram response in premature infants to different odors: a feasibility study [J]. World J Pediatr, 18 (12): 845-848.

Harer MW, Chock VY, 2020. Renal tissue oxygenation monitoring—an opportunity to improve kidney outcomes in the vulnerable neonatal population [J]. Front Pediatr, 8: 241.

Harris DE, 2022. Perioperative acute myocardial infarction and ischemia after noncardiac surgery: pathophysiology, prevention, and nursing implications [J]. AORN J, 116 (6): 517-531.

Hirsch TM, Braun D, 2021. Hypokalemia [J]. JAAPA, 34 (1): 50-51.

Horioka K, Tanaka H, Okaba K, et al, 2023. Bioprotective role of platelet-derived microvesicles in hypothermia: insight into the differential characteristics of peripheral and splenic platelets [J]. Thromb Res, 223: 155-167.

Jacobsen L, Grenne B, Olsen RB, et al, 2022. Feasibility of prehospital identification of non-ST-elevation myocardial infarction by ECG, troponin and echocardiography [J]. Emerg Med J, 39 (9): 679-684.

Kamel KS, Schreiber M, Harel Z, 2022. Hypernatremia [J]. JAMA, 327 (8): 774-775.

Kumar M, Ahmad J, Maiwall R, et al, 2020. Thromboelastography-guided blood component use in patients with cirrhosis with nonvariceal bleeding: a randomized controlled trial [J]. Hepatology, 71 (1): 235-246.

Palmer BF, Clegg DJ, 2019. Physiology and pathophysiology of potassium homeostasis: core curriculum 2019 [J]. Am J Kidney Dis, 74 (5): 682-695.

Pepe J, Colangelo L, Biamonte F, et al, 2020. Diagnosis and management of hypocalcemia [J]. Endocrine, 69 (3): 485-495.

Spasiano A, Barbarino C, Marangone A, et al, 2022. Early thromboelastography in acute traumatic coagulopathy: an observational study focusing on pre-hospital trauma care [J]. Eur J Trauma Emerg Surg, 48 (1): 431-439.

Tholén M, Ricksten SE, Lannemyr L, 2020. Renal near-infrared spectroscopy for assessment of renal oxygenation in adults undergoing cardiac surgery: a method validation study [J]. J Cardiothorac Vasc Anesth, 34 (12): 3300-3305.

Van Laecke S, 2019. Hypomagnesemia and hypermagnesemia [J]. Acta Clinica Belgica, 74 (1): 41-47.

Wallner B, Schenk B, Paal P, et al, 2022. Hypothermia induced impairment of platelets: assessment with multiplate *vs*. ROTEM—an *in vitro* study [J]. Front Physiol, 13: 852182.

Wehner JE, Boehne M, David S, et al, 2020. Activated clotting time (ACT) for monitoring of low-dose heparin: performance characteristics in healthy adults and critically ill patients [J]. Clin Appl Thromb Hemost, 26: 1076029620975494.

第十二章

专科手术患者围手术期血液管理

第一节　心脏手术患者围手术期血液管理

接受心血管手术的患者往往病情危重，手术创伤大，围手术期对血制品的需求量大。有效的血液保护及管理策略不仅能够降低输血率，还能缩短住院时间，降低患者住院死亡率和并发症发生率，对于心血管手术患者具有重要意义。

一、心血管手术术前评估

（一）基本情况评估

识别大出血和输血的危险因素有助于减少同种异体血液暴露。应在术前识别高危患者（高龄、术前贫血、低体重、非冠状动脉旁路搭桥术或急诊手术、术前应用抗凝抗血小板药、后天或先天性凝血异常以及多种合并症），并采取一切可用的术前和围手术期血液保护措施，因为此类患者占据心血管手术中需要输注血制品患者的大部分。

拟接受心血管手术的患者术前应进行完善的凝血系统检查（INR、PT、血小板计数等）。术前接受肝素治疗的患者，需复查血小板计数。术前详细了解患者病史与合并用药史，以鉴别高输血风险患者。术前血细胞比容和血小板计数可用于风险预测，这些检验结果的异常需及时有效地进行干预。术前停用抗凝或抗血小板药、增加血细胞比容及纠正凝血系统疾病可有效地改善患者的凝血功能。

阜外医院进行了一项冠脉搭桥手术（冠状动脉旁路移植术，coronary artery bypass grafting，CABG）研究，得出年龄、体重、吸烟、术前 Hct 水平、体外循环为 CABG 围手术期红细胞输注的因素。肥胖（BMI ≥ 28kg/m^2）是防止术后出血和输血的保护因素。Liu 等证明，CABG 患者术前 C 反应蛋白（C-reactive protein，CRP）浓度与术后 24h 内出血量独立相关。在另一项回顾性研究中，Shen 等研究纳入在阜外医院接受法洛四联症（tetralogy of Fallot，TOF）矫正手术的 105 名患儿，将低体重、术前高血红蛋白（Hb）水平和主动脉阻断时间延长（aortic cross-clamp，ACC）确定为术后出血的独立危险因素。

（二）贫血的诊断与干预

贫血在接受择期心血管手术的患者中很常见，占 16% ～ 54%。既往大量研究证实术前贫血对接受心血管手术及非心血管手术患者的预后均有很大影响。成人心脏手术中，中度至重度术前贫血是增加主要并发症发生率和手术死亡率的危险因素。不良后果的风险随着贫血的严重程度而增加。纠正术前贫血状态有可能改善患者预后。与普通人群相比，接受冠脉搭桥手术的患者术前Hb水平较低是术后死亡率的独立预测因素。

在一项纳入1958例接受非心脏手术的耶和华见证人患者（因宗教信仰拒绝输血治疗）的回顾性研究中，术前Hb浓度≤100g/L与围手术期死亡率的显著增加相关。这种风险的增加在患有心血管疾病（心绞痛、心肌梗死、充血性心力衰竭或外周血管疾病史）的患者中表现得更为明显。在不合并心血管疾病的情况下，Hb浓度降低≤20g/L与术后死亡风险增加无关。Hb浓度降低≥40g/L或更多时合并心血管疾病的情况下患者的死亡风险最高。在一项对30万名接受非心脏手术的老年患者进行的大型回顾性分析中，术前Hct≤39%与术后30天死亡率的显著增加相关。

手术和创伤后引起的炎症因子反应会导致胃肠道铁摄取减少及巨噬细胞铁隔离，EPO的产生减少，同时红细胞对EPO的反应变得迟钝。包括术前贫血和创伤性手术失血在内的其他原因也会导致术后贫血。此外，还有围手术期的液体置换而导致的血液稀释。由于维持心肌和外周组织氧合的代偿机制，机体对正常血容量的血液稀释具有良好的耐受性。另一方面，在贫血的情况下，维持氧气运输所需的心血管代偿机制已严重受损，必须避免低血容量性贫血。

建议术前28天开始检测Hb水平，以便明确贫血原因并及时干预。择期心脏手术女性患者Hb<120g/L、男性患者Hb<130g/L，应针对贫血病因积极治疗。建议行实验室检查，以进一步评估营养缺乏性贫血、慢性肾功能不全和（或）慢性炎症疾病导致的贫血。采取的治疗包括营养支持、使用铁剂、维生素和叶酸治疗，必要时应用EPO。

因缺铁或慢性病导致术前贫血的患者应根据手术的时间、口服铁的耐受性和缺铁的严重程度，接受口服或静脉注射铁的术前治疗。在一项单中心、随机、双盲、平行对照研究中，筛选贫血（女性Hb<120g/L，男性Hb<130g/L）或单纯缺铁（铁蛋白<100μg/L，无贫血）的择期心脏手术患者，在手术前一天受试者接受安慰剂或联合治疗，联合治疗组包括缓慢输注20mg/kg羧基麦芽糖铁、皮下注射EPO 40 000U、皮下注射维生素B$_{12}$ 1mg和口服叶酸5mg。主要结果是术后前7天的红细胞输注量。最终纳入1006名受试者：505例贫血或缺铁患者，501例无贫血及缺铁患者。联合治疗组术后前7天的输血量从1U降至0（$p=0.036$）。尽管输血量减少，联合治疗组患者的Hb浓度、网织红细胞计数和网织红细胞Hb含量仍较对照组高。

如需在短时间提升Hb水平，静脉注射铁剂效果优于口服铁剂。静脉铁剂有蔗糖铁、葡萄糖醛酸铁、右旋糖酐铁等，首推蔗糖铁。术前补铁可减少心脏手术合并缺铁性贫血患者的输血需求。目前接受心脏手术患者的数据仅支持贫血患者术前补铁与术后输血需求减少之间的关联。根据目前的证据，手术前开始补铁治疗的最佳时间尚不清楚。

使用EPO，复合或不复合铁剂可用于治疗术前贫血及降低术后输血的风险。在320例接受非体外循环下CABG患者中，从术前2天开始并持续到术后2天接受高剂量EPO治疗（累积剂量为52 000IU），与安慰剂组相比，EPO组的术后输血需求较低。术前1天应用EPO（500IU/kg）和蔗糖铁（200mg）减少了术后4天的输血需求。对于接受择期手术的非缺铁患者，应考虑是否需要补充EPO，以减少术后输血。即使是在手术前几天注射EPO也可能对减少输血需求有益。部分数据显示EPO的治疗益处对于接受心脏手术的非贫血患者更为明显。EPO联合铁剂可应用于术前慢性病导致的贫血和需要做储存式自体输血的患者，但EPO有引起血栓性心血管事件的风险，且费用高，使用前应仔细权衡患者风险和受益。

新鲜红细胞可以通过增强供氧量来改善危重患者的预后，同时减少长时间储存过程中血液成分中生物活性物质积累所造成的毒性影响，从而改善危重患者的预后。然而有研究证实输注储存时间小于8天的新鲜红细胞并没有降低成年危重症患者的90天死亡率。次要结果（包括重大疾病、呼吸、血流动力学或透析持续时间、住院时间、输血反应）及亚组分析中，组间差异无统计学意义。另一项研究也证实在年龄≥12岁接受复杂心脏手术的患者中，没有发现输注储存＜10天的红细胞在降低多器官功能障碍评分方面优于输注储存＞21天的红细胞。

然而也有相关研究得出不同结论。Colleen教授在2008年开展的一项研究中分析了GABG、心脏瓣膜手术中接受红细胞输注患者的数据。2872名患者输注储存＜14天的血制品，3130名患者输注储存＞14天的血制品。输注存储时间较长的红细胞的患者住院死亡率较高，插管时间超过72h、肾衰竭、败血症在输注储存时间更长的血制品的患者中更常见。在接受心脏手术的患者中，输注储存2周以上的红细胞与术后并发症的风险显著增加以及短期和长期生存率降低相关。具体结论仍需临床工作者在临床中多加关注。

（三）术前抗凝药物的使用

大多数抗凝和抗血小板药物（包括维生素K拮抗剂、低分子肝素、环氧合酶抑制剂、二磷酸腺苷受体抑制剂和血小板膜糖蛋白抑制剂等）与心脏手术后出血相关。

华法林在术前应至少停用4天，以促使维生素K依赖性凝血因子的合成。急诊手术患者术前可给予维生素K或新鲜冰冻血浆以逆转华法林的作用。

在接受GABG术前（体外循环或非体外循环）应停用抑制血小板P2Y12受体的药物。停药和手术之间的时间间隔取决于药物，但对于P2Y12血小板受体的不可逆抑制剂，至少停药3天，是减少出血风险，使患者得到安全结局的可行方案。CABG术后早期联合应用血小板P2Y12受体抑制剂和阿司匹林有可能增加开胸探查及再次手术风险。非紧急首次冠脉搭桥术前使用氯吡格雷联合阿司匹林与术后出血和使用血制品的发生率较高相关。目前，对于最近暴露于氯吡格雷联合阿司匹林治疗的患者，尽可能推迟手术可能是更明智的选择。

（四）术前血液保护措施

1.血液稀释　可在选定患者（术前Hb水平足够）中考虑急性等容血液稀释（acute normovolemic hemodilution，ANH），以减少体外循环（CPB）后出血和异体输血。阜外医院对接受体外循环心脏手术的成人和儿童ANH进行安全性和可行性的分析，认为ANH的血液稀释风险仍有待确定，胶体液与晶体液对ANH的作用以及合适的剂量和持续时间也有待探索。不建议在未评估的患者中常规使用ANH。使用ANH前先要评估患者的病情和身体状况，确保可以进行此项操作。然后确定需要注入的液体种类和剂量，液体种类和剂量应根据患者的具体情况进行选择。在操作过程中，需要密切监测患者的生命体征和心血管系统以及呼吸系统等重要器官的功能。

2.术前自体血液储备 前瞻性病例对照研究显示，心脏手术患者术前行自体血液储备可降低50%的异体输血概率。自体血液储备可预防输血导致的传染病，避免发生同种异体免疫及异体输血引起的不良反应。应用自体血液储备时应严格掌握适应证，菌血症、肝功能不全、严重心脏病、贫血、出血及血压偏低和采血可能诱发疾病发作等患者禁用。自体输血存在细菌污染、红细胞储存损伤和白细胞降解导致的输血反应等风险，实施时应注意避免。

储存式自体输血用于预计出血量较大、稀有血型、血型鉴定和（或）交叉配血困难、既往发生过严重输血反应以及拒绝接受异体输血的择期手术患者。每次采血量不宜超过自身血容量的10%，两次采血间隔不宜少于3天。适用时，可根据手术需要单采患者的红细胞、血浆及血小板等血液成分。在采血前、采血后可给予患者铁剂、维生素B_{12}、叶酸及EPO等治疗。

稀释式自体输血用于预计出血量较大、稀有血型、血型鉴定和（或）交叉配血困难、需要保存凝血因子和血小板功能（如体外循环手术患者）以及拒绝接受异体输血的手术患者。血液稀释程度宜维持Hct≥25%。应密切监测患者血压、脉搏、血氧饱和度、Hct、尿量等变化，必要时监测中心静脉压。采集的自体血液应在患者床旁、室温下保存，6h内输注完毕。

3.血小板分离 血小板耗竭和功能障碍是心血管手术后出血的主要原因之一。检验结果许可、一般条件可的患者可以应用术前血小板分离技术，即在麻醉诱导期间分离富血小板血浆（platelet-rich plasma，PRP），并在肝素中和后再次使用。

二、心血管手术术中管理

心血管手术中的全身肝素化、血液稀释和低温会严重损害凝血和纤溶系统，这与术后出血、输血以及随后的发病率和死亡率密切相关。

（一）普通体外循环

1.建立 预充液通常由红细胞、新鲜冰冻血浆、电解质、胶体液等成分组成，具有高氧运输能力、较低的黏度和渗透压等特点，能够有效地维持患者的心脏循环和氧合功能。活化凝血时间（activated clotting time，ACT）长于480s时进行体外循环，流量维持$2.2 \sim 2.4$L/（min·m^2）。升主动脉阻断后，采用晶体液和动脉血氧合（1:4）灌注冠状动脉，混合静脉血氧饱和度（SvO$_2$）维持在60%～75%。鼻咽温度降至30℃左右，体外循环期间平均动脉压维持在50～70mmHg，直肠温度维持在36℃。

在阜外医院接受体外循环心血管手术的成年患者，使用1000ml羟乙基淀粉130/0.4溶液预充管道。Chen等的研究发现，成人体外循环回路中添加人血清白蛋白（human serum albumin，HSA），可改善深低温停循环（deep hypothermic circulatory arrest，DHCA）主动脉弓置换术患者的血小板功能和凝血功能，减轻炎症反应。对于儿童患者，可使用1～2单位滤除白细胞的浓缩红细胞、100～200ml的新鲜冰冻血浆（FFP）和20% HSA 50ml进行体外循环管道预充。常规体外循环加重力引流不可避免地导致血液稀释。真空辅助静脉引流（vacuum-assisted venous drainage，VAVD）利用静脉储液器中的负压，允许使用缩短的静脉管道进行主动引流，以减少管道预充量。

2.体外循环的维持与停机　目前，体外循环期间的理想温度管理仍不确定。低温对血小板计数和功能、凝血途径和纤溶活性的影响已经明确。在阜外医院，体外循环期间维持中度低温（鼻咽温度约为30℃）。DHCA和选择性顺行脑灌注（selective antegrade cerebral perfusion，SACP）用于主动脉弓重建手术中的脑保护。进行SACP时，需将鼻咽温度降至18～20℃，直肠（儿科）或膀胱（成人）温度降至20～22℃。完成手术操作后再缓慢复温。

在阜外医院，体外循环中超滤的方式主要有三种：常规超滤（conventional ultrafiltration，CUF）、改良超滤（modified ultrafiltration，MUF）和零平衡超滤（zero-balance ultrafiltration，ZBUF）。CUF的主要目的是滤除灌注液中多余的水分，在体外循环结束前逆转过度的血液稀释，提高Hct和血浆胶体渗透压，同时保证CPB中适度血液稀释和大量心肌保护液灌注等技术的实施。MUF主要源于婴幼儿患者CPB过程中的过度稀释，且受限于储血罐转流平面，无法通过CUF达到满意的超滤目标。MUF通过与CUF不同的连接方式，得以实现在CPB中和停机后仍可继续进行超滤，尤其在停机后可以进一步滤除体内多余的水分，达到满意的Hct和血浆胶体渗透压。MUF的另一优势是可以在超滤过程中对CPB机器余血进行回收和利用，避免血液的浪费和副作用。ZBUF与CUF使用同一管路和相同的连接方法，在CUF的基础上进行更大量的超滤，同时通过补充相同容量的晶体液来替代超滤过程中滤出的液体量，保障容量平衡，以期进行血液的洗涤，滤除更多的小分子毒性物质，如炎性介质等。ZBUF常用于复温阶段，超滤量通常在50ml/kg甚至更大。但对于ZBUF的临床意义，并没有取得一致的结论，仍有较大的争论。

体外循环期间不可避免地会导致血液稀释，体外循环期间的最低安全Hct值在临床实践中存在很大差异。在阜外医院，体外循环期间成人患者的Hct值保持在20%以上，儿童患者的Hct值保持在24%以上，只有在必要时才将红细胞添加到体外循环回路中。

体外循环结束后按照1:1比例中和肝素（1mg鱼精蛋白:1mg肝素）。术中常规应用血液回收系统收集术野失血，经离心清洗后回输。

建议所有可能需要异体输血的心血管手术患者均使用术中自体血液回收和回输。心脏恶性肿瘤和未控制的感染性疾病患者使用血液回收及回输时须充分评估风险和受益。当回收血量接近或超过患者自身血容量时，相当于大量出血，而回收的血液内血小板和凝血因子含量极少，应补充血浆和血小板，以维持机体正常凝血功能。

常规使用离心机回收红细胞有助于体外循环心脏手术中的血液保存。在成人和儿童体外循环心脏手术中，使用MUF可用于血液保存和减少术后失血。

（二）非体外循环

非体外循环CABG尽可能减少出血和（或）输血的措施包括降低全身肝素剂量以及避免体外循环导致的血液稀释和血细胞受损。目前还没有比较以出血、输血或需要再手术为主要终点的随机对照试验。一项涵盖102项随机对照试验的荟萃分析，对19 101例接受体外循环CABG和非体外循环CABG的患者进行了比较。非体外循环CABG患者其浓缩红细胞输注率和血制品输注量显著低于体外循环CABG患者，在再次探查出血方面没有差异。在两个较大的随机对照试验中，非体外循环手术与低输血率相关。在这些随机对照试验中，医生对治疗分组并不知情，输血方案也没有预先确定。总之，与体外循环手术相比，非体外循环手术可能是一种输血需求更少的手术。

（三）大血管手术

主动脉夹层患者术前夹层累及范围较大时，由于夹层内的血栓形成，会消耗大量血小板、凝血因子，若同时伴有肝功能不全，凝血因子的生成减少，患者可表现为出血倾向；另外，大量血栓形成还可能引起贫血。胸降主动脉手术常需DHCA，手术创伤大、时间长，出血多，停机后患者常伴随凝血功能障碍。术前应准备充足的红细胞悬液、FFP及血小板，根据患者的临床表现和实验室检查结果输注，预防凝血因子和血小板过度减少，维持凝血功能；还应准备纤维蛋白原（FIB）；同时可考虑给予去氨加压素（DDAVP），以提高循环中的血管性血友病因子（vWF）水平；对于难治性非外科因素出血，可给予基因重组凝血因子Ⅶa（rFⅦa）。主动脉夹层患者术后常伴有FIB水平降低，需积极补充FIB。研究显示，根据及时的凝血监测结果指导围手术期血制品的输注和凝血功能的维护，能减少DHCA主动脉手术患者异体血成分（制品）的输注。体外循环期间应注意均衡复温，停机后应充分保温，促进凝血功能的恢复。术中常规使用氨甲环酸预防纤溶激活引起的术后出血增多。

近年来，经导管主动脉瓣置换术（transcatheter aortic valve implantation，TAVI）、经导管二尖瓣修复术（transcatheter mitral valve repair，TMVR）是两项较为成熟的心脏瓣膜介入手术。TAVI可作为严重主动脉瓣狭窄而外科手术风险较高患者的替代治疗，与传统外科换瓣手术相比，两者术后30天及术后1年的全因死亡率无显著差异，而在缓解症状和改善心功能方面疗效相似。TMVR主要适用于不能耐受外科手术的二尖瓣反流患者，较为成熟的是MitrClip装置，能在操作相对安全的情况下显著减少二尖瓣反流。与开放手术相比，胸主动脉腔内修复术（thoracic endovascular aortic repair，TEVAR）可减少术中出血和输血，适用于特定患者的治疗。

三、心血管手术术后管理

（一）概述

目前，全世界范围内提倡限制性输血策略，即掌握相对严格的输血指征。无指征的红细胞输注缺乏益处，同时，与红细胞输注相关的成本和不良影响也显著增加。输血导致的不良反应包括急性溶血反应和非溶血反应、病毒和细菌性疾病的传播、输血相关的急性肺损伤和输血相关的循环过载。免疫抑制也与输血有关，这可能解释了输血患者感染和肿瘤复发风险较高。Murphy等的一项回顾性研究表明，红细胞输注与感染增加、术后缺血性疾病高发病率、住院时间延长、早期和晚期死亡率增加以及住院费用增加密切相关。

临床工作中要全面考量患者的实验室检查结果、有无合并症、身体状况、有无其他影响患者Hb水平和凝血功能的因素，以及手术操作及患者对于并发症的耐受程度等，实施个体化输血策略。目前临床上最常参考的指标仍是Hb水平，体外循环前Hb<80g/L考虑输注红细胞。对心肺功能较差，存在活动性出血、实验室（如SvO_2）或检查结果（如心电图或超声心动图）等提示存在重要脏器缺血的情况，可适当提高患者Hb输注阈值。Mazer等进行了一项关于心脏手术中的限制性或开放性红细胞输注策略的研究。在这个多中心、非劣效性试验中，将5243名16岁以上、欧洲心脏手术风险评估系统（EuroSCORE）评分6分以上（评分范围0～47分，得分越高表明心脏手术后死亡风险越高）、接受心脏手术的成人纳入研究。限制性红细胞输注阈值为Hb<75g/L，从麻醉诱导开始，开放性红细胞输注组输注阈值：手术室或重症监护病房（ICU）中Hb<95g/L，非ICU病房中Hb<85g/L。主要的结局指标是任何原因所致死亡、心肌梗死、卒中或在出院28天内需要透析的新发肾衰竭。次要结局指标包括红细胞输注和其他临床结果。限制性红细胞输注组11.4%的患者出现主要结局，开放性红细胞输注组为12.5%。限制性红细胞输注组的死亡率为3.0%，开放性红细胞输注组的死亡率为3.6%。限制性红细胞输注组有52.3%的患者发生红细胞输注，而开放性红细胞输注组有72.6%的患者发生了输血。其他次要结果在组间无显著差异。从而得出结论，在接受中高死亡风险心脏手术的患者中，以任何原因导致的死亡、心肌梗死、卒中或新发肾衰竭合并透析为评价指标，红细胞输注较少的限制性策略并不逊于开放性输注策略。

　　Ludhmila等的研究则是以Hct设定输血阈值探讨择期心血管术后输血策略。研究共纳入502例，分为限制性输血策略组（维持Hct≥24%）和开放性输血策略组（维持Hct≥30%）。观察指标为住院期间发生的30天全因死亡率和严重并发症发生率（心源性休克，急性呼吸窘迫综合征，需要透析或血液滤过的急性肾损伤）。研究结果显示在接受择期心脏手术的患者中，与围手术期开放性输血策略相比，使用限制性输血策略不会导致30天全因死亡率和严重并发症发生率的联合结局率升高。可能是因为限制性输血策略并不会降低机体氧供。研究期间，两组之间的乳酸水平没有差异也支持这一假设。

　　除血红蛋白外，SvO_2也可用于指导血制品输注，以评估氧供及氧耗平衡。Norddine等在ICU内对心血管手术后的患者进行了一项单中心、单盲、随机对照试验。将ICU内出现贫血（Hb<90g/L）且无活动性出血的患者随机分为两组（对照组及SvO_2组）。对照组患者Hb<90g/L时输血，SvO_2组SvO_2≤65%时输血。研究最终纳入100人，每组50例。在SvO_2组中，34名（68%）患者接受输血。两组之间的死亡率、缺血性并发症和感染性并发症、器官功能障碍或综合结局的发生率差异无统计学意义。心血管手术一直是"用血大户"，在血制品日益紧张的当下，该项研究也为心血管手术患者围手术期血液管理提供了新的思路。

　　当患者血小板计数（PLT）<50×10^9/L且有出血时，通常需要输注血小板，而PLT>100×10^9/L时通常不需要输注血小板。对心脏手术患者，PLT<50×10^9/L时术前应准备机采血小板1～2单位治疗量。对于体外循环时间较长（>6h）的心脏手术、再次心脏手术、主动脉瘤等大血管手术及可能需要大量输血的患者，即使术前血小板数量和功能正常，亦可考虑准备血小板。如果术中患者发生渗血难以控制，确定或怀疑患者存在血小板功能障碍（如使用氯吡格雷、阿司匹林以及长时间体外循环），应积极输注血小板，同时检测患者的血小板功能和计数。推荐在心血管手术患者围手术期使用血栓弹力图（TEG）及时评估血小板功能，指导临床治疗。血小板减少症是由于血小板破坏增加（如肝素诱发的血小板减少症、特发性血小板减少性紫癜、血栓形成性血小板减少性紫癜），对于血小板减少症的治疗，首先为病因处理。血小板输注主要用于预防和治疗血小板减少或血小板功能缺失患者的出血症状，恢复和维持人体正常止血和凝血功能。

（二）输注血制品的时机

1.浓缩红细胞 ①体外循环期间Hb＜70g/L；②撤除体外循环后，血液超滤后Hb＜80g/L；③血液回收和（或）体外循环泵血液回输后Hb＜80g/L；④心血管手术患者，Hb＜80g/L；⑤老年患者，Hb＜90g/L；⑥主动脉手术患者，Hb＜90g/L。

2.新鲜冰冻血浆 ①弥漫性出血，凝血酶原时间（prothrombin time，PT）＞1.5倍正常值，活化部分凝血酶原时间（activated partial prothrombin time，APPT）＞2.0倍正常值；②大量输血，输血量≥估计总血量（70ml/kg）；③回收血液的输血量＞2000ml；④遗传性或后天性凝血病；⑤TEG证实的凝血因子缺乏；⑥立即逆转华法林效应；⑦抗凝血酶Ⅲ缺乏症（"肝素抵抗"）；⑧维生素K缺乏。

3.血小板输注 血小板减少和血小板功能障碍是体外循环期间血液稀释和低体温的后果，显著增加了体外循环心血管手术中出血相关并发症的风险及输血需求。然而，很少有证据表明血小板输注在心血管手术中的最佳使用，以下为心血管手术中血小板输注阈值的参考建议，出现下述情况可考虑术中血小板：①PLT＜50×10^9/L；②心血管手术、主动脉手术、心脏移植二次手术；③长时间体外循环（持续时间＞6h）；④大量输注同种异体血；⑤TEG提示的血小板功能障碍。

（三）止血药物

1.氨甲环酸（tranexamic acid，TXA） 是一种合成的赖氨酸类似物，可与纤溶酶原结合并阻止组织型纤溶酶原激活剂（tissue-type plasminogen activator，t-PA）介导的活性纤溶酶的释放。通过赖氨酸结合位点的干预，可以防止纤溶酶原与纤维蛋白结合，使得纤维蛋白聚合物对纤维蛋白溶解具有更强的抵抗力。目前，TXA是国内外使用最广泛的抗纤溶剂，也是主要的止血剂。

Paul等的研究中纳入了4630例接受冠状动脉手术的患者，在麻醉诱导后30min静脉注射TXA 100mg/kg（后改为50mg/kg）或生理盐水（安慰剂）；TXA组需保持药物的有效血浆浓度6～8h。该试验的主要结局指标是术后30天内死亡和血栓事件（非致死性心肌梗死、卒中、肺栓塞、肾衰竭或肠梗死）的综合结局。在这项试验中，没有证据表明在冠状动脉手术患者中，TXA组比安慰剂组具有更高的死亡或血栓并发症的风险。TXA组患者接受的血制品单位比安慰剂组患者减少46%。因此得出结论，与安慰剂组比较，TXA组出血风险低，术后30天内没有更高的死亡或血栓并发症风险。但TXA组术后癫痫发作的风险高于安慰剂组。

针对TXA用于心脏手术患者的剂量问题，Shi等比较了高剂量和低剂量TXA输注对心脏手术患者红细胞需求及不良事件的影响。参与者接受高剂量TXA方案，包括麻醉诱导后30mg/kg静脉输注，术中维持初始剂量2mg/kg，16mg/（kg·h）持续滴注

（$n = 1525$）；低剂量方案，包括麻醉诱导后10mg/kg静脉输注，术中维持初始剂量1mg/kg，2mg/（kg·h）持续滴注（$n = 1506$）。主要疗效指标是手术开始后异体红细胞输注率，主要安全指标是术后30天死亡率、癫痫、肾功能障碍［Ⅱ或Ⅲ期肾脏疾病，依据改善全球肾脏病预后组织（KDIGO）标准］和血栓事件（心肌梗死、缺血性卒中、深静脉血栓形成和肺栓塞）。在3031例接受体外循环的患者中，与低剂量TXA相比高剂量输注显著降低了接受异体红细胞输注的患者比例（21.8% vs. 26.0%）。30天死亡率、癫痫发作、肾功能障碍和血栓事件的综合发生率在高剂量组为17.6%，在低剂量组为16.8%。

2.纤维蛋白原浓缩物（fibrinogen concentrate） 是关键的凝血基质，纤维蛋白原浓缩物浓缩了纤维蛋白原、凝血因子Ⅱ，占所有血浆凝血因子的90%以上（按重量计）。严重出血时，内源性血浆纤维蛋白原的浓度首次降至临界水平以下。外源性纤维蛋白原浓缩物输注作为心血管外科血液保护的一种有前途的干预措施最近引起了人们的兴趣，一些临床指南中提出了初步建议。纤维蛋白原缺乏是体外循环后患者出血的主要原因之一。纤维蛋白原降至1.5～2g/L时，通常认为存在低纤维蛋白原血症，出血风险增高。建议给正在出血的低纤维蛋白原血症患者补充FIB，起始剂量为25～50mg/kg，然后根据患者实际情况决定是否继续使用。

3.凝血酶原复合物（prothrombin complex concentrate，PCC）浓缩物 从FFP中分离的凝血酶原复合物浓缩物含有维生素K依赖性凝血因子Ⅱ、Ⅶ、Ⅸ和Ⅹ。PCC可快速补充凝血因子浓度以实现止血，并作为含有凝血因子Ⅱ、Ⅸ和Ⅹ的三因子制剂或含有凝血因子Ⅱ、Ⅶ、Ⅸ和Ⅹ的四因子制剂上市。围手术期使用PCC的报道越来越多。在阜外医院，PCC（四因子制剂）用于主动脉手术、二次心血管手术、复杂先天性心脏病矫正手术和其他冗长手术患者的术中和术后难治性出血。接受口服抗凝药物的患者在围手术期出现严重出血时，建议给予PCC 25～50IU/kg联合维生素K 5～10mg静脉注射。未接受口服抗凝药物的患者，若出现出血倾向或凝血时间延长的情况，建议使用PCC 20～30IU/kg。

4.重组凝血因子Ⅶa（rFⅦa，商品名诺奇） 是一种止血剂，用于预防和治疗血友病和凝血因子Ⅶ缺乏症患者的出血。rFⅦa可促进损伤部位凝血酶活化血小板上的局部凝血酶生成，增强血小板黏附和聚集，增加磷脂的可用性，并导致稳定的纤维蛋白栓形成，防止其过早溶解。目前，rFⅦa已被用于心血管外科手术及用作难治性外科出血的抢救治疗。

5.去氨加压素（DDAVP） 是精氨酸升压素的合成类似物，无血管收缩作用。DDAVP可增加凝血因子Ⅷ和血管性血友病因子的血浆浓度，增强血小板功能并改善血液稳定性。有研究证据表明，DDAVP在减少体外循环心脏手术患者的失血和输血需求方面有效。术前未停抗血小板药或体外循环时间＞140min的心血管手术患者应该使用DDAVP；对尿毒症、主动脉瓣狭窄、血管性血友病患者或术前存在血小板功能不全的患者推荐应用DDAVP：剂量为0.3μg/kg，静脉注射，体重＜100kg者建议剂量≤15μg。建议在体外循环停机前1h左右给药。

6.维生素K 对于凝血因子Ⅱ、Ⅶ、Ⅸ和Ⅹ的谷氨酸残基的γ-羧化至关重要。维生素K缺乏可导致这些因子活性不足，并导致出血。维生素K可以迅速逆转华法林的抗凝作用（降低 INR），并显著缩短 PT 和 ACT。当机械心脏瓣膜患者华法林过量时静脉注射低剂量（1mg）维生素 K 是输注 FFP（1 单位）治疗措施的安全有效替代方案。

7. 蛇毒血凝酶 是蛇毒凝血酶样酶（snake venom thrombin-like enzyme，svTLE），包括许多在功能和结构上与凝血酶相关的丝氨酸蛋白酶。血凝酶（hemocoagulase，HCA）可以加速纤维蛋白单体的形成，并加速纤维蛋白凝块的形成。尖吻蝮蛇血凝酶是一种从中国尖吻蝮蛇属毒蛇液中获得的双链 TLE，在中国因其止血功效而被列为国家一级药物，在众多医院广泛使用。

8. 乌司他丁（ulinastatin，ULI） 一种糖蛋白，也是一种非特异性广谱蛋白酶抑制剂，从新鲜健康人尿液中提取和纯化。阜外医院的研究证据表明，ULI 不仅可以减少促炎性细胞因子的释放，为重要器官提供保护，还可以减少心脏血管手术患者的术后出血和输血。

9. 局部止血剂 局部应用止血剂有助于局部止血，当常规外科或其他医学止血方法无效时，可考虑使用。局部止血剂包括多种产品，如牛胶原蛋白、猪明胶、纤维蛋白贴片、植物源多糖球、氧化纤维素、含纤维蛋白原/凝血酶的黏合剂等。无论其性质如何，局部止血剂都不能代替手术止血，不建议在心血管手术中常规使用。

10. 钙离子 为凝血因子家族的一员，即凝血因子 IV，在凝血过程中发挥关键作用。钙离子几乎参与了凝血过程的所有阶段（凝血因子 XII、XI 和激肽途径除外），其对于凝血活酶的激活以及凝血酶原向凝血酶的转化都是必需的。因出血丢失及输注库存血，心血管手术中常有钙离子水平下降，需根据即时检测结果，及时补充。

（四）即时检测

目前可用的即时凝血检测指标有 ACT、PT、APPT、INR、TEG 等。对疑似有凝血功能障碍或术前正在服用抗血小板药、手术出血风险高的患者，建议应用 TEG 评估凝血功能。

应用 TEG、血小板聚集试验（platelet agglutination test，PAgT）等即时检测血小板功能有助于判断患者服用抗血小板药后对血小板功能（尤其是 ADP 聚集功能）的影响和确定最佳手术时机。对抗血小板治疗的急性冠状动脉综合征（acute coronary syndrome，ACS）患者拟行急诊冠状动脉旁路移植术，或服用 P2Y12 受体抑制剂的患者实施紧急手术（如主动脉夹层），需及时评估血小板功能，必要时准备足够的血小板。

2017 年的一篇荟萃分析与综述中纳入了 17 项试验（1493 名受试者），其中大多数涉及心脏手术。通过 TEG 指导的输血策略可能会减少出血患者对血液制品的需求，但结果主要基于涉及体外循环的择期心脏手术的试验，证据质量低，主要结局是总死亡率，次要结局指标为血制品输入量、二次手术、出血量、术后并发症等。总体而言，无论数据是否有统计学差异，都指向在 TEG 即时检测指导下输血是有益的。

第二节 骨科手术患者围手术期血液管理

随着医学技术的不断进步，各种复杂的骨科手术也日趋增多。术中的血液管理对患者的整体康复便更加重要，临床面临着输血安全问题和血液短缺问题，由于骨组织的骨断面和骨髓腔的特殊解剖生理特性，尤其是脊椎、骨盆、髋部等手术，常出现大量失血，骨面渗血难以控制，围手术期失血量有时可达3000～10 000ml。为了确保患者的安全，在进行骨科手术时，必须采取有效的、经济的防护措施，使止血、节血的过程顺利进行。同时，要根据病情的变化，采取适当的防护方案，以尽可能降低患者的并发症。

一、骨科手术的种类及患者特点

骨科手术涉及各种不同部位的手术，从脊柱到各个关节，从四肢至指端，由于各种原因，如手术规模、总时程以及出血量，它们都会影响到患者最终的康复结果。骨科手术旨在修补受损的组织，以及修复由先天性和后天性原因导致的运动器官发育异常，通过对患者进行四肢、骨骼、脊椎、外周神经和肌肉组织的精细化操作来完成手术。对于不同年龄段的骨科患者，应采取有效措施来减少不良事件的发生，以实现减少患者痛苦、促进快速康复等目标，脊椎、骶骨和骨盆等部位常需要大量输血，合理的血液保护措施显得尤为重要。

随着社会老龄化的加剧，骨科疾患（骨伤、骨病）的发病率显著提升，骨科手术的数量在逐年增加，因其常伴有大量出血，手术难度也普遍增加。此外，老年人的基础疾病较多，他们常伴有心血管疾病、呼吸系统疾病、内分泌疾病等，这使得他们的机体器官功能受到影响，脏器贮备功能也会逐渐衰减，甚至衰竭。还有一些老年患者长期使用大剂量非甾体抗炎药，这些都是影响骨科围手术期出血的重要因素。这些患者可能会出现消化性溃疡和出血的情况，因此，术前应该尽量避免使用阿司匹林，一般在术前7天停止使用。此外，对于那些长期使用皮质激素和其他免疫抑制剂的患者，应加强监测，以防止伤口延迟愈合和感染的发生。为了减轻患者的应激反应，术前应该进行肾上腺皮质功能的检查，并给予适当的激素支持。患有骨科疾病的患者需要特定体位以适应手术的需求，这可能会造成颈椎骨折患者的颈椎不稳定、深静脉血栓的形成、止血带的反应、空气栓塞、脂肪栓塞或骨水泥植入综合征等不良影响。

四川大学华西医院的血液科开展了一项研究，建立医院手术最大备血量清单（MSBOS）。研究中选择14 200名住院择期手术患者为研究对象，收集其围手术期输血数据，根据手术临床科室及手术解剖部位一共分成96种（类）手术，统计各类手术的输血率和人均红细胞输注量，参照每种手术输血率、输血指数和大出血风险3个指标建立全院MSBOS。手术科室中骨科的输血率为7.7%（208/2700），仅次于心脏外科，居于手术室中外科手术输血率的第二位。

二、术中及术后自体血回收

自体血回收是使用吸引器来回收手术术野的出血，并通过抗凝、过滤、洗涤等步骤将血液回输到患者体内。这种技术既能够预防一些血液传播的疾病，又能够减轻血液短缺的压力，而且使用非常安全、高效、经济，操作也非常容易。

（一）优点

术中及术后自体血回收的优势：①术前不需要做特殊准备；②不干扰患者术前的生理功能；③不会输错血液；④不增加血液污染的概率；⑤不浪费血液，易被患者和医生接受。有学者发现使用自体血回收系统是一种经济有效的方法，可以减少择期全膝关节置换术中同种异体输血的需求和总量。通过使用血液回收装置，使术中出血得以回收，经过抗凝、过滤和清洗，最后再输回患者体内，从而实现术后的快速恢复。这种技术能确保血液的安全性。根据美国血库协会的规定，当患者的总出血量超过总容量的20%时，强烈推荐患者治疗中采用自身血液。目前，术中或术后自体输血在骨科手术中的应用已经十分广泛。2018年麻醉医师协会指南建议，在预期可减少异体红细胞输注和（或）严重术后贫血的情况下，推荐采用血液回收技术，自体血回收可以显著降低术后感染率，并且缩短康复时间。为了确保患者的安全，建议在任何手术中，只要失血是一种公认的潜在并发症（除微创和日间手术外），就应该立即采取血液回收措施，以减少异体输血和术后贫血的发生。因此在手术期间，应采取相应的措施来减少患者不良反应的发生，为应对有大出血风险的手术，推荐医院配备血液回收仪器，并保证会使用的医护人员24h在院，以应对突发的急诊大出血手术。应当考虑在成人失血量≥500ml（＞10%总血容量）或10kg以上儿童失血量＞8ml/kg（＞10%总血容量）的手术中收集可能会回收的血液。对于恶性肿瘤或感染手术，应向患者说明血液回收的风险和优点，进行血液回收必须征得患者的同意。

（二）步骤

当前的血细胞回收器具有过滤和洗涤的功能，通过将血液从手术术野中吸取出来，并进行抗凝处理，然后通过细网过滤，将血液中的细胞和其他血液成分分离，最后通过差速离心技术，将洗涤过的血细胞（Hct可达40%～60%）回输患者体内。美国FDA有严格的判断标准，在进行常规外科手术时，应将清洗剂的用量调整至回收的血液量的3～5倍，但当出现大量的脂肪滴或者组织液时，应将清洗液用量调整至5～7倍。而在进行骨科手术时，应将回收的血液与清洗剂的用量调整至1∶（6～7）。在回收血液杂质较多、需要大量清洗剂并彻底清洗的情况下，建议改用手控操作，延长洗涤时间，以确保有害物质和游离血红蛋白的去除率，值得注意的是通常只回收术中出血和6h以内的引流液，且对于肿瘤或感染性手术，回收自体血可能不太合适，在回输过程中，必须严格遵守无菌操作规范。不提倡使用含菌血，对于出现严重出血的患者，建议在进行治疗的同时，输注血小板和凝血因子。此外，若需要输入3500ml以上的血液，建议使用新鲜冰冻血浆。

（三）骨科手术术中及术后自体血回收对机体的影响

与异体输血相比，自体血回输对机体免疫原状态的干扰较小，自体血回输对体液免疫和细胞免疫均有影响（免疫抑制），对机体围手术期免疫功能的影响与自体血回输量有关。尽管骨科自体血回收具有许多优势，但它仍然有潜在的风险。由于血小板、白细胞、血液凝固剂、脂肪和乳糜颗粒等物质形成微聚体，其尺寸介于40～160μm，如果输入过多，就会引起血流动力学改变，使器官功能受到影响，而且，如果输入的血液（＞2000ml）过多，会引起患者的血液流动速度变缓，血压下降，支气管收缩，肺血管阻力增加，从而引起严重的肺部疾病。白细胞过滤器可降低细菌浓度，使回收血液更加安全，当回收的术野血液是否被污染存在争议时，应使用白细胞滤器的同时加用广谱抗生素预防感染发生的可能。骨科手术自体血回收杂质较其他手术多（组织碎片、骨水泥等），红细胞被杂质破损严重，当大量出血，自体血回输时还要输入相应成分血。按照《中国输血杂志》的建议，当发生大出血，并且输入4单位的红细胞悬液之后，就需要添加新鲜冰冻血浆（FFP），红细胞悬液：FFP为1（或2）：1。对于那些受到严重损害的患者，如果输入的红细胞悬液超过3～5单位，就需要及时使用FFP，并且检测凝血功能。根据情况预防性地采用血小板输注。对于那些在活动性出血，压迫止血和电凝止血均未见明显改善的情况，建议将PLT＝75×10⁹/L认定为安全阈值，当PLT＜75×10⁹/L时，如继续输注红细胞和血浆，应早期输注血小板。当PLT＜50×10⁹/L时，必须输注血小板，大量出血后输血输液导致血小板稀释性减少可以引起凝血功能障碍，所以每1～2h应检测1次PLT。

三、控制性低血压

在骨科手术过程中，由于术野止血困难，常会导致大量的手术中出血。特别是在处理一些比较复杂的手术时，如脊椎肿瘤、骶骨肿瘤和骨盆手术，这些手术的出血量会增加到3000～6000ml，甚至会影响纤溶系统，增加出血风险。对于那些术中出血量大的手术，术前必须做到血液准备充分，并建立有效的静脉通路，这样才能够更加安全、高效地完成手术。另一方面，为了降低术中出血，提升术野的清晰度，控制性降压是普遍应用且有效的技术，将平均动脉血压（MAP）调节到55～65mmHg，在保障重要器官氧供的同时使术中出血量减少，停止控制性降压后血压即可恢复正常。

控制性降压是麻醉医生最基本的职业技能。目前，许多临床研究都建议使用静吸复合麻醉，这种方法能够更好地监测及控制循环变化，并减少术后并发症。由于硬脊膜外隙脊神经阻滞可能会引起阻滞部位血液循环变化，从而增加了进行复杂外科手术时止血困难程度。为了避免此类不良反应的发生，静吸复合全麻是一种不错的选择，同时还要进行控制性降压，这样才能有效地降低术中出血，进而提高治疗效果。钙通道阻滞剂尼卡地平能够起到控制血压的效果，而且具有脏器保护增强脏器耐缺血能力的作用，进而降低器官损伤的风险，同时也能够抑制血小板的聚集。通过调整七氟烷的浓度也可精准地控制血压，比仅仅使用硝普钠和硝酸甘油更具效果。精准的控制性降压需要建立有创动脉压监测。采用控制性降压务必明确降压原则，不能为了单纯满足手术，要注重患者整体变化，以确保患者安全。

四、血管内球囊阻断术

骨科手术中，术中不可控性出血一直是影响患者围手术期快速康复的重要问题，也是外科医生与麻醉医生共同不得不面对的问题。近年来介入技术不断发展，血管内临时性球囊阻断（temporary balloon occlusion of aorta，TBOA）技术作为一种辅助手段，在一定程度上减少了手术出血量和异体输血。

1953年，Edward和Hughes利用球囊导管的原理，在动物实验中取得了良好的效果，随后这种技术被用在腹部创伤休克的患者中，也取得了巨大的成功。目前，TBOA技术得到了持续的发展，已经广泛地应用到各个医疗领域。

骨肿瘤中1.0%～4.3%是盆腔和骶骨的肿瘤，常为隐匿性，一旦发现，肿瘤已经较大。此外，由于这些部位的解剖结构非常复杂，而且血液供应丰富，在手术期间，肿瘤的出血量会更多。研究表明，肿瘤的位置是围手术期出血的重要影响因素，高位肿瘤会导致更多的出血，其平均的失血量在1500～12 000ml。由于大量的出血，可影响手术视野，如合并高复杂性手术，则会对周边的组织造成更严重的损害，从而增加围手术期并发症的发生率。

在肿瘤手术中，自体血回输是禁忌，而在手术之前，急性等容性血液稀释可以短期内减轻输血的压力，但却无法有效降低术中出血的总量，因此，降低术中出血的风险已经成为当务之急。国内外研究者提出了众多方法，比如栓塞髂内动脉和开腹结扎腹主动脉，但这些方法都未得到满意的效果。值得注意的是，有些研究者成功地利用TBOA技术将髂动脉和股动脉阻断从而有效地控制骨科手术术中的出血量。

TBOA是一种新型的动脉阻断治疗技术，它可以临时阻断动脉供血，减少术中出血。该技术是将球囊放置在肾动脉和腹主动脉的分叉之间，并且可以间断性地膨胀。有研究表明，该方法可以减少骨盆和骶骨肿瘤的术中出血。TBOA的适应证是躯干与盆腔出血，禁忌证是纵隔、颈部与腋窝出血。阻断大概分为三个区域：Ⅰ区为降主动脉区，Ⅱ区为内脏动脉旁动脉，Ⅲ区为双侧肾动脉水平和腹主动脉分叉之间。如果操作不当，容易对血管壁造成损伤，从而导致血栓形成，通过彩色多普勒超声检查来确定动脉的状态，这样就可避免动脉栓塞、动脉夹层或破裂的情况。90min较长时间的阻断会使肝脏组织损伤，并造成肾脏功能障碍。另外，如果采取了较长时间的阻断，还有可能对脊髓造成损伤，损伤比例高达12.5%，并会带来严重的不良反应。为了保证术后的安全性，术后进程中要严格注意患者生命体征的监测。手术时最佳的时长为40～45min，以防止发生心脏后负荷过重、乳酸水平过高、呼气末二氧化碳分压（$PETCO_2$）水平过高等危险情况，如术中有血肿，应常规压迫，但无须做特殊处理。

随着技术的不断改进，TBOA已经被广泛认可，因为它能够有效控制手术过程中的出血，减少自体血回输的风险。尤其是在近几年，TBOA在治疗躯干创伤休克患者方面取得了显著的成效。然而TBOA的主要并发症是动脉血栓的形成，因此，围手术期抗凝药物的使用剂量仍然是一个值得深入研究的问题。在球囊阻断前后应加强血流动力学的监测，避免血压变化过大导致的重要器官功能的伤害。TBOA使患者手术期相对更加安全，为术者和麻醉医师延长了抢救时间，但我们应该理性辩证地去看待这一技术，在保证患者的安全下正确规范地应用该技术。

五、气囊止血带的应用

1904年Harvey Cushing首次将气囊止血带引入骨科，尽管该技术操作简单，但其在阻止出血方面的效果显著，展现出了其独特而高效的功能。气囊止血带能够有效地阻断血液循环，使手术部位处于相对缺血状态，从而保证手术野的清晰，便于手术操作。同时，使用气囊止血带可以减少手术过程中的出血量，缩短手术时间，减少患者的痛苦和降低经济负担。因此，气囊止血带在四肢手术中得到了广泛应用。

（一）气囊止血带适用范围

气囊止血带是一种重要的手术工具，它能够有效地应用在各种骨科手术中，包括骨折的切开复位，清创缝合，血管、神经、肌腱、韧带的修复，以及关节镜手术和全膝关节置换术。但是气囊止血带并非适合所有患者，有血栓性疾病、闭塞性病变、出血型病变或断肢再植的患者不宜应用。有研究表明应用此技术在全膝关节置换术中能够有效减少术后的出血量，同时也能够减少术后的并发症风险。在踝关节骨折的切开复位内固定术中使用止血带会导致术后关节功能受损，从而影响患者生活质量。因此，尽管大多数情况下，采取气囊止血带能够起到良好的疗效，但当涉及全膝关节置换术时，其合理性仍需要更多的讨论。

（二）气囊止血带适用压力

气囊止血带的压力设定应依据患者的年龄、收缩压、肢体周径等因素确定。若是充气压力超出正常范围，有可能引起神经损伤，甚至出现神经损伤不可逆改变，而若是充气压力低于正常范围，就无法有效抑制肢体的被动充血，上臂周径≤25cm者，充气压25kPa，上臂周径＞25cm者，则以肢体周径作为个体充气压力值，最大值≤40kPa。也有学者提出，将患者上肢手术充气压力设为患者收缩压加6.7～13.3kPa，下肢手术充气压力设为收缩压加13.3～20.0kPa。在进行上臂和下肢手术的过程中，应根据肢体周径来调整止血带的压力，以便在保证安全的前提下尽可能地降低对神经和肌肉的损害。婴幼儿个体化差异比较大，应根据个体情况进行调整，以免出现充气压力不足或压力过大的情况。

（三）气囊止血带使用时间

气囊止血带的充气时间取决于患者的基础情况。通常来说，上肢部位的充气时间是60min，下肢部位的充气时间最多只能持续90min。对于正确使用止血带，最重要的一点是要严格把握其使用时限。目前的研究表明，在特殊的高原环境和气候条件下，使用时间在1h内，使用双气囊止血带后，止血带使用时间在3h以内者均无神经麻痹及神经损伤表现。

（四）气囊止血带放置部位

骨科四肢手术中正确安放止血带对减少止血带带来的损伤非常重要。通常我们会把止血带的气囊绑在距手术部位10～15cm处，这样有助于进行无菌操作。上肢手术一般选择上臂上1/3处，下肢手术一般选择大腿上1/3处，这样可以防止神经损伤和其他局部原因造成的问题。对气囊止血带放置部位的观点各异。一些学者建议，在进行手腕处的外科手术时，应将气囊止血带放置在上臂。然而，也有研究指出，将其放置在前臂可能更为合适。对于下肢远端手术，有人建议将气囊止血带置于踝关节上方，但需要更多的临床研究以提供支持。

总之，气囊止血带的放置位置应根据手术部位和具体情况进行选择。在选择气囊止血带的放置位置时，应充分考虑其可能对手术效果和患者安全产生的影响。对于具体的手术部位和患者情况，应进行个体化的评估和选择。

（五）使用气囊止血带并发症

若未正确操作气囊止血带，将有可能引起严重的并发症，如神经损伤、止血带疼痛、止血带休克、皮肤水疱等。

1.神经损伤　神经损伤是一种严重的手术并发症，表现为患者手术后肢体麻木，受损神经所支配的皮肤对痛、热、冷的感觉丧失，以及肌萎缩和肌无力。充气压力过高，受压肢体的神经受到过度挤压继而导致神经麻痹。持续时间长的压力会造成更严重的后果，因为受压时间延长对加重神经结构的病理改变起重要作用。控制好使用时间，能最大限度地避免对组织造成不良影响。

2.止血带疼痛　使用止血带的压力过大或持续时间太长，都会对患处的肌肉和神经产生损害，特别是当麻醉效果不佳时，患处会感到剧烈的疼痛和烧灼感。止血带疼痛是由于止血带的机械压迫造成肢体严重缺血，导致组织缺氧，出现肢体不适感，此外，由于缺血再灌注损伤，会造成缺血细胞内外液的变化，可使疼痛加重。止血带袖带过窄，压力过大，止血带工作时间过长，都会使患者疼痛程度增加，耐受时间缩短。应当采取措施加强对患者的心理安慰，转移其注意力，并重视患者的个体化因素，这些举措有助于减少由压力引起的不适。

3.止血带休克　当止血带被解除，大量的血液被快速地输送至远端部位，使得有效的循环血流量急剧下降，从而使得血压发生剧烈变化，最终导致休克的发生。当身体出现缺氧症状时，会打破身体内环境稳态，例如代谢性酸中毒和血钾水平的改变。为了避免出现休克，需要尽可能地减少止血带的使用时间，并密切关注心率变化。为了确保安全，建议在使用止血带的过程中，尽量减少压力的骤增，若两侧肢体同时应用止血带，释放止血带压力时，两侧肢体应当间隔3～5min分别释放。

4.皮肤水疱　衬垫的不平整可能会导致皮肤受压不均匀，从而引发皮肤水肿。手术持续时间较长，可能会使皮肤长时间受到压力，进一步导致皮肤水肿。频繁的充气和排气过程也可能会对皮肤造成影响，使皮肤受到过多的压力和摩擦，从而引发皮肤水肿。另外，消毒液的残留也可能会对皮肤造成严重的灼伤，因此，必须采取措施确保止血带铺设得平整，使用皮肤保护垫缠绕1周，并确保对皮肤有伤害的液体不会残留或浸湿皮肤。此外，严格控制止血带的使用时间也是避免皮肤水疱的关键因素之一。标准的捆绑位置可以确保止血带在使用过程中不会对皮肤造成过多的压力和摩擦，从而避免水疱的发生。在使用止血带时，必须注意以上因素，以避免对皮肤造成伤害。

（六）止血带应用前景

随着国际上对气囊止血带研究越来越深入，它的安全性、可靠性以及可操作范围在不断地改善。先进的超声自动非侵袭系统，无须人工介入，可以准确地监控、识别、阻断肢体血液循环，从而实现更加完美的止血效果。这种技术不仅可以减少止血带的副作用，还可以提高手术效率，降低手术风险。

目前，一些医疗机构已经开始采用新一代的气囊止血带，这些止血带的设计更加人性化，能够根据个体差异进行自动调整，以适应不同患者的需求。同时，新一代的止血带还采用了更加先进的材料和技术，能够降低使用过程中的风险和并发症发生率。

设计和研制一种宽度及形状合适、压力较低、能满足术者要求又能保障患者安全、单次持续时间延长同时又尽量减少并发症发生的气囊止血带是未来的发展方向。这将需要医疗技术的不断进步和创新，同时也需要医疗人员的积极参与和贡献。相信随着技术的不断改善和新一代止血带的研制成功，气囊止血带将会更加安全、可靠、方便、高效，带来更好的治疗效果。

六、局部止血材料

出血风险是骨科手术中一个至关重要的问题，任何骨科手术都难以避免。出血通常发生在松质骨，这是因为松质骨的血管分布较为丰富，且其骨结构较为疏松，容易受到损伤。在脊柱硬膜外手术中，出血量可能更大，因为手术操作复杂，涉及的血管更多。而且，手术术野的深浅与手术出血风险成正比，手术术野越深，止血的难度越大，找出出血部位的难度也越大。因此，止血材料成了骨科手术中不可或缺的一部分。

止血材料大致可以分为三类：吸收型、凝集型和黏附型。不同类型的止血材料各有优缺点，应根据手术的具体情况选择合适的止血材料。

1. 吸收型止血材料 具有相互连通的孔道结构，并由亲水聚合物制备而成。其独特的理化性质使其能够迅速吸收血液中的水分，同时浓缩血液中的细胞和蛋白质成分，从而促进凝血。当材料吸收大量水分后，其体积会膨胀，产生压迫效果，从而对组织产生压力，阻止血液流出。此外，这种多孔材料的微米级孔道能够引导细胞浸润和营养物质交换，从而缩短愈合时间。

2. 凝集型止血材料 是一种生物相容性良好、能够与血液成分相互作用并促使血液凝固的材料。与其他止血材料不同，它更适合用于有凝血障碍的患者，因为它可以通过诱导血液凝固的作用力，包括静电相互作用和疏水相互作用来促进血液凝集。这种材料中最具代表性的聚合物是壳聚糖，它具有正电荷，可以吸引带负电荷的红细胞，从而导致血液凝集。通过改变化学基团，这种材料能够更快速、更高效地促进血液凝固。

这种止血材料的优势在于它能够模拟人体自然凝血过程，通过生物材料和血液成分之间的相互作用，诱导血液凝固。这种材料具有良好的生物相容性和安全性，不会引起免疫反应或血栓形成等副作用。此外，这种材料易于加工和生产，可以方便地应用于各种医疗领域，如手术、创伤治疗、止血等。

在医疗领域，凝集型止血材料具有广泛的应用前景。对于有凝血障碍的患者，这种材料可以作为一种有效的替代疗法，帮助患者快速止血并促进伤口愈合。

3. 黏附型止血材料 近年来生物黏合剂领域快速发展，黏附型止血材料逐渐进入临床应用。此类材料能够通过化学共价键的方式黏附于组织表面，从而使伤口封闭保护损伤部位。按照黏附型化学官能团的不同，此类材料可分为三种：N-羟基琥珀酰亚胺酯类、醛基类和邻苯二酚类。其中，N-羟基琥珀酰亚胺酯类已经制成商业化试剂并广泛应用于临床，但是其缺点为黏附性能较弱，且不稳定。而邻苯二酚类基团在血液、体液存在的情况下仍能有效黏附于组织表面，不因环境而改变，从而更易为临床接受，应用也更加广泛。

七、容量治疗

在大部分骨科择期手术中患者的血容量不会发生明显的变化，手术期间输血、输液的重点在于调节性治疗，通常称为"液体治疗"。

由于多种原因，如受到外力损害、出现大面积出血，可导致血容量的急剧减少，医护人员必须采取"容量复苏"的液体治疗方案，以便尽快弥补损耗的血容量，并加快组织和器官的灌流，从而有效地缓解病情，改善重要脏器的氧合状况，达到理想复苏效果。对术中输液方案应先按以下六个方面做出评估，包括：①术前评估患者生理状态，计算已缺失量；②计算每小时生理需要量；③计算禁食所造成的缺失量；④评估麻醉方式将引起的相对容量不足，需进行补偿性扩容（compensatory intravascular volume expansion，CVE）；⑤评估手术中的出血量；⑥评估手术方式将引起的第三间隙丢失量。

一般而言，在手术第1h内的补液量应为禁食所造成的缺失总量的1/2，余下的补液量应在后继的2～3h补完。患者术中补液的方案可分为两步进行。①扩容阶段：首先补充术前体液累计缺失量和麻醉诱导后的CVE。②维持阶段：补充术中继续缺失量、生理需要量、第三间隙丢失量。

围手术期容量复苏术中所需输入的液体总量包括：①CVE；②生理需要量；③累计欠缺量；④继续丢失量；⑤第三间隙丢失量。以维持正常的血流动力、电解质浓度、生理需要量和补充继续损失量为目的。使用晶体液来弥补功能性细胞外液的损耗，一般可以提供1500～2000ml的营养液和给药液，而使用胶体液来弥补血浆的损耗，则必须密切观察其动态的流速，并采取少量的平衡灌注，以确保获得足够的心脏供氧，同时还必须对灌注后的循环状况进行全面的检测。

八、血液代用品

血液代用品一般指具有载氧功能，能够维持血液渗透压和酸碱平衡，同时还能扩充血容量的人工制剂。常见的血液代用品主要包括扩容剂（如右旋糖酐、明胶、葡聚糖、羟乙基淀粉等）、有机化学合成的高分子氟碳化合物类，以及应用生物技术制备的人工血。

第一代血液代用品是指那些不具备氧气供应能力，仅能起到血管扩张作用的物质，包括高渗盐水、羟乙基淀粉溶液和明胶等。这些替代品虽然不能提供足够的氧气以支持细胞生长和代谢，但它们可以维持血容量和血压，并可以作为急救措施使用。高渗盐水是一种含有高浓度盐分的溶液，可以增加血浆渗透压，从而维持血容量和血压。然而，它不能提供氧气，因此不能用于长时间的治疗。羟乙基淀粉溶液是一种人工合成的血浆代用品，可以维持血容量和血压，但也不能提供氧气。它通常于手术期间短时间替代血液使用。

明胶是一种从动物组织中提取的物质，也可以作为血液代用品使用。明胶也可以用于制作人工血浆和血制品。第一代血液代用品虽然有一定的医疗用途，但它们不能完全替代真正的血液的功能。随着科技的发展，人们正在研发更加先进的血液代用品，以期望能够更好地满足临床需求。

第二代血液代用品包括全氟碳化合物、化学修饰血红蛋白及基因重组血红蛋白，这些物质通常具有一种特殊的分子结构，能够模拟红细胞的携氧功能，为患者提供及时的氧气供应，可用于治疗急性贫血，从而确保患者的生命安全。这种代用品具有许多显著的优势，例如：无抗药性、安全可靠、易于大规模生产，并且其溶解效果易于掌控，能够精准地控制溶解过程。然而，需要注意的是，溶解效果取决于溶解的氧气量，因此在操作过程中，仍需保证患者充分的氧气供应。此外，溶解速率相对较慢、高浓度使用可能导致血液黏度升高，从而增加血液流动的阻力，影响血液循环。尽管全氟碳化合物、化学修饰血红蛋白及基因重组血红蛋白在急性贫血治疗中具有一定的优势，但仍需注意其可能存在的局限性。在未来的研究和临床实践中，需要进一步探索和完善这些物质的溶解效果和安全性，以确保患者的治疗效果和生命安全。

第三代血液代用品是利用仿生高分子材料，模拟自然界中红细胞膜及其内部的生理状态，以满足人类的健康需求。"人工红细胞"是一种血红蛋白血液代用品，它的制备过程依靠化学交联和DNA重组技术，而后来通过添加超氧化物歧化酶和过氧化氢酶，使其具有更大的功能性，从而实现了对血红蛋白的有效包裹。与通过化学交联和DNA重组技术获得的血液代用品相比，酶为特征的血液代用品更能有效地携氧-释氧。但这两种都没能解决游离的血红蛋白不能直接作为血液代用品的问题。因此，有学者提出了一种新的方法，即利用膜包裹血红蛋白，以模拟自然红细胞的结构，制备出一种第三代血液代用品，这种代用品具有微囊型的特性，可以有效地改善血液质量。其微囊可用脂质体材料、可降解聚合物材料制备。血红蛋白有三个来源：一是从人类的血液中提取；二是从动物的血液，特别是牛的血液中提取；三是通过转基因技术生产出的人血红蛋白。

九、体温保护

体温是维护机体内环境的重要因素，健康成人的体温在36.5～37.5℃，皮肤温度约在33℃。如果体温波动较快，就会导致代谢功能和内环境的紊乱，甚至会产生较为严重的全身反应。核心体温是指机体深部重要脏器的温度，与体表温度的差值在2～4℃。围手术期由于各种原因导致机体核心体温低于36℃的现象称为围手术期低体温。

全身麻醉后患者会出现核心体温下降1～3℃。椎管内麻醉及神经阻滞麻醉，同样可以影响体温调节系统，使患者特别是下肢部位的外周血管扩张，同时患者丧失正常的寒冷感觉，且降低了机体血管收缩和寒战阈值。

2023年围手术期患者低体温防治专家共识指出：

1.术前体温保护原则

（1）若患者术前核心体温＜36℃，应尽快实施主动加温（除外急诊手术，如大出血、急腹症等特殊情况），使患者体温尽量达到36℃。

（2）保持患者良好的热舒适度，麻醉前核心体温应不低于36℃。

（3）若患者术前核心体温≥36℃，在麻醉诱导前、气管插管或动静脉穿刺置管等操作期间仍应主动保温。

（4）维持环境温度（包括手术室或患者等候区等）不低于21℃。

（5）积极采取体温保护措施并贯穿整个围手术期。

2.术中体温保护原则

（1）全身麻醉诱导前测量和记录患者体温，随后每15～30min测量并记录1次，直至手术结束，术中做好被动保温以保存热量。

（2）维持环境温度不低于21℃，建立主动加温后方可下调环境温度。

（3）患者核心体温＞36℃方可进行麻醉诱导，病情紧急需立刻手术者除外（如大出血或其他急诊手术）。

（4）输注超过1000ml的液体以及冷藏血制品需使用输液加温设备加温至37℃以上再输注。

（5）所有腔镜冲洗液和二氧化碳气腹建议加热后再使用。

3.术后体温保护原则

（1）麻醉恢复室（PACU）体温监测频率：在进入恢复室即刻测量体温，此后每15～30min重复测量，离开PACU前应再次测量。

（2）PACU室温设定：不低于23℃。

（3）PACU体温管理方案：①若核心体温正常，可采用被动温度保护措施如覆盖保温毯等；②若患者核心体温＜36℃，应立即启用主动保温措施，建议采用充气加温装置，其他措施包括使用输液加温设备等，直至患者体温恢复正常。

（4）PACU寒战的处理方案：应动态评估患者的热舒适度，注意观察低体温症状如寒战、竖毛反应等；可予药物减轻或抑制寒战反应，常用药物包括曲马多、镁离子、右美托咪定等。

（5）离开PACU前：做好与主管医师术后体温保护的相关交接工作（如使用输液加温设备、覆盖保温毯等），缩短转运时间，必要时可在病房继续使用主动保温设备。

十、围手术期血液管理药物

全膝关节置换、全髋关节置换、髋部周围骨折手术在骨科手术中较为常见，但由于患者的静脉血液循环缓慢、血管壁损伤、高凝状态，使得下肢深静脉血栓（DVT）、肺栓塞（PE）的可能性增加，因此，应当高度关注这些情况的发生，并采取相应的预防措施。对于骨科患者来说，使用抗凝药物可能会带来一定程度的副作用，但医师仍然希望通过这种方式来维持一种平衡，以尽可能减少围手术期出血及血栓形成的危害。

围手术期止血药物主要应用于以下几个方面。①术前准备：一些手术需要患者在手术前进行抗凝治疗，以预防手术过程中出现血栓形成，其中常用的药物包括抗血小板药（如阿司匹林、氯吡格雷）和抗凝药物（如华法林）。②在手术过程中，为了降低出血量，提升手术的可视性，并有效缓解血管痉挛，可能会采取局部或全身的止血措施。常用的药物包括止血海绵、止血喷雾、明胶海绵等。③术后止血：手术结束后，通常会采取措施来减少术后出血的风险，可能包括使用止血药物来促进血凝块形成或促进伤口愈合。常用的包括止血纱布、止血喷雾等。

（一）止血药

止血药不仅可以减少手术过程中的出血量，缩短手术时间，还能降低患者输血的需求，减轻经济负担，并降低术后感染的风险。这些药物主要通过抑制纤溶系统、促进血小板生成、促进凝血因子生成和收缩血管来达到止血的目的。骨科常用的止血药物如下。

1. 以氨甲环酸为代表的抗纤维蛋白溶解药物　其通过抑制纤溶酶的活性来达到止血的目的，特别是在出血量较大的手术中，氨甲环酸的应用效果显著。它可以有效减少手术中的出血量，降低患者对输血的需求，从而降低手术风险，为手术的成功提供有力保障。

2. 以酚磺乙胺（止血敏）为代表的能够增加血小板数量的药物　酚磺乙胺的作用机制主要是通过抑制腺苷酸环化酶，使血小板内的环磷酸腺苷（cAMP）增多，促使血小板大量释放二磷酸腺苷（ADP）和纤维蛋白原，使血液中的血小板数量增加。除了止血作用外，酚磺乙胺还具有抗炎和抗凝作用。它能够抑制炎症介质的释放，减轻炎症反应，从而有助于减少组织损伤，使骨科手术患者加速康复。

3. 以矛头蝮蛇血凝酶（巴曲酶）为代表的促进凝血因子生成药物　其主要机制在于通过刺激内皮细胞释放组织因子，进而启动凝血途径，该类药物具有高度的选择性，仅对内皮细胞起作用，不会对其他细胞造成影响。它在进入人体后，能够快速地与内皮细胞结合，刺激组织因子释放，从而促进凝血因子的生成。这一过程不仅加速了血液的凝固，还在一定程度上增强了血管的收缩功能，有助于对骨科手术出血的控制。

4. 以卡络磺钠、肾上腺色腙（卡巴克络、安络血）为代表的收缩血管的药物　该类药物具有止血和抗炎的功能，通过收缩血管，降低局部血流，从而减少骨科手术中出血和炎症反应。该类药物通过抑制磷酸二酯酶活性，增加细胞内cAMP浓度，从而引起血管收缩，达到止血的目的。卡巴克络止血效果迅速且可靠，能够帮助患者在较短的时间内控制出血，还具有较好的组织黏附力，能够减少手术中组织分离的难度，缩短手术时间。此外，卡巴克络还具有良好的组织相容性，能够减少手术后感染的风险，促进伤口愈合。

（二）抗凝药

骨科手术患者常因高龄、外伤、长期卧床等，存在高度静脉血栓栓塞（VTE）的风险，此外，手术过程中可能会造成血管损伤或凝血因子异常，进一步增加了VTE的风险。据预测，至2030年，髋关节置换和髋关节周围损伤的患者数量会急剧增长，这也会导致医疗费用的显著提升。这一预测是基于人口老龄化等疾病的发病率不断上升以及人们对生活质量的要求不断提高等因素做出的。随着人口老龄化的加剧，关节置换手术的需求将会不断增加，许多临床试验中使用的血栓预防药物都能有效抑制血小板和凝血因子的活性。这些药物可以通过不同的作用机制来抑制血小板和凝血因子的活性，从而预防血栓的形成。例如，阿司匹林等抗血小板药可以抑制血小板的聚集；华法林等抗凝药物可以抑制凝血因子的活性，从而干扰血栓的形成。这些药物对于预防VTE的发生具有重要的作用。

1. 抗血小板药　阿司匹林具有显著的抗凝效果，它能够有效阻止血小板的聚集，从而阻止血液中的血栓形成。阿司匹林被广泛认为是一种有效的治疗药物，使用量过多会对凝血酶的形成产生影响，而且它的副作用也十分明显，它会对环氧酶产生抑制作用，从而使患者的出血风险更高。

2. 抗凝血因子的药物

（1）肝素：肝素作为一种自然存在的抗凝血剂，可通过与抗凝血酶Ⅲ结合，抑制凝血酶的活性，阻止血液凝结。肝素的应用以静脉滴注为主，一般需要在手术前6h停用，手术后12h酌情使用，并且进行APTT监测。鱼精蛋白可通过与肝素结合成稳定的复合物，拮抗肝素，从而有效地阻断出血。目前，低分子肝素在临床上被广泛应用，它和普通肝素作用机制的差异使其抗血栓作用与致出血作用分离，既保持了抗血栓作用又降低了出血风险。此外，由于低分子肝素的注射方式使其不需要监测凝血时间，而且比传统肝素的注射方式更加安全，只需要每日一次皮下注射即可获得良好的疗效。经过临床试验证实，低分子肝素的使用可以显著降低深静脉血栓的发生率，它的副作用比传统肝素更为轻微，但其出血不易被鱼精蛋白拮抗。因此，建议患者在接受骨科手术之前，一般须在术前12h停用低分子肝素。

对于全髋关节、全膝关节置换术患者及髋部周围骨折伤后12h内手术者，手术前12h内不再使用低分子肝素，术后12~24h（硬膜外腔导管拔除后2~4h）皮下给予常规剂量低分子肝素；或术后4~6h给予常规剂量的一半，次日恢复至常规剂量。若术前已用药物抗凝，手术应尽量避免硬膜外麻醉。术后预防用药同伤后12h内开始手术者。

（2）凝血因子Ⅹa抑制剂：分为间接抑制剂和直接抑制剂两类。凝血因子Ⅹa间接抑制剂代表药物为低分子肝素与磺达肝癸钠，低分子肝素前面已陈述，磺达肝癸钠也是基于AT-Ⅲ介导的对凝血因子Ⅹa的选择性抑制，通过抑制凝血酶形成发挥作用。磺达肝癸钠给药途径也为皮下注射，常规使用剂量不会影响凝血时间，无须监测APTT。对于全髋关节、全膝关节置换术及髋部周围骨折伤后12h内手术者，使用磺达肝癸钠，皮下常规剂量2.5mg，一般于术后6~24h开始使用。而对于髋部周围骨折手术者，因磺达肝癸钠半衰期长，一般不建议术前使用，其不良反应主要是剂量相关的出血。凝血因子Ⅹa直接抑制剂，如近年来新型的口服抗凝药物利伐沙班、阿哌沙班等，可高选择性地直接抑制凝血因子Ⅹa，具有起效快、治疗安全范围宽、药物间相互作用小、多次给药后无蓄积等特点。此类药物口服给药避免了患者静脉注射或皮下注射的痛苦，也无须定期监测凝血时间。利伐沙班、阿哌沙班在膝关节置换术后预防VTE方面更有效，并且不会增加大出血的风险，因此是骨科大手术值得推广应用的口服抗凝剂。

第三节　神经外科手术患者围手术期血液管理

一、神经外科手术围手术期出血的临床特点

术前除了相关的神经系统临床表现外，患者均可出现高颅内压，甚至出现脑疝而危及生命。头颅CT可以明确出血的位置、出血量及出血对周围脑组织的影响。

术中手术局部出血不可避免，其特点包括：时间长、视野小、创面广，特别是高血供的组织，其止血更具挑战；可能存在凝血功能不良、脑动静脉畸形；远隔部位出血、灌注压陡增均可导致急性脑膨出，进一步加剧止血难度；其他如血压升高、恶心、呕吐、呛咳及躁动等带来的颅内压增加同样给止血带来了挑战。

术后常见的表现为意识障碍或进行性恶化的颅内出血，严重影响患者预后和生命，主要原因包括术后颅内血流动力学改变、高血压、脑肿瘤分离切除困难、血管损伤、硬膜下血肿及残留瘤腔出血等。术后颅内出血并不局限于手术操作部位，甚至远隔部位也可继发出血，如幕上开颅手术并发小脑出血、后颅窝手术并发幕上出血。

二、神经外科手术围手术期出血的防治原则

1.一般原则　术前系统评估，以预防为主；术中彻底有效止血；术后严密观察、及时处理。

2.加速康复外科（ERAS）理念下的防治原则　尽管设备和手术材料的优化创新及护理和麻醉诊疗活动的提高对手术有积极作用，但手术本身仍是ERAS最重要的组成部分，如手术的微创性、减少术中出血及缩短手术时间等，其中减少术中出血在ERAS中具有关键作用。术前、术中及术后各种管理措施在ERAS的应用对于防治神经外科手术围手术期出血同样的重要，包括术前教育、镇痛方案的制定，术中监测、血制品应用，术后镇痛、防治呕吐、预防癫痫及胃肠道管理等。

三、常用静脉止血药物和抗纤溶药的不良反应、副作用及注意事项

1.注射用血凝酶　注射用血凝酶的不良反应发生率较低，偶见过敏样反应，可按一般抗过敏处理。以下几项应该特别注意：有血栓史及对本品或同类药品过敏者禁用；DIC、血液病所致出血及孕期妇女（紧急情况除外）不应使用；存在凝血因子或血小板缺乏者应相应补充；存在原发性纤溶亢进者应使用抗纤溶药进行纠正。

2.重组凝血因子Ⅶa　rFⅦa存在血栓风险，然而由于rFⅦa对受损内皮附近的活化型血小板具有专一性结合特征，故只在受损内皮局部发挥止血作用，很少导致全身血栓。动脉粥样硬化是其相对禁忌证。使用rFⅦa前应纠正凝血物质缺乏及严重酸中毒（pH＜7.1）。

3.维生素K　偶见过敏反应；肌内注射可引起局部红肿和疼痛；新生儿使用后可出现高胆红素血症、黄疸和溶血性贫血；禁用于严重肝功能受损患者。需要注意：①对肝素及外伤引起的出血无效；②静脉注射速度不宜过快（给药速度应小于1mg/min）；③避光、密闭，防冻。

4.氨甲环酸　不良反应主要包括消化道和皮肤症状，如食欲缺乏、恶心、呕吐、胃灼热、瘙痒及皮疹。需要注意的是，禁用于对该药任何成分过敏和正在使用凝血酶的患者。以下患者需慎用本品。①有血栓（脑血栓、心肌梗死、血栓静脉炎等）的患者以及可能引起血栓症的患者。②有消耗性凝血障碍的患者。③术后处于卧床状态的患者以及正在接受压迫止血的患者。上述情况易发生静脉血栓，给予本药后有使血栓稳定化的倾向。有患者下床运动及解除压迫后发生肺栓塞的报告。④肾功能不全的患者。⑤对本药有既往过敏史的患者。对于轻度或中度创伤性颅脑损伤或双侧瞳孔有反应的患者早期使用氨甲环酸可降低其死亡率。然而，重度颅脑损伤患者在入院前使用本品有增加死亡率的风险，无证据提示对急性硬膜外血肿患者使用本品。同样，对于由动脉瘤破裂引起的蛛网膜下腔出血，超早期、短期使用本品并不能改善6个月的临床结局。对于超急性原发性脑出血的患者，尽管使用本品后可以降低早期死亡和严重不良反应的风险，但无法改变脑出血后90天的功能状态。虽然不会有血栓栓塞的风险，但并没有证据支持氨甲环酸可预防脑出血。

5.其他　氨甲苯酸（止血芳酸）用量过大可促进血栓形成，有血栓形成倾向者应慎用；肾功能不全时用量减少，给药后尿液浓度常较高，可导致继发肾盂和输尿管凝血块

堵塞，血友病或合并肾盂实质病变发生大量血尿时要慎用；一般不单独用于DIC所致的继发性纤溶出血，以防止血栓进一步形成，尤其对于急性肾衰竭，如有必要，需在肝素化的基础上使用。酚磺乙胺（止血敏）毒性低，但有静脉注射致休克的报道。

四、常用的血液制品

所有血液制品的使用都应当有检查结果支持，提示血液中有相关凝血因子的缺乏。在使用止血药物及血液制品的过程中，应当避免在短时间内同时使用多种不同作用机制的止血药物或血液制品，因为可能会带来潜在的血栓形成风险。

1. 红细胞 适用于血容量基本正常或低血容量已被纠正的贫血患者，以提高其血液携氧能力。出血量、组织器官灌注和氧合情况、Hb及Hct等是红细胞输注决策时需要考虑的重要因素。输注红细胞应遵循以下原则：首先使用晶体液或胶体液补足或基本补足有效循环血容量；除大量、快速出血外，单次申领红细胞不宜超过2单位。输注红细胞的Hb阈值：Hb＞100g/L，不宜输注；Hb＜70g/L，宜输注；Hb在70～100g/L，宜根据患者的年龄、出血量、出血速度、心肺功能以及有无缺氧症状等因素综合判断是否输注。应积极治疗术后患者的贫血，以减少红细胞输注。

2. 血小板 用于血小板数量减少或功能异常伴有出血倾向或表现的患者。英国血液学会输注血小板指南指出，对于凝血功能正常的脑部手术患者，当血小板计数＜$60×10^9$/L时，应考虑输注血小板，使其达到$80×10^9$/L以上，以预防严重的术中出血。血小板功能对出血的影响比血小板计数更重要。手术类型和范围、出血速度、控制出血的能力、出血所致后果的严重程度以及影响血小板功能的相关因素（如肾衰竭、严重肝病、术前阿司匹林治疗等），都是决定是否输注血小板的指征。如术中出现不可控渗血，明确的血小板功能低下（如应用抗血小板药后），输注血小板可不受上述限制。成人输注1个治疗量单采血小板可提升血小板计数（20～40）×10^9/L，输注1单位浓缩血小板，可提升血小板计数（5～10）×10^9/L。

3. 新鲜冰冻血浆 适用于凝血因子缺乏或活性不足引起的出血或出血倾向。输注指征如下：①因凝血因子缺乏所致先天或获得性凝血功能障碍，严重肝脏疾病，DIC或维生素K缺乏；②在排除低体温、酸中毒等因素的前提下，PT或APTT＞正常值1.5倍，或INR＞1.7，创面弥漫性渗血，血栓弹力图提示凝血因子缺乏；③因急性大出血（出血量或输血量相当于患者自体血容量）输入大量悬浮红细胞或库存全血后出现稀释性凝血障碍；④一般用量为10～15ml/kg即可满足凝血需要，使用前后应监测凝血功能；⑤紧急对抗华法林的抗凝作用（一般用量为5～8ml/kg）；⑥治疗抗凝血酶Ⅲ缺乏性疾病（表现为肝素抵抗）。

4. 冷沉淀 适用于补充纤维蛋白原，凝血因子Ⅷ、ⅩⅢ和vWF因子。如果有相应凝血因子浓缩制品可供使用时，不宜首选冷沉淀凝血因子。可按下式计算输注剂量：剂量（单位）=［纤维蛋白原差（mg/dl）×血容量（dl）］/250mg。冷沉淀输注指征：血浆纤维蛋白原＜1.0g/L、血栓弹力图提示纤维蛋白原功能低下；严重出血、大量输血时，血浆纤维蛋白原＜1.5g/L；凝血因子Ⅷ严重缺乏患者拟实施手术或出血；vWF因子和凝血因子ⅩⅢ缺乏导致出血。

5. 重组凝血因子Ⅶa 应用rFⅦa只可作为难治性大出血的挽救措施，仅在常规治疗措施无效的情况下使用。推荐在补充纤维蛋白原、FFP和血小板的基础上，单次静脉注射低剂量rF Ⅶ a（20 ～ 40μg/kg），在发挥止血作用的同时可降低血栓并发症的风险。

6.纤维蛋白原 当有明显出血伴血浆纤维蛋白原浓度＜2.0g/L，TEG或ROTEM检测提示存在纤维蛋白原功能低下时，宜给予纤维蛋白原治疗。初次输注的纤维蛋白原浓缩剂剂量为25 ～ 50mg/kg，在无纤维蛋白原浓缩物时可用冷沉淀代替。

7.凝血酶原复合物 对于没有接受口服抗凝药物治疗的患者，若存在出血倾向和凝血时间延长，宜使用凝血酶原复合物20 ～ 30IU/kg。对于接受口服抗凝药物治疗的围手术期严重出血患者，宜先给予凝血酶原复合物和维生素K，然后再考虑其他凝血管理措施。对于接受新型口服抗凝药，如达比加群酯治疗的患者，急需逆转达比加群酯的抗凝效应时首选其特异性拮抗剂依达赛珠单抗（praxbind），逆转效果不佳时给予凝血酶原复合物治疗也被证明有效。凝血酶原复合物同样被推荐用于紧急情况下逆转沙班类药物的抗凝作用。

五、术中止血器械及止血材料、止血药物的局部应用

选自《神经外科围手术期出血防治专家共识（2018）》，稍有改动。

（一）常见神经外科手术出血类型及其处理方式和注意事项

神经外科术中出血控制和术后再出血的预防，首先应区分出血的类型。不同的出血类型需要不同的处理方式。

1.动脉性出血 需要根据出血动脉供应区域、有无代偿来区别对待动脉性出血。大动脉出血往往是神经外科手术中最为紧急的情况之一，例如在动脉瘤手术中动脉瘤的破裂，以及一些颅底手术中大动脉的损伤。大动脉出血的处理，首先应准确判断出血的位置，并防止过多血液流向深部蛛网膜下腔，从而造成术中脑膨出等更为棘手的局面。此时，应该用适当型号的负压吸引器尽量靠近出血点将出血吸出，以尽快确定出血的位置。动脉瘤破裂出血的控制应遵循动脉瘤处理的常规流程，最终将动脉瘤夹闭或者孤立才能获得对出血的控制。如术中损伤大动脉造成的出血，应采用临时阻断夹或者压迫，以棉片将出血临时止住，再逐渐游离周边组织，以获得对出血动脉近端的控制。大动脉破口大多数需要缝合，以确保主干通畅，避免发生术后脑梗死。当破口无法直接缝合时，可采用各种类型的血管吻合（如颅内外动脉搭桥或者颅内动脉搭桥）重建受损血管远端血流，然后再夹闭或孤立破口。遭遇小动脉出血时，首先应该评估动脉的供应部位及其重要性。大多数小动脉出血可加以确切电凝止血。当涉及重要分支血管时，如豆纹动脉、脑干穿支动脉等，应尽力将这些动脉保留，避免造成术后严重的缺血性并发症和后遗症。此时，可采用特定止血材料（如再生氧化纤维素等）压迫出血点，当确定出血可以压迫止住后，再用纤维蛋白黏合剂（又称生物蛋白胶）固定止血。动脉的压迫止血有术后再出血的风险，必须进行围手术期血压控制和密切的CT复查。

2.静脉性出血 静脉性出血包括静脉或者静脉窦破裂出血，以及由回流静脉堵塞或损伤引起的静脉瘀滞性脑出血。大静脉损伤大多可以压迫止血进行控制。在静脉出血点采用再生氧化纤维素、流体明胶或明胶海绵进行压迫，继以纤维蛋白黏合剂固定止血，

通常可以有效地控制出血，同时保持静脉血流通畅。一些重要的回流静脉（如中央沟静脉、Labbe静脉及Galen静脉等）出血尤其应采用压迫止血的方式。这些重要静脉的牺牲多数会造成严重的功能区水肿甚至大范围静脉性脑出血。静脉窦出血同样可以采用压迫止血的方式，方法类似大静脉出血的控制。静脉窦壁破损面积较小的出血也可以通过直接将窦壁缺损缝合以止血。静脉瘀滞性脑出血是术中出现的较为棘手的出血类型，通常发生于重要回流静脉损伤后，或者重要静脉术前已有闭塞。静脉瘀滞性脑出血通常伴有严重的出血区脑组织水肿，直接电凝止血效果差，因而彻底止血往往需要将静脉回流瘀滞出血区域的脑组织清除。例如，Labbe静脉损伤后的颞叶肿胀和出血往往需要将该区域的颞叶组织切除后才能控制出血。而重要功能区的静脉瘀滞性出血即便出血得到控制，也往往造成严重的术后功能障碍。因此，控制静脉瘀滞性出血的关键在于术中严格避免对重要回流静脉的损伤。

3.创面渗血　手术创面组织出血是常见情况。常规手术创面组织自身具有良好的止血能力，只需对明显的小动脉出血进行电凝和对静脉性出血进行必要的压迫即可控制出血，而不建议对所有小出血点进行大面积的电凝止血。创面敷以再生氧化纤维素、流体明胶、纤维蛋白黏合剂等止血材料可减少术后渗血的机会。难以控制的创面出血需要注意局部和全身性原因。局部原因包括肿瘤组织的残留，如胶质瘤和侵袭性垂体瘤等，肿瘤组织的血管脆性大，残留的肿瘤组织创面出血难以控制，此时往往需要进一步清除肿瘤组织，直至出现相对正常的手术创面。一些肿瘤周边严重的脑组织水肿带也是易于出现术后血肿的区域，需要术中严格地止血，单纯的压迫止血往往效果不佳，甚至会造成出血面积进一步扩大。当一些常规的手术创面出血不止时，还需要注意全身的凝血状况，如患者自身存在凝血疾病、使用抗凝/抗血小板药物、术中低体温，以及大量出血后凝血因子丢失等均可造成凝血功能障碍。全身凝血功能障碍需要针对病因来纠正，如严格的术前检查、术中体温控制，以及大量输血后凝血因子的补充（如新鲜冰冻血浆、冷沉淀及凝血酶原复合物以及凝血因子Ⅷ等）。

（二）止血器械的应用

除了双极电凝是神经外科普遍使用的止血器械外，激光刀、超声刀、喷水刀及氢气刀等其他止血器械也可使用于神经外科。双极电凝是通过双极电凝镊的两个尖端产生高频正弦波的致热效应而起到止血作用。为了达到既能切除病灶又能电凝止血同时对病灶周围的组织最小损伤的目的，应根据病变的性质、部位、血供及周围结构和靶向血管的结构，选择合理的双极头形状及大小，并及时调整输出功率。CO_2激光刀比双极电凝更精确且对邻近组织破坏更少，但是和CO_2激光刀相比，Nd：YAG激光对周围组织辐射小，穿透力更强。超声刀没有直接的止血作用，通常需要和双极电凝配合使用。喷水刀和氢气刀在临床上尚未普及。

（三）止血材料的应用

手术止血操作不便或效果不佳时可结合应用止血材料辅助止血，包括纤维素类、明胶类、胶原类、纤维蛋白黏合剂、骨蜡等。

1.再生氧化纤维素　来源于植物纤维，经过再生和氧化工艺制成，其作用机制为促进血管收缩，提供血小板的黏附和聚集支架，可用于术中控制毛细血管、静脉及小动脉出血，或者弥漫性渗血，一般7～14天内被吸收。

2. 明胶海绵　是一种能吸收自身重量35～40倍血液的多孔海绵样物质，来源于动物明胶。其作用机制为促进血液迅速在出血部位稳定凝固，或者作为凝血酶局部给药的载体，一般4～6周内被吸收。

3. 流体明胶　来源于动物源明胶颗粒与某些添加剂，经生理盐水或凝血酶混合成流体并配合脑棉片或纱布使用，使用完成后需冲洗去除多余基质。相比于固体止血材料不易膨胀的特点而降低非预期的挤压，故多用于复杂解剖结构和不规则创面，如颅底及脑深部。

4. 纤维蛋白黏合剂　来源于血浆凝血因子，包含纤维蛋白原、凝血酶、凝血因子Ⅻ、$CaCl_2$等。该黏合剂利用模拟形成纤维蛋白多聚体的过程产生止血作用，不依赖患者凝血功能，故适用于凝血功能障碍的患者。由于纤维蛋白对凝血酶的屏障作用而免于肝素抗凝作用，故适用于肝素化患者的局部止血。除以上情况，本品还可用于脑组织表面毛细血管渗血、静脉窦出血和骨髓毛细血管渗血，在降低术后再出血风险方面也具有作用，对硬膜使用本品进行密封可缓解脑脊液渗漏的发生。

5. 骨蜡　一种由蜂蜡和凡士林混合而成的白色或淡黄色物质，具有良好的软化性能，可塑性强。适用于暴露术野及磨骨床过程中骨创面渗血，但可致肉芽肿形成、感染等并发症。

6. 自组装多肽水凝胶（self-assembling peptides，SAPs）　在20世纪90年代早期被描述为合成肽链溶液，当暴露于大多数体液的pH和离子电荷的水溶液时，自组装成纳米纤维并形成纳米支架。一种自组装肽RADA16（PuraStat®，3-D Matrix）是目前已上市的用于人类使用的止血剂。RADA16由4个自然存在的氨基酸（精氨酸、丙氨酸、天冬氨酸和丙氨酸）的四倍体组成，形成16个氨基酸的肽链。它是一种透明的合成止血剂，储存温度在8～28℃。据报道，RADA16在动物实验中是安全的。一种名为IEIK13的类似试剂（3-D Matrix），由4种不同的氨基酸组成，重复3次。IEIK13溶液比RADA16更黏稠，可能对手术止血更有效，并且没有特殊的储存要求。通过对大脑皮层渗出性出血大鼠使用RADA16和IEIKB后评估其止血功能的有效性和安全性，证实了RADA16和IEIK13在大鼠脑内止血的潜力和安全性。RADA16和IEIK13在人体上的使用有待进一步研究证实。

（四）常用止血药物

1. 酚磺乙胺（止血敏）　可降低毛细血管的通透性，使血管收缩，缩短出血时间；增强血小板的聚集和黏附能力，加快血凝块收缩。术前15～30min应用，1h后血药浓度达到高峰。

2. 注射用血凝酶　来源于蛇毒，作用于血管破损处而促进凝血，而在正常血管内不会激活体内凝血过程。需注意不同蛇种来源的血凝酶疗效及安全性差异可能会比较大，应用时需谨慎，要根据药品说明书使用。可用于预防神经外科术中及术后出血，其用法为术前12～24h肌内注射1～2U或术前30min静脉注射1～2U。

3. 氨甲苯酸（止血芳酸）　作用于纤溶系统，抑制纤溶酶活性而使纤维蛋白溶解受阻。对于术前蛛网膜下腔出血或脑室出血的患者有预防作用。

4. 维生素K　为凝血酶原转化为凝血酶的重要物质，补充维生素K可预防由肝功能减退引起的凝血因子合成减少。静脉用药24～48h起效，注意其过敏反应。

5. 重组凝血因子Ⅶa（rFⅦa）　对维生素K具有依赖性，与组织因子结合，参与凝血酶的产生，加速凝血过程。神经外科术前应用于合并凝血功能障碍的颅内出血患者，可以取得较好的疗效。而对于凝血机制正常的颅内出血患者，尽管rFⅦa能限制血肿扩大，但同时也会增加血栓栓塞风险，因此不推荐应用rFⅦa。

六、纠正凝血功能障碍

（一）一般原则

急诊或择期神经外科手术患者合并心脑血管疾病或慢性疼痛时术前通常会使用引起出血的药物，包括抗血小板药、抗凝药物及非甾体抗炎药。随着冠状动脉及颅内支架的大量使用，抗血小板药的使用越来越多，出血性脑卒中风险及开颅手术时出血风险也随之增加。年出血事件发生率，阿司匹林为3.2%而华法林为8.3%，其中前者颅内出血的发生率为0.36%，而后者颅内出血的发生率为1.1%。在3个月死亡率方面，与未服用相关药物的患者相比，服用阿司匹林后发生颅内出血的患者至少增加1倍，使用华法林的患者则增加2倍。在非瓣膜病所致房颤患者中的治疗效果和安全性方面，相比华法林，新型口服抗凝剂具有类似的治疗效果，但可降低卒中或系统性栓塞的发生率（RR＝0.81，$P < 0.0001$）、颅内出血的风险（RR＝0.48，$P < 0.0001$）和全因死亡率（RR＝0.90，$P = 0.0003$），服用新型非维生素K拮抗剂类抗凝剂具有更高的安全性。

合并使用抗凝抗血小板类药物的患者需术前系统地评估患者有无引起出血的危险因素并进行相应处理，系统评估和处理如下：询问患者有无出血倾向，有无血液系统疾病史及家族史；有无口服抗血小板药或抗凝药物史，是否已停药及停药时间；血小板数量、凝血酶原时间（PT）、活化部分凝血活酶时间（APTT）和国际标准化比值（INR）水平（口服华法林者需常规检测INR）。对于口服抗凝或抗血小板药、凝血因子缺乏的患者必要时查血栓弹力图（TEG）以指导出血风险评估。对于出血性脑血管病，尤其是动脉瘤性蛛网膜下腔出血或自发性颅内血肿，术前应进行脑血管造影或CT血管成像（CTA），以确定病变的部位、形态、大小、与邻近动脉的关系、侧支循环等，视情况选择是否给予血管内治疗。综合病史、实验室和影像学检查结果，权衡患者的出血和血栓栓塞风险，必要时可请相关科室会诊，比如凝血因子缺乏者可请血液科会诊，冠心病、经皮冠状动脉介入治疗（PCI）术后、房颤、心脏瓣膜病患者等可请心内科会诊，通过多学科讨论，共同制定围手术期治疗方案。对于关键凝血因子缺乏者，应补充相应凝血因子，纠正凝血功能。对于口服阿司匹林或氯吡格雷患者，择期手术根据血小板聚集率需停药5～10天，急诊手术可给予去氨加压素和（或）血小板输注，但是在口服低剂量阿司匹林的大于65岁的创伤性颅脑外伤患者中并未发现术后出血风险增加。对于口服华法林者，择期手术可以用低分子肝素桥接治疗，而急诊手术可给予静脉推注2.5～5mg维生素K，并输注新鲜冰冻血浆或凝血酶原复合物，将INR控制在1.5以下后才可以手术。肝素类一般停药12～24h，而急诊手术则用鱼精蛋白。新型抗凝药物半衰期短，但是对于高出血风险的神经外科手术，建议停药5天左右。如在2h内服药，可口服活性炭吸附，以减缓肠道吸收。目前已有达比加群酯、利伐沙班的拮抗药物（分别为Idarucizumab 和 Andexanet），无条件的医疗机构建议静脉给予凝血酶原复合物或激活凝血酶原复合物。与纤维蛋白结合的凝血酶可抵抗肝素类药物的灭活，维持凝血活性。因此，在局部使用含凝血酶的纤维蛋白黏合剂可能对预防肝素化后引起的术后再出血风险有帮助。对于高血压性脑出血患者，应于术前控制血压稳定以防术中、术后出血。术前应常规备血，配血量根据具体病情而定。

（二）凝血功能检查

1.神经外科术前常规凝血功能检查 对于评估患者的围手术期出血风险是必要的，检查项目包括PLT、PT、APTT和FIB等。当这些常规凝血功能检查项目出现异常时，则进一步检测凝血酶时间（TT）、出血时间（BT）、vWF活性和进行血涂片等。

2.血小板功能检查 常用检查方法包括：光学比浊法（LTA）、电极阻抗聚集度测定法、VerifyNow法、血栓弹力图（TEG）检测法等。

3.凝血功能障碍患者的血液检查 凝血因子缺陷和凝血因子抑制物均可致患者凝血功能障碍，为了区分则进行PT和APTT纠正实验，即将患者的血浆和正常血浆按1:1的比例混合后重复进行PT和APTT实验，若PT和APTT延长得到纠正则提示可能存在凝血因子缺陷。对于凝血因子缺陷的患者，需检测凝血因子活性。免疫学检查可明确凝血因子活性的缺乏是量变还是质变。若PT和APTT仍然显著延长则提示可能存在凝血因子抑制物，则需确定抑制物的性质及其滴度。

（三）抗凝药物围手术期处理

1.术前抗凝药物的处理原则

（1）择期术前口服华法林的低风险患者（如房颤患者$CHADS_2$评分＜2分、华法林治疗时间＞3个月的未复发的深静脉血栓形成）（$CHADS_2$评分见表12-1），若术中需要INR＜1.5，建议提前5天停药，不需要桥接治疗。若术前1～2天复查INR仍延长，可给予口服小剂量维生素K（1～2mg，欧洲国家推荐5mg）。根据手术出血和术后6h头颅CT复查情况，在术后12～24h重新开始肝素治疗。出血风险高的手术，可延迟到术后48～72h再重新开始肝素治疗。待凝血功能稳定后再开始服用抗凝药。

表12-1 $CHADS_2$评分

危险因素	评分
心力衰竭（C）	1
高血压（H）	1
年龄（A）＞75岁	1
糖尿病（D）	1
脑卒中或TIA病史（S）	2
总分	6

注：TIA，短暂性脑缺血发作。

（2）择期术前口服华法林的高风险患者（如房颤患者CHADS₂评分＞2分、人工机械性瓣膜、华法林治疗时间＜3个月的复发的深静脉血栓形成），则需要桥接治疗。术前第5天，常规口服华法林；术前第4天，停用华法林和肝素治疗；术前第3天和第2天，皮下注射治疗剂量的低分子肝素2次/天，或者普通肝素2次/天或3次/天；术前第1天，评估INR值；术前第0天，手术。

（3）接受治疗剂量低分子肝素的患者，术前最后1次注射时应仅给予半量，且在术前24h进行；接受治疗剂量普通肝素的患者，术前最后1次注射应在术前24h进行。术后继续应用治疗剂量的低分子肝素或普通肝素1～2天，或直至INR达到治疗范围。

（4）对于接受过渡性治疗的患者，中小手术后6～48h即可恢复应用肝素治疗，对于手术创伤大、出血风险高的患者，术后给予低分子肝素或普通肝素的时间可推迟至72h或患者凝血状态稳定后。

（5）治疗剂量：低分子肝素依诺肝素1mg/kg，2次/天，或1.5 mg/kg，3次/天。肝素：将APTT延长至正常值的1.5～2.0倍。

（6）预防剂量：①低分子肝素：达肝素5000IU，1次/天；依诺肝素30mg，2次/天，或40mg，1次/天。②肝素：5000IU，2次/天。

（7）急诊术前口服华法林的患者，INR明显延长时，可输注新鲜冰冻血浆（5～8ml/kg）或凝血酶原复合物（凝血因子Ⅱ、Ⅶ、Ⅸ、Ⅹ浓缩物，或凝血因子Ⅱ、Ⅸ、Ⅹ浓缩物及凝血因子Ⅶ浓缩物）。

（8）术前服用新型抗凝药（达比加群酯、利伐沙班和阿哌沙班）的低风险患者（如房颤患者CHADS₂评分＜2分、新型抗凝药治疗时间＞3个月的未复发的深静脉血栓形成患者），若术中需要凝血功能正常（INR＜1.5），则提前5天停药。不需要桥接治疗。

（9）术前服用新型抗凝药［达比加群酯（肌酐清除率＞50ml/min）、利伐沙班和阿哌沙班］的患者，若存在高风险（如房颤患者CHADS₂评分＞2分、新型抗凝药治疗时间＜3个月的复发的深静脉血栓形成患者），则需桥接治疗。术前第5天，常规口服新型抗凝药；术前第4天，停用新型抗凝药和肝素治疗；术前第3天，皮下注射治疗剂量的低分子肝素2次/天，或者普通肝素2次/天或3次/天；术前第2天，皮下注射半剂量的低分子肝素2次/天，或者普通肝素2次/天或3次/天；术前第1天，最后1次注射时应仅给予半量，且在术前24h进行，评估INR值；术前第0天，手术。

（10）服用达比加群酯，肌酐清除率为30～50ml/min的患者，建议术前≥4天停药，不需要桥接治疗。

（11）根据手术出血和术后6h的头颅CT复查情况，在术后6～72h重新开始肝素治疗，待出血风险控制后再开始服用新型抗凝药。

2.术前接受抗血小板药治疗患者的处理原则

（1）一般情况下，对于择期手术患者，如术前服用阿司匹林或氯吡格雷，则建议停药至少5天，最好10天；如患者术后无明显出血征象，术后复查头颅CT情况可，则24h后可恢复服用。

（2）对于血栓事件中高危的患者，建议继续应用阿司匹林至手术；服用氯吡格雷者则至少停药5天，尽可能停药10天。

（3）冠状动脉放置金属裸支架的患者，建议择期手术安排在支架术后6周进行，需同时继续服用阿司匹林。若冠状动脉支架为药物洗脱支架，则建议择期手术安排在术后6～12个月进行，需继续服用阿司匹林。如药物洗脱支架术后6个月内需行限期手术，则建议围手术期继续服用阿司匹林和氯吡格雷；发生严重出血者，可输注单采血小板或其他止血药物（如抗纤溶药物、重组凝血因子Ⅶa）。若需停用氯吡格雷，是否可采用静脉输注替罗非班作为过渡性预防血栓仍需要研究。不建议使用肝素或低分子肝素替代阿司匹林和氯吡格雷来预防药物支架内亚急性血栓形成。

（4）对于冠状动脉放置支架的患者，若已经不再需要应用双联抗血小板药，则不推荐进行过渡性治疗。

（5）对于急诊或半急诊手术的患者，建议通过多学科会诊确定术前的抗血小板治疗方案。尽量采用阿司匹林和氯吡格雷双抗治疗，至少采用阿司匹林治疗。

（6）术前口服氯吡格雷等药物的患者，若需急诊手术或发生大量出血，可输注单采血小板或其他止血药物（如抗纤溶药物、重组凝血因子）。

（7）对于联合服用阿司匹林和氯吡格雷等抗血小板药的患者，可测定血小板的动态功能（血栓弹力图）和静态功能（血小板聚集），但需要强调的是检验结果仅供临床参考，不能作为手术决策的依据。

（8）对于特殊患者，在抗血小板治疗不可长期停药的情况下，建议优先使用替罗非班，它起效快，给药后5min对血小板的抑制作用可达到96%；半衰期短，仅2h，停药2～4h后血小板功能即可恢复至基础值的89%，凝血时间恢复正常。使用方法是将50mg替罗非班溶于生理盐水或5%葡萄糖100ml，初始30min的负荷剂量为0.4μg/（kg·min），以1μg/（kg·min）的速率维持静脉滴注。

（四）新的手术技术趋势下的止血挑战

近年来，新的手术技术如神经内镜手术和以高质量神经影像为基础、结合显微外科技术与血管内治疗技术的复合手术得到推广应用，一方面拓展了神经外科手术的治疗范围，提高了手术治疗效果，另一方面也对如何高质量地开展这些技术提出了新的挑战，特别是术中止血问题。一旦出现术中止血困难和术后再出血，都会增加手术死亡率和致残率。面对挑战，除了提高手术中的止血技巧外，做好术前出血风险评估和风险控制、使用特制的止血器械、合理应用止血材料和药物，以及全面合理的围手术期综合管理至关重要。

1.神经内镜止血技术　内镜神经外科涉及内镜脑室脑池外科、内镜颅底外科等方面。术前应常规评估患者的凝血功能，如患者存在凝血功能障碍或曾使用过口服抗凝药物（如阿司匹林等），则术前应及时处理，具体可参考其他相关章节。内镜脑室脑池外科手术时，术中如出现内镜通道内脑组织或术野少量渗血，可采用温生理盐水持续冲洗，常可获得满意的止血效果；对明确的活动性出血，如脉络丛出血，可使用双极电凝低功率电凝止血。若术中损伤血管，如丘纹静脉、后交通动脉或基底动脉及其分支，常因出血较多导致术野模糊，限制止血操作，如预判为较小破口且为单一出血点，可镜下吸干脑脊液，变水介质为空气介质，减少出血对视野的影响，利于止血，止血后再行进一步操作；如出血汹涌或预判为多个出血点出血，内镜下不能有效控制时，需立即行开颅或血管内治疗方式止血。术后应及时复查头颅CT，如出现术区出血，处理同常规开颅手术术后出血。

内镜颅底手术术中出血主要包括：蝶腭动脉出血、颈内动脉及分支出血、海绵间窦和海绵窦出血3个方面。

（1）蝶腭动脉出血：在切开蝶窦前壁黏膜和磨除蝶窦前壁骨质时可能会损伤蝶腭动脉，造成出血。术中在蝶窦开口下缘1cm以内切开蝶窦前壁黏膜，可避免在蝶腭孔处损伤蝶腭动脉。术中蝶腭动脉出血时，建议双极电凝闭塞断端，并向蝶腭孔方向扩大电凝，可防止术后断端再次出血。术后采用复方薄荷油等油性剂滴鼻，可防止黏膜结痂和干痂脱落导致出血。术后发生迟发性鼻出血时需立即联系耳鼻喉科会诊，临时填塞鼻腔止血后，如效果不佳，应在内镜下寻找、确认出血点并充分止血。

（2）颈内动脉及分支出血：颈内动脉出血是内镜颅底术中较少发生的致命性并发症。据报道，内镜经鼻经蝶鞍手术颈内动脉损伤的发生率为2/1004（约0.2%），经鼻扩大入路切除颅咽管瘤、脊索瘤等的发生率为0.9%～9%。损伤原因有以下几种。①蝶窦内操作不当：8%的颈内动脉表面无骨质覆盖，手术操作容易直接损伤颈内动脉。16.3%的蝶窦分隔直接指向颈内动脉管壁，打开鞍底骨质时不当的掰、凿、翘等操作易损伤颈内动脉。②双侧颈内动脉最近距离可仅0.4cm，术前评估不足可导致术中处理鞍底时直接损伤颈内动脉。③侵犯海绵窦的病变，如脊索瘤、脑膜瘤等会使颈内动脉壁变薄、缺乏弹性，肿瘤与菲薄的动脉壁紧密粘连，术中容易损伤。④病变切除过程中颈内动脉可发生位置移动，如无法及时察觉则易损伤颈内动脉。预防：①手术前需仔细辨析病变与正常解剖结构的关系。术前轴位和冠状位MRI及薄层CT扫描有助于辨析病变与颈内动脉、鞍底骨质及相关正常解剖结构的位置和间距，以及病变推挤及包裹颈内动脉的程度。当病变完全包绕床突上段颈内动脉或前交通复合体等颈内动脉较大分支，或MRI T_2加权像同时提示肿瘤质地较硬韧时，需仔细制定手术方案。②蝶窦冠状位CT能辨识蝶窦侧方分隔与颈内动脉隆突的关系，避免暴力操作蝶窦分隔附着部骨质造成颈内动脉损伤。③对于影像提示颈内动脉及其分支被完全包裹、管腔受压变窄的病例，可视情况于术前行全脑血管造影术，以明确相关侧支循环和代偿，对术中出血的处理有重要参考作用。④术中应严格遵循沿中线操作原则。⑤术中血管超声、经鼻B超、神经导航的应用有助于提前预知和实时判断颈内动脉的位置。⑥建议术中行体感诱发电位和运动诱发电位监测，一旦出血，其对相应动脉供血区域的皮质功能变化有较好的提示作用。

内镜颅底手术颈内动脉损伤处理流程如图12-1。①如预见到有术中颈内动脉损伤的可能，应提前准备双路吸引器及明胶海绵团块。②术中发生颈内动脉损伤出血，应立即行双路吸引，明确出血的部位和破口大小，此时升高头位、控制血压及压迫出血侧颈内动脉多属无效操作。③如破口较小，常规电凝或填塞压迫即可获得满意的止血效果。填塞力度应适当，避免造成颈内动脉狭窄甚至闭塞。填塞后应尽快行脑血管造影检查，以明确填塞效果和颈内动脉的通畅情况。如术中电凝止血困难，空间足够时可用动脉瘤夹侧方夹闭漏口止血。如破口段颈内动脉近远端均暴露充分，则临时阻断后缝合破口也可供选择，但操作难度大。④破口较大、出血汹涌、电凝和夹闭止血困难时，可局部暂时填塞止血，复苏和稳定循环后立即行脑血管造影，必要时行血管内治疗封堵漏口。如造影中通过循环代偿评估证实血管闭塞后代偿良好，也可选择球囊闭塞破损侧颈内动脉。如代偿不良则需行血管搭桥手术。如遇到颈内动脉颅内段及其分支出血，压迫无依托，无法完全止血的情况时，需要紧急开颅止血后复查脑血管造影。⑤术后需严密观察神经功能，必要时做CT/MRI灌注成像评估脑供血状态，如发现脑缺血，需行血管搭桥手

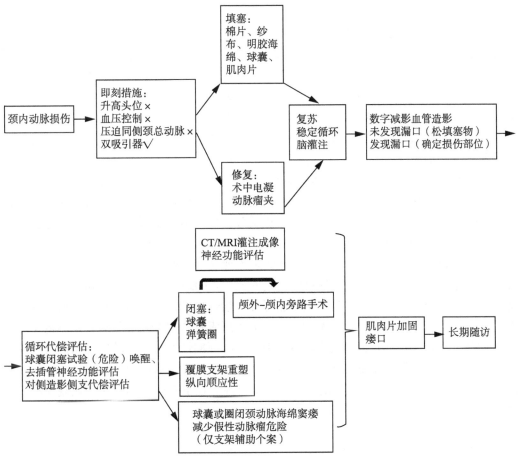

图12-1　内镜颅底手术颈内动脉损伤处理流程

术。⑥棉片或明胶海绵暂时压迫处理颈内动脉出血的病例，血管内治疗成功止血后，建议经鼻肌肉填塞加固漏口。⑦颈内动脉损伤后有形成假性动脉瘤的风险，假性动脉瘤破裂后会出现严重的迟发性鼻出血，可危及患者生命，因此术后1周需复查血管造影，明确治疗效果和有无假性动脉瘤形成，患者出院后需长期随访。

（3）海绵间窦和海绵窦出血：海绵间窦是围绕垂体形成的环状硬脑膜静脉窦。术前头位高于心脏平面有利于降低海绵间窦压力，减少术中出血。术中如遇海绵间窦出血，明确破口后，可用纵向开口的双极电凝夹持海绵间窦壁双层硬膜并电灼止血；若破口较大，电凝无效，可将流体明胶由破口注入海绵间窦止血或用明胶海绵压迫止血。如出血难以控制，可选用经鼻手术专用钛夹夹闭止血。海绵窦出血多见于切除侵袭到海绵窦内的病变时。出血时可先采用压迫方式止血，尽快完成其他部位病变切除，最后处理出血部位的病变及出血，可有效减少出血量。海绵窦内病变切除过程中，注入流体明胶可达到满意的止血效果，有利于保持术野清晰。病变切除后，局部采用明胶海绵压迫多可止血。注意不可向海绵窦内填入过多止血材料，以免损伤海绵窦内颅神经或形成血栓。除上述情况外，颅底重建中如遇到蝶窦腔渗血，应用纤维蛋白黏合剂有良好的止血作用并能够促进修补材料与周围组织的黏附。术后应及时复查头颅CT，如术区或颅内出现再出血，需及时处理，必要时开颅清除颅内血肿。

2. 颈动脉内膜剥脱手术抗凝及抗血小板治疗 目前对颈动脉内膜剥脱手术（CEA）的抗凝及抗血小板方案仍存在争议。争议主要集中在双抗的安全性、有效性以及是否需要使用鱼精蛋白中和肝素等方面。大部分研究认为，CEA围手术期服用双抗（阿司匹林100mg/d＋氯吡格雷75mg/d）较单独使用阿司匹林能减少术后血栓性事件的发生而不会增加出血风险，并且可以降低术后再狭窄率。其病理学基础为颈内动脉阻断后使用肝素进行全身肝素化时，血小板聚集能力会一过性升高，而联合使用氯吡格雷会部分抑制该过程，术中监测也证实联合氯吡格雷可以减少CEA手术期间微栓子的数量。另有研究认为，服用双抗可在减少CEA术后缺血性事件的同时显著增加需要再手术治疗的术后出血率，但是鉴于双抗总体上对术后神经功能有保护作用，故仍然推荐围手术期使用双抗。使用沙格雷酯联合阿司匹林抗血小板治疗与使用氯吡格雷联合阿司匹林相比，可以减少颈部血肿的发生，并且能减少术中出血、缩短手术时间。两组在输血、出院时间、TIA、脑梗死、心肌梗死、再狭窄率及30天死亡率方面差异无统计学意义，提示沙格雷酯联合阿司匹林抗血小板治疗可能更具安全性。CEA术中使用鱼精蛋白中和肝素可以有效地减少术后再出血的风险，但不会增加血栓性事件，包括脑梗死、心肌梗死及总体死亡率。另有研究提出，CEA术中使用低分子肝素较常规肝素能更有效地降低术后血栓的风险，而不会增加出血的风险。血小板功能有周期性波动，其功能在清晨最强。该规律与动脉性栓塞事件有关，可以影响颈内动脉内膜切除术后的血栓性事件。在清晨行CEA，患者术后发生血栓性事件的概率要明显升高。在下午行CEA，术后出现血栓性事件的可能性会小。

七、自体血液回收利用

（1）回收式自体输血是减少手术患者血液丢失和异体输血非常重要的方法。实施出血量较大手术的医疗机构应具备开展回收式自体输血的能力。

（2）适应证：用于预计出血量大于500ml或超过其血容量10%、稀有血型、血型鉴定和（或）交叉配血困难、拟实施手术的平均异体输血率超过10%以及拒绝接受异体输血的手术患者。

（3）禁忌证：当血液受到外来有害物质污染时，受污染的血液不可回收。

（4）实施回收式自体输血时，应使用自体血回收机，严格遵守操作规程，保证回收血质量。

（5）应在回收血储血袋上标明患者姓名、血型、病案号和回收时间等信息，以及醒目的"仅供患者本人输注"警示信息。

（6）回收的自体血液应在患者床旁、室温下保存，4h内输注完毕。

（7）肿瘤患者回收式自体输血由医疗机构充分评估后慎重开展。

八、术后渗血的预防及处理

（一）术后预防

患者术后回到监护室要严密观察病情，防止高碳酸血症和缺氧，以免CO_2在体内蓄积引起脑血管扩张，增加再出血机会。术后早期避免过度脱水，以免造成低颅压，诱发或增加颅内出血量。更重要的是保持血压在正常水平并保持稳定，避免突然升高或下降。对有轻度凝血障碍或出血倾向的患者给予针对性的病因治疗。

（二）ERAS 理念下的术后管理原则

术后有很多因素，包括疼痛、癫痫、呕吐、便秘等，均可引起患者的血压升高，从而增加术后出血的风险。在ERAS理念下，针对上述问题均制定了一系列有效的术后评估及对应的干预措施，在一定程度上降低了上述因素导致出血发生的概率。

1.术后呕吐管理 术后呕吐（PONV）是外科手术，尤其是神经外科开颅手术后的常见并发症，术后24h内恶心、呕吐的发生率可达60%。PONV不仅会增加患者的不适感，还可能引发更为严重的后果，包括诱发颅内出血、误吸、肺炎等。所以，预防和减少PONV的发生是ERAS术后管理的重要环节。术前采用PONV风险评分量表进行风险评估，根据评分结果，对高危患者预防性地给予止吐药物，尽量避免使用能导致PONV的药物，可减少患者术后呕吐的发生；术后应根据视觉模拟评分法（VAS）评分，评估呕吐程度，并给予相应的止吐治疗措施。

2.疼痛管理 神经外科术后疼痛比较特别，除了切口疼痛外，颅内压增高、低颅压、血性脑脊液刺激均可导致头痛。术后无痛不仅能改善患者感受，还可以减少疼痛应激反应，是术后加速康复的重要内容。术后通过多模式镇痛，可有效缓解患者术后疼痛程度，改善患者预后。针对切口疼痛，术中采取以长效局部麻醉药物局部浸润的方式，可使患者清醒后较长时间内无切口疼痛感，从而减少疼痛应激。术毕时给予患者自控镇痛缓解，术后应根据VAS评估患者的疼痛状态，并根据疼痛程度调整镇痛药物以缓解切口疼痛。颅内高压和血性脑脊液刺激所致头痛多和手术操作相关。术区充满盐水、严密缝合硬膜、不放置引流、液体充足以及适当体位是预防低颅压所致头痛的重要措施。

3.癫痫管理 神经外科术后癫痫的发生和手术操作密切相关，脑出血、脑水肿、颅内感染往往是诱发癫痫的原因，术后癫痫的发生又可增加术后出血的风险。所以，预防术后癫痫既要强调手术的微创，又必须规范地进行术后药物预防。术后应严格按照《颅脑疾病手术后抗癫痫药物应用的专家共识》，针对术后预期可能出现癫痫发作的患者，从麻醉药物停用时即开始规范给予抗癫痫药物，以预防癫痫的发生。

4.胃肠道管理 围手术期便秘有颅内压增高、颅内出血的风险，术前应评估患者的排便情况，给予相应的干预措施，以避免因围手术期排便困难而诱发颅内出血的可能。同时，术后早期下床活动也是预防便秘的重要措施。

5.管道管理 尽量减少使用或早期拔除各种管道是ERAS重要理念之一，包括出手术室前拔除气管插管，麻醉清醒后6h内拔除尿管，尽量避免放置引流管等，这些措施可减少呛咳、疼痛及不适等刺激，预防可能带来的术后出血，达到术后加速康复的目的。

九、创伤性颅脑损伤的抗凝治疗

长期口服药物进行抗凝和抗血小板治疗的患者发生创伤性颅脑损伤（TBI）这种临床情况对神经外科医生提出了重大挑战。在20岁及以上人群，约1%接受口服抗凝治疗（oral anticoagulation therapy，OAT）以治疗各种心血管疾病，这一数字在70～90岁的老年患者中更高，几乎达到3%。最常见的临床问题是房颤（46%），其次是心脏瓣膜病（15%）、深静脉血栓（deep vein thrombosis，DVT）（12%）和外周动脉栓塞（8%）。OAT患者创伤性颅内出血（intracranial hemorrhage，ICH）的发生率估计为15.9%；在轻度和轻微头部损伤患者中，这一比例分别为21.9%和4.8%。根据加拿大人口学研究结果，这种创伤性颅内出血的发生风险在轻度TBI中很高，约为先前报道比例（6%）的3倍。

接受抗凝治疗的患者发生头部钝性创伤的死亡风险是未进行OAT患者的2倍，特别是创伤前OAT和轻度创伤性脑出血的老年患者出现长期神经学预后恶化的风险可能增加。华法林化患者发生慢性硬膜下血肿（chronic subdural hematoma，CSDH）的风险至少是正常人的42.5倍。然而，应用OAT或抗血小板药（antiplatelet agent，AA）后CSDH风险的报道存在差异，接受OAT的患者占全部颅脑创伤患者的10%～12%。

创伤前接受抗凝及抗血小板治疗的TBI患者由于存在凝血机制失效和出血诱因，导致创伤后颅内出血的风险很高，凝血功能异常是与OAT和TBI有关。有损伤前OAT的患者也存在更高的临床和影像学恶化的风险，特别是迟发性的血肿增大。因此，有希望的初始临床状态可能会迅速恶化，纠正任何凝血异常都属于一线的治疗决策。

一项关于神经外科医生关于恢复抗凝治疗决策的调查显示：47.7%的神经外科医生每周至少面临一次关于抗凝治疗开始时间的两难选择；43.5%的神经外科医生回答说1个月后会重新开始选择，8.0%的人表示不会重新开始；59.4%的受访者表示选择主要依靠自己的直觉或过去的经验。

（一）TBI后血栓栓塞事件的预防

预防颅脑损伤后深静脉血栓或肺栓塞最合适的方法是采用梯度加压或间歇气动加压长袜，联用低分子肝素或小剂量普通肝素。药物对预防颅脑损伤后深静脉血栓或肺栓塞尤为重要。未采取任何预防措施的TBI患者深静脉血栓和血栓栓塞的发生率分别为6%～20%和3.7%～6%。严重颅脑损伤（简明损伤量表评分≥3分）可使血栓栓塞事件的风险增加1.24倍。根据多个报道，常规药物预防可将深静脉血栓和血栓栓塞的发生率降低到1%左右。对颅脑外伤患者在伤后24小时进行稳定的CT检查后使用肝素治疗的前瞻性分析显示，出现脑出血进展的患者的比例为0.78%，而在未进行药物预防的患者中，这一比例为2.8%，然而这一差异没有统计学意义。此外，颅脑损伤患者相关手术后早期应用肝素预防术后血肿形成，其风险在硬膜下血肿清除术后为2.5%，在去骨瓣减压术后为1.6%。硬膜外血肿或颅骨骨折后未观察到任何风险事件。Raychaudhuri等推荐对创伤后24h头部CT稳定的TBI患者进行化学预防性抗凝治疗，建议每天两次皮下注射30mg（0.5mg/kg）依诺肝素。根据美国心脏协会/美国卒中协会指南，对于复查CT结果内未发现颅内出血扩大的制动患者，可考虑从颅内出血后14天开始重复应用小剂量低分子肝素（40mg/d）或普通肝素（2500～5000IU/12h）。

Scudday等分析了颅脑损伤后24～48h开始皮下或静脉应用低分子肝素或普通肝素的药物预防措施。接受肝素治疗的患者血栓栓塞事件的发生率和损伤进展率明显较低（3% vs. 6%，与未接受药物预防的患者相比）。24h后早期皮下应用小剂量肝素可降低血栓栓塞的风险，而不会增加再出血的风险。

然而，Douketis等在一项随机双盲安慰剂对照试验中报道了有趣的结果，该试验涉及的基本问题是在围手术期华法林停药期间是否有必要应用低分子肝素桥接抗凝。虽然这项研究的目的只是调查接受择期手术的房颤患者，但其在该领域提供了一些新的见解。血栓栓塞事件的发生率在安慰剂组和低分子肝素组之间没有差异，未桥接组的大出血发生率（1.3%）低于桥接组（3.2%）。

TBI患者静脉血栓栓塞的最佳治疗应该是基于低分子肝素或普通肝素，然后过渡到减少剂量的口服抗凝药。对于再出血风险较高的患者，植入腔静脉滤器是一种选择。

（二）抗凝治疗与抗血小板治疗

关于抗血小板药物（AA）对TBI预后的影响，一直存在相互矛盾的结果。根据一项研究，1999～2008年AA的使用率从2.2%增加到10.3%；在55岁以上使用AA的患者中，TBI后患者的致残率和死亡率与应用华法林的患者相似。与未接受AA治疗的患者相比，使用AA治疗的患者具有更高的死亡率和更严重的临床病程。脑出血没有进展，但临床结果较差的主要原因是初始血肿体积较大，以及其他非脑出血相关的情况造成的恶化。

在脑外伤老年患者（≥65岁）中，与伤前使用华法林相比，使用AA与住院死亡风险增加无关，使用华法林可使死亡率增加2倍以上。与未进行AA治疗组相比，应用AA也与更长的住院时间相关。此外，服用氯吡格雷的TBI患者更有可能需要神经外科干预，这一组患者需要创伤后常规复查CT。影响TBI后临床病程的一个重要因素是血小板计数。在接受AA治疗的创伤性脑出血的轻度TBI患者中，血小板输注并无益处，但在血小板输注组中观察到有神经功能恶化的趋势。在50岁以上的应用AA的脑出血患者中，输注血小板并不能降低死亡率。输血小板组病死率为17.5%，未输血小板组病死率为16.7%。

Ivascu等报道在接受华法林抗凝的TBI患者中外伤性脑出血后死亡率为48%，而非抗凝组患者的死亡率为10%。尽管抗凝逆转，40%的患者仍有脑出血进展，其死亡率为65%。在这些患者中，超过2/3的人最初表现为轻微的脑外伤。在接受华法林治疗且CT结果异常但被归类为轻度TBI的患者中，快速抗凝将降低脑出血的进展。

在另一项11 078名TBI患者的研究中，5.2%的患者服用了华法林。创伤前应用华法林使脑出血的概率增加了40%，并使30天住院死亡的风险增加了一倍。华法林化的TBI患者创伤性脑出血的发生率为15%～27%。Brewer等分析了105例华法林化的轻度TBI患者［格拉斯哥昏迷评分（GCS）=15分］，其中25%的患者在CT上可见创伤性脑出血。Li、Rendell及Franko等三组研究者报道了类似的CT阳性结果，发现华法林患者的死亡率是对照组的5倍（23.9% vs. 4.9%）。轻度TBI患者的INR＜2可能对脑出血没有保护作用。82例应用华法林的TBI患者中，22例INR＜2的患者中有5例发生脑出血，而21例INR＞3或29例INR 2～3的患者分别有2例和4例。在另一项研究中，CT扫描阴性者的平均INR为2.3，阳性扫描的平均INR为1.97。

（三）血肿扩大及复发

在TBI患者中，65%的患者在受伤后的最初24h内经历了病变大小的进展。在一项对1325例老年TBI患者的分析中，出血进展率为23.6%，但随后的CT显示脑出血的进展与创伤前应用OAT无关。半数的OAT-ICH患者出现血肿扩大，但持续时间较长。一个可靠的血肿扩大预测指标是CT血管造影上的对比剂渗出（一种斑点征象），与OAT、ICH基线体积、发病至CT血管造影的时间呈正相关。

在一项针对TBI患者的研究中，肝素治疗组出血进展的发生率估计为3%，而未用药物预防组的发生率约为6%。

在初次头部CT扫描正常的TBI患者中，使用华法林的患者中有0.6%出现迟发性创伤性脑出血，而接受氯吡格雷的患者中则没有发现。然而，当服用氯吡格雷的患者与未服用氯吡格雷的患者进行比较时，抗血小板治疗组TBI后血肿进展的风险是对照组（未服用氯吡格雷）的5倍。Panczykowski等并未发现接受OAT治疗的患者再次手术或硬膜下血肿（subdural hematoma，SDH）再积聚的风险有显著增加。在另一项对141例接受OAT治疗的轻度TBI患者的研究中，41例（29%）存在创伤性脑出血，其中4例需要手术治疗。药物类型（华法林、阿司匹林或氯吡格雷）不是脑出血的预测因子。在Washington等的一项研究中，6.3%的轻度TBI患者（GCS评分15～13分）出现了影像学进展，其中63%应用OAT治疗。OAT组血肿进展的风险是对照组的2倍。在另一项对646例急性创伤性SDH患者进行保守治疗的研究中，42例（6.5%）因血肿扩大而需要后续手术。手术组和非手术组的比较显示，OAT治疗对两组没有任何显著差异。

（四）抗凝及抗血小板治疗的恢复

TBI后恢复OAT治疗或抗血小板治疗的最佳时机仍存在争议。最初24～72h后可考虑逐步恢复抗凝。然而，脑出血后24h内不应开始抗凝治疗，因为超过70%的患者在此期间会出现一定程度的血肿扩张。欧洲卒中协会和美国心脏协会建议在脑出血发病后7～10天对静脉血栓栓塞的高危患者恢复抗凝治疗。重新启动抗凝后再出血的风险很低；再出血通常发生在重新开始抗凝前，可能是对初始凝血功能缺陷的纠正不充分或无法持续纠正所致。Wijdicks等分析了39例（人工）机械心脏瓣膜合并急性SDH、大叶血肿、蛛网膜下腔出血、小脑血肿或基底节血肿停止抗凝治疗的患者。OAT治疗停止的时间从2天到3个月不等，在此期间未观察到血栓栓塞事件发生。根据这些研究人员的建议，发生脑出血1～2周后恢复抗凝治疗是合理的。然而，根据Kawamata等的建议，27名脑出血患者早期恢复抗凝治疗（3天内）在任何情况下都不会导致再出血。这些研究人员还建议对抗凝相关的慢性SDH或皮质下出血的患者进行积极的手术治疗，如OAT无关的脑出血。在血栓栓塞风险较高的患者（心脏瓣膜、房颤、心源性卒中、反复短暂性脑缺血发作或缺血性卒中）中，停止抗凝治疗1～2周发生栓塞事件的可能性相对较低。

Hawryluk等发现，大多数复发性脑出血发生在首次出血后72h内，大多数血栓栓塞事件发生在72h之后。根据这项研究，较早（如出血后3～7天）恢复抗凝可能是合理的。对于中度或低血栓栓塞事件风险的患者，一个更合适的选择是在OAT相关ICH后10～30周内恢复治疗。停止OAT治疗长达3周并没有显著增加（人工）机械心脏瓣膜患者血栓栓塞事件的发生风险。然而，研究发现，复发性脑出血可以发生在恢复抗凝的几周后。Yeon等对亚急性SDH或慢性SDH患者进行了评估，这些患者需要在钻孔引流术前应用华法林治疗。术后3天，重新进行华法林治疗，以达到INR1.7～2.5的目标范围。随访1周时CT检查未见出血事件，而1个月时有3例慢性SDH患者复发。在另一项研究中，12例再出血的SDH患者中，只有4例恢复了华法林治疗（平均6.4周）。Kaplan-Meier分析显示SDH患者再出血的风险（16%）高于ICH患者（8.4%）。在一项荟萃分析中，Chari等提供了令人惊讶的结论。他们发现，重新启动OAT的患者中，11.1%的患者经历了再出血，2.2%的患者经历了血栓栓塞事件。在未进行OAT的对照组中，无血栓栓塞事件发生，22.2%的患者发生再出血。目前尚无随机对照试验数据来解决颅脑损伤（TBI）后抗血小板药（AA）恢复的安全性问题。脑出血发作时使用AA与90天后脑出血扩大或90天临床预后恶化无关。在择期手术前7～10天内避免使用AA是可以接受的，除非临床情况需要继续给药。对于存在（人工）机械心脏瓣膜的患者，停止抗凝时间最多2周或在脑出血几天后重新开始OAT这两种策略都被认为是安全的。

（五）抗凝药与抗血小板药（AA）

抗凝药（NOA）的引入给TBI后抗凝管理带来了新的挑战。这些新药是直接凝血酶抑制剂——达比加群、利伐沙班、阿哌沙班和伊多沙班，它们都是凝血因子Ⅹa的直接抑制剂。Ruff等的荟萃分析中显示，与华法林相比，NOA可显著减少19%的卒中或全身栓塞事件，NOA还可显著降低脑出血的风险。然而，这些治疗增加了消化道出血的发生率。在RE-LY研究（长期抗凝治疗的随机评估）中，华法林组SDH的年发生率为0.3%，服用150mg达比加群组的SDH年发生率为0.2%，服用110mg达比加群组的SDH年发生率为0.02%；在ROCKET-AF研究（利伐沙班每天1次，口服，直接抑制凝血因子Ⅹa，与应用维生素K拮抗剂预防卒中和房颤栓塞试验比较）中，利伐沙班治疗后脑出血的年发生率为0.8%。然而，服用利伐沙班的患者轻度TBI后血肿进展的风险很高。Beynon等报道了所有病例中有血肿扩大（$n=6$）。同样，与华法林相比，使用阿哌沙班（每天2次，每次5mg）治疗的脑出血事件（年发生率0.4%）要少得多；在AVERROES试验中，阿司匹林和阿哌沙班（年发生率0.4%）的颅内出血发生率没有区别（阿哌沙班与阿司匹林预防房颤患者卒中）。对于控制性皮质撞击的小鼠TBI模型，达比加群治疗组与华法林治疗组相比，出血形成明显减少。然而，在服用达比加群的TBI患者中，80%的患者出现血肿进展，而服用华法林的患者中，只有20%的患者出现血肿进展。

服用达比加群且因TBI急诊入院的患者比例不到1%。服用达比加群的TBI患者的治疗可能是具有挑战性的，因为达比加群的治疗效果无法测量，且不推荐使用逆转剂。据报道，在创伤前接受达比加群治疗的患者中，可能因为凝血异常而导致脑损伤的快速扩张。然而，Grandhi等报道了使用一种凝血因子Ⅳ凝血酶原复合物（PCC）作为TBI患者服用凝血因子Ⅹa直接抑制剂（利伐沙班、阿哌沙班和伊多沙班）后颅内出血的解毒剂。研究人员认为PCC在减少出血并发症和血肿扩大方面是安全有效的。

在静脉血栓栓塞患者使用低分子肝素和维生素K拮抗剂序贯治疗的比较中，NOA与脑出血的风险显著降低72%相关。在OAT-ICH小鼠胶原酶注射模型中，大剂量的达比加群或利伐沙班可导致血肿的过度扩张，而另一项低剂量的达比加群的研究没有报道任何影响。

与氯吡格雷相比，二磷酸腺苷受体P2Y12的直接作用抑制剂普拉格雷/替卡格雷对脑出血的发生风险没有额外获益，且普拉格雷可增加致命性出血的发生率，但在ICH的发生率上与氯吡格雷相似。与氯吡格雷相比，替加雷尔没有增加致命性出血的风险，但增加了脑出血的发生率（4.5% vs. 3.8%）。

对于TBI合并创伤前OAT患者的管理，目前尚无明确的策略。需要进一步的前瞻性随机试验来推荐需要OAT的TBI患者围手术期的有效治疗方案。NOA的引入降低了创伤后OAT-ICH的发生率，与华法林相比是一种更安全的选择。TBI患者的OAT恢复是一个独立的问题，取决于血栓栓塞事件的风险。TBI后药物预防的首选是肝素，24h后CT检查结果稳定即可安全使用。对于血栓栓塞症的高危患者，即使在TBI后3天内提前恢复OAT可能也是合理的，但OAT恢复的最佳时间窗是创伤后7～10天。

第四节 创伤患者围手术期血液管理

一、创伤患者失血程度评估

创伤失血是指受到创伤后循环血容量的丢失，包括血液中无形成分（主要是血浆）和有形成分（主要是红细胞）的丢失。循环血容量丢失过多（＞30%）、过快，机体不能及时有效适应或者得到体液补充，就可发生低容量性休克，因此，失血程度的准确评估对科学、合理输血输液、及时恢复有效循环血容量具有重要的临床意义。常用的评估创伤失血程度的方法包括经验观察评估法、生命体征评估法、根据血细胞比容和血红蛋白评估及超声对血容量进行评估。

（一）经验观察评估法

通过观察创伤患者的口唇、黏膜、眼睑和手掌色泽等对创伤患者失血情况进行快速评估。如通过观察手掌色泽来判断失血量，当血红蛋白在90g/L以上时，手掌大小鱼际肌呈红色；当血红蛋白在60～90g/L时，大小鱼际肌变白而掌纹线是红色；当血红蛋白＜60g/L时，掌纹线变白。但需要注意的是，当创伤患者体温低和（或）微循环障碍时，通过经验观察评估法评估失血量误差较大。

对于创伤患者，临床上通常根据受伤部位判断出血量，如出现闭合性骨折时，可以根据骨折部位对出血量进行判断。一般成人常见创伤的出血量：尺桡骨骨折为50～400ml，肱骨骨折为100～800ml，胫腓骨骨折为100～1000ml，股骨骨折为200～2000ml，胸椎或腰椎骨折为500～1000ml，骨盆骨折为500～5000ml。在创伤严重的情况下，软组织损伤严重会导致出血量的增加。对失血程度的评估要充分而留有余地，否则将增加病死率。

（二）生命体征评估法

此评估方法在全球已被广泛应用。美国外科医师学院高级创伤生命支持（ATLS）系统将失血性休克分为4个级别（表12-2）。

表12-2 美国外科医师学院高级创伤生命支持（ATLS）系统失血性休克分级

	1级	2级	3级	4级
失血量（ml）	＜750	750～1500	1500～2000	＞2000
失血率（%）	＜15	15～30	30～40	＞40
心率（次/分）	＜100	100～120	120～140	＞140
收缩压	正常	正常	降低	降低
脉压（mmHg）	正常或升高	降低	降低	降低
呼吸（次/分）	14～20	20～30	30～40	＞35
尿量（ml/h）	＞30	20～30	5～15	可忽略不计
精神状态	稍紧张	轻度紧张	紧张，意识模糊	意识模糊，躁动
首选液体	晶体液	晶体液	晶体液和血液	晶体液和血液

注：以体重70kg男性为例。

1级：失血量＜15%，心率＜100次/分，血压正常，脉压正常或升高，呼吸频率14～20次/分，精神状态稍紧张。2级：失血量15%～30%，心率100～120次/分，血压正常，脉压下降，呼吸频率20～30次/分，精神状态轻度紧张。3级：失血量30%～40%，心率120～140次/分，血压和脉压均下降，呼吸频率30～40次/分，精神状态紧张、意识模糊。4级：失血量＞40%，心率＞140次/分，血压和脉压下降，呼吸频率＞35次/分，意识模糊、躁动。

然而，当心率明显增快时失血量已经到达15%～30%；血压下降时，失血量已经达到30%以上，患者心率和血压发生变化时，失血量已经很大，因此依据ATLS系统来评估失血量具有滞后性。此外，有研究发现严重创伤患者随着血液丢失，出现心率增快，血压下降，但是其结果与ATLS系统休克分级不一致，如失血量＞40%时，依据ATLS系统得出心率＞140次/分，呼吸＞35次/分并且收缩压下降，但Guly等观察到当失血量＞40%时，心率仅为95次/分，收缩压为120mmHg，呼吸频率为20次/分，均在正常范围内。因此，依据ATLS系统休克分级来判定失血量的准确性仍值得探讨。

（三）根据血细胞比容和血红蛋白评估

对于创伤患者急诊手术前未能及时获得基础Hb或Hct值，可根据患者的年龄、性别、体能、健康、营养等全身状况，对患者原有正常的Hct或Hb值做出评估，并结合实时测得的Hct或Hb值，对患者出血情况做出较正确、合理的估算。

术前采血对血细胞比容和（或）血红蛋白进行测定，根据公式1或公式2计算实际失血量（ABL）。

公式1：$ABL = EBV \times [Hct(i) - Hct(f)]/Hct(m)$

公式2：$ABL = EBV \times [Hb(i) - Hb(f)]/Hb(i) + TX$

式中，Hct（i）为原有血细胞比容，Hct（f）为实际血细胞比容，Hb（i）为原有血红蛋白，Hb（f）为实际血红蛋白，Hct（m）为 $[Hct(i) + Hct(f)]/2$，TX为已输血量。估计血容量（EBV）可以根据Nadler研究得到的公式计算：男性EBV（ml）＝ 0.000 366 9×身高（cm）³＋［32.19×体重（kg）＋604］；女性EBV（ml）＝0.000 356 1×身高（cm）³＋［33.08×体重（kg）＋183］。

（四）超声对血容量进行评估

颈静脉超声和颈静脉高度塌陷（jugular height collapse，JHC）监测不能代替体格检查，但可以在某些情况下为医生提供诊断指导。JHC随时间变化的度量可以快速估计血容量的变化，可能有非常有价值的应用。例如，能在给药几小时后测量利尿剂用于高容量血症（评估疗效）或用于避免过量输血。

通常结合下腔静脉直径和下腔静脉塌陷指数（IVC-CI）两个参数来综合评估患者的血容量状况。下腔静脉直径的测量应选择肝段下腔静脉最宽处进行，选取最宽时的内径。下腔静脉塌陷指数也称下腔静脉充盈指数，需要测量呼吸前后内径的变化，见公式3。下腔静脉的内径与呼吸时相的关系密切。在吸气末，下腔静脉会发生塌陷，正常情况下内径塌陷范围在15%～40%。当血容量不足时，下腔静脉塌陷会显著增加，当血容量过高时，下腔静脉塌陷会显著降低。

公式3：IVC-CI＝（呼气末IVC内径−吸气末IVC内径）/呼气末IVC内径

下腔静脉塌陷指数与估测中心静脉压见表12-3。

表12-3　下腔静脉塌陷指数与估测中心静脉压

IVC内径（cm）	IVC-CI（下腔静脉塌陷情况）	估测中心静脉压（cmH$_2$O）
＜1.5	≥50%（显著塌陷）	0～5
1.5～2.5	≥50%	5～10
1.5～2.5	≤50%	10～15
＞2.5	≤50%	15～20
＞2.5（并伴有肝静脉扩张）	几乎无塌陷	＞20

二、创伤患者围手术期血液管理措施

（一）创伤复苏治疗

1.晶体液　20世纪80～90年代，晶体液用于外科手术患者的经验快速增加，很多医生认为晶体液同样适用于创伤失血性休克。然而，晶体液使用可以导致低渗透压和毛细血管通透性增加。输注到血管内的大部分晶体液会丢失到组织间隙。尽管提供了血管内容量，在组织损伤时，液体从血管内和细胞内空间转移到细胞外空间。激进地使用晶体液进行复苏所引起的并发症也逐渐受到关注。生理盐水和乳酸林格液的大量使用都已被证明会导致各种形式的酸中毒。生理盐水导致高氯代谢性酸中毒，进而导致心脏收缩力下降、肾灌注减少，离子性反应减少，而大量乳酸林格液则导致代偿性呼吸性酸中毒。超载的液体状态已被证明会增加术后肺水肿的死亡率。评估急性肺损伤和急性呼吸窘迫综合征的液体管理策略的研究发现，保守使用液体可以减少使用呼吸机天数，缩短重症监护病房（ICU）住院时间，改善肺功能，而不会增加其他器官、系统的衰竭率。尽管在小剂量下，液体可能改善某些人群的心脏性能，但积极的生理盐水复苏有可能进一步损害心脏性能，导致许多危重手术患者和创伤患者偏离最佳心功能曲线。总的来说，晶体液的缺点似乎是广泛的，而且，尽管它们在创伤救治中使用起来很方便，但在失血性休克患者的复苏中可能弊大于利。

2. 胶体液　胶体液进行创伤复苏的优点是可以快速且显著地提高循环血容量。人工合成产品包括右旋糖酐、淀粉基溶液（如羟乙基淀粉），以及血浆衍生的白蛋白，这些都含有对周围组织产生显著渗透作用的大分子。它们可以有效地将液体从间质和细胞内空间"拉拽"到血管内空间，从而导致创伤患者的循环容量的维持和扩大。作为较大的分子液体，胶体液在血管内空间停留的时间更长，能够比晶体液更有效地扩大血管内容量。然而，与晶体液相比，除了胶体液的成本较高外，它还有其他缺点。例如，胶体液有发生过敏反应的风险。众所周知，右旋糖酐可以减少某些人群中的血小板聚集，并在过去被用作抗凝血剂。白蛋白是从人体血液分离的副产品，生产成本高。淀粉基溶液与类过敏反应、肾衰竭有关。重要的是，羟乙基淀粉已被证明会导致凝血功能障碍，它可能会降低最大凝块硬度，降低所有凝血因子的活性，尤其对纤维蛋白原和凝血因子Ⅱ、ⅩⅢ和Ⅹ活性的影响最大。

3. 红细胞　其主要功能是向组织运送氧，不作为扩容剂应用。当患者失血达到血容量的30%～40%时，往往需要输注红细胞。《围手术期患者血液管理指南》推荐的是否输注红细胞的Hb阈值如下：Hb＞100g/L，不宜输注；Hb＜70g/L，宜输注；Hb在70～100g/L，宜根据患者的年龄、出血量、出血速度、心肺功能以及有无缺氧症状等因素综合判断是否输注。对于隐蔽性出血的患者、青壮年患者和产妇，其出血量可能会被低估。在急性大失血时，Hb的指示能力比较差，应加强动脉血气分析，监测Hb和Hct的动态变化，并结合临床综合评估失血量及患者的输血反应来决定输血量。另外，即使生命体征平稳，也要警惕可能存在的隐匿性组织器官缺血、缺氧。

4. 血浆　新鲜冰冻血浆（FFP）含有几乎全部的凝血因子及血浆蛋白，用于补充凝血因子以预防出血和止血。标准的1ml FFP含有2～5mg FIB，10～15ml/kg FFP可使多数凝血因子浓度上升25%～40%。血浆长期以来一直被认为是一种极佳的缓冲溶液。它的缓冲效果是晶体蛋白的50倍，是白蛋白的5倍。这种能力使其成为处于休克导致的严重酸中毒状态的患者的理想复苏液体。除了含有所有必要的凝血因子和微粒外，每单位血浆含有高达500mg的纤维蛋白原。与胶体一样，等离子体通过导致渗透压的显著增加，具有扩充血容量的明显优势。因此，它通过吸引间质和细胞内液体进入循环，直接或间接地增加血管内容量。此外，动物模型研究显示，血浆通过稳定内皮糖萼和抑制通透性，对内皮血管的完整性产生积极的影响。

液体血浆（liquid plasma，LQP）是未冷冻过的血浆，可以迅速用于输注，可能有更好的止血效果，有更长的保存期限，并且可能减少浪费。需要注意的是，相关研究证据仅来源于少量输血（24h输注2U血浆）的研究，目前还缺乏大量输血情况下如何选择的证据。

另外一种可以选择的血浆是冻干血浆（freeze-dried plasma，FDP）。冻干血浆理论上在室温下保存2年仍然可以保持其止血特性。一项荟萃分析评估了冻干血浆应用于大创伤的安全性和有效性。在12项人类研究和15项动物实验研究中，输注冻干血浆和输注新鲜冰冻血浆的死亡率和不良事件发生率没有区别。总体上来讲，能够长久保存是冻干血浆的优势。

然而，为什么血浆的使用并未被普遍采用呢？除了可获得性方面的考虑外，有研究报道了输血相关事件，包括ABO血型不合、输血反应和感染传播。血浆的采购、测试和存储成本也很高。因为有研究证据表明它导致输血相关急性肺损伤的发生率较高，有人反对激进地使用血浆进行复苏。然而，更新的、令人信服的证据表明，创伤后中重度低氧血症的发展更有可能与患者的年龄、肺损伤的程度和晶体液复苏相关，而与血制品使用没有关系，无论是红细胞、血浆还是血小板输血。动物模型证据表明，与晶体蛋白相比，血浆可以减轻休克引起的肺损伤。创伤后急性肺损伤更可能由出血性休克和晶体液复苏引起，而不是输血。在这种情况下，血浆输血可能是有益的。

5. 血小板　创伤性出血引起的止血异常与血小板数量的减少和功能异常有关，大出血可以引起血小板数量减少，在创伤救治过程中的低体温、酸中毒等因素会影响血小板的功能。输注血小板后PLT升高值可按公式计算：输注所提升的PLT＝输注PLT的绝对数/循环血容量。其中，PLT的绝对数：每1个单位含PLT的绝对数$\geq 20 \times 10^{10}$，每袋单采血小板或1个治疗量PLT的绝对数$\geq 2.5 \times 10^{11}$，循环血容量为体重的7%～8%。由于创伤持续出血消耗的影响，输入PLT的提升值比理论提升值低。系统性评价和荟萃分析显示，输入PLT∶FFP比例高，有利于改善患者的生存率。

6. 纤维蛋白原和冷沉淀　血浆纤维蛋白原＜1g/L时，输注纤维蛋白原浓缩物或冷沉淀是许多指南遵守的一个共识。对于创伤后大失血的患者，纤维蛋白原的下降先于其他不稳定凝血因子，提高纤维蛋白原阈值有利于改善预后，故当纤维蛋白原＜2.0g/L或TEG表现为功能性纤维蛋白原缺乏时，应输注纤维蛋白原或冷沉淀。1单位冷沉淀含有凝血因子Ⅷ＞40单位，纤维蛋白原＞175mg，还含有vWF因子及凝血因子ⅩⅢ。冷沉淀以2～3U/10kg输注，可以使纤维蛋白原升高0.5～1.0g/L。

7. 全血　即使完全按照平衡比例输血，成分治疗和新鲜全血也不能完全等同。例如，在红细胞∶血浆∶血小板比例为1∶1∶1的止血复苏中，与新鲜全血相比，成分输血减少了13%的血细胞比容、35%的凝血因子和65%的血小板。有研究者认为，1单位全血相当于3合成单位的红细胞、血浆和血小板。早期对全血的研究进一步发现，与成分治疗相比，输注改良全血的患者显示出凝血酶潜能和血小板聚集的改善。一项对美国伤员的回顾性研究显示输注新鲜全血可能降低创伤合并失血性休克伤员的死亡率。新鲜全血很可能会在军事环境中继续使用，因为它是方便、安全和有效的。在过去的10年，美国军队显著增加了新鲜全血的输注。美国战术战伤救治（TCCC）指南也推荐在出血性休克患者中使用新鲜全血。在民用环境，新鲜全血只是在成分输血使用受限的情况下使用。但是，新鲜全血可以改善创伤性凝血病的潜能正逐渐受到更广泛的关注。

8. 平衡复苏策略　血液通常被分离成不同的成分，以满足临床对血制品的巨大需求。然而，不成比例地大量输注红细胞可导致稀释性凝血障碍。最近，输血方案已转变为平衡复苏策略。平衡复苏策略的3个基本原则是允许性低血压，在手术控制出血前尽量减少晶体液的使用，以及以接近全血的比例输注血制品。理想情况下，这一策略的实施从院前环境开始，持续到早期创伤室/急诊室复苏，并根据需要在手术室或重症监护室完成。随着大量输血方案（mass transfusion program，MTP）的发展，研究者开始探索在24h内需要输注超过10单位红细胞的患者输注不同血制品的结果。对不同创伤中心和机构使用不同MTP的研究结果表明，使用血浆/血小板/红细胞1:1:1比例的血制品预防性治疗创伤性凝血病与临床结局相关，并且提供了额外的易用性。Ho等研究者对这一策略提出了类似的论点，目的是及时给创伤患者使用类似于全血的血制品比例输血。来自16个民间创伤中心的数据显示血浆/红细胞和血小板/红细胞比值大于1:2主要通过降低躯干出血率来提高早期和晚期生存率。该研究结果表明MTP血浆/血小板/红细胞的理想比例是1:1:1。一项前瞻性研究表明，在严重创伤患者输血中，血浆/红细胞和血小板/红细胞比值低于1:2相较该比值高于1:1的输注策略会引起更高的死亡率。另一项多中心随机试验，比较了血浆/血小板/红细胞比例为1:1:1和1:1:2两种输血方案，尽管总体死亡率没有差异，但使用1:1:1输血策略可使更多患者获得止血，第一个24h的死亡率也更低。因此，血浆/血小板/红细胞1:1:1的比例成为大量输注时的标准方案。

（二）创伤性凝血功能障碍

根据国际血栓与止血学会的建议，创伤性凝血病（trauma-induced coagulopathy，TIC）被定义为创伤后组织损伤引起的凝血功能障碍，表现为高凝状态导致血栓栓塞或低凝状态导致无法控制的大出血。TIC是一种确定的、创伤性出血的结果，与更差的预后有关，但经常被忽视。血液稀释、低体温、酸血症、凝血因子消耗和纤维蛋白溶解都是导致TIC的因素。不幸的是，尽管采用血液成分的平衡复苏也不足以预防TIC。在血液成分血浆/血小板/红细胞1:1:1复苏策略的基础上增加佐剂最近也被提出并进行评估。例如，氨甲环酸（tranexamic acid，TXA），一种抗纤维蛋白溶解药物，由于在降低死亡率方面的获益，已经成为院前止血标准治疗的一部分。

在TIC早期，纤溶亢进引起纤维蛋白原的快速消耗，导致无法控制的出血。在大量输血的过程中降低纤维蛋白原水平与创伤患者更差的预后有关。研究发现，入院24h内纠正纤维蛋白原水平可以显著降低死亡率。输注冷沉淀和FFP比单独输注FFP能更快地纠正低纤维蛋白原血症。入院第一个4h给予，效果最为显著。因此，在大量输血方案中早期给予冷沉淀可能是有益的。

1.TIC的诊断 诊断TIC的依据仍然是实验室检查结果，而这些异常结果不一定有独特的临床表型。尽管凝血机制的研究取得了重大进展，但目前还没有充分有效的测试来预测和识别临床相关的获得性凝血病。已发表的关于TIC的报道，无论是单独还是联合的检查，大多是基于凝血酶原时间、活化部分凝血活酶时间、血浆纤维蛋白原浓度、血小板计数等实验室检查结果的异常。但是，这方面的一个重要注意事项是，将患者的数据与健康人的数据进行比较时，要充分考虑到创伤中止血系统的生理适应性变化。

黏弹性测定越来越多地被用于诊断和管理TIC相关的出血。然而，已报道的研究数据大多是回顾性的和（或）观察性的。尽管存在这些缺点，黏弹性测定可以帮助创伤救治医护人员建立快速诊断相关出血症状的算法，并适当使用止血药物。

2.TIC 的治疗　外伤后止血系统的变化应该从两个方面来看。第一个方面是在创伤的早期阶段，迫切需要迅速止血和避免出血。第二个方面是在更难诊断和处理的创伤后器官功能紊乱的发展中凝血状态的动态变化。从现有证据中得出的结论有一定的局限性。因为已发表的研究数据在研究设计、研究人群和结果测量方面显示出相当大的异质性。有证据表明，对止血功能进行有临床意义的改变是有必要的，但仍然缺乏与炎症和器官功能障碍有关的止血系统的有意义的改变证据。

早期适当的损害控制有助于降低 TIC 的发病率。氨甲环酸早期给药有可能减少成人创伤患者的大量出血。显著出血的成人创伤患者早期使用氨甲环酸与死亡风险的降低有关。在处理出血方面，根据现有的证据制定输红细胞和血小板以及使用促凝血因子的指南可能有助于规范血制品的使用，但仍有一些需要考虑的有争议的问题。第一，在 TIC 治疗中使用 FFP 的趋势正在减少，虽然 FFP 可能是一种比晶体液更好的容量替代物，但它在纠正凝血功能方面效果并不显著；第二，血小板计数不一定与血小板功能相关，目前仍然缺乏适当的常规实验室检测方法，因此治疗建议仍然主要是经验性的；第三，缺乏适当的诊断工具，目前的管理策略没有解决凝血系统在炎症中的作用。

（三）个体化输血——黏弹性测定导向输血

按照 1∶1∶1 或 1∶1∶2 进行的固定比例组分输血可能不是每个患者的最佳解决方案。黏弹性止血测定法（viscoelastic hemostatic assay，VHA）可以用来识别出血患者的实时凝血数据，如血栓弹力图（TEG）和旋转式血栓弹力计（ROTEM）。使用患者特定的参数来定制输血策略是很受欢迎的，还可以防止不必要的输血。一项随机对照研究显示，VHA 导向的复苏比传统的大量输血策略有更高的生存率获益。采用 VHA 导向策略还可以减少红细胞、血浆和血小板的输注。

最近的一项多中心随机对照试验评估了 VHA 导向策略在严重创伤出血患者复苏中的有效性。研究者发现基于 VHA 导向策略与传统凝血监测相比，在死亡率和血液制品输注方面并没有差异。但是，总体的凝血功能障碍发生率比预期的更低。研究者将这一结果归因于院前和入院后的平衡复苏及止血辅助药物（如氨甲环酸）的使用。男性和女性创伤患者的 VHA 参数显著不同，但是并没有发现病死率的差异。有研究也阐释了不同创伤患者的 VHA 变异性。对血浆输注反应比较慢的患者多为男性，并且有更高的死亡率。上述研究阐明了患者间凝血的变异，支持了 VHA 导向在复苏过程中的潜在作用。

第五节　产科患者围手术期血液管理

一、产科出血及常见原因

产科出血包括产前出血和产后出血（postpartum hemorrhage，PPH），而以产后出血常见。PPH 的发病率占分娩总数的 2%～3%，PPH 导致的产妇死亡率约为 2%，且在世界范围内有很大差异，具体取决于人群中妊娠女性的总体健康状况和 PPH 的治疗资源。

2017年的一项研究报道了PPH死亡率从英国的0.6%到非洲部分地区的20%不等，从英国的1/100 000次分娩到某些发展中国家或地区的1/1000次分娩不等。因营养不良或疟疾导致分娩时贫血的女性特别容易出现PPH的严重后遗症。Jeffrey等统计了1994年4月至2002年7月期间，美国及加拿大部分城市医院中33 795名产妇的围产期红细胞输注的情况，其中218名产妇（0.65%）需要输注红细胞，共使用红细胞779单位。产后出血是围产期输注红细胞的最主要原因（34%），研究还发现不合理输注红细胞的量占红细胞输注总量的32%。围产期需输注红细胞的病因及输注量见表12-4。因此，如何对产科出血进行有效的血液保护是妇产科血液保护的一项重点工作。一般来说，如果患者没有合并严重的心肺功能障碍，Hb＜70g/L是产科输注红细胞的指征。羊水栓塞（amnionic fluid embolism，AFE）是最危急的分娩并发症，对该疾病患者的抢救需要多学科密切协作，其中涉及大量的液体治疗和输血治疗方面的知识与技能。总之，对产科出血患者及合并有血液系统疾病的患者及时采取适当措施，积极纠正病理状态，特别是正确、合理地进行输血治疗及血液保护是抢救危重孕妇、保证母婴安全、降低孕产妇及围产儿死亡率的重要环节。

表12-4 218例围产期输注红细胞产妇的病因及输注量

输血治疗原因	例数（占比）	平均红细胞输注单位（范围）
产后出血	74（34%）	2（1～21）
剖宫产后贫血	47（22%）	2（1～10）
异位妊娠破裂	30（14%）	2（1～5）
产前出血	15（7%）	2（1～6）
阴道分娩后贫血	13（6%）	3（2～5）
自发性流产后出血	12（6%）	2（1～4）
其他（如DIC、HELLP综合征）	27（12%）	6（2～32）

注：DIC，弥散性血管内凝血；HELLP综合征即溶血、肝酶升高和低血小板综合征。

二、药物止血

（一）氨甲环酸

氨甲环酸是抗纤溶药，在开始出血不超过3h的情况下，与其他药物和操作同时使用以控制出血。在产后和创伤性大出血的早期阶段，常见纤溶活性明显增强和纤维蛋白原耗损，在这种情况下抗纤溶药物有一定的疗效。即使治疗延迟很短的时间，也会降低氨甲环酸的有益作用。

WOMAN试验（world maternal antifibrinolytic trial）发现，氨甲环酸可使PPH患者的出血致死率降低20%～30%，且未增加不良反应。这项随机双盲安慰剂对照试验由21个国家的193家医院共同参与，在20 000多例临床确诊PPH的患者中，评估了早期给予氨甲环酸（静脉内注射1g）对死亡率、子宫切除率和其他并发症发生率的影响。随机入组标准包括：阴道分娩后失血量＞500ml、剖宫产后失血量＞1000ml，或失血引起血流动力学不稳定，且医生不确定是否应给予氨甲环酸。PPH治疗的其他方面均按常规标准并由医生决定。纳入案例的患者约70%为阴道分娩，30%为剖宫产。氨甲环酸组与安慰剂组相比情况如下。①出血所致死亡总体减少了19%。②阴道分娩和剖宫产后出血所致死亡均减少。如果在分娩后3h内开始治疗，出血所致死亡可减少31%，子宫收缩乏力出血所致死亡可减少26%。而如果患者分娩后＞3h才开始治疗，存在其他或未知原因出血，则死亡率的减少无统计学意义。③开腹手术控制出血发生率减少了36%。④不能减少子宫切除术发生率，有时是在决定患者是否随机化入组的同时决定是否进行子宫切除术，因此，一些子宫切除术是在给予氨甲环酸前或同时进行的。⑤未降低全因死亡率，包括脓毒症、器官衰竭、子痫、肺栓塞等导致的死亡，这些占所有死亡的25%以上。除出血导致的死亡外，任何特定原因所致死亡无显著增加或减少。⑥未增加血栓栓塞事件的风险。

用法用量：配制成浓度100mg/ml，10～20min静脉输注1g，每分钟输注＞1ml可导致低血压。如果30min后仍持续出血，可再给予1g。血清中抗纤维蛋白溶解作用持续最多达7～8h。母乳内药物浓度约为血清峰浓度的1%，因此不大可能对新生儿产生抗纤溶作用。

禁忌：尚不明确。

（二）缩宫素

缩宫素又称催产素，可引起子宫收缩。子宫的缩宫素受体随孕周增加而增多，所有收缩作用随之增强。小剂量缩宫素可增加子宫收缩的张力和幅度，大剂量或重复给药可引起子宫痉挛。

用法用量：将40U缩宫素加入1L生理盐水中通过静脉途径给药，并且根据子宫收缩乏力的程度调节给药速度，也可肌内注射10U（包括直接注入子宫肌层）在胎盘即将剥离前或剥离后常规给予缩宫素，以减少产后出血风险。如果发现出血较正常情况增多，通常加快给药速度。虽然已有在较短时间内静脉给予更高剂量的缩宫素以治疗子宫收缩乏力的案例（例如，高达80U的缩宫素加入500ml生理盐水中，给药持续30min），但不建议这样，因为较低剂量即有同样效果，且快速输注大剂量缩宫素可导致严重低血压和循环衰竭。如果需要大剂量使用缩宫素，建议配制成较少容量的溶液（如15U加入250ml生理盐水中），以限制短时间内输注的总剂量。

由于子宫收缩乏力是PPH最常见的原因，当PPH时可推定病因为子宫收缩乏力并给予宫缩剂，直至观察到药物起效或确定药物明显无效，重点不在于给药顺序，而在于对宫缩剂治疗效果的快速评估。医生应该在30min内确定药物治疗是否有效逆转子宫收缩乏力，如果无效，通常需立即行侵入性干预（血管内介入操作、开腹手术）。如果给予缩宫素后持续出血，则快速给予卡前列素氨丁三醇和（或）甲麦角新碱。

禁忌：骨盆过窄、产道受阻、明显头盆不称及胎位异常、有剖宫产史、子宫肌瘤剔除术史者及脐带先露或脱垂、前置胎盘、胎儿窘迫、宫缩过强、子宫收缩乏力长期用药无效、产前出血（包括胎盘早剥）、多胎妊娠、子宫过大（包括羊水过多）、严重的妊娠高血压综合征。

（三）卡前列素氨丁三醇（15甲基-PGF2α，又称欣母沛/HEMABATE）

用法用量：肌内注射，每次给予250μg，按需每15～90min一次，直至总累积剂量达到2mg。约75%的患者单次给药即有效；如果给予1或2剂后无效，则换用另一种宫缩剂。卡前列素氨丁三醇可经腹（可用超声引导）或经阴道直接注入子宫肌层。建议首选方法是将250μg卡前列素氨丁三醇溶于20ml生理盐水中，用6英寸*的腰椎穿刺针注射。若采用盲法给药，应先回抽确认无回血，再将该溶液注入子宫肌层，以防注入静脉。

禁忌：哮喘患者慎用。

（四）甲麦角新碱

用法用量：0.2mg肌内注射或直接注入子宫肌层（静脉给药是绝对禁忌），可按需每2～4h给药一次。如果给予首剂后效果不佳，应迅速换用另一种宫缩剂。

禁忌：高血压、冠状动脉或脑动脉疾病、雷诺综合征。

（五）其他用法的宫缩剂

1.米索前列醇（prostaglandin E1，PGE1）　对于不能使用注射型子宫收缩药或有禁忌证的患者（如高血压、哮喘），PGE1对减少失血最有用。无论是作为PPH的一线治疗，还是作为缩宫素输注的辅助治疗，目前没有明确证据表明PGE1比其他宫缩剂更有效。此外，该药的明显副作用是可导致高热，造成患者不适、启动针对脓毒症的系列诊断性检查，还可导致不必要的经验性抗生素治疗。

用法用量：米索前列醇的最佳给药剂量和途径尚不清楚，用药途径包括舌下、口服、直肠、阴道用药。以下为各种用药途径及剂量的介绍。

舌下含服：舌下给予PGE1可快速吸收，30min内达到峰浓度。与口服给药相比，舌下给药避免了肝脏首过代谢，峰浓度更高且维持时间更长，可持续约3h；因此，舌下给药可能是治疗PPH的最佳给药途径。由于使用更大剂量时患者发生高热的可能性增大，推荐使用400μg。一项系统评价的结论认为，舌下给予400μg似乎与舌下给予600μg同样有效，且前者副作用更少，但目前有关最佳剂量的数据有限。

口服：口服给予PGE1也会被快速、几乎全部吸收，30min内达到峰浓度，但低于舌下给药时的峰浓度，并且由于肝脏代谢，在2h期间浓度迅速降低。

舌下含服＋口服：根据随机试验的数据，其他合理的PGE1给药方法包括口服200μg＋舌下含服400μg，或舌下含服400μg、600μg或800μg。WHO建议单剂舌下含服800μg。

直肠给药：与口服或舌下含服相比，直肠给药的达峰时间更晚（长达1h，而口服、舌下给药为30min内），这不适用于正在出血的患者。最常使用的直肠给药剂量为800μg和1000μg。与口服/舌下给药相比，直肠给予米索前列醇的作用持续时间更长（4h *vs.*

---

* 1英寸＝2.54厘米。

2 ～ 3h），这对 PPH 有利，无意识或半清醒患者可能需要。

阴道用药：不推荐经阴道给药，因为药物会被大量出血冲刷，影响吸收。应密切监测产妇体温，因为在这些剂量下，产妇可出现高热（体温≥40℃），应予以治疗。PGE1 随着给药剂量增加，高热发生率也增加。高热可能伴有自主神经和中枢神经系统的不良反应。一项针对 PPH 患者的随机试验显示，接受 600μg 舌下给予米索前列醇＋标准宫缩剂（在 98% 的患者中为缩宫素）的患者，其体温≥38℃的发生率是仅接受标准宫缩剂患者的 3 倍（58% *vs.* 19%）；体温≥40℃的发生率分别为 7% 和＜1%。

禁忌：①对列腺素类过敏者；②有青光眼、哮喘、过敏性结肠炎及过敏体质等；③有心、肝、肾或肾上腺皮质功能不全者。

2.地诺前列酮（prostaglandin E2，PGE2） PGE2 也是前列腺素类药物，可替代 PGE1 使用。

用法用量：直肠、阴道给药，单次 20mg，可每 2h 重复给药。

禁忌：高血压或哮喘患者禁用。

3.卡贝缩宫素 是一种长效的缩宫素类似物，在很多国家用于预防子宫收缩乏力和出血，但未在美国上市。

用法用量：卡贝缩宫素的给药方式为单次缓慢静脉注射 100μg（持续 1min），但更低剂量也有效。其毒性与其他缩宫素相似。在卡贝缩宫素已上市的国家，该药可替代缩宫素，因其给药方便且作用持续时间较长，但尚未充分确定该药治疗（而非预防）子宫收缩乏力的疗效。

禁忌：①对缩宫素和卡贝缩宫素过敏的患者；②有血管疾病的患者，特别是冠状动脉疾病患者慎用；③不能用于儿童。

三、子宫内球囊填塞、子宫动脉结扎、子宫切除术

（一）子宫内球囊填塞

对于子宫收缩乏力或子宫下段出血的患者，如果药物治疗或应用氨甲环酸无效或效果不显著，或无法迅速取得以上子宫收缩药物，Dumont 等建议迅速使用填塞球囊或负压吸引装置以减少出血，并制订介入放射治疗或手术治疗计划。继续使用宫缩剂直至出血得到控制。在一线治疗的基础上，早期进行子宫内球囊填塞可限制持续性失血，同时尝试纠正子宫收缩乏力。务必牢记，即使缓慢的出血也可逐渐累加导致严重出血。同样，在正常恶露期间子宫反复排出血凝块和未凝血也可逐渐累加导致严重出血。

（二）子宫动脉结扎

对于正在进行剖宫产或剖宫产术后的患者，没有即刻大出血风险者，可选择子宫动脉，结扎子宫动脉可以通过降低子宫肌层的灌注压来减少子宫出血。该措施不能完全控制宫缩乏力或粘连性胎盘谱系疾病引起的出血，但可减少其他干预过程中的失血。它不会伤害子宫，也不会影响生殖功能。

（三）子宫切除术

若产妇出现严重子宫出血且保守措施无法控制的情况下，则需要紧急行子宫切除术，一般来说此类出血多为胎盘形成异常或宫缩乏力所致，两者各占围产期子宫切除的30%～50%。紧急情况下，在采用侵入性或手术操作之前，应先尝试一系列保守措施来控制子宫出血。如果一项干预没有效果，下一项治疗措施应紧随其后进行。保守措施目的在于避免子宫切除所致并发症和绝育。对于必须接受子宫切除的患者，应立即手术（而不是采用多种保守措施后再手术），以降低输血需求和减少并发症，此外，术前耽误的时间越长，患者失血量越多。因此，保守治疗措施应快速衔接，当大出血或母体病情不稳时，应立即准备子宫切除术。

通常，产科医生可根据患者的危险因素预估需行围产期子宫切除的可能性。这能确保患者产前准备充分和得到咨询服务，并获知详尽的手术计划，要尽可能避免紧急手术。这对胎盘形成异常的女性来说是相当重要的。绝大多数胎盘粘连、植入或穿透的患者分娩时会接受子宫切除（在一项研究中为79/133例，占60%）。前置胎盘患者因通常存在胎盘粘连，子宫切除的风险约为5%。随着既往剖宫产次数的增加及母亲年龄增长，胎盘异常的发生率明显增加。即便不存在胎盘异常形成，剖宫产和既往子宫手术史也可能是围产期子宫切除的高危因素。一项基于人群的病例对照研究发现，经阴道首次分娩的女性中，围产期子宫切除的风险最低（1/30 000）；有2次或以上既往剖宫产史的女性风险最高（1/220）。一项研究入组30 000例剖宫产女性，结果发现，第1次、第2次或第3次剖宫产者围产期子宫切除的风险小于1%，第4次和第5次剖宫产者的风险为2%～4%，第6次或6次以上剖宫产者的风险为9%。多次剖宫产会导致胎盘异常，从而增加子宫切除风险，但目前尚不清楚初次剖宫产致子宫切除风险升高是与剖宫手术本身有关，还是仅存在剖宫产的指征，如胎盘早剥、感染、巨大儿或多胎妊娠等指征均是导致出血和（或）宫缩乏力的高危因素，或者说在治疗已打开腹腔的剖宫产出血患者时，手术者可更快地转向切除子宫来控制出血。

四、子宫动脉栓塞、动脉内球囊阻断术

（一）子宫动脉栓塞术

选择性子宫动脉栓塞术是现代产科大出血，尤其是晚期大出血止血的迅速、安全、有效的方法，对于需要保留子宫或不愿开腹的急重的产后晚期大出血患者应积极先采取此术。术后月经可恢复正常，且能正常妊娠。

子宫动脉栓塞术用于控制与恶性疾病无关的盆腔出血时，成功率为90%～97%。关于动脉栓塞术的研究使用了针对各条动脉（但通常为子宫动脉）的多种栓塞材料，以及在栓塞术之前或栓塞术同时采取了多种干预，因此报道的成功率各异，数据也受限于已发布研究和受试者的数量均较少。严重并发症少见，栓塞术相关并发症发生率（3%～6%）远低于剖宫产手术。栓塞后发热是最常见的并发症；其他不太常见的并发症包括臀部缺血、血管穿孔、子宫缺血和坏死、腿部缺血以及感染。只要子宫和卵巢完好无损，患者通常可恢复排卵和月经。

通过动脉栓塞术治疗PPH后，月经功能和生育功能通常可恢复至基线水平，之后妊娠发生不良结局的风险几乎不会增加。一项有关子宫动脉栓塞治疗宫颈异位妊娠的病例报告显示，在术后第5日和第25日，MRI显示子宫底中后壁的血液供应区域性减少；该患者4年后在妊娠32周发生了子宫中后壁自发性破裂。研究人员报道，在这类患者之后的妊娠中，粘连性胎盘的发生率为12%～39%，但在这些报道中，后续妊娠失败和不良事件较少发生。

上述研究结果表明，子宫动脉栓塞治疗的后续妊娠情况通常良好，但也有研究报道用于治疗平滑肌瘤的子宫动脉栓塞术后妊娠失败增加。两者结果矛盾，可能的原因包括：妊娠患者通常年龄较轻、妊娠子宫血管生成大大增加（可能形成更充足的替代性血供）、妊娠患者无平滑肌瘤。妊娠子宫动脉栓塞后，后续流产的发病率也可能高于基线，但缺乏支持该结论的研究。

（二）动脉内球囊阻断术

在外科医生准备和进行控制出血的手术时，常持续存在严重出血。进行任何手术操作之前，应尝试采取暂时止血措施，因为需要很长时间才能确定和控制出血源。若患者有严重凝血病，一旦盆腔或腹膜后腔充满了血液，并且原来未出血的结构也开始出血，即使看起来容易实施的简单子宫切除术也会变得非常困难。除了输液和输血制品，以下措施可以在术前准备以及手术评估、治疗时提供血流动力学支持，并可挽救生命。具体选择取决于控制出血的紧迫性，出血源（子宫内还是子宫外），以及手术医生的专业技术和偏好等。

1.压迫腹主动脉 若孕妇存在数分钟内大出血的危险，手术医生应直接压迫主动脉，将其压向比骶岬高几厘米的椎骨，髂总动脉分叉的位置就在这一点的远端。可握拳或用掌根进行压迫，也可以在肾动脉的下方压迫主动脉，这样可以大大减少卵巢动脉和肠系膜下动脉向子宫的侧支循环供血。压迫以上任一部位都会减缓出血量，为寻找和控制出血源提供更好的机会。压迫主动脉分叉点上方可能更容易实现，但由于子宫有大量侧支循环供血，其效果不如在肾动脉下方压迫主动脉。

2.复苏性主动脉腔内球囊阻断术（resuscitative endovascular balloon occlusion of the aorta，REBOA） 是一种用于创伤患者和急诊的经皮主动脉球囊置入术。在配有适当设备的手术室，可在超声或透视引导下置入球囊。尽管这项技术在产科应用的数据很少，但已有的数据表明，在没有选择的情况下，尤其是缺乏介入放射科和血库的资源不足情况下，受过适当培训的产科医生可将REBOA用作一种微创复苏方法。有粘连性胎盘谱系疾病的患者在手术前也可预防性使用这项技术。与REBOA技术相关的潜在风险包括远端器官缺血。

3.腹主动脉球囊阻断术 腹主动脉内球囊导管已应用于术中极端紧急的情况下，以稳定因大出血而濒临死亡的患者，但仅有来自病例报道的安全性和有效性证据。球囊导管可使用经皮穿刺技术直接置入腹主动脉分叉处。导管向上推进至腹主动脉，球囊置于肾动脉下方、肠系膜下动脉上方，位于或高于卵巢动脉水平，然后充盈球囊。导管推进的距离可以在插入前用导管上的外标记测定，然后将导管推进到选定的标记处。球囊充盈后可触及导管尖端的位置，球囊放置位置应确保子宫血流量显著减少。如上述讨论的手工压迫腹主动脉一样，将腹主动脉内球囊放在较低水平可能不会显著减少子宫血流量，因为子宫有大量侧支循环血供。例如，卵巢动脉通过子宫-卵巢分支为子宫供血，如果没有阻断卵巢动脉，那么即使结扎了子宫动脉甚至髂内动脉，子宫血流量也不会显著减少。同样，肠系膜下动脉通过直肠上动脉及其后侧支（腰动脉和骶正中动脉）与子宫动脉侧支系统相连，如果没有阻断肠系膜下动脉，子宫血流量可能不会显著减少。即使将球囊置于肠系膜下动脉上方，子宫血流也会有来自肠系膜上动脉的侧支血供（起源于肾动脉上方），以及来自髂动脉的逆向血供。当患者复苏完成后，球囊需间歇性放气，以预防主动脉阻断引起的缺血性肢体或结肠并发症，并需密切监测远端脉搏。推荐血管外科医生会诊，尤其在拔除导管之前，因为如果使用的导管大于7F则需要对导管插入部位进行修复。

五、产后出血

（一）产后出血

1.定义 产后出血（postpartum hemorrhage，PPH）传统上是基于失血量（即阴道分娩后估计失血≥500ml或剖宫产后估计失血≥1000ml），但这种方法存在问题，因为外部可能观察不到出血，而且收集装置中的血液可能混有羊水。此外，失血500～999ml的女性产后发生并发症的情况相对较少。2017年，美国妇产科医师学会（American College of Obstetricians and Gynecologists，ACOG）修订了PPH定义，将PPH定义改为无论分娩方式为何，分娩后24h内累积失血≥1000ml或出血伴低血容量的体征/症状。但ACOG又补充：即使修订了定义，阴道分娩后失血超过500ml仍属于异常情况，应作为提示医护人员评估出血加重的指征。目前PPH定义的诊断意义更大，由于将以往阴道分娩产后出血超过500ml诊断PPH提高到与剖宫产后诊断PPH的标准（1000ml）相同，如果不能精确测量出血量，至明确诊断PPH时再启动救治方案，会增加救治难度和救治失败的风险，故需在明确诊断PPH前开始采取防治措施。

2.临床特点 急性大出血，代偿能力强，有明显拐点，从代偿可能突然发生失代偿，实时大量消耗凝血因子易发生DIC。但产科出血具有可预控性，应该警惕危险因素，采取预防措施：早期、及时、有效控制出血；晶体液扩容量受限，总扩容量受限；需积极输血提高携氧能力，维持高氧耗；当大量出血时，在输注红细胞同时需积极补充凝血因子防治DIC。

3.死亡率 全球疾病负担合作研究小组的报告指出，2017年全球因产后出血导致的孕产妇死亡人数为38 500人，占孕产妇总死亡人数的19.9%。2016年中国的孕产妇死亡率为每10万活产儿19.9人，其中产后出血死亡率为每10万活产儿4.7人，占孕产妇总死亡人数的23.6%（张天成，2018）。PPH是中国乃至全球孕产妇死亡的主要原因。

（二）产后出血的常见病因

1.局灶性或弥漫性子宫收缩乏力 PPH最常见的病因是子宫收缩乏力（即分娩后子宫无有效收缩），在美国，每40例分娩就有1例发生子宫收缩乏力，至少80%的PPH病例由此导致。第三产程常规处理（即子宫按摩和使用缩宫素）后子宫不变硬，通常可诊断子宫收缩乏力。子宫收缩乏力可能与残留的组织有关，也可能无关。胎盘疾病（如胎盘病态附着、前置胎盘、胎盘早剥）、妊娠残留物和子宫内翻可导致PPH，因为这些情况可局部或广泛抑制子宫有效收缩。既往PPH和产程延长是子宫收缩乏力相关PPH最明确的危险因素，但目前也已发现许多其他危险因素。弥漫性子宫收缩乏力时，由于松弛扩张的子宫能容纳大量血液，实际失血量可能比观察到的要多得多。局灶性子宫收缩乏力时，子宫底可能收缩良好，而子宫下段扩张（气球样膨胀）且收缩乏力，腹部检查难以发现，但可通过阴道检查检出。虽然弥漫性子宫收缩乏力是PPH最常见的原因，但它通常对额外给予的子宫收缩药有反应；因此，它并不是分娩时大量输血的最常见原因。

2.创伤 创伤相关的出血可由撕裂伤（包括子宫破裂）或手术切口导致，宫颈和阴道撕裂伤可能是由自然的分娩过程导致，也可能与医护人员的干预有关。这些撕裂伤可能直到患者因产后出血过多而接受生殖道检查（包括阴道和外阴血肿检查）时才被发现。宫体撕裂伤可能是完全的子宫全层破裂，也可能是不完全的子宫肌层撕裂。剖宫产时，子宫切口出血通常由切口向两侧延伸所致，常见原因包括：因滞产而行剖宫产时水肿的子宫下段自发性撕裂、子宫下段的切口位置过低或弧度不够大、将胎儿从过小的切口取出。观察切口、骨盆侧壁和阔韧带，可以容易地确定子宫切口向两侧延伸引起的出血。剖宫产时腹膜后肿大和阔韧带膨隆可为腹膜后出血的征象。

3.凝血功能障碍性疾病或其他出血因素 在美国每500例分娩约发生1例凝血功能障碍性疾病，在PPH病例中占比低于7%。凝血病或血小板功能障碍可引起遗传性/获得性出血的女性发生PPH。持续大出血导致凝血因子严重减少及血液稀释剩余凝血因子时，PPH也会造成凝血病。血管性血友病患者发生PPH的风险尤其高，因为在妊娠期通常升高的血管性血友病因子在分娩后迅速减少。急性获得性凝血障碍的原因包括羊水栓塞、胎盘早剥、伴严重表现的子痫前期和HELLP综合征。

（三）产后出血的治疗

PPH病情凶险，是全球范围内产妇死亡的主要原因。对PPH进行血液管理意义重大，中国输血协会临床输血学专业委员会组织临床输血领域的专家，针对导致PPH贫血、血小板减少及凝血因子缺乏的原因，制订了PPH的血液管理共识。WHO推荐的PPH防治方案见图12-2。

针对子宫收缩乏力，加强宫缩是最有效的止血方法。

1.去除引起宫缩乏力的原因

2.按摩子宫

3.药物治疗 ①缩宫素10U加于500ml 0.9%生理盐水中静脉滴注，100滴/分；②麦角新碱0.2～0.4mg肌内注射或宫体直接注射，亦可加于20ml 25%葡萄糖液中静脉推注，该药慎用于心脏病、妊娠合并高血压及原发性高血压患者；③米索前列醇200μg舌下含服；④卡前列甲酯1mg置于阴道后穹窿，止血效果好；⑤地诺前列酮0.5～1mg经腹或直接注入子宫肌层。

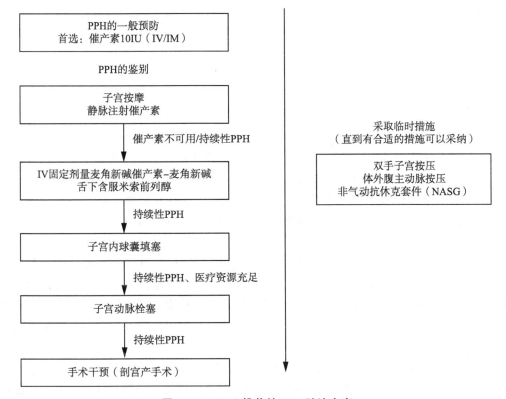

图 12-2 WHO推荐的PPH防治方案

4. 其他治疗

（1）宫腔填塞纱条：目前认为其止血效果并不确定，反而会增加感染风险。

（2）宫腔水囊压迫止血法：此方法具有止血快速、压迫面积广泛的特点，用于凝血功能障碍的急性子宫出血危及生命，经一般治疗无效的患者。其原理是导尿管球囊注液后囊内压力超过子宫血管压力，迫使接近球囊的子宫血管闭锁，可起到压迫止血的作用。与宫腔填塞纱条法相比，因水囊具有可塑性，可改变其形状以充分填塞宫腔压迫胎盘剥离面以止血；且水囊的弹性可使子宫的正常收缩不受影响，避免了因留有空隙或纱布填塞过紧引发的各种并发症。

（3）结扎盆腔血管：若经上述处理后出血仍不止，为抢救产妇生命，可结扎子宫动脉上行支（经阴道或经腹），无效时行髂内动脉结扎及卵巢动脉子宫支结扎。

（4）髂内动脉栓塞术：经股动脉穿刺插入导管至髂内动脉或子宫动脉，注入明胶海绵颗粒栓塞动脉，栓塞剂2～3周被吸收，血管复通。

（5）子宫切除术：经积极治疗仍无效，出血可能危及产妇生命时，应行子宫次全切除或子宫全切除术。

（6）如怀疑有胎盘滞留，应立即做阴道检查及宫腔检查。当徒手剥离有困难（如存在胎盘植入）时，切忌强行剥离，一般手术切除子宫。对残留胎盘或胎膜者可行钳刮术或刮宫术。

（7）当产后出血是由软产道裂伤引起时，应彻底止血，按解剖层次缝合。血肿形成时，应切开并清除血肿，彻底止血、缝合，必要时放置引流条。

（8）当产妇合并凝血功能障碍而引起产后出血时，首先要排除子宫收缩乏力，胎盘因素或软产道裂伤引起的出血，明确诊断后积极输新鲜血液、血小板、纤维蛋白原或凝血酶原复合物、凝血因子等。若已并发DIC，则按DIC处理。

（四）PPH患者的血液管理

英国皇家妇产科医师学院于2015年5月发布了《产科输血指南》第2版，该指南的发布，有助于临床医师决定孕产妇输血的时机，有助于产科医师了解输血工作流程，有利于抢救时各科室协作沟通，同时也为我国产科输血指南的编制提供了参考。近年来人们对于异体输血的安全性和合理性的关注，促进了限制性输血策略和不输血策略的发展。除治疗大出血外，并没有证据证明异体输血能有益于其他缺乏典型症状或明确指征的人群。判断是否需要输血时，必须结合患者的血红蛋白水平，充分评价其临床状况。有持续出血、再出血风险极高、存在潜在的心肌损伤风险和有明显的需要紧急纠正的缺血表现者，均应作为输血治疗的对象。该指南推荐，分娩或临产时，如血红蛋白＜70g/L，需根据临床表现及症状，考虑是否需要输血。孕产妇产后无出血，且再发出血风险较低时，尽管血红蛋白＜70g/L，也应根据临床表现及症状等，决定可否不输血。

研究表明，部分致死性大量出血的孕产妇治疗失败的原因主要与未能及时输血有关。导致这一情况的原因，可能与一些医疗机构缺乏明确的紧急输血预案，且临床医师忽视了配血过程所需的时间有关。因此，该指南推荐，在紧急情况下，若无法确定孕产妇血型，可输注O型RhD阴性红细胞。此外，在申请新鲜冰冻血浆后，需要花30min解冻血浆，在此期间，孕产妇的复苏抢救不能中断，应继续给予补液或适当的输注红细胞治疗。尽量输注同型新鲜冰冻血浆及冷沉淀。若无法实现，可输注抗A或抗B抗体活性低的ABO非同型新鲜冰冻血浆。RhD阴性产妇输注RhD阳性新鲜冰冻血浆或冷沉淀，无须特殊处理。快速出血的孕产妇需保持血小板计数在50×10^9/L以上。在血小板计数低于75×10^9/L时即开始输注血小板，可以更大程度地保证孕产妇安全。需注意的是，大多数医疗单位的输血科可能未常规备有血小板制品，因此临床医师需预判孕产妇是否需输注血小板制品，并提前与输血科沟通。尽量输注同型血小板，RhD阴性孕产妇也应输注RhD阴性血小板。如果RhD阴性孕产妇或育龄妇女输注了RhD阳性血小板，则需要注射抗D免疫球蛋白。该指南建议输注血小板时，尽量使用新的输血器，不推荐输注完红细胞后，继续使用该输血器输注血小板。

当发生大出血时，全血细胞计数检查可以指导红细胞及血小板制品输注。在有条件的医疗机构中，应行血栓弹力图检验指导血液制品输注。输注新鲜冰冻血浆和冷沉淀时，通常需要监测凝血酶原时间、活化部分凝血活酶时间和纤维蛋白原水平。值得注意的是，孕产妇纤维蛋白原水平高于非孕妇，其通常为3.5～6.5g/L，若产后出血时纤维蛋白原水平低于2.0g/L，则为异常降低，需及时补充纤维蛋白复合物或冷沉淀。

六、术中自体血液回输

剖宫产中实施的血液保护技术主要有储存式自体血液回输（PAD）、急性等容性血液稀释（ANH）及术中自体血液回输（IOCS）。据有关文献报道，IOCS已被认为是最可行、有效、有益及最经济的血液保护技术。PAD及ANH在经过较长一段时间的实践后，除了在一些特殊产科患者中有一定的优势外，已逐步为IOCS所替代。

　　术中自体血液回输技术在产科和其他外科手术中的运用有一定的差别。该技术在产科手术中的应用为产妇娩出胎盘前，使用两套吸引管：一套吸引血液，另外一套专门吸引羊水和胎粪，以最大限度地减少羊水污染。将剖宫产分娩产妇手术中的失血通过自体血液回收仪进行抗凝、回收、滤过、离心分离、洗涤和净化等处理，并且通过白细胞滤器（leukocyte depletion filter，LDF）过滤后回输给患者。

（一）IOCS在围产期的应用与争议

　　目前剖宫产中使用IOCS的主要顾虑是不能完全清除回收血液中可能导致羊水栓塞（AFE）的相关物质。因为AFE的发病率极低，根据统计学原理，如要确定PAD与AFE的关系，需要至少265 000例AFE样本，这几乎不可能实现。美国对46例AFE病例进行的回顾性研究发现，尽管有关AFE的致病机制尚未明确，从临床症状看，AFE类似于过敏反应和脓毒血症休克，而不是真正的栓子所致的栓塞。其中，来源于羊水的组织因子（tissue factor）已被认为是诱发凝血及导致DIC的重要物质，已有研究表明应用设施可以清除羊水中的组织因子。Waters等研究结果显示，洗涤过滤后的自体血中除胎儿血红蛋白水平稍高，细菌污染物的水平与母体静脉血比较，差异均无统计学意义。此外，与羊水栓塞有关的鳞状上皮细胞、板层小体、磷脂及羊水中的组织因子经自体血液回收罐处理和LDF过滤后，几乎可以被完全清除。

　　IOCS的总体安全性方面，迄今已有超过400例剖宫产中安全使用IOCS的文献报道，而未发表及待发表的病例报道还要更多。但也有剖宫产患者术中接受PAD致死亡的个案报道，由于没有尸检及更为具体的病理生理学检查，AFE仅是其可能的死亡原因。ACOG建议，对于产后出血者建议考虑IOCS，美国麻醉医师协会（American Society of Anesthesiologists，ASA）也建议，对于产后出血者，在库存血不够或患者拒绝输注异体血的情况下，建议考虑IOCS。此外，在英国2015年颁布的IOCS指南中，明确将产科手术作为IOCS的适应证。目前，英国是唯一一个明确将产科手术作为IOCS适应证的国家。

（二）母婴血型不合时IOCS的应用

　　在正常分娩过程中，胎儿的血液可以少量进入母体血液循环而不至于出现严重的后果。ABO血型不合对产妇的下一次妊娠可能产生不良影响，好在ABO血型不合（母婴血型不同比例极大）的发生率虽高，但胎儿或新生儿溶血的病例不多；即使发生溶血症状亦较轻。目前广泛使用白细胞过滤器对回收的自体血进行过滤。这一措施能去除大部分羊水污染物，但不能去除胎儿红细胞。因此，在生产时自体失血回收回输后30～40min，需留取孕产妇血样标本，检测抗RhD抗体滴度，以评估发生母婴溶血的风险。相比于ABO血型不合，Rh血型不合的危险性要大得多。为防止出现同种异体免疫反应，产妇可以使用抗-D免疫球蛋白以抑制该免疫反应。抗-D抗体用量依据进入母体的胎儿血液量，如果存在母婴Rh血型不合，可以在血液回输后检测母体内胎儿血红蛋白浓度（Kleihauer-Betke检测），以指导抗-D抗体用量，一般300μg的抗-D免疫球蛋白可以中和15ml D抗原阳性血。对于未致敏的RhD阴性产妇需行剖宫产术时，若胎儿脐带血为RhD阳性（或未知），在自体失血回收回输后，需注射不低于1500U的抗-D免疫球蛋白。

（三）IOCS在剖宫产大出血中的应用

剖宫产大出血时应用IOCS可有效减少异体血的输注。根据Waters等提出的细胞回收（Cell Salvage）效能计算公式，理论上IOCS可以使48.6%的剖宫产患者避免输注异体血；最佳、中等及最差红细胞回收率可以分别使25.1%、21.2%和14.5%的确实需要输血的剖宫产患者完全避免输注异体血。剖宫产中IOCS的使用要点：①使用双管系统（double-suction setup），一根吸引管吸引母体血液，另一根吸引羊水以尽量减少羊水吸入血液回收机内；②待羊水吸尽、胎盘娩出后再行IOCS；③储血器滤网一般选取40μm，充杯速度为500ml/min，清洗速度为300ml/min，用于洗涤的生理盐水量至少每离心杯1500ml，或为离心杯容量的6～7倍，离心速度5600～4800r/min，尽可能加用白细胞过滤器（含有40pm网孔）；④确定母婴血型，避免吸入脐带血。

目前AFE的致病机制尚未明确。由于医疗费用及人员配置等方面限制，尚需对剖宫产中应用IOCS行进一步研究和评估，包括：①IOCS的合理性、必要性及安全性；②IOCS是否能改善预后；③血液回收及回输设备和人员配置；④IOCS应用于剖宫产的风险收益比。另附研究所需的相关计算公式，以供参考：①理想红细胞回收容量（ideal salvaged RBC volume，ISRV）＝估计剖宫产术中出血量×患者Hct；②最佳、中等或最差红细胞回收容量＝（0.77/0.57/0.37）×理想红细胞回收容量（ISRV）；③孕妇估计血容量（BV）＝100ml/kg×孕妇体重（kg）；④最佳、中等、最差降低异体输血率＝[（0.77/0.57/0.37）×ISRV/200ml×异体红细胞输注单位数]×100%；⑤单位异体红细胞输注后Hct变化百分率＝（200ml/BV）×100%；⑥回收红细胞输注后最佳、中等、最差Hct变化百分率＝[（0.77/0.57/0.37）×理想红细胞回收容量（ISRV）/BV]×100%。

七、ABO非同型相容性输血

在特别紧急的情况下，可遵循配合性（相容性）输血原则，暂时选用ABO和RhD血型相容的非同型血液，以及时抢救患者生命。具体原则如下：①对于RhD阴性的男性患者或无生育需求的女性患者，若一时无法提供RhD阴性的血液，且没有检测到抗-D抗体，可输注ABO同型或相容性RhD阳性的红细胞。②对于RhD阴性且有生育需求的女性患者（包括未成年女性），原则上先考虑ABO同型或相容性RhD阴性的红细胞；若一时无法提供RhD阴性的血液，且没有检测到抗-D抗体，可先输注ABO同型或相容性RhD阳性的红细胞进行抢救。③对于不立即输血就会危及生命的RhD阴性患者，即使检测到抗-D抗体，也应先输注RhD阳性血进行抢救。输注RhD阳性红细胞≤2U者，应在输注后72h内肌内注射抗-D免疫球蛋白；输注RhD阳性红细胞＞2U者，应争取在72h内使用RhD阴性红细胞进行血液置换，之后肌内注射抗-D免疫球蛋白对抗残留的RhD阳性红细胞。④对于所有RhD阴性患者，需要输注血浆、机采血小板和冷沉淀时，可按ABO同型或相容性输注，RhD血型可忽略。⑤所有非同型输血须征得患者和（或）其家属的签名同意，还需在"输血治疗同意书"上注明将来再次输血的注意事项及可能出现的不良反应，并报医院医疗科备案。

八、不规则抗体与输血

（一）不规则抗体的定义

不规则抗体是指不符合 ABO 血型系 Landsteiner 法则的抗体，包括 ABO 亚型抗体和非 ABO 血型抗体，多为免疫性抗体（IgG 抗体）。人的血型抗体有 IgG 和 IgM 两类。

现在所知 ABO 血型系统的抗 -A、抗 -B 是 IgM 型，其他血型系统的抗体都是 IgG 型。IgM 型抗体在盐水介质中能与含有相应抗原的红细胞发生肉眼可见的凝结（传统 ABO 血型鉴定）。而 IgG 型抗体在盐水介质中只能使相应抗原的红细胞致敏，不能使红细胞凝结。IgG 型抗体与相应的红细胞反应必须借助酶学试验或抗人球蛋白试验才能发生肉眼可见的凝结。也就是说，传统的盐水血型鉴定和交叉配血试验只对 ABO 血型系统有效，而对其他多种血型系统无效。

（二）不规则抗体筛查的临床意义

虽然不规则抗体筛选阳性率并不高，但是若不规则抗体阳性的患者输入具有相应抗原的红细胞，抗原抗体就会免疫性结合，在补体的参与下，这可能导致输入的红细胞溶解破坏，发生溶血性输血反应。临床上患者会出现发热、贫血、黄疸和血红蛋白尿等症状，严重时危及生命，因此在输血中要经常警惕这种输血反应发生的可能性。当不规则抗体筛选阳性时，必须进一步做抗体鉴定，确定其特异性后，再输入无相应抗原的红细胞，才能达到安全输血的目的。

（三）新生儿溶血病与不规则抗体

新生儿溶血病（HDN）是指母婴血型不合而引起的胎儿或新生儿免疫性溶血。凡是以 IgG 性质出现的不规则抗体，理论上都可以引起 HDN，因为多数 IgG 性质抗体能通过胎盘进入胎儿血循环，破坏胎儿红细胞，引发胎儿水肿、黄疸、贫血和肝脾肿大，甚至并发核黄疸。因此，对有输血史或妊娠史的孕妇应做不规则抗体筛查，若检测出不规则抗体，应进行相应的预防和治疗。

Rh 血型中 D 抗原的抗原性强于 E 抗原的抗原性，因此产生抗 -D 抗体的概率大于抗 -E 抗体。抗 -A1 抗体为 A 亚型中不规则抗体，它的存在提示在注意 ABO 血型以外的不规则抗体的同时，也应高度重视 ABO 亚型中的不规则抗体，因为它也是引起溶血性输血反应的一个因素。

抗 -M 抗体为冷凝集素，很少在 37℃有活性，一般在体内不能引起溶血反应，但患者处于低温麻醉状态下手术时应注意，此类抗体可激活补体。当机体的体温在冷抗体最适反应温度范围内（4～20℃）时，可发生溶血反应。

（四）不规则抗体筛查的重要性

不规则抗体是引起溶血性输血反应和新生儿溶血病的主要因素之一，对输血发生溶血性反应所引起肾衰竭、死亡病例的诊断有临床意义。因此，为了保证输血安全，提高输血疗效，减少或杜绝溶血性输血反应的发生，不规则抗体检查必须作为输血前检查的重要项目之一。其重要性可见于以下三个方面。

1.对供血者的血清或血浆进行抗体筛查 可以防止将含有不规则抗体的血液输注给患者，避免供血者血液中不规则抗体引发的溶血性输血反应，同时可以减少血液浪费，可将含有不规则抗体的血液制备成抗体血清，用于稀有血型的检测。

2.对需要输血治疗的患者进行不规则抗体筛查 有助于血液选择，使临床有充分的时间来选择不含有针对某抗体的相应抗原的血液，从而防止因为输注含有某抗体相对应抗原的血液而引起溶血性输血反应，保证输血安全。

3.对孕妇进行不规则抗体筛查 通过尽早检测不规则抗体，可以在孕期进行新生儿溶血病的预防和治疗，减少不规则抗体对胎儿或新生儿带来的伤害，减轻新生儿溶血病的严重程度，提高胎儿、新生儿的身体素质。

第六节　肝脏手术患者围手术期血液管理

肝脏是人体内高度血管化的重要器官，也是凝血系统的中心器官，肝小叶是肝脏的基本结构，而中央静脉连通肝血窦。对于肝癌、肝内胆管结石、肝血管瘤、胆囊癌、胆管癌等肝脏疾病，手术切除或移植是治疗的有效手段。在原发性结直肠癌发病率高的地区，肝切除率较高。肝细胞癌和胆管癌是肝脏最常见的原发恶性肿瘤，而肝腺瘤是最常切除的良性肿瘤。虽然对肝内胆管结石、血管平滑肌脂肪瘤、血管瘤、局灶性结节增生和胆管狭窄很少行肝切除术，但仍是肝脏手术中需要关注的疾病。

在部分肝切除术后30天内，患者的死亡率为1.9%，而扩展肝切除术后30天死亡率增加到5.8%，并发症发生率为22.6%～32.8%。这表明肝切除术的风险较高，需要严格控制手术适应证和手术方式，以及采取必要的措施来降低风险。

在肝脏手术中，失血和输血是常见的问题。随着手术技术的改进和新材料、新器械的应用，肝血流阻断技术的应用，肝脏手术相关的失血和输血需求在不断减少。然而，红细胞输注在某些临床情况下是必要的，因为它可以改善组织灌注和氧合。但红细胞输注并非没有并发症，它可能导致急性肺损伤和更高的30天发病率和死亡率，还与更差的远期预后有关，例如免疫抑制作用可能继发的肿瘤复发风险增加。

一些随机试验表明，限制性输血策略与自由输血策略相比效果不差，还可以节省经济成本。因此，许多中心采取了限制性输血方案，以尽量减少不必要的输血产生不良影响及其相关费用。肝切除术期间出血是常见的，很少有研究总结失血和红细胞输注对肝切除术后短期和长期结果的影响，并对推荐的结果进行深入分析。

在此背景下，笔者回顾了现有重点关注问题，如短期和长期影响危险因素，以及减少失血和红细胞输注与肝切除术相关的策略，同时关注围手术期相关血液保护措施，以减少肝脏手术围手术期的失血量，降低异体输血率，提高患者对手术的耐受性。

一、容量管理

（一）血液稀释

1.急性等容性血液稀释（acute normovolemic hemodilution，ANH） 一般在麻醉后、手术主要出血步骤开始前，抽取患者一定量自体血在室温下保存备用，同时输入胶体液或一定比例晶体液补充血容量，使手术出血时血液的有形成分丢失减少。待主要操作完成后或根据术中失血及患者情况将自身血回输给患者。术前初始并储存允许的患者采血量，由如下公式确定：

$$V_L = EBV \times (H_0 - H_F)/H_{AV}$$

其中，V_L为采血量，EBV为估计血容量，H_0是患者的初始血红蛋白，H_F是患者最小允许的血红蛋白，H_{AV}是初始和最小允许的血红蛋白的平均值。

在达到预先设定的输血阈值后，将储存的自体血液重新注入，目的是尽量减少异体血液的使用。在130例患者的随机对照试验中，ANH与标准麻醉技术相比，整体同种异体红细胞输注率降低了50%。这些益处在出血量＞800ml的患者中最为明显。值得注意的是，在报道研究的两个组中都使用了低中心静脉压技术。ANH患者术后血红蛋白水平也有显著提高，且需要输注更少的红细胞。肝切除术时被估计有大量失血风险的患者应考虑使用ANH。

（1）适应证、禁忌证及注意事项

1）适应证：①患者身体一般情况良好，血红蛋白≥110g/L（Hct≥33%），估计术中有大量失血，可以考虑进行ANH。年龄不是该技术的禁忌。②手术中需要降低血液黏稠度，改善微循环时也可采用。

2）禁忌证：①血红蛋白＜100g/L；②低蛋白血症；③凝血功能障碍；④不具备监护条件；⑤心肺功能不良患者。

3）注意事项：①血液稀释程度，一般使Hct不低于25%；②术中必须密切监测患者血压、心电图、脉搏血氧饱和度、Hct以及尿量的变化，必要时应监测中心静脉压。

（2）确定ANH的适应证、禁忌证的依据，可参考以下书籍：①胡丽华主编《临床输血学检验》，全国高等医药院校医学检验技术（医学检验）专业规划教材，中国医药科技出版社，2015年第3版；②张晨光、卢金海主编《输血医学概论》，普通高等教育"十三五"规划教材 全国高等医药院校规划教材，科学出版社，2018年出版；③张德培主编《血站（库）管理与技术操作规范》，安徽音像出版社，2004年出版。

（3）ANH采血量的确定。①一般采血量：按总血容量的10%～15%。②特殊情况采血量：身体情况较好的患者采血量可达总血容量的20%～30%（一般不超过1200～1500ml）。

（4）ANH的入径标准。①具备进行ANH的适应证：a.一般情况良好，Hb≥100g/L；b.估计术中出血量超过800ml或全身血容量的20%；c.稀有血型备血困难的患者；d.体内存在多种红细胞抗体，交叉配血困难的患者；e.需降低血液黏度如红细胞增多、血液黏度高的患者；f.因宗教信仰等原因拒绝输异体血的患者。②进行ANH的禁忌证：a.凝血功能障碍、血小板计数低或血小板功能异常的患者；b.严重的心、肺、肝及肾功能不全的患者；c.脓毒血症患者；d.严重高血压病患者；e.其他不适合进行ANH的患者。

（5）ANH自体血的采集。①采集时机：麻醉诱导完成后、手术开始前。②静脉穿刺：选择浅表的颈外静脉为穿刺部位。③采血量的确定：同上。④补充血容量及自体血采集的实施：先快速输入林格液750ml，从静脉采血600ml，立即输入右旋糖酐600ml，如估计出血量多可按以上方法再采600ml（成人）。⑤采血速度：成人采血一般建议20～40ml/min，根据血压、心电监护等情况调节。

（6）血袋的标识及自体血的保存。①血袋的标识项目：姓名、住院号、科别、床号、放血时间。②采集6h内回输自体血的保存：手术室温贮存。③采血6～24h内回输的自体血的保存：4℃冷藏箱贮存。

（7）ANH的监护。①麻醉及急性血液稀释期：持续无创监测血压、心率、心电图。②血液稀释前：有创监护、记录平均动脉压（MAP）、心率（HR）及中心静脉压（CVP）。③血液稀释后15min：同②。

（8）停采自体血的标准。①采自体血量达到目标采血量；②Hct降至25%；③采自体血量虽未达目标采血量，但出现下列情况之一，如血压下降、心率减慢及脉压增大。

（9）ANH采血不良反应的处理。①血压下降：停止采血，加快输液速度，必要时用升压药。②心律失常：及时补充血容量，保持供氧，维持良好通气，必要时停止采血。③急性肺水肿：停止采血，停止输液，利尿治疗等。

（10）ANH自体血的回输。①回输时机：术中当患者出血量＞600ml时开始回输ANH自体血。②回输自体血顺序、原则：按先输最后放出的稀释血，后输最先放出的稀释血的顺序回输自体血，输完自体血后如仍然有输血适应证再考虑输异体血。③自体血回输不良反应：主要是心脏负荷过重及急性肺水肿等，必要时回输自体血前使用利尿剂。

2.低容量性放血（hypovolemic phlebotomy，HP） HP是新近出现的一种控制CVP的方法，与ANH不同，在放血后不使用其他液体替代，通过降低循环血容量控制CVP水平，直至肝脏切除结束。

HP是通过术中抽出全血（7～10 ml/kg），而不进行容积置换。HP除了降低CVP，估计会导致循环血量减少10%～12%，这项技术也会影响内脏血流，从而进一步有助于减少实质横切时的出血，目的是降低CVP并建立相对低血容量状态。被抽走的血液不会被静脉输液替代，而是在肝实质横切结束时重新输回。该技术的安全性和可行性已在文献中得到充分证明。

在一个138例患者的前瞻性样本研究中，与低CVP单独麻醉相比，低血容量性放血对围手术期有显著的保护作用，放血疗法导致的"控制性"低血容量可以预防肝脏切除术的大出血，从而最大限度地减少术后输血的可能性。2016年Rekman等在*Surgery*杂志上的一项研究同样发现，术前放血（4.7～10.2ml/kg）在不显著影响血流动力学的同时，可使CVP平均下降3mmHg，术中失血量和输血显著减少，且不伴有额外的严重并发症。与既往研究一致，该项研究采用HP方法使估计的失血量中位数降为165ml（0～800ml），输血率仅为2%，显著低于之前报道的9%的输血率。腹腔镜切除术和气腹能够对出血血管产生压力，改善止血，使用横切装置和吻合器以及腹腔镜切除也可能是该研究中输血率降低的原因之一。

最近，肝脏切除术中CVP测量的有效性和必要性受到质疑。CVP测量主要用于预测和减少失血量，由于CVP绝对值受患者体位影响，并不总是与肝静脉压力密切相关，因此该研究采用ΔCVP作为肝血管顺应性的替代指标，在评估失血方面更有价值且更可靠。该研究发现，位于主要血管附近的肝脏切除手术，如HP后CVP下降明显，可考虑行腹腔镜切除。腔镜手术中如果发生严重血管损伤，气腹压力使血管受到压迫，从而减少失血量，为控制出血赢得了宝贵时间。如果有显著的CVP下降，腹腔镜手术仍被认为是安全的，可用于切除靠近腔静脉、肝腔静脉汇合处和肝静脉的病变。

低CVP技术对肾功能的影响受到麻醉技术、围手术期血红蛋白水平和血液稀释等多因素的影响。硬膜外麻醉导致外周血管扩张和平均动脉压（MAP）下降，如超过肾脏血压自主调节范围可降低肾脏灌注。为确保足够的灌注，如果CVP下降，MAP应维持大于60mmHg，尤其是在贫血患者中。Haase等报道严重低血压和贫血患者发生AKI的风险更高。因此，低CVP技术谨慎用于术前贫血患者。该项研究未发现ΔCVP与血清肌酐（Scr）变化之间存在显著相关性，这可能与患者选择（血红蛋白水平和低ASA评分）、良好的麻醉技术、术后护理和对方案的严格执行有关。

综上所述，HP后CVP下降程度是肝脏切除术失血量的独立预测因子。笔者主张常规使用HP来减少肝脏切除术期间失血和降低输血率，同时密切监测MAP和术后肾功能。作为预测工具，CVP下降可能有助于手术医生判断腹腔镜手术是否安全。

（二）液体治疗

1.肝衰竭引发休克的病因与液体管理　肝衰竭可发生在有或无潜在慢性肝病（主要是肝硬化）的患者中，分别称为慢性肝衰竭急性发作或急性肝衰竭。在这两种情况下，都与明显的全身炎症和严重的血流动力学紊乱有关，即心输出量增加、外周血管舒张和全身血管阻力降低，以及其他几种叠加的休克病因。在肝硬化患者中，脓毒症是ICU入院的主要原因，但门静脉高压相关的胃肠道出血也很常见。败血性休克在急性肝衰竭中也特别常见，可使入院前口服用药不良事件、呕吐和脑病引起的低血容量性休克复杂化。考虑到肝脏对缺氧的敏感性以及流体对肝功能的潜在有害影响，血流动力学状态和容积反应性评估在这些患者中尤为重要。但应注意的是，肝衰竭时的高动力状态和低系统血管阻力可能会影响某些血流动力学监测设备的准确性。液体疗法中应该使用晶体液，平衡盐溶液可以限制高氯血症性酸中毒和随后的肾脏不良事件的风险。此外，白蛋白复苏的有益效果已经在肝硬化患者中得到证实，可能不仅仅是血容量的增加。

肝硬化患者容积状态的测定具有挑战性。在这些患者中，大量的细胞外液体可能储存在血管外的腔室中，腹水和水肿的存在证明了这一点。患者在血管内容量耗尽时可能出现液体超载，并有肾衰竭的风险。休克时液体超载患者过量液体输入可能会导致腹水、低钠血症和水肿，从而恶化临床情况。在静脉曲张破裂出血的情况下，过量的液体治疗也可能增加pH，增加出血的风险。

通过上述循环改变，肝硬化患者的血流动力学状态和容积反应性的评估变得更加复杂。动脉压监测是标准程序。然而，有几项研究表明，心输出量和液体反应性的增加与平均动脉压（MAP）的变化并不严格相关，因此，肝硬化患者休克复苏的MAP目标也可能改变。例如，在休克期间，动脉压60mmHg的目标可能足够，因为肝硬化患者的动脉压往往低于一般人群。然而，也有人指出，这些患者肾功能不全的风险增加，低MAP可能改变肾脏灌注。除MAP外，在普通人群中广泛用于识别组织低灌注和预测液体反应性的其他一些工具可能不适用于严重肝硬化患者。在微血管水平上，中心静脉血氧饱和度（ScVO$_2$）常被认为是微循环血流和组织氧合的替代指标，在肝硬化高动力患者中，即使患者容积减少且有液体反应，ScVO$_2$也可能升高。同样，在肝衰竭的情况下，应谨慎使用乳酸引导的复苏方案。虽然乳酸水平升高最初被归因于组织灌注不足情况下乳酸产生的增加，但在肝衰竭患者中，可能是受损肝脏清除乳酸缺陷的结果。在这种情况下，乳酸升高可能反映肝衰竭的严重程度，而不是持续的组织灌注不足。基于心肺相互作用的动态预负荷指数的准确性，如脉压变异度（pulse pressure variation，PPV）或每搏量变异（stroke volume variation，SVV），在肝硬化患者中也可能受到质疑。除了这些动态指标的标准限制外，如不能解释非窦性心律患者或肺潮气量设置保守的机械通气患者的结果，肝硬化患者的某些特定特征可能会限制上述指标准确性。

因此，评估终末期肝病患者的血流动力学状态可能需要重复评估心输出量或心脏指数。然而，高心输出量和低外周血管阻力状态也被证明会影响一些微创设备在肝移植期间使用脉冲轮廓分析、脉冲波传输时间或胸阻抗测量心输出量指标的准确性。鉴于这些发现，侵入性监测方法，如经胸热稀释肺动脉插管（也称为Swan-Ganz导管），不能取代流行的"校准"和"未校准"衍生测量。在这种情况下，经胸超声心动图提供了一种无创监测肝衰竭患者容积状态的替代方法。在评估患者的液体反应性时，考虑到潜在的干扰素是非常重要的，因为这些因素可能影响到评估结果的准确性。例如，肺动脉高压和潜在的肝硬化心肌病就是两种可能干扰液体反应性评估的因素。值得注意的是，在不能应用经胸超声心动图的情况下，经食管超声心动图可安全地应用于有1级或2级食管静脉曲张、近期无急性上消化道出血史的患者。

一些高质量的研究评估了ICU患者复苏过程中静脉输液的有效性和安全性，这些研究表明，晶体液应作为一线治疗应用。一些证据表明，在晶体液选择中，平衡盐溶液应优先于生理盐水，因为使用平衡盐溶液可能会降低高氯血症性酸中毒和随后的肾脏不良事件的风险。尽管纳入这些研究的终末期肝病患者的数量有限，但得到的结论可能更适用于肝衰竭患者，表明在血流动力学改变后，出现急性肾损伤的趋势增加。胶体液在休克复苏中的应用一直备受争议。羟乙基淀粉是一种经常使用的胶体液，可能具有不被接受的安全性问题，特别是潜在的肾毒性。事实上，在肝硬化患者中，应用白蛋白比晶体液具有许多优势，而不仅仅是简单的血容量扩张。除了纠正低蛋白血症状态外，补充白蛋白还可以改善功能，因为白蛋白的化学结构改变常常会损害白蛋白的功能，导致与细菌产物、活性氧和感染性休克相关的其他介质的结合能力降低。

在急性肝衰竭（acute liver failure，ALF）的情况下，应立即纠正容量不足，以防止潜在的重叠低氧性肝炎，这可能会恶化肝脏功能障碍和（或）导致多系统器官衰竭的进展。同样重要的是，应避免容量过载，因为它可能导致组织水肿，并增加与ALF相关的颅内高压的风险。此外，右心充盈压升高可能会阻碍肝脏血流，并导致静脉淤血，从而损害肝脏再生、肠道灌注和肾功能，液体疗法对无反应患者的另一个潜在危害是，它可能会延迟改善血流动力学药物的引入，如引入加压素或正性肌力药物。由于这些原因，密切的血流动力学监测可能是指导这些危重患者复苏的必要手段。在足够的容量负荷后，持续性低血压需要用加压素治疗。考虑到在肝衰竭期间出现的全身性血管舒张，选择的加压素是去甲肾上腺素。在使用大剂量去甲肾上腺素的情况下是否应该添加加压素还没有定论。在低氧性肝炎和心力衰竭的情况下，应尽早使用去甲肾上腺素，并应仔细监测液体管理，以尽量减少左心压力，并促进最佳的静脉引流，同时保持足够的冠状动脉灌注压力。在肝充血的情况下，可能需要像多巴酚丁胺这样的正性肌力药物，这也可能会阻碍肝再生。

综上所述，肝衰竭患者通常表现为高动力循环和严重的血流动力学紊乱，可能是全身容积超载，但血管内容积耗尽。建议对这些患者进行血流动力学监测，但往往具有挑战性；因此，应谨慎使用液体疗法。虽然晶体液应作为一线液体复苏剂，但白蛋白也可能会提供一些有益的效果，这都需要进一步研究。

2.肝大部切除术围手术期体液管理的综合评价 肝切除大致可分为三个阶段。第一阶段包括动员和控制流入和流出。在这一阶段，大出血通常是不常见的；然而，意外血管损伤造成的大量失血可能很严重，临床医生应该时刻准备好快速和积极的液体复苏。如果肝脏压迫腔静脉，会发生低血压，这会损害静脉血回流到心脏，并且在肝脏恢复到正常解剖位置时是可逆的。第二阶段包括肝实质切除，从肝实质横切开始，在切除完成后结束。如果采用血管阻塞策略，循环容量的突然变化可能会显著影响液体和麻醉管理。此外，可能需要药物支持，包括有或没有液体干预来维持器官灌注压力。术中出血主要发生在这一阶段。控制流入和流出的策略包括Pringle操作、完全或部分阻断腔静脉和使用低中心静脉压（CVP）麻醉。可采用反向头低足高（Trendelenburg）位和术中自体血回输。第三阶段包括手术止血和闭合。减少失血量和避免输血是预防围手术期并发症和死亡率的关键。失血量进一步决定了所需的液体疗法。麻醉医生和外科医生之间的详细讨论在手术前是至关重要的。在肝切除术中，为了减少出血和降低门静脉压力，麻醉考虑因素包括反向头低足高（Trendelenburg）位、限制性液体干预、使用硝酸甘油的静脉扩张术、自体血回输、等容血液稀释技术，以及使用利尿剂来减少血容量、使用血管活性药物来维持平均动脉压等。应该在个体化的基础上进行患者管理。没有哪一种方法在所有情况下都是有效的，因此了解液体干预的原理和维持血流动力学的稳定性是重要的。

文献报道对肝大部切除术中液体输注的量（定量液体干预）和类型（定性液体干预）的优化结果提供的循证指导很少。肝脏在各种有机阴离子的代谢中起着至关重要的作用，可导致氢离子的消耗和细胞外碳酸氢盐缓冲液的再生。阴离子可以是外源性的（如输血中的柠檬酸盐，或缓冲晶体液中的乙酸葡萄糖酸盐、乙酸盐和乳酸盐）或内源性的（如来自主动糖酵解或厌氧代谢的乳酸）。在肝大部切除过程中，肝脏代谢可能会严重受损，因此输送的缓冲液中存在的有机阴离子可能无法充分代谢以生成碳酸氢盐。醋酸盐缓冲液在理论上比乳酸盐缓冲液在肝大部切除术中有更多优点。使用基于乳酸的晶体液可导致高乳酸血症，因为乳酸阴离子不经肝脏代谢，特别是在肝脏合成功能受损的情况下。高乳酸血症也被证明是肝切除术后、休克状态和危重症的一个重要预后指标，与并发症和死亡风险的增加密切相关。与乳酸不同，醋酸阴离子在肌肉和其他器官中代谢，并不完全依赖于肝脏代谢。动物研究表明，醋酸代谢在严重休克时得以维持（与严重受损的乳酸代谢相反）。此外，醋酸代谢比乳酸代谢更快，在开始给予醋酸盐输液15min后，碳酸氢盐水平可明显升高。醋酸盐也比乳酸更具碱性，这可能有利于接受大面积肝切除术的患者。

在大面积肝切除的情况下，关于羟乙基淀粉安全性的资料是有限的。最近的文献对其安全性提出怀疑，认为羟乙基淀粉对危重症患者不利。2012年进行的对比晶体液与羟乙基淀粉治疗严重脓毒症休克试验，观察复苏是否对肾功能有有害影响，结果显示严重的急性肾损伤与肾替代治疗和羟乙基淀粉治疗之间有重要联系，同时报道了羟乙基淀粉治疗与死亡率之间的关系。这一发现在脓毒症患者使用羟乙基淀粉溶液的荟萃分析中得到了证实，并提醒不要在这种情况下使用羟乙基淀粉。在大面积肝切除的情况下，目前还没有充分的证据表明羟乙基淀粉治疗方案具有重要的临床意义。

白蛋白常用于大手术患者。白蛋白的优点包括维持胶体渗透压，维持肾功能，对内皮完整性有多方面的益处，通过实质性保护内皮细胞的糖萼改善内皮完整性，低蛋白血症中液体负平衡的促进作用在移植患者中很常见，可通过血流动力学维持肾小球滤过。与其他胶体液相比，使用人血白蛋白进行液体复苏被认为是没有肾毒性的。白蛋白在肝切除术中是常用，4%～5%的白蛋白可显著增加血浆容量，扩容量相当于输注白蛋白量的4～5倍。一项亚组分析报告指出，白蛋白在创伤性颅脑损伤中可能有害。因此，对于颅内压升高的暴发性肝移植受者，应谨慎使用大量白蛋白。

肝大部切除术围手术期血流动力学优化策略的首要任务必须包括通过合理地使用液体疗法，保持心输出量和残余肝脏及其他器官的器官灌注压力，以及合理使用和及时应用血管活性药物与肌力药物。目前已经制定出多种目标导向的治疗方案，指导在接受肝大部切除术的患者中进行液体治疗和血管活性药物的使用。由于下腔静脉回输到右心房的静脉受损，以及肝静脉和腔静脉的失血，下腔静脉狭窄会导致血流动力学不稳定。可以通过Pringle操动（门静脉和肝动脉的完全血流阻断）来减少出血，可以将心输出量减少30%，从而显著降低平均动脉压。在选择性的全肝血管阻断切除术中，阻断肝上、下腔静脉和肝蒂可使心输出量减少60%，对血压有不利影响。Moggia等进行了迄今为止最大的网络荟萃分析，以评估减少肝切除术中失血的方法。有低质量的证据表明，与低CVP相比，急性等容性血液稀释合并低CVP的输血率较低。虽然CVP反映循环量的观点是错误的，因为没有证据表明CVP与右心室舒张末压和液体反应性之间存在关联。然而，CVP仍然是肝大部切除术中减少术中出血最传统的生理指标之一。一些中心提倡使用特定的麻醉技术来降低CVP，然而，这些结论都不是基于明确的证据。

药物治疗，如通过硝酸甘油或呋塞米或甘露醇利尿来减少血管内血容量，降低CVP。一般来说，如果平均动脉压的变化在患者基线血压的20%以内，并且心脏指数大于$2.0L/(min \cdot m^2)$，则可以容忍一定程度的血容量减少。通常需要使用血管收缩剂如去甲肾上腺素来支持平均动脉压。由于有菌血症的风险，受污染的手术野是细胞回输的相对禁忌证，但通过使用双吸引装置可提高其安全性。除了低CVP麻醉外，目标导向的血流动力学优化方案应考虑患者的容积反应性（使用SVV）、平均动脉压，以及心脏指数（是低、正常还是高）。SVV是机械通气患者应用脉冲轮廓分析标准化算法测量液体反应性的指标。SVV可以作为一个连续的预负荷变量，以便在肝切除术中进行最佳的液体管理。

二、控制性低血压及低中心静脉压

（一）低中心静脉压

低中心静脉压（CVP）是一种在肝脏手术中常用的技术，其目的是通过减少下腔静脉血液回流到右心房的阻力，减少血液淤滞在肝脏，从而减少手术失血。低CVP可以减少肝实质离断过程中的失血，其已经成为共识。

在肝脏手术中，降低CVP的方法包括改变患者体位、硝酸甘油静脉泵注、呋塞米静脉推注、甘露醇静脉输注、芬太尼静脉推注、限制性输液、下腔静脉钳夹等。这些方法可以通过减少血液回流量、增加体液排出量、降低血管阻力等方式降低CVP。然而，低CVP肝切除手术需要维持平均动脉压≥50mmHg或65mmHg，术中尿量≥0.5ml/（kg·h），以确保正常的组织灌注和氧合作用。低CVP肝切除手术的优点包括减少手术失血量、异体输血量和手术时间。荟萃分析表明，低CVP肝切除手术的肝肾功能与对照组比较差异无统计学意义。然而，这种手术方法需要严格掌握适应证和禁忌证，确保患者的安全。

低CVP一般为≤5mmHg，可降低肝静脉系统向下腔静脉的血流阻抗，从而减少静脉逆行出血，改善肝切除术中的止血效果。低CVP麻醉是肝脏手术中减少术中出血量、输血需求和围手术期并发症的一种有效方法。肝前切除阶段的特点是合理地使用静脉输液＜1ml/（kg·h）等，以增加静脉回流到心脏，同时维持下腔静脉的低CVP。该方法可显著减少失血量和输血需要量，且对肾功能和术后死亡率无不良影响。

可能需要药物干预来达到目标CVP，包括静脉注射硝酸甘油、吗啡和呋塞米。过度低血压（收缩压＜90mmHg）可能需要小剂量的晶体液和（或）血管加压剂（如多巴胺）进行矫正。虽然低通气也可以通过降低胸内压来辅助降低CVP，但一项随机对照试验未能证明低通气对肝切除术期间出血具有有益作用。切除后的治疗包括液体复苏，以血量为目标使血压和尿量正常化。常规CVP监测（通过中心静脉导管）不推荐在肝切除术前或术后进行术中输液处理。

（二）高每搏量变异度

多因素Logistic回归分析显示，高每搏量变异度（stroke volume variation，SVV）能独立预测活体肝移植供体右半肝切除术的失血量（≥700ml）。研究表明，肝切除手术中CVP＜3mmHg与SVV＞13%相关，SVV＞10%预测低CVP的灵敏度为81.4%，特异度为77.1%。

SVV可用作CVP监测的替代。与低SVV（＜10%）相比，采用限制输液获得的高SVV（10%～20%）使活体肝移植供体肝切除术中的失血量显著降低，且高SVV组CVP更低，两者的术中血压和围手术期实验室检查结果差异无统计学意义。静脉滴注甘露醇0.5mg/kg使SVV保持在10%～20%，活体肝移植供体右半肝切除过程中的失血量明显少于低SVV组（≤10%），两者术后急性肾功能不全、术后住院时间、胸部影像学检查并无明显差异。说明维持SVV为10%～20%可减少活体肝移植供体肝切除术中的失血量。一项回顾性研究表明，肝移植术中高SVV（11.2 %± 1.8%）较低SVV（7.0%±1.3%）更少输注库存红细胞和新鲜冰冻血浆。肝切除手术中维持SVV＜12%能明显降低术中低血压的发生率，与对照组相比术后肺部感染率更低，动脉血乳酸和血清β_2-球蛋白的水平更低。肝切除手术中找到恰当的方法维持相对合理的SVV值还需要更多的研究。

（三）呼吸参数设置

全身麻醉气管插管呼吸机正压通气会对胸腔内压和回心血量产生一定的影响。近期的一项研究发现，活体肝移植供体半肝切除手术中采用小潮气量（5ml/kg）不加呼气末正压的失血量明显低于正常潮气量（8 ～ 10ml/kg）加呼气末正压（5cmH$_2$O），且前者的手术时间明显缩短。但也有研究认为，小潮气量（4ml/kg）和正常潮气量（10ml/kg）的肝切除手术比较，虽然前者的CVP更易降低，但术中失血量并无明显差异，且低潮气量组的呼气末二氧化碳分压最大值明显较正常潮气量组高。小潮气量（6ml/kg）加呼气末正压（3cmH$_2$O）会升高肝切除手术患者气管黏膜上皮细胞中白细胞介素-8的水平，可能会增加肺部感染的发生率。肝脏手术中呼吸机参数的设置需要进行更多的探索研究，找到符合患者的个体化参数和模式，以保证患者的安全。

三、输血方案

术中失血量与红细胞输注高度相关，但难以可靠测量，容易得到不准确结果。因此，红细胞输注是一种更好的测量出血程度的方法。在文献中，肝切除术后接受红细胞输注的患者比例差异很大（25.2% ～ 56.8%）。其他研究也证实了这一差异。大型数据库之间的异构性也可能是这些差异的原因之一。参与NSQIP的医院由于系统检查手术结果和启动质量改进流程，红细胞输注率较低是有可能的。尽管如此，这些研究提供了对问题本质的一些洞察。

1. **短期结果**　红细胞输注可以影响肝切除术后的短期预后。红细胞输注对受体的免疫调节作用以及由此产生的感染性疾病易感性和抗肿瘤活性受损是可能影响患者预后的关键机制。此外，红细胞输注可能启动导致多器官衰竭和死亡的促炎介质。

肝切除术后的并发症的发生率随着红细胞输注的使用而增加。几项回顾性研究比较了在肝切除术中接受输血患者的并发症发生率，为17% ～ 64%，而未接受输血患者的并发症发生率为5% ～ 33%。不同研究报道的发病率差异很大，部分原因是不同研究对发病率的定义不同。术后感染是最常见的并发症。

在一些研究中，红细胞输注与较高的死亡率有关。例如，在一项研究中，肝切除术后接受红细胞输注的患者术后30天死亡率为5.6%，而未输血的患者术后30天死亡率为1.0%，但这一趋势在其他几项研究中未发现。然而，与术后发病率的强烈关联，与死亡率的潜在关联，以及红细胞输注是一种有限资源的现实，使得在可能的情况下应避免红细胞输注。

2. **长期结果**　肝切除术后的失血和输血也可能增加癌症复发的风险，从而降低疾病特异性生存率和总生存率（OS）。这可能是多因素的，与术中切除不理想、术后并发症有关，也可能与红细胞输注的免疫调节和促炎作用有关。一项对接受结直肠癌肝转移肝切除术患者长期预后的单一机构回顾研究显示，在控制了其他潜在因素后，接受红细胞输注的患者的5年OS比未接受输血的患者更差。接受输血的患者的5年无复发生存率（RFS）也低于未接受输血的患者（分别为15.5%和31.6%）。在一项涉及18项研究的系统综述中，有10项研究表明输血与OS之间存在关联。因此，出血和输血可能影响肿瘤预后，但其关系和机制仍不确定。

四、肝切除术中减少输血的策略

出血是肝切除术的常见并发症，经常导致输血治疗。据报道，一些围手术期策略可有效降低肝切除术中需要红细胞输注的重大出血风险。根据已发表的证据和最佳实践，患者血液管理（PBM）可改善术后并发症发生率、死亡率和资源利用率。PBM项目关注患者围手术期的三大护理支柱：术前贫血的检测和治疗，减少围手术期失血量，利用和优化患者特异性贫血生理储备。

（一）术前策略

优化术前医疗危险因素对减少围手术期输血需求具有重要意义。纠正异常的生化指标包括血清白蛋白、血红蛋白、血小板计数和凝血功能（即INR、PTT），及时停止和（或）反转抗凝血和抗血小板药是准备肝脏手术的一个重要方面。在接受重大择期腹部手术的患者中，术前贫血是围手术期红细胞输注的既定预测因素。

术前贫血应在初次手术会诊时进行常规评估，以促进其在手术前及时确诊和治疗。检查包括完整检查患者的红细胞计数、铁蛋白、转铁蛋白饱和度、维生素B_{12}和肌酐。为了避免患者在确诊贫血后再次取样，在初次检查时应考虑所有的常规贫血检查。

（1）铁缺乏：术前贫血是重大择期腹腔手术患者预后不良和围手术期红细胞输注的预测指标。缺铁是术前贫血最常见的原因，是一个容易改变的危险因素，但在实践中很少得到解决。在最近对普通外科医生的实践调查中，近51%的受访者表示不太可能进行术前贫血检查。此外，有一半的患者术前未使用口服补铁治疗贫血。尽管短期疗效相同，但与口服铁相比，静脉注射铁具有更低的发病率和更好的胃肠道耐受性。在最近一项包含72例患者的随机对照试验（RCT）中，与常规护理相比，静脉注射铁可减少60%的输血需求，并可缩短住院时间，增强铁储备的恢复，术后4周平均血红蛋白浓度更高。因此，静脉注射铁可以在术后立即和术后几周内为患者带来显著的益处。目前的指南建议缺铁性贫血患者（血清铁蛋白＜30μg/L，转铁蛋白饱和度＜20%，血清铁蛋白＜100μg/L）术前应及时口服铁。口服铁不耐受或距手术不到4周的患者应静脉注射铁，以进一步优化术前治疗。

（2）促红细胞生成素（EPO）：有关EPO在肝切除术患者中避免或减少红细胞输注的疗效尚未见研究报道。目前的指南不建议术前常规使用EPO。此类治疗应保留给有特殊血液需求的患者（即复杂同种异体免疫）或拒绝红细胞输注或铁治疗失败的特定患者。

（二）术中策略

术中贫血和失血的管理取决于包括手术和麻醉团队在内的有效合作和沟通。结合现有的最佳证据和多学科专家意见，建议在术中出现明显出血、ST段改变或术中血红蛋白≤75g/L时进行输血。在没有明显出血或ST改变的情况下，血红蛋白≥95g/L不宜输血。血红蛋白≥85g/L的输血需要充分的理由，并应在输血前由手术和麻醉小组对话告知。手术和止血策略经常结合使用，以尽量减少失血和减少对红细胞输注的需求。外科常见的止血策略：门静脉蒂夹持（portal pedicle clamping，PPC），全肝血流阻断法（total hepatic vascular exclusion，THVE），肝实质横断术；麻醉方面，包括抗纤溶药物使用、低中心静脉压、血液稀释、低容量性放血、自体血回输。

（三）术后策略

在术后初期，必须仔细监测患者术后出血情况，通过临床和生化指标的变化反映出血情况。维持正常体温，纠正活动性出血时的凝血功能障碍，并确保充足的营养，都可以降低同种异体输血率及其相关风险。值得注意的是，PT-INR不能充分预测术后人群的功能凝血，不应用于指导输注FFP或启动或延迟血栓栓塞预防的决定。

结合多学科专家意见建议，肝切除期对于Hb≤75g/L者，应立即输血。针对术后有更严格的输血策略，无冠状动脉疾病且血流动力学稳定的患者应以Hb≤70g/L为输血标准；冠心病患者输血时的血红蛋白应以≤80g/L为标准。还建议每次只输注1单位的红细胞，在输血后再输注更多单位的红细胞之前，应重新评估血红蛋白和症状。

实施系统的多管齐下的方案来减少术中失血和随后的输血可能会有效地降低与肝切除术相关的发病率和死亡率。

五、凝血功能的评价与凝血功能障碍的干预

（一）肝胆外科患者凝血功能变化的病理生理学特点

1.凝血因子的改变　肝脏在机体的凝血功能中扮演着重要的角色，维持着凝血与抗凝血、纤溶与抗纤溶的平衡。肝脏负责制造大部分的凝血因子（如凝血因子Ⅰ、Ⅱ、Ⅴ、Ⅶ、Ⅷ、Ⅸ、Ⅹ、Ⅺ、Ⅻ、ⅩⅢ）和激肽释放酶原、高分子量激肽原（HMWK），肝脏还负责合成一些凝血调节因子（如抗凝血酶Ⅲ、蛋白C、蛋白S、组织因子通路抑制剂）。同时，肝脏还是人体血小板生长因子（TPO）的主要制造者，血小板又可以活化部分凝血因子（如凝血因子Ⅴ、Ⅺ和Ⅻ）。

（1）依赖维生素K的凝血因子：凝血因子Ⅱ、Ⅶ、Ⅸ和Ⅹ为依赖维生素K的蛋白质，以前体形式在肝脏合成。在其分泌前，维生素K羧化前体的谷氨酸残基，使其与磷脂联合后发挥凝血功能。在急性和慢性肝实质疾病中，因为肝脏合成功能的障碍，导致依赖维生素K的凝血因子（Ⅱ、Ⅶ、Ⅸ和Ⅹ）下降。在通常情况下，这4种凝血因子往往会同时表现出不足，但是由于凝血因子Ⅶ含量少，且半衰期短（5～6h），它的缺乏出现得最早、最严重，被认为是肝病患者预后的独立危险因素。维生素K缺乏可导致凝血酶原时间（PT）延长，由于凝血因子Ⅶ等的合成严重不足，补给维生素K后PT仍不易纠正；而在梗阻性黄疸患者，只要不存在明显的肝细胞病变，在注射维生素K后24～48h即可缩短。

（2）凝血因子Ⅴ：由肝脏制造，是不依赖维生素K的凝血因子。在暴发性肝衰竭时

呈低表达，若低于正常值的20%往往提示预后不良，被认为是判断暴发性肝衰竭患者预后的可靠预测指标。而在急性感染患者中，凝血因子Ⅴ可能出现高表达。它对肝脏合成功能的诊断不具备特异性。

（3）凝血因子Ⅷ：不仅可以由肝细胞产生，而且可以由窦内皮细胞与库普弗细胞产生，其他组织如肾脏也可产生。当肝细胞合成功能减退时，窦内皮细胞及库普弗细胞仍维持凝血因子Ⅷ的合成；肝脏清除功能减退，内毒素及免疫因素刺激使它的合成与释放增加。vWF主要在肝外合成，肝硬化患者可能由于内毒素血症和血管内皮细胞功能异常，导致vWF的释放增加；同时vWF分解蛋白酶的产生减少，也可使血浆vWF水平升高。在大多数病毒性肝炎患者中凝血因子Ⅷ活性、vWF水平均明显升高。但肝病合并弥散性血管内凝血（DIC）者，由于凝血因子大量消耗，凝血因子Ⅷ活性水平降低，故凝血因子Ⅷ活性小于正常50%作为诊断肝病合并DIC的必备条件之一。

（4）表面激活系统的凝血因子：参与表面激活系统的有凝血因子Ⅺ、Ⅻ，HMWK以及激肽释放酶等。肝病患者由于肝细胞蛋白质合成能力的下降，上述因子水平显著降低，并可导致部分凝血活酶时间（APTT）延长。

（5）纤维蛋白原（FIB）：即凝血因子Ⅰ，是一种由肝脏合成的具有凝血功能的蛋白，是纤维蛋白的前体，也是最终完成血液凝固的主要基础物质。肝功能严重障碍或先天性缺乏，均可使FIB浓度下降。低纤维蛋白血症的原因包括：FIB的合成下降；DIC过程中的过度消耗；血浆纤维蛋白溶解活性的异常。FIB在正常生理妊娠后期，以及急慢性肝病、梗阻性黄疸、胆汁性肝硬化、肝脏肿瘤中可呈现正常或高表达。

2.血小板计数减少和功能缺陷　血小板在止血和凝血过程中是最早被激活并启动后续级联反应的关键物质。肝脏疾病时的血小板数量减少主要是由于肝硬化门静脉高压脾脏肿大，大量血小板（血小板总数的50%）淤积在脾内，以及脾巨噬细胞活动增强使脾窦内的血小板破坏增多。另外，肝硬化时骨髓巨核细胞无效性生成，血小板寿命缩短，也是血小板数量减少的原因。许多药物如奎尼丁、磺胺类制剂、H_2受体阻断剂、口服降糖药、利福平和肝素等也能引起血小板数量减少，其他因素还包括反复输血、大量摄入乙醇、自身免疫性疾病等。此外，慢性肝病还可使血小板形态发生改变、血小板黏附和聚集功能发生异常，这种形态和功能的改变与肝损害的程度呈正相关。

3.出血及其干预等造成的影响

（1）凝血物质的丢失、稀释和消耗：肝硬化门静脉高压合并术前反复上消化道大出血、肝切除或肝移植手术失血，红细胞、血小板及各种凝血因子大量丢失；术前和术中容量治疗致使血液稀释，使凝血因子浓度进一步降低。缺血再灌注损伤所造成的内膜伤害、输注红细胞等也能够造成显著的凝血因子消耗。

（2）医源性凝血障碍：除了扩容导致血液稀释外，术前血液透析、血浆置换、术中使用肝素以及大量快速输入红细胞或血浆等均可影响凝血功能。动静脉有创监测时肝素封管/冲洗液的应用、肝移植供体保存液中的肝素剂量都可影响活化凝血时间（ACT），无肝期输入血浆或红细胞，血制品中的枸橼酸盐可能导致游离钙离子水平严重降低，对凝血产生显著的干扰。

（3）纤溶亢进：纤溶增强的机制受多因素影响，一是晚期肝硬化产生的组织纤溶酶原激活物（tPA）增加，二是病肝清除能力下降，使tPA的作用显著增加。抗纤溶酶和纤溶酶原激活物抑制剂（PAI）水平降低，纤溶酶原激活物的增加和抑制物的降低导致纤溶亢进。纤维蛋白降解产物（FDP）产生增多，FDP使纤维蛋白单体的聚合发生障碍而出现凝血酶时间延长，同时可干扰血小板的聚集，加重凝血缺陷。

（二）肝胆外科患者凝血功能的评估

病史、抗凝治疗及其他相关因素的评估

（1）维生素K缺乏：由肝脏合成的维生素K依赖性凝血因子包括凝血因子Ⅱ、Ⅶ、Ⅸ和Ⅹ。另外，蛋白C、S、Z是抗凝的，也属于维生素K依赖性因子。临床上导致维生素K缺乏的因素如下。①维生素K的摄入和吸收障碍：a.食物摄入不足，见于长期禁食或肠道功能障碍；b.胆盐缺乏或吸收不良，见于阻塞性黄疸、胆道手术后引流及长期口服抗生素使肠道菌群受抑制等；c.口服与维生素K有拮抗作用的抗凝剂，如双香豆素类。②各类疾病所致的肝实质细胞受损，合并有维生素K的代谢和利用障碍，也使肝细胞不能合成正常的维生素K依赖性凝血因子。③已知一些广谱的抗生素可以造成维生素K依赖的凝血功能障碍，包括头孢类、喹诺酮类及甲硝唑等。

（2）慢性肝病及肝功能损害程度：肝脏疾病除造成凝血因子的缺乏外，还通常伴有血小板数量减少和功能障碍。血小板数量的减少与肝脏和肾脏所产生的血小板生成因子的减少、门脉高压症所造成的脾大脾亢、循环中存在抗血小板抗体以及病毒型肝炎（尤其是丙型肝炎）的感染等因素有关。肝硬化患者所特有的纤溶过度也常会加重凝血功能障碍。因此，肝功能不全的患者，其凝血与抗凝物质的合成代谢失衡，使其出现高凝或者出血两个不同的方向。

（3）脾功能亢进（脾亢）：脾亢是多种原因造成脾大引起的一组综合征。肝胆疾病所致的充血性脾大，即门静脉高压继发性脾亢。病因主要有肝内阻塞性肝硬化、坏死后肝硬化、胆汁性肝硬化、含铁血黄素沉着症、结节病等，以及肝外阻塞性（门静脉或脾静脉外来压迫或血栓形成）肝硬化等。脾亢对凝血功能的影响主要因肿大的脾脏加速血细胞破坏，并抑制血细胞的成熟，造成血小板数量减少。

（4）使用抗凝药物等：术前或术后因各种原因应用抗凝药物是获得性凝血功能障碍的常见原因。肝胆外科患者的抗凝治疗包括两个方面：一是用于预防或治疗心脑血管疾病的抗凝血因子治疗和抗血小板治疗，例如双香豆素类衍生物、阿司匹林和氯吡格雷等；二是因为肝功能和（或）肾功能不全而采取的人工肝治疗和（或）血液透析治疗。华法林通过阻断维生素K依赖性因子的形成，延长并且造成APTT水平轻度升高。肝素及低分子肝素通过与ATⅢ和凝血酶的结合来阻断凝血因子Ⅹ的激活。阿司匹林和其他非激素类抗炎药物通过阻断血小板前列环素的代谢起作用，造成环氧合酶永久性的乙酰化，受影响的血小板功能发生永久性的受损；相比于阿司匹林，其他非激素类抗炎药对血小板的影响是暂时性的，通常只持续3～4天。评估时需注意了解抗凝药物使用情况。

（5）低温与内环境紊乱：低温可能是外科患者，尤其是接受肝胆外科复杂手术患者凝血功能障碍最常见的一个因素，但通常没有引起足够的重视。许多肝胆疾病患者需要接受长时间的开腹手术，热量的丢失会造成体温降低；术中发生大出血的患者接受大量的输血；肝移植患者当供体器官再灌注时冷的保存液会冲入受者体循环中，会造成体温降低。机体的凝血系统由一系列蛋白水解酶组成。这些蛋白酶的活性随着体温的降低而

降低，低温伴随着纤溶活性的显著增加、血小板功能障碍以及胶原引起的血小板聚集的障碍，同时血红蛋白对氧的亲和力会显著增加。低温还与肝功能障碍、输血引起的血枸橼酸水平的增高、低钙血症等因素密切相关。酸中毒是另一个需要重视的危险因素，绝大多数的凝血物质是蛋白质，具有生物酶活性，而这种活性的正常发挥依赖于合适的血液 pH。酸中毒将使得多种凝血（抗凝）底物的生物活性大大降低，即使补充大量的凝血底物也不能有效地发挥作用。低温、酸中毒和低钙血症均可导致凝血酶和凝血因子不能有效发挥作用。因此，对危重肝胆外科患者评估时必须认真了解患者体温、电解质和酸碱平衡情况。

（三）监测指标与检查方法

1. 主要指标及结果的指导意义

（1）血小板检测：血小板的检测参数主要是血小板计数（PLT）。肝病患者PLT改变的原因可能有以下几个方面：①脾功能亢进，使PLT破坏增多，造成血循环中PLT减少；②免疫功能紊乱，当PLT破坏增多时表现为PLT减少而MPV增高；③肝炎病毒是吞噬性病毒，对骨髓巨核细胞有抑制作用，使巨核细胞成熟不良，造成血小板减少；④大量出血时的消耗。为了区别血小板减少的原因究竟是生成减少抑或破坏增加，必要时应考虑行骨髓活检及血小板抗体的检测。

（2）凝血系统检测：活化部分凝血活酶时间（APTT）、凝血酶原时间（PT）和纤维蛋白原（FIB）、凝血酶时间（TT）四项凝血指标能比较全面地初筛患者的凝血功能状况。PT主要反映外源凝血系统中凝血因子的含量和活性，用来证实凝血酶原，纤维蛋白原，凝血因子Ⅴ、Ⅶ、Ⅹ的缺乏或相应抑制物的存在。肝功能失代偿状态下PT常延长。APTT主要反映内源凝血系统中凝血因子的含量与活性，用来证实凝血因子Ⅷ、Ⅸ、Ⅺ的缺乏或相应抑制物的存在，也可用于了解凝血因子Ⅻ、激肽释放酶和HMWK是否缺乏。肝素是最常见的造成APTT延长的原因。TT是共同凝血途径较为敏感和常用的筛选指标，TT延长表示纤溶活动增强，纤维蛋白降解产物和血液中类肝素抗凝物质增多。FIB是由肝脏合成的一种急性反应性蛋白，是血浆中含量最高的凝血因子。它的含量降低反映肝硬化严重，肝损害患者的蛋白和生物酶合成功能严重下降。凝血酶原时间国际标准化比值（PT-INR）：由于试验可受到多种因素的影响，数据差异较大，因此WHO推荐使用INR，即PT的实测值除以标准值的百分比值，其临床含义与PT类似。

（3）纤溶系统检测：纤溶系统是血液内与凝血系统相拮抗的多酶系统。在维持凝血与纤溶的动态平衡中起重要作用。纤溶系统包括纤溶酶原、纤溶酶、PA、纤溶酶原激活物抑制剂（PAI）和α2AP等。纤溶系统检测不作为临床常规检测，其常用指标是纤维蛋白原含量、纤维蛋白（原）降解产物（FDP）和D-二聚体的检测。D-二聚体是交联纤维蛋白的特异性降解产物，其水平增高可反映继发性纤溶增高，需要注意的是其特异性并不高。

2. 其他辅助性指标　肝胆外科的患者常需要切除或消融部分肝叶或肝段，导致功能性肝体积的减少，对凝血功能的影响需要结合Child-Pugh肝功能分级、ICG肝脏储备功能、MELD评分、标准肝脏体积和剩余功能性肝体积计算等来全面评估手术风险和凝血功能障碍发生的可能性。肝脏体积大小可反映肝脏实质细胞容量的变化，间接反映肝脏血流灌注和代谢能力。

3. 凝血过程动态物理监测 目前临床上主要应用的是血栓弹力图（TEG）和血小板功能分析仪（CenturyClot或Sonoclot）。通过TEG可以动态观察血液凝固过程的变化，包括凝血酶和纤维蛋白的形成速度、纤维蛋白溶解状态，以及所形成的血凝块的峰值等，还可以检测血小板的数量和功能异常，能较全面地反映患者体内的凝血功能状态。TEG基本参数包括：反应时间（R）、血块生成时间（K）、血块生成率（α角）、最大宽度（MA）、血块溶解指数（CLI）、全血块溶解时间（F）。低凝状态时，R、K延长，α角缩小，MA减小。血小板减少或功能不良时，MA减小。采用Sonoclot凝血和血小板功能分析仪也可以了解凝血全过程，包括抗凝因子、纤维蛋白、凝血因子和血小板的功能以及纤溶系统的变化等，可以预测围手术期出血情况并可鉴别出血的原因。Sonoclot标记曲线Ⅰ：表现为SonACT段、纤维蛋白凝集速率（ClotRate，CR）段、血小板功能（platelet function，PF）段及纤溶段。SonACT段与常规ACT监测一致，主要与凝血因子有关。高凝患者SonACT段明显缩短，如果凝血因子缺乏或受抗凝治疗的影响，SonACT段则延长；纤维蛋白凝集速率段主要与纤维蛋白原含量有关，它的斜率越大，表示收缩越强；血小板功能段曲线越陡，斜率越大，说明血小板功能越强。SonACT正常值85～145s，CR正常值15～45mm/min。Sonoclot和TEG检测原理基本相同，可以定性判断凝血功能异常的环节，能够对凝血和纤溶全过程及血小板功能进行全面检测，并指导成分输血。与传统的凝血功能监测指标有显著相关性，但全程检测耗时较长，其敏感性和准确性需要更多的临床研究证实。

（四）肝胆外科患者围手术期凝血功能的可能变化及干预措施

正常人凝血功能的代偿能力强大。临床上，只要纤维蛋白原浓度＞0.8g/L，凝血因子活动度大于正常的30%，血小板计数不小于30×10^9/L，凝血功能仍可维持正常。肝胆外科患者因肝病、阻塞性黄疸等，加之麻醉和手术的影响，凝血功能状况复杂多变，凝血功能取决于活化的凝血因子和抑制因子之间的平衡。

1. 术前低凝状态的纠正 肝胆外科患者可能存在不同程度的凝血障碍，术前改善患者的凝血状态，纠正已经存在的凝血异常，可以有效地减少术中出血和血制品用量。术前低凝状态的纠正要重视病因治疗。

纠正的方法如下。①积极治疗原有的慢性肝病，改善肝脏功能，促进肝脏凝血因子的合成。②对于阻塞性黄疸、肠功能障碍及服用华法林或长期应用影响维生素K吸收和代谢的抗菌药物等患者给予肌内注射或静脉注射维生素K_1，一般在及时补充后6～12h凝血机制可以恢复正常，连续补充3天即可恢复体内维生素K的储备。应用肝素治疗的患者，通过ACT来监测凝血，必要时用鱼精蛋白中和（1mg硫酸鱼精蛋白可中和150U肝素）。③急慢性肝病患者也可予以补充维生素K_1，对于部分存在肝内胆管阻塞者PT可有一定程度缩短。④对于维生素K_1治疗无效的肝病患者，则不能继续应用维生素K_1，应根据凝血功能检测结果，酌情输注新鲜冰冻血浆、冷沉淀、凝血酶原复合物、纤维蛋白原等。一般情况下，各项凝血指标异常（超过正常值的1.5倍）和（或）INR＞2，即应输入新鲜冰冻血浆。但目前尚无大样本数据证实。⑤由于阿司匹林对血小板聚集的抑制作用持续时间长，且阿司匹林在体内的清除呈剂量相关性，停用阿司匹林5天后可用

TEG或Sonoclot分析仪检测，血小板功能正常后择期手术。⑥肝硬化继发脾亢时，不推荐单独采用脾切除术以提高血小板计数，因其对凝血功能改善无明显帮助，且脾切除术后会增加严重并发症风险。⑦血小板计数<20×10⁹/L的患者，需及时补充血小板。

2.术中及术后凝血功能变化的监测　因麻醉时间长、手术创伤大及术中出血多、大量快速输液等多种因素，易发生术中及术后凝血功能异常，特别是较大的肝切除、肝脏血流阻断带来的血流动力学变化大等，会导致凝血功能异常更为明显。术中及术后处理应强调完善各种监测，并采取综合措施预防并纠正可能出现的凝血障碍。术中及术后凝血功能的评估和处理如下。①应用精准肝切除技术减少术中出血量，准确统计术中及术后出入量。②准确的剩余功能性肝体积计算和肝功能判断。③术中及术后重复凝血功能检查，主要包括血小板计数、凝血四项、纤维蛋白降解产物（FDP）、D-二聚体等，必要时检查凝血因子含量等。根据检测结果选择应用新鲜冰冻血浆、血小板、冷沉淀、凝血酶原复合物、纤维蛋白原等。④术中创面广泛渗血的判断及可能出血的预测。⑤合理输血输液，减少稀释性凝血功能障碍的发生，大量输注库存血时，注意钙的补充。⑥动态监测体温，推荐应用体温探头监测，能够可靠、灵敏、瞬间反映温度变化，受干扰和影响的因素少。重视术中的保温措施，注意手术全程的保温，如应用加温毯对液体进行加温、用温热生理盐水冲洗腹腔等，预防低体温的发生；大量快速输血时，可考虑应用输血加温装置。⑦预防应激性溃疡及消化道出血、及时判断并处理术后活动性出血。⑧加强动脉血气监测，预防酸碱平衡紊乱及低钙血症出现。

3.血制品、凝血因子、止血药物的应用选择及时机

（1）血小板：重度和极重度血小板减少（PLT<10×10⁹/L）的患者，应及时补充机采血小板。术中尽可能维持血小板计数在30×10⁹/L以上，Sonoclot测定的血小板功能（PF>1s）或检测MA值>50mm。肝胆疾病术前因血小板破坏增加导致的血小板减少，不能预防性输注血小板。因输血小板后的峰值决定其效果，缓慢输入时效果差，所以输血小板时应快速输注，并一次性足量应用。当血小板计数>50×10⁹/L时，如果仍有明显的出血，则表明可能存在纤溶亢进而抑制了血小板的功能，在这种情况下首先考虑抗纤溶治疗。

（2）新鲜冰冻血浆（FFP）：FFP的输注指征为血浆中凝血因子不足。具体包括：①华法林抗凝治疗的紧急拮抗（剂量通常为5～8ml/kg）；②在没有单一的凝血因子成分可提供的情况下用于纠正已知的凝血因子缺乏；③纠正伴有APTT延长时（>1.5倍的对照值）创面广泛渗血；④急性大出血并输入大量库存全血或红细胞后（出血量或输血量≥患者自身血容量）。输注FFP的要求是必须给予足够的剂量，通常为10～15ml/kg。FFP不应单纯用于补充血容量或提高白蛋白水平。

（3）冷沉淀：冷沉淀保存了较多的纤维蛋白原。出血患者输注冷沉淀之前应该检查纤维蛋白原浓度，如纤维蛋白原浓度高于1.5g/L则不必输注冷沉淀。输注冷沉淀指征：①有大量渗血，纤维蛋白原浓度低于0.8者；②用于纠正大量输血发生广泛渗血，又不能及时检测纤维蛋白原浓度者；③先天性纤维蛋白原缺乏的患者。对于纤维蛋白原浓度为1.0～1.5g/L的患者，应根据预测可能或进行性出血风险的大小决定是否应用。

（4）凝血酶原复合物：包括凝血因子Ⅱ、Ⅶ、Ⅸ、Ⅹ在内的多种凝血因子，主要用于PT延长、急慢性肝病、维生素K缺乏等。可于手术前按10～20U/kg给予凝血酶原复合物，术中和术后可根据情况补充应用。

（5）纤维蛋白原：可迅速提高血浆纤维蛋白原浓度，纤维蛋白原＜0.8g/L时应用，一般首次给予1～2g，每2g纤维蛋白原可使血浆中纤维蛋白原提高约0.5g/L。对于严重凝血功能障碍的患者，当大量应用新鲜冰冻血浆存在高容量负荷的风险时使用，需与输注凝血因子同步进行。

（6）重组凝血因子Ⅶa（rFⅦa）：rFⅦa是止血的天然始动因子，主要通过与组织因子结合经外源性凝血途径发挥止血作用，它能在活化的血小板表面促进凝血酶产生，用于难控性难治性出血。rFⅦa能在肝胆疾病凝血酶产生不足的情况下发挥止血作用。rFⅦa有效发挥止血作用的条件：①有足够的纤维蛋白原；②有一定数量的血小板且血小板功能正常；③体温正常；④无酸中毒存在。推荐初始用量为90μg/kg，2～3h后可重复给予。应用rFⅦa需要注意静脉血栓形成的风险。

（7）止血药物与抗纤溶药物的应用：凝血酶可促进血小板的激活和聚集，其中含有磷脂依赖性凝血因子X激活物，能促进凝血因子X激活，将凝血酶原活化为凝血酶。氨基己酸为纤溶抑制药，能与纤溶酶和纤溶酶原上纤维蛋白亲和部位的赖氨酸结合部位强烈吸附，阻抑纤溶酶、纤溶酶原与纤维蛋白结合，从而抑制由纤溶酶所致的纤维蛋白溶解。对抑制纤溶药物的使用主张足量、预防性应用，术中根据实验室监测结果酌情追加使用。

4.肝移植患者围手术期凝血功能变化的特殊性　肝移植患者常为终末期肝病患者，术前凝血功能异常几乎包括了凝血过程的各个环节。肝移植手术不仅涉及病肝的切除，还存在一个经受过冷、热缺血-再灌注损伤的新肝植入并逐步发挥作用的过程，其围手术期的凝血功能变化有特殊性。一般规律是，随着手术的进行，凝血、抗凝血系统的功能逐渐降低并在无肝期后期及再灌注初期达到最低，而纤溶系统的变化与之相反。再灌注初期凝血状况迅速恶化，并且时常伴有纤溶亢进，术野常广泛渗血，是术中凝血管理的关键时期。随着移植肝功能的恢复，凝血异常逐步得到纠正，新肝制造的血小板生成素也使得血小板计数缓慢回升。新肝功能恢复后，自身凝血功能改善及内环境自身调整后血液稀释等影响逐渐消失，又易出现高凝状态，需要注意预防术后高凝和血栓形成。因此，肝移植患者需要有严密的围手术期凝血功能监测，针对发现的凝血异常的具体环节进行个体化调控，减少纠正凝血功能的盲目性，以达到减少出血、维持循环稳定的目的。

六、抗纤溶药

（一）常见抗纤溶药

1.氨甲环酸（tranexamic acid，TXA）　抑肽酶退市后，以TXA、氨基己酸为代表的赖氨酸类似物抗纤溶药物被用来减少术中失血。术中使用TXA＞10mg/（kg·h）会显著减少肝移植手术中异体红细胞和新鲜冰冻血浆的输注。分别在手术切皮、门静脉阻断以及门静脉开放时预防性静脉注射1g TXA，可减少肝移植术中失血量，减少血小板和冷沉淀使用量，且门静脉和肝动脉未见血栓。静脉注射TXA 100mg/（kg·h），总量≤5g，肝切除术中失血量和输血量明显减少。在另一项肝癌肝切除术中，术前静脉注射

TXA 10mg/kg能明显减少手术失血和异体红细胞输注量。

在一项肝部分切除的研究中，负荷量静脉滴注TXA 1g后，不管是1g/8h持续输注，还是10mg/（kg·h）至手术结束，均可使TXA的血浆水平在停药6～8h后达到10mg/L以上；肝实质离断后纤溶酶–抗纤溶酶复合物逐步升高至1106mg/L（正常范围0～512mg/L），术后第1日早上回复到基线水平，这为给予合适剂量的TXA找到了合适的时机。

2.凝血因子浓缩物　新鲜冰冻血浆/冷沉淀含有凝血因子和纤维蛋白原，常用来纠正手术患者的凝血功能以减少失血。研究表明，肝切除术中使用新鲜冰冻血浆，术后腹腔积液的发生率较对照组高。用其他高水平的凝血因子浓缩物如凝血酶原复合物（prothrombin complex concentrate，PCC）、纤维蛋白原浓缩物（fibrinogen concentrate，FC）以及重组人凝血因子替代新鲜冰冻血浆/冷沉淀以改善患者的凝血功能是新的研究方向。

术中使用10IU/kg或20IU/kg的PCC较输注新鲜冰冻血浆能更有效地恢复肝移植手术中凝血酶的生成。术前纤维蛋白原＜2g/L会增加肝移植手术的用血需求。原位肝移植中使用rFⅦa 60μg/kg或120μg/kg会减少红细胞的需求。非肝硬化肝部分切除静脉注射rFⅦa 80μg/kg的血细胞比容较静脉注射rFⅦa 20μg/kg下降得更小。

虽然单独或联合使用PCC和FC不会增加肝移植患者栓塞的发生，但也不会减少原位肝移植术中异体红细胞和新鲜冰冻血浆的需求。肝脏手术中使用凝血因子浓缩物替代新鲜冰冻血浆/冷沉淀需要更加谨慎。一项正在进行的多中心随机对照试验正在研究用PCC来减少INR为1.5的肝硬化患者原位肝移植中异体血输注的效用。

（二）其他抗纤溶方法

1.甲磺酸萘莫司他　一项研究发现，从手术当天起每天使用甲磺酸萘莫司他2mg/kg，至少连续7天，可使得围手术期出血减少，T淋巴细胞的自然杀伤细胞活性和辅助/抑制比率显著增加。

2.抑肽酶　给予抑肽酶$2×10^6$kU负荷剂量，随后持续输注$5×10^5$kU/h，直至皮肤切口闭合。

（三）止血剂

通常用于控制残肝出血的生物制剂和合成制剂包括纤维蛋白、胶原蛋白和氧化纤维素。纤维蛋白制剂在应用前需要用氯化钙和凝血酶等活化剂制备。胶原蛋白剂可以成片使用，比大多数其他产品的止血时间更快。氧化纤维素聚合物可以制成促进凝血达到止血的可吸收贴片。最近一项对5项实验的荟萃分析得出：与对照组相比，纤维蛋白制剂可能会减少输血量以及氧化纤维素等产品的消耗量。现在大多数外用药物都包括纤维蛋白和胶原蛋白成分，有大量涉及市售产品的研究。外科医生会根据产品的成本和医院级别的可用性来决定是否使用这些产品。

七、自体血回收

（一）自体输血

血液回收技术在节约红细胞以及提高患者氧供方面效果显著，但在肿瘤和血液传播疾病患者中的应用一直受限。研究发现，右肝切除术中使用自体血回收技术，术后90天的异体输血率明显低于对照组，术后并发症和感染的发生率差异无统计学意义。一项关于乙型肝炎失代偿肝移植的研究表明，经过抗凝、直径为20～40μm的滤网过滤、离心、洗涤回收后的红细胞，在形态、结构、功能以及血液流变学方面与术前比较差异无统计学意义。术中使用血液回收不会增加丙型肝炎肝移植患者丙型肝炎病毒RNA复制的活跃程度。而另一项关于肝癌患者活体肝移植手术的研究表明，使用自体血回收和白细胞过滤器可以减少异体红细胞输注，而肝内复发率、肝外复发率、总体复发率与对照组比较差异无统计学意义。这说明肝炎、肝癌患者行手术治疗时，自体血回收联合有核细胞过滤、白细胞过滤可安全有效地减少异体血输注。是否采用自体血回收，需要仔细权衡。研究表明，只有当输血的可能性≥25%时，肝切除术中使用自体血回收装置的成本最低，否则可能会增加患者的经济负担。

自体输血是一种恢复手术中丢失的血液并重新注入患者体内的方法，可有效地减少成人择期手术中同种异体输血的需要。由于存在恶性细胞全身扩散的风险，自体输血在肝癌肝切除术中的应用仍存在争议。观察性研究并没有证明自体输血与癌症复发之间的关联。常规使用自体输血已被证明在肝切除术中是成本最低的，特别是当患者有＞25%的输血风险时，在这种情况下可以考虑自体输血。

（二）术前自体血液储备

术前自体血液储备可应用于各种外科手术，尤其是对于Rh阴性血、红细胞抗体阳性的患者，节约异体输血的效果明显。研究表明，术前自体血液储备可提高肝癌肝切除术患者的远期生存率。Manuel等研究表明，活体肝移植供体肝切除手术完成后Hb为（117±12）g/L，有63%的预存自体血被丢弃。多因素Logistic回归分析显示，肝癌手术术前自体血液储备的必要性与术前Hb水平、肿瘤大小、是否有癌栓显著相关。与术前≥3天采血比较，术前2天采血术后24h的Hb值更高。术前自体血液储备需要术前Hb≥110g/L、心肺肝肾功能正常、凝血功能正常，可能需要多次采血，可能会延长患者的住院时间，也有可能造成预存血的浪费。

八、肝移植患者围手术期血液管理策略

（一）肝移植分期

终末期肝病是各种慢性或急性肝脏疾病发展的失代偿阶段，主要病因有病毒性肝炎、酒精性肝硬化、胆汁淤积、药物化学毒物、免疫疾病等。全世界每年有100余万患者死于肝病，大约1/3发生在中国，并且主要为乙肝引起的肝硬化。肝移植术是治疗终末期肝病的重要手段，手术的复杂性以及终末期肝病患者特殊的病理生理改变常常会引

起术中大量的出血与输血，影响患者的预后及远期生存率，因此需不断优化肝移植患者围手术期血液管理策略。

临床上常采用的为经典式肝移植术和背驮式肝移植。经典式肝移植术即供肝大小和受体腹腔大小相匹配，按原血管解剖将整个供肝植入受体的原肝部位。背驮式肝移植即切除病肝时保留受体的肝后下腔静脉，将供肝的肝上下腔静脉与受体的三支肝静脉或肝中、肝左静脉所形成的共同开口相吻合，或供受体肝后下腔静脉行侧侧吻合，重建肝脏的血液流出道，同时结扎供肝的肝后下腔静脉。其优点是血流动力学稳定，对内环境的干扰小。

肝移植术的分期包括病肝切除期（无肝前期）、无肝期、新肝再灌注期三个阶段。肝切除期（无肝前期）是从切皮至病肝取出，此阶段以钳夹门静脉为终点，包括对病肝的游离和松解，主要问题是术中出血。无肝期是从钳夹门静脉和肝动脉开始至新肝的腔静脉和门静脉吻合完毕并开放供血为止，此期病肝被移除并吻合新肝，主要问题是下腔静脉回流受阻，肠道和下肢淤血。新肝再灌注期是从开放下腔静脉和门静脉阻断钳使移植肝供血开始直至吻合肝动脉、胆总管及关腹结束手术为止，主要问题是再灌注综合征和凝血异常。

（二）肝移植术中出血危险因素

1.病史及病情

（1）患者自身疾病种类、既往史、手术方式、受体和供体年龄、手术操作以及术中麻醉管理。

（2）大量出血的McKlusky风险指数包括：①年龄＞40岁，血红蛋白＜100g/L；②国际标准化比值（INR）＞2.0；血小板计数＜70×10^9/L；③肌酐＞120μmol/L（男性），肌酐＞100μmol/L（女性）；④白蛋白＜24g/L以及2次肝移植手术。

（3）肝脏功能终末期肝病模型（MELD）高于25分，出血风险增加，需要警惕。

（4）门静脉高压手术区常存在静脉曲张，术中意外损伤可能引起出血量增加，甚至难以控制的大出血。

（5）输血＞8U独立危险因素包括冷缺血时间、血小板、血红蛋白和既往病史。研究表明，术中输注红细胞量与患者术前血红蛋白、直接胆红素、总胆红素、凝血酶时间和活化部分凝血活酶时间相关。

2.疾病种类 通过分析132例不同基础疾病的患者术中血液成分输注情况，结果表明，不同基础疾病中肝炎后肝硬化患者输注血制品显著高于其他肝硬化的类型。

3.凝血功能改变 肝脏是大多数凝血因子和抑制性蛋白的主要合成场所。肝衰竭导致凝血变化的机制很复杂，主要与凝血因子水平降低和功能上的缺陷有关，还表现为纤维蛋白原溶解加速，特别在合并败血症或循环衰竭时。肝移植术中凝血功能的变化：①无肝前期主要来源于终末期肝病患者肝脏本身功能处于失代偿期；②无肝期主要因为肝脏彻底失去功能且受到体内毒素影响；③新肝再灌注期主要因为凝血异常因素进一步加重以及肝素的影响；④术后存在肝动脉血栓形成的风险。

（三）血液管理策略

1.异体输血的不良影响 肝移植不良转归的主要因素包括输注红细胞、血浆和血小板，输血可增加围手术期的发病率和病死率，尤其针对手术复杂的危重患者，术中大量输血可造成血流动力学失衡，不利于重要脏器的灌注。

研究表明，输注异体血或血制品与肝移植术后短期和长期并发症呈正相关，包括术后肾损伤、感染、排斥反应等。研究显示，输血是影响肝移植受者住院时间和生存率最重要的危险因素。术中大量输血可能会影响肝脏移植后的功能恢复，且容易并发感染，降低术后生存率等。

2.认识肝移植患者凝血改变 肝移植患者围手术期凝血功能会发生诸多明显改变，包括vWF和凝血因子Ⅷ、tPA、NO和前列环素水平升高，肝病相关的血小板数量减少和功能缺陷，凝血因子合成减少，凝血蛋白合成异常，维生素K缺乏，纤维蛋白溶解活性增强及弥散性血管内凝血等。此外，肝硬化和肝癌患者发生门静脉血栓的风险较高。

内源性凝血酶生成能力试验结果表明，肝硬化患者促凝血因子的减少通过抗凝因子的减少而代偿，因此凝血平衡没有改变。肝硬化患者的高凝状态主要由于凝血因子Ⅷ水平升高和蛋白C水平的下降，这是肝硬化患者的典型改变。因此，肝硬化患者凝血功能的特点是动态不稳定的平衡，但当发生感染、肾功能损伤、肝癌等临床事件时，这种脆弱的平衡可被打破继而出现血栓或出血。

3.凝血功能评估 传统的检测方法如下。

（1）血管壁和血管内皮细胞检测：如出血时间（BT）、血浆内皮素-1（ET-1）。

（2）血小板的检测：如血小板计数、血小板黏附试验（PAdT）、血小板聚集试验。

（3）凝血系统检测：如血浆凝血酶原时间（PT）、活化部分凝血酶原时间（APTT）及纠正试验、国际标准化比值（INR）、纤维蛋白原（FIB）等。

（4）纤溶系统的检测：纤维蛋白降解产物（FDP）、D-二聚体。FDP可以反映纤溶系统的功能状态。D-二聚体提示血栓形成风险，临床上通常以血浆D-二聚体水平＜500ng/ml作为排除血栓的阈值。

然而，常规的凝血功能检测难以评估凝血状态的全貌。《成人肝移植受者围术期凝血功能管理专家共识（2021版）》推荐，对于存在明显凝血功能障碍的肝移植受者，推荐采用血栓弹力图等检测技术进一步评价和分析凝血功能，该技术更适用于肝移植术中凝血功能的监测和管理。血栓弹力图可反映凝血因子活性、纤维蛋白、血小板功能及纤溶状态。

4.患者输血管理 目标：改善肝移植受肝者的预后和减轻其经济负担。原则：最大限度地减少输注异体血和血制品，以改善患者预后。主要实施方式：识别贫血，优化红细胞质量；最大限度地减少失血；限制输血，使用输血的替代方案，提高患者对贫血的耐受性。

（1）术前备血。一般手术前需要准备以下血制品：红细胞10～20U、血浆2000～4000ml、血小板1～3个治疗量。由于肝硬化、肝癌、肝衰竭等不同肝病患者术中出血风险不同，临床医生应根据患者自身情况、凝血功能等多种情况，预计出血量，准备相关血制品，降低术中缺血的发生风险。

（2）术中合理用血。肝移植围手术期一般输血指征包括：①肝移植受者围手术期血红蛋白≥100g/L时，不需要输注红细胞；②血红蛋白＜70g/L时，建议输注红细胞；③血红蛋白在70～100g/L时，应根据受者心肺代偿功能、有无活动性出血及代谢率增高等因素决定是否输注红细胞。

目前国际上输血率极低的移植中心，已成功地采用血红蛋白60g/L的输血标准。

（3）调整凝血：凝血因子缺乏，可使用新鲜冰冻血浆、纤维蛋白原、冷沉淀、凝血酶原复合物和重组凝血因子Ⅶa等。

1）新鲜冰冻血浆（FFP）包含各种凝血因子，其使用指征包括：PT和（或）APTT＞正常值1.5倍或INR＞1.7，创面弥漫性渗血；急性大出血输入大量库存全血或浓缩红细胞（出血量或输血量相当于其自身血容量）；病史或临床过程表现为先天性、继发性凝血功能障碍。一般用量首次推荐使用10～20ml/kg，可以使血浆凝血因子水平恢复超过40%。输注后，应重新进行凝血功能监测和临床评估，若需要则再继续输注。美国将INR＞2.0作为输注FFP的一项指标。

2）血小板计数＜50×10⁹/L时，可考虑输注血小板；血小板计数在（50～100）×10⁹/L时，应根据是否有自发性出血或伤口渗血决定是否输注血小板；如术中出现不可控性渗血，经实验室检查确定有血小板功能低下，输注血小板不受上述指征限制。

对于肝衰竭患者血小板计数尽量维持在（30～50）×10⁹/L。血小板应一次足量输注，通常输注1个治疗量血小板，使成人（70kg）血小板可升高（4～8）×10⁹/L。

为减少血小板输注，在非紧急情况下肝移植受者术前可应用血小板生成素受体激动剂阿伐曲泊帕。阿伐曲泊帕是目前国内唯一获批用于慢性肝病相关血小板减少症的药物。

3）纤维蛋白原（FIB）又称凝血因子Ⅰ，是重要的凝血相关因子之一，它的半衰期为3～5天，体内正常含量为2～4g/L。肝病患者体内FIB常生成减少且消耗增多。在有临床意义的出血情况下，应给予FIB浓缩物治疗。2016年的欧洲指南推荐，血浆FIB＜1.5g/L的严重创伤大出血与凝血功能障碍患者需应用FIB。应用FIB可以降低红细胞、血小板、FFP的使用量，可以减少异体输血；对于急、慢性肝衰竭患者，低FIB也是一种预测不良预后的有效指标。维持FIB≥1.5g/L能够改善急、慢性肝衰竭患者的预后。

4）冷沉淀富含凝血因子、纤维蛋白原、纤维结合蛋白、血管性血友病因子等。对于纤维蛋白原缺乏的成人一般每次用16U，可以使血中的纤维蛋白原保持在1.0g/L以上；对于凝血因子Ⅷ缺乏者且有出血倾向时，以2U/10kg输注。

（4）药物的使用

1）凝血酶原复合物：是含有维生素K依赖性凝血因子Ⅱ、Ⅶ、Ⅸ、Ⅹ等的血浆蛋白冻干制剂。1U相当于1ml新鲜血浆中所含凝血因子Ⅱ、Ⅶ、Ⅸ、Ⅹ的含量。大量输注凝血酶原复合物时，要补充适量新鲜冰冻血浆/冷沉淀以达到凝血因子的完全平衡。在手术时常在该制剂500U中加肝素100U以避免血栓和心肌梗死。建议肝病患者应用凝血酶原复合物时应检测抗凝血酶Ⅲ。

2）重组凝血因子Ⅶa（rFⅦa）：主要用于难控性、难治性出血。当严重渗血而常规治疗手段失败时，可考虑rFⅦa。rFⅦa还用于治疗合并低温或酸中毒的凝血功能障碍，并可反复使用。严重凝血功能障碍的肝移植受者，可以在开腹前10min预防性应用 rFⅦa，单次静脉输注，其治疗剂量为 40～80μg/kg。对于凝血因子缺乏导致的严重出血者可重复给予，再次使用时间间隔为 2～2.5h。

3）抗纤溶药物：用于纠正纤溶亢进。纤溶增强时，可使用赖氨酸类似物。术中应用的赖氨酸类似物主要有氨甲环酸和 6-氨基己酸，其作用机制为与纤溶酶原活化物竞争性结合，抑制纤溶酶原的活化，从而抑制纤溶活性，达到止血的目的。主张足量、预防性应用，术中根据实验室监测结果酌情应用。抗纤溶药物如氨甲环酸和氨基己酸已成功应用于减少失血和输血的需要。预防性使用氨甲环酸可减少肝移植术中血小板的使用。

4）鱼精蛋白：在新肝再灌注期，肝素酶校正的 Sonoclot 或 TEG 检测发现体内肝素较多，需应用鱼精蛋白拮抗肝素的作用。有学者提出，肝移植术中凝血系统调控的目的是减少术中、术后出血和抑制纤维蛋白溶解亢进，不可盲目过度治疗，没有必要片面强调各项凝血指标完全正常。Wang 等的研究中 2 例活体肝移植患者 TEG 值异常，但并未增加输血。Wang 等报道采用 TEG 的高值（$R > 15min$，$MA < 40mm$，$\alpha < 45°$）作为输注标准并不会增加术中出血量。

5. 其他减少输血风险的措施

（1）减少肝移植围手术期输血的麻醉策略：①药物；②血液稀释与回收；③低中心静脉压；④保温（术中维持核心体温 $> 35℃$、$pH > 7.2$ 和血清钙水平 $> 2.1mmol/L$ 可有效预防出血）。

（2）减少肝移植围手术期输血的手术策略：天津市第一中心医院等应用的无异体输血肝移植方案包括手术止血技术、急性血液稀释技术、低中心静脉压技术（LCVP）、血液回收技术、床旁血栓弹力图技术等。目前普遍认为，LCVP 技术是减少肝移植术中出血的关键措施，其方法包括：抢先性自体血储存、非等容性血液稀释、等容性血液稀释等。上述方法在降低 CVP 的同时，可减少术中出血带来的血红蛋白流失，从而实现节省血液的目的。笔者建议首选急性非等容性血液稀释（acute non-normovo-lemic hemodilution，ANNH）作为术中改进措施。ANNH 具有操作简便、起效快等优势，LCVP 技术降低了腔静脉与门静脉的压力，继而可减少容量血管的渗出性出血。

（赵　悦　刘志国　李　平　谢创波　周永昌　邓　旭　赵高峰）

参 考 文 献

胡盛寿，纪宏文，孙寒松，等，2018 心血管手术患者血液管理专家共识［J］. 中国输血杂志，31（4）：321-325.

张天成，陈露，谭利明，等，2018. 中国孕产妇死亡率时空变化及预测探究［J］. 中国卫生统计，35（5）：745-747.

Anger H，Durocher J，Dabash R，et al，2019. How well do postpartum blood loss and common definitions of postpartum hemorrhage correlate with postpartum anemia and fall in hemoglobin?［J］. PLoS One，14（8）：e0221216.

Anger HA，Dabash R，Durocher J，et al，2019. The effectiveness and safety of introducing condom-catheter uterine balloon tamponade for postpartum haemorrhage at secondary level hospitals in Uganda，Egypt and Senegal：a stepped wedge，cluster-randomised trial［J］. BJOG，126（13）：1612-1621.

Bossers SM，Loer SA，Bloemers FW，et al，2021. Association between prehospital tranexamic acid administration and outcomes of severe traumatic brain injury［J］. JAMA Neurol, 78（3）: 338-345.

Canillas L, Pelegrina A, Álvarez J, et al, 2023. Clinical guideline on perioperative management of patients with advanced chronic liver disease［J］. Life（Basel）, 13（1）: 132.

D'Alton ME, Rood KM, Smid MC, et al, 2020. Intrauterine vacuum-induced hemorrhage-control device for rapid treatment of postpartum hemorrhage［J］. Obstet Gynecol, 136（5）: 882-891.

Glantzounis GK, Karampa A, Peristeri DV, 2021. Recent advances in the surgical management of hepatocellular carcinoma［J］. Ann Gastroenterol, 34（4）: 453-465.

Guo S, Ren Y, Chang R, et al, 2022. Injectable self-healing adhesive chitosan hydrogel with antioxidative, antibacterial, and hemostatic activities for rapid hemostasis and skin wound healing［J］. ACS Appl Mater Interfaces, 14（30）: 34455-34469.

Hazen YJJM, Noordzij PG, Gerritse BM, et al, 2022. Preoperative anaemia and outcome after elective cardiac surgery: a Dutch national registry analysis［J］. Br J Anaesth, 128（4）: 636-643.

Kim HJ, Li M, Nichols CG, et al, 2021. Large-conductance calcium-activated K^+ channels, rather than K_{ATP} channels, mediate the inhibitory effects of nitric oxide on mouse lymphatic pumping［J］. Br J Pharmacol, 178（20）: 4119-4136.

Lei B, Guo M, Deng X, et al, 2022. Intraoperative cell salvage as an effective intervention for postpartum hemorrhage-evidence from a prospective randomized controlled trial［J］. Front Immunol, 13: 953334.

Li JY, Gong J, Zhu F, et al, 2018. Fibrinogen concentrate in cardiovascular surgery: a meta-analysis of randomized controlled trials［J］. Anesth Analg, 127（3）: 612-621.

Li Y, Zhao W, Luo Q, et al, 2019. A propensity-score matched analysis on outcomes using recombinant activated factor Ⅶ in pediatric cardiac surgery［J］. J Cardiothorac Vasc Anesth, 33（5）: 1269-1275.

Madurska MJ, Franklin C, Richmond M, et al, 2020. Improving the safety of resuscitative endovascular balloon occlusion of the aorta—Compliant versus semi-compliant balloon systems［J］. Vascular, 28（5）: 612-618.

Manuel SP, Roberts JP, Bakhtary S, 2019. Preoperative autologous blood collection in adult living liver donors: are we wasting donor blood and increasing exposure to risk?［J］. Transplantation, 103（2）: 387-391.

Meretoja A, Yassi N, Wu TY, et al, 2020. Tranexamic acid in patients with intracerebral haemorrhage（STOP-AUST）: a multicentre, randomised, placebo-controlled, phase 2 trial［J］. Lancet Neurol, 19（12）: 980-987.

Mohanto N, Park YJ, Jee JP, 2023. Current perspectives of artificial oxygen carriers as red blood cell substitutes: a review of old to cutting-edge technologies using *in vitro* and *in vivo* assessments［J］. J Pharm Investig, 53（1）: 153-190.

Moore EE, Moore HB, Kornblith LZ, et al, 2021. Trauma-induced coagulopathy［J］. Nat Rev Dis Primers, 7（1）: 30.

Mungroop TH, Geerts BF, Veelo DP, et al, 2019. Fluid and pain management in liver surgery（MILESTONE）: a worldwide study among surgeons and anesthesiologists［J］. Surgery, 165（2）: 337-344.

O'Connell C, Escalante CP, Goldhaber SZ, et al, 2021. Treatment of cancer-associated venous thromboembolism with low-molecular-weight heparin or direct oral anticoagulants: patient selection, controversies, and caveats［J］. Oncologist, 26（1）: e8-e16.

Padmanabhan H, Siau K, Curtis J, et al, 2019. Preoperative anemia and outcomes in cardiovascular surgery: systematic review and meta-analysis［J］. Ann Thorac Surg, 108（6）: 1840-1848.

Parry Smith WR, Papadopoulou A, Thomas E, et al, 2020. Uterotonic agents for first-line treatment of postpartum haemorrhage: a network meta-analysis [J]. Cochrane Database Syst Rev, 11 (11): CD012754.

Post R, Germans MR, Tjerkstra MA, et al, 2021. Ultra-early tranexamic acid after subarachnoid haemorrhage (ULTRA): a randomised controlled trial [J]. Lancet, 397 (10269): 112-118.

Ranucci M, Di Dedda U, Castelvecchio S, et al, 2012. Impact of preoperative anemia on outcome in adult cardiac surgery: a propensity-matched analysis [J]. Ann Thorac Surg, 94 (4): 1134-1141.

Roberts I, Shakur-Still H, Aeron-Thomas A, et al, 2021. Tranexamic acid to reduce head injury death in people with traumatic brain injury: the CRASH-3 international RCT [J]. Health Technol Assess, 25 (26): 1-76.

Seshadri A, Appelbaum R, Carmichael SP 2nd, et al, 2022. Management of decompensated cirrhosis in the surgical ICU: an American association for the surgery of trauma critical care committee clinical consensus document [J]. Trauma Surg Acute Care Open, 7 (1): e000936.

Shander A, Goobie SM, Warner MA, et al, 2020. Essential role of patient blood management in a pandemic: a call for action [J]. Anesth Analg, 131 (1): 74-85.

Shander A, Hardy JF, Ozawa S, et al, 2022. A global definition of patient blood management [J]. Anesth Analg, 135 (3): 476-488.

Shi J, Zhou C, Pan W, et al, 2022. Effect of high- vs low-dose tranexamic acid infusion on need for red blood cell transfusion and adverse events in patients undergoing cardiac surgery: the OPTIMAL randomized clinical trial [J]. JAMA, 328 (4): 336-347.

Spahn DR, Schoenrath F, Spahn GH, et al, 2019. Effect of ultra-short-term treatment of patients with iron deficiency or anaemia undergoing cardiac surgery: a prospective randomised trial [J]. Lancet, 393 (10187): 2201-2212.

Steinbicker AU, Wittenmeier E, Goobie SM, 2020. Pediatric non-red cell blood product transfusion practices: what's the evidence to guide transfusion of the 'yellow' blood products? [J]. Curr Opin Anaesthesiol, 33 (2): 259-267.

Taeuber I, Weibel S, Herrmann E, et al, 2021. Association of intravenous tranexamic acid with thromboembolic events and mortality: a systematic review, meta-analysis, and meta-regression [J]. JAMA Surg, 156 (6): e210884.

Thiele T, Greinacher A, 2020. Platelet transfusion in perioperative medicine [J]. Semin Thromb Hemost, 46 (1): 50-61.

Verbraeken B, Lammens M, Van Rompaey V, et al, 2022. Efficacy and histopathological effects of self-assembling peptides RADA16 and IEIK13 in neurosurgical hemostasis [J]. Nanomedicine, 40: 102485.

Weeks AD, Akinola OI, Amorim M, et al, 2022. World health organization recommendation for using uterine balloon tamponade to treat postpartum hemorrhage [J]. Obstet Gynecol, 139 (3): 458-462.

Yao YT, Yuan X, He LX, et al, 2022. Patient blood management: single center evidence and practice at fuwai hospital [J]. Chin Med Sci J, 37 (3): 246-260.

Zeroual N, Blin C, Saour M, et al, 2021. Restrictive transfusion strategy after cardiac surgery [J]. Anesthesiology, 134 (3): 370-380.

Zhang W, Chen S, Liu X, et al, 2019. Can higher body mass index patients save blood following on-pump coronary artery bypass grafting? [J]. Heart Surg Forum, 22 (5): E352-E356.

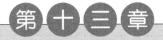

第十三章

血液系统疾病患者围手术期血液管理

第一节 出凝血异常及常见疾病

一、出凝血异常概述

出凝血异常是指参与出凝血过程的五大因素——血管内皮细胞、血小板、凝血因子、抗凝系统及纤维蛋白溶解系统的功能障碍或相互制约的平衡被打破,造成出血或血栓的病理状态。上述参与凝血过程的任何一种因素出现异常即可造成出血性疾病,出血性疾病包括遗传性出血性疾病及获得性出血性疾病,具体的分类见表13-1。

出凝血异常患者的主要临床表现是皮肤黏膜出现瘀斑或紫癜,软组织、肌肉以及负重关节出现出血的症状,常以自发性出血或轻微损伤后出血不止为主要临床表现。对于出凝血异常的患者,围手术期既要预防血栓栓塞风险,又要保证术中及术后不发生严重出血,因此参与围手术期管理的医务人员需要在血栓形成与出血风险之间找到平衡点。

表13-1 出血性疾病的分类

类型	主要因素	疾病列举
遗传性	血管异常	遗传性毛细血管扩张症、家族性单纯性紫癜、巨大海绵状血管瘤、全身弥漫性血管角化、共济失调毛细血管扩张症等
	血小板异常	生成减少:如威斯科特-奥尔德里奇(Wiskott-Aldrich)综合征、Trousseau综合征、地中海血小板较少症伴巨大血小板、奥尔波特(Alport)综合征、白细胞异常色素减退综合征(Chediak-Higashi综合征)、范科尼(Fanconi)贫血、血小板较少伴桡骨缺失综合征等 数量增加:原发血小板增多症和其他骨髓增殖性疾病等 功能异常:血小板无力症、巨血小板综合征、MYH9综合征
	凝血因子异常	血友病A,血友病B,血管性血友病及遗传性凝血因子Ⅱ、Ⅴ、Ⅶ、Ⅹ、Ⅺ、Ⅻ、Ⅷ及纤维蛋白原缺乏症,凝血酶原缺乏症等
	抗凝及纤溶异常	α_2-抗纤溶酶(α_2-AP)缺乏,纤溶酶原活化抑制物(t-PA)缺乏

续表

类型	主要因素	疾病列举
获得性	血管异常	免疫性：如过敏性紫癜、药物过敏性紫癜、自身免疫性紫癜等 非免疫性：如血管炎、淀粉样变性、维生素C缺乏症、机械性紫癜、单纯性紫癜、感染性紫癜、皮质激素性紫癜、老年性紫癜和体位性紫癜等
	血小板异常	生成减少：如再生障碍性贫血、肿瘤性骨髓浸润（如白血病等）、理化生物因素所致巨核细胞及血小板生成受抑（如放射线、药物性、感染性等） 消耗增加：免疫性，如免疫性血小板减少性紫癜、药物性免疫性血小板减少性紫癜、结缔组织病（如系统性红斑狼疮等）。非免疫性，如弥散性血管内凝血（DIC）、血栓性血小板减少性紫癜、肝素性血小板减少症、药物性非免疫性血小板减少性紫癜等
	凝血因子异常	如维生素K依赖性凝血因子缺乏症、肝脏疾病导致的凝血因子异常、获得性凝血因子抑制物等 凝血因子抗体，如凝血因子Ⅴ、Ⅹ、ⅩⅢ的中和抗体、获得性血友病、获得性血管性血友病、抗磷脂综合征
	抗凝及纤溶异常	如抗凝剂或溶栓药物使用过量、蛇咬伤、鼠药中毒等
	其他	疾病：DIC、败血症、恶性肿瘤、肝硬化、急性肝衰竭、肝移植、肾病综合征、维生素K缺乏、营养不良等 药物：抗血小板药、抗凝药、溶栓药、骨髓抑制剂、肝肾毒性药、长期抗生素治疗等

二、实验室检查

（一）血管壁监测

1. 出血时间（bleeding time，BT） 一般为 2～8min，超过9min为异常。

（1）BT延长：①毛细血管功能异常，多见于单纯性紫癜、过敏性紫癜、遗传性出血性毛细血管扩张症、血管性假性血友病等；②血小板减少或功能异常，多见于血小板减少症、自身免疫性血小板减少症、遗传性血小板功能异常、血小板无力症、血小板功能障碍、巨血小板综合征、骨髓疾病、感染、药物或化疗的不良反应等；③部分血液凝固障碍和纤维溶解异常，如恶病质、肝脏疾病、尿毒症等。

（2）BT缩短：高凝状态（流行性出血热休克期）。

2. 束臂试验/毛细血管脆性试验 5cm直径的圆圈内的出血点，成年男性＜5个，成年女性和儿童＜10个。阳性见于以下疾病。①血小板疾病：血小板减少性紫癜、遗传性血小板减少症、血小板功能障碍如血小板无力症、血管性血友病等。②毛细血管缺陷：如遗传性出血性毛细血管扩张症、蔓状血管瘤病、罕见的神经皮肤血管瘤病等。③其他：多见于引起血小板功能异常的疾病如肝脏疾病、肝硬化、慢性肾病、尿毒症，自身免疫性疾病如系统性红斑狼疮等。

（二）血小板检测

1. 血液分析　检测项目包括血小板计数（platelet count，PLT）、血小板比容（platelet crit，PCT）、平均血小板体积（mean platelet volume，MPV）、血小板体积分布宽度（platelet distribution width，PDW）、大血小板比率（platelet-large cell ratio，P-LCR）等，用于诊断血小板异常。PLT正常值：$(100 \sim 300) \times 10^9/L$。

（1）PLT增高：可见于感染、恶性肿瘤、创伤、应激、风湿病、血液系统骨髓增殖性疾病、特发性血小板增多症等。PLT减少：可见于免疫性血小板减少性紫癜（immune thrombocytopenic purpura，ITP）、骨髓抑制性疾病、再生障碍性贫血、特发性骨髓纤维化、非霍奇金淋巴瘤等。

（2）PCT反映血小板的平均大小，较高或较低的血小板比容值可能与特定的疾病或病理情况相关联。

（3）MPV可用于：①诊断血小板疾病，用于血小板减少症的鉴别；②监测骨髓疾病：评价骨髓的造血功能；③评估血小板功能，评估是否容易出血或形成血栓；④指导治疗，在某些情况下，需要调整抗凝血治疗或其他药物以维护适当的血小板功能。

（4）PDW增大有意义，血小板体积大小越是不均一，PDW越大。

（5）P-LCR可分为小、中、大、巨型四种。大血小板增多主要见于特发性血小板减少性紫癜，巨血小板增多见于巨血小板综合征。

2. 血小板黏附试验　血小板黏附试验反映血小板的黏附功能。

（1）升高：见于血液高凝状态及血栓栓塞性疾病，如心肌梗死、脑梗死、静脉栓塞或大动脉栓塞、深静脉血栓形成、高脂蛋白血症、动脉粥样硬化、肿瘤术后及口服避孕药等。

（2）降低：见于血友病、血管性血友病、血小板无力症、巨血小板综合征，以及肝硬化、尿毒症、骨髓增生异常综合征、应用血小板抑制药物等。

3. 血小板聚集试验（PAgT）　生理情况下血小板与血小板之间具有黏附成血小板粒或块的功能。

（1）PAgT降低：血小板聚集能力减弱，多见于血小板无力症、巨血小板综合征、尿毒症、肝硬化、维生素B_{12}缺乏症、应用血小板抑制药等。

（2）PAgT增高：血小板聚集能量增强，多见于血液高凝状态和血栓性疾病，如深静脉血栓形成、冠状动脉疾病、脑梗死、肺栓塞、巨血小板综合征、贫血性脾功能亢进症；其他，如类风湿关节炎、系统性红斑狼疮等。

4. 血小板抗体检测　主要用于：①诊断免疫性血小板减少症的辅助指标；②输注血小板前，进行血小板抗体的检查，衡量血小板输注后的效果，若机体已产生血小板排斥，输注血小板的效果可能较差。

（三）凝血因子检测

1. 活化部分凝血活酶时间（activated partial thromboplastin time，APTT）　是一种用于评估血液凝血功能的实验室检测方法，是反映内源性凝血途径的一项凝血功能检查指标，通常用于检测体内是否存在凝血功能异常、出血疾病的初筛诊断，以及肝素抗凝治疗的监测。

（1）APTT延长：可见于凝血因子缺乏，如凝血因子Ⅷ或Ⅸ；服用抗凝药物，如肝素和华法林；遗传性凝血障碍，除血友病之外，其他遗传性凝血因子缺陷也可能导致APTT延长，如冷球蛋白血症；全身性疾病，如抗磷脂抗体综合征、弥散性血管内凝血（DIC）等；其他，如大量输注库存血等。

（2）APTT缩短：可见于凝血因子Ⅷ、Ⅴ活性增高，DIC高凝血期，血栓性疾病，血小板增多症等。

2.血浆凝血酶原时间（prothrombin time，PT） 主要反映血浆中凝血因子Ⅰ、Ⅱ、Ⅴ、Ⅶ、Ⅹ的活性，用于外源性凝血系统功能及抗凝治疗监测。

（1）PT延长：先天性凝血因子Ⅱ、Ⅴ、Ⅶ、Ⅹ缺乏症，纤维蛋白原（FIB）缺乏（＜0.5g/L），无纤维蛋白原血症，异常纤维蛋白原血症，DIC，原发性纤溶亢进症，严重的急慢性肝病，阻塞性黄疸，维生素K缺乏，循环抗凝物质增多等。

（2）PT缩短：先天性凝血因子Ⅴ增多症、血栓性疾病、DIC高凝期；口服避孕药等。

APTT和PT对所有获得性和遗传性凝血因子缺陷并不敏感，这种灵敏度也因试剂的不同而不同，此外还应考虑对温度、pH、抗凝剂、狼疮抗凝剂和C反应蛋白的敏感性。实验室检测的APTT、PT、纤维蛋白原和出血时间对手术干预或其他侵入性手术中出血风险的阴性和阳性预测价值较差。

3.凝血酶时间（thrombin time，TT） 是指在血浆中加入标准化的凝血酶后血液凝固的时间。

（1）TT延长：①肝素和类肝素物质增多，如红斑狼疮、肝脏疾病、肾脏疾病等。低（无）纤维蛋白原血症、异常纤维蛋白原血症；②FDP增多，如DIC、原发性纤溶等。

（2）TT缩短：无临床意义。

4.血浆纤维蛋白原（FIB） 也是一种凝血因子，称为凝血因子Ⅰ。

（1）FIB增高：①见于血栓前状态和血栓性疾病时，机体凝血功能增强，血浆纤维蛋白原增多，如急性心肌梗死、糖尿病、妊娠高血压、恶性肿瘤、动脉粥样硬化等；②蛋白合成增多，如结缔组织病、多发性骨髓瘤等；③反应性增多，如急性感染、急慢性肾炎、药物，如口服避孕药、糖皮质激素等。

（2）FIB减低：①消耗过多，导致血浆含量减少，如DIC等；②纤溶系统活性增强，如原发性纤溶亢进症等；③合成减少，如重症肝炎、肝硬化等。

（四）抗凝系统检测

1.血浆抗凝血酶（antithrombin，AT）活性测定 可用于诊断血友病、白血病、再生障碍性贫血、先天性和获得性AT缺陷症等。

（1）增高：见于血友病、白血病和再生障碍性贫血等的急性出血期；也见于口服抗凝药治疗过程中。

（2）减低：见于先天性和获得性AT缺陷症，后者见于血栓前状态、血栓性疾病、DIC和肝脏疾病等。

2.抗凝血酶Ⅲ（antithrombin Ⅲ，AT Ⅲ） 是抗凝系统中最重要的组成部分，主要反映机体抗凝系统的功能。抗凝血酶Ⅲ活性检测是临床上评估出凝血状态的良好指标，可筛查先天性抗凝血酶Ⅲ缺乏症，减少手术后静脉血栓和肺栓塞的发生以及监控替代治疗的效果。

（1）增高：见于其他凝血因子缺陷，抗凝血酶Ⅲ升高可能是一种补偿性反应；肝脏疾病，如肝炎、肝硬化或肝功能受损等；药物，如使用肝素或抗凝药物等。

（2）减低：见于①遗传性抗凝血酶Ⅲ缺乏；②获得性抗凝血酶Ⅲ缺乏，如肝硬化、晚期肝癌等；③抗凝血酶Ⅲ丢失增多，如肾脏疾病；④抗凝血酶Ⅲ消耗增多，如各种原因造成的血液凝固性增高，抗凝血酶Ⅲ中和活化的凝血因子，以致消耗增加。

（五）纤溶活性检测

1.血浆D-二聚体（plasma D-dimer，DDI）　主要反映纤维蛋白溶解功能。DDI的临床检测主要应用于血栓性疾病的诊断，如静脉血栓栓塞、深静脉血栓形成和肺栓塞的诊断。DDI增高说明体内存在高凝状态和继发性的纤维蛋白溶解亢进，多见于深静脉血栓、肺栓塞、DIC、心肌梗死、肿瘤、外伤或手术及炎症性疾病，如风湿性关节炎、系统性红斑狼疮等。

2.血浆鱼精蛋白副凝试验（3P试验）　反映了是否有纤维蛋白降解产物存在，正常人为阴性，阳性多见于DIC的早期或中期、血栓性疾病、溶栓治疗期、血液高凝状态等。

3.血浆纤维蛋白原降解产物（fibrinogen degradation product，FDP）　正常为阴性，阳性或增高多见于原发性或继发性纤溶亢进，如：①血液高凝状态、DIC、肾脏疾病、器官移植排斥反应、溶栓治疗；②血管栓塞性疾病，如肺栓塞、心肌梗死、闭塞性脑血管病、深部静脉血栓；③其他，如肿瘤、感染、外伤或手术创伤等。

三、常见疾病

（一）血管因素

1.遗传性出血性毛细血管扩张症　是一种常染色体显性遗传性疾病，基本病理变化是血管壁先天性缺乏弹力纤维和平滑肌层，致使毛细血管扩张和破裂出血。文献报道，50%的患者还可伴有血小板功能异常，甚至有50%的患者并发隐匿性或轻度DIC。

2.白血病　白血病细胞可直接侵犯血管壁细胞，当白血病细胞增多时，血液瘀滞可形成白细胞性血栓，使血管受损；发生感染时，细菌及毒素会对血管壁造成损害。

3.贫血　发生贫血及缺氧时，毛细血管的通透性增加，造成血管止血功能受损。

（二）血小板因素

1.血小板减少　主要原因：①骨髓中白血病细胞无限制增殖，抑制了巨核细胞的生长；②病毒、细菌感染，药物的影响等造成血小板破坏加速；③联合化疗抑制了骨髓的正常造血功能，加重了巨核细胞的分化和成熟障碍。一般认为PLT$\geqslant 80\times 10^9$/L时出血机会较小，可以施行手术；PLT$\leqslant 50\times 10^9$/L时，手术创面渗血较多，不宜手术；当PLT$<20\times 10^9$/L时，可能发生严重出血，禁止手术。

2.血小板增多 ①原发性血小板增多症：PLT $\geq 450 \times 10^9/L$，骨髓活检示巨核细胞高度增生，胞体大、核过分叶的成熟巨核细胞数量增多，粒系、红系无显著增生或左移。②其他引起血小板增多的血液病有慢性粒细胞白血病、骨髓增生异常综合征、真性红细胞增多症等。③感染、炎症和缺铁性贫血等也可能引起血小板增多，可根据病因及相关实验室检查相鉴别。

3.血小板功能异常 ①血小板功能缺陷性疾病，包括遗传性血小板功能缺陷，如巨血小板综合征、血小板无力症等，骨髓增生异常综合征患者常存在获得性血小板功能缺陷。②白血病也会影响血小板的黏附、聚集、释放等功能：血小板因子Ⅲ参与内在的凝血系统及凝血活酶的形成，是最重要的血小板促凝因子，在各类白血病中，血小板因子Ⅲ的有效性降低，血小板的活化程度也明显降低。③某些抗生素的使用，如青霉素等都会对血小板的功能产生影响，并可抑制血小板黏附于内皮下结构或胶原覆盖的表面。④血小板功能增强：多见于各类恶性肿瘤，肿瘤诱发血小板聚集功能增强，促进癌栓形成。肿瘤细胞引起的血小板聚集增强致使血液高凝也是肿瘤转移和复发的重要因素。

（三）凝血因子因素

遗传性凝血功能障碍性疾病是一种罕见的出血性疾病，通常由于凝血因子缺乏或功能异常所致，包括血友病A（凝血因子Ⅷ缺乏），血友病B（凝血因子Ⅸ缺乏），纤维蛋白原缺乏，凝血因子Ⅱ、Ⅴ、Ⅴ＋Ⅷ、Ⅶ、Ⅹ、Ⅺ和ⅩⅢ缺乏。主要临床表现为自发性出血或外伤性出血，手术风险大，常被列为外科手术的禁忌证。

1.血友病类出血性疾病 主要包括血友病A、血友病B和血管性血友病（von Willebrand disease，vWD）。它们是最常见的遗传学凝血因子缺陷性疾病，具有自发性或轻微创伤后出血难止的特点，即使如拔牙等小手术，也易激发严重出血不止。

2.凝血因子缺乏性疾病 凝血因子Ⅱ、Ⅴ、Ⅶ、Ⅹ、Ⅺ、ⅩⅡ减少，原因：①白血病细胞浸润和化疗损害肝脏，致使这些因子合成减少；②并发DIC和原发性纤溶亢进致凝血因子消耗增加；③血液中存在特异性抑制物或抗体时，也可使这些因子减少。少数情况下，凝血因子缺乏，但无DIC或肝衰竭。其中，以纤维蛋白原减少最常见，特异性凝血因子Ⅴ、Ⅹ、ⅩⅡ孤立性缺乏均有报道，这种单个凝血因子缺乏是由于疾病抑制其合成，还是产生特异性抑制物，或由于直接作用于这些因子的抗体，尚不明确，当疾病缓解时这些因子缺乏可自行缓解。

3.纤维蛋白原相关疾病 纤维蛋白原属于凝血因子，是一种在凝血过程中起关键作用的血浆蛋白，也是最丰富的凝血因子。正常血浆纤维蛋白原浓度范围为 $1.5 \sim 4.5g/L$。其含量增高，可能是应激时肝内合成增加，或并发感染时纤维蛋白原代谢异常所致。并发DIC时由于纤维蛋白原参与微血栓形成以及纤溶活性亢进，纤维蛋白原含量进行性或消耗性降低。原发性纤维蛋白原缺乏是一种罕见的遗传性疾病，通过常染色体隐性基因遗传，表现为血液凝固缓慢或只有部分凝固。

（四）抗凝及纤溶异常

抗凝及纤溶异常指与血液凝血和纤维蛋白溶解过程相关的异常情况。凝血过程被激活时，抗凝系统和纤溶系统会一起被激活，如血小板、凝血因子、纤溶系统等受到抑制，均会增加血栓形成的风险。然而，抗凝及纤溶过度又会导致出血。

1.抗凝异常　凝血因子缺陷，如血友病和血管性血友病等；抗凝蛋白缺陷，如抗凝酶C和抗凝酶S缺陷；凝血过度活化，如血管炎症性疾病和白细胞疾病等，可以导致抗凝血系统异常。

2.纤溶异常　纤溶过度，如纤维蛋白溶解因子（如t-PA）过度激活。原发性纤溶亢进：大多数消耗性凝血异常的病例多为DIC患者，单独原发性纤溶亢进者少见，偶见于急性早幼粒细胞白血病和急性单核细胞白血病。纤溶抑制：一些疾病和药物可能导致纤溶系统被抑制。

3.其他　一些疾病和疾病状态可能导致抗凝及纤溶异常，如：血栓性疾病，包括静脉血栓栓塞（VTE）和抗磷脂抗体综合征；血液病、骨髓疾病和某些类型的白血病可能导致凝血和纤溶异常。

（五）易栓症

易栓症不是单一的疾病，而是指由于遗传性或获得性缺陷，引起抗凝蛋白、凝血因子、纤溶酶原等缺乏而容易发生血栓栓塞的一种疾病状态。易栓症是静脉血栓栓塞的危险因素，它可以是遗传性的，也可以是获得性的，或两者同时存在。

遗传性易栓症通常是由于基因异常导致抗凝蛋白缺乏、凝血因子缺陷、纤溶蛋白缺陷或代谢缺陷等引起的高凝状态。首次发生深静脉血栓的患者中，大约50%的人出现异常的实验室检查结果，提示有血栓样缺陷，而反复血栓形成的患者或者具有明显家族史的患者更有可能有实验室证据表明存在血栓形成倾向。高达16%的易栓症有一个以上的先天性异常因素。这些遗传缺陷还与获得性血栓形成危险因素（制动、创伤、恶性肿瘤或口服避孕药）相互作用，导致血栓形成。

获得性易栓症主要是由于患者的易栓状态（如高龄、卧床、肥胖、手术、创伤等）或易栓疾病（如恶性肿瘤、房颤、妊娠或产褥期、肾病综合征、阵发性睡眠性血红蛋白尿等）造成了获得性血栓高危因素。易栓症应在围手术期进行规范的药物预防，遗传性易栓症和获得性易栓症中的抗磷脂综合征需要长期进行抗凝治疗。常用药物包括普通肝素、低分子肝素、维生素K拮抗剂华法林、新型口服抗凝药。

四、血液病患者的围手术期血液保护及管理

凝血异常的程度取决于多种因素，包括出血的严重程度、低体温、酸中毒及患者特征，如体型、合并症和服用药物（如抗凝剂）等。对于此类手术患者，国内目前尚无高级别防治的循证依据，《欧洲围手术期静脉血栓栓塞预防指南》建议进行个体化静脉血栓栓塞风险评估，需考虑到手术和麻醉的性质、出血性疾病的类型和严重程度、年龄、体重指数、血栓史、恶性肿瘤的存在和其他高危合并症。静脉血栓栓塞的风险应与已知出血障碍患者使用抗凝剂相关的出血风险增加相平衡。

针对使用抗血小板药（伴或不伴有抗凝药物）预防和治疗血栓栓塞的并发症，目前还有两大问题尚未解决：①抗血栓治疗强度越大，大出血的风险越高；②理想情况下，临床使用的药物应该是抗血栓的，而不是抗生理止血的。如何使用抗血栓药物能有效预防血栓而不增加出血是目前研究的重点之一。

（一）血小板疾病

1.原发性血小板增多症　此类患者有接近正常的预期寿命，因此相应的治疗措施并非提高生存率，而是预防血栓或出血，或缓解微血管紊乱等并发症。围手术期血栓形成的风险应进行个体化评估。在原发性血小板增多症血栓形成的国际预后评分（IPSET-thrombosis）中，年龄和既往发生过血栓被确认为是将来发生血栓的独立危险因素。该评分系统包括一系列临床和实验室参数，用于确定患者的血栓风险。这些参数包括年龄、性别、病史、疾病持续时间、以前的血栓事件、白细胞计数、*JAK2*突变状态等。通过对这些参数的评估，可以将患者分为不同的风险组，如低风险、中等风险和高风险，以便更好地制定治疗策略和监测计划。

原发性血小板增多症患者妊娠后会出现流产、早产、胎儿发育迟缓等，因此，此类女性患者受孕前应仔细评估是否有妊娠合并症高危因素。此外，妊娠会增加患者出血和血栓的风险，孕妇的围产期应由产科医师和血液科医师共同管理。无妊娠合并症高危因素的孕妇，给予阿司匹林100mg每日1次；有妊娠合并症高危因素的孕妇，给予阿司匹林每日1次（出血则停用）联合低分子肝素（4000U/d）至产后6周，PLT ≥ 1500×10⁹/L时加用干扰素（建议首选醇化干扰素）。围手术期还需预防产前及产后大出血，应根据具体情况输注红细胞。

2.血小板减少症　围手术期输血治疗主要包括血小板输注和血浆置换。血小板输注是预防或治疗因血液病、骨髓浸润、化疗或造血干细胞移植导致的血小板减少患者出血的有效措施，建议输血小板以维持血小板计数在50×10⁹/L以上。此外，如果出现明显的低纤维蛋白原血症，应给予新鲜冰冻血浆和（或）纤维蛋白原浓缩物。但癌症患者输注血小板可能与血栓形成风险增加有关，已证明对血栓性血小板减少性紫癜或肝素诱导的血小板减少症患者输注血小板会增加血栓形成风险和死亡率，因此应个体化评估出血风险后进行相应的治疗。

妊娠期血小板减少症的诊断和治疗需要密切关注个人和家族史、妊娠前血小板计数、发病时间、严重程度以及伴随的临床症状和实验室结果。关于分娩方式（如阴道分娩还是剖宫产），建议基于产科指征选择，建议血小板计数保持在80×10⁹/L以上。PT延长和血小板减少在肝硬化患者中很常见。肝硬化患者通常表现为常规实验室凝血检测异常，特别是PT延长和血小板减少，因此临床医生通常会考虑围手术期的输血支持。当患有肝硬化和血小板减少症的患者需要接受侵入性手术时，应评估患者的出血风险和手术出血风险。

抗凝治疗严重血小板减少症的数据有限。低分子肝素治疗血小板减少症的安全性和有效性应在涉及更多严重血小板减少症患者的更大规模临床研究中进一步评估。对于癌症患者或有血液病和血小板减少的患者，如果PLT ＞ 50×10⁹/L，无出血迹象，可暂时观察；PLT ＜ 50×10⁹/L，治疗和剂量应个性化评估，建议根据低分子肝素制剂和给药频率，通过测量不同目标范围抗凝血因子Xa活性水平来监测抗凝强度。

3.血小板功能缺陷　血小板功能缺陷会导致血小板聚集和血栓形成受阻，从而影响止血作用，出现明显的出血倾向，凝血时间延长，但通常不会影响PT和APTT。血小板功能缺陷的治疗方案包括：血小板输注、去氨加压素、纤溶抑制剂、重组凝血因子Ⅶa。

输注富含血小板的新鲜血浆，这种血浆不但含有丰富的血小板，而且能保障血小板的功能正常，又含有多种凝血因子。

围手术期管理：在手术前应对患者的血小板计数、凝血功能等指标进行全面评估，确定是否需要补充血小板或其他凝血因子；根据患者的具体情况和手术大小确定补充血小板的数量和时间，补充后使血小板计数达到（70～80）×10^9/L；最好能达到100×10^9/L，可确保手术安全。但有研究显示50%的患者分娩时的严重出血需要输血，血小板预防输注不能阻止某些血小板功能缺陷患者的出血。对于血小板功能缺陷的患者可以考虑使用止血药物，如氨甲环酸、透明质酸、纤维蛋白原等促进血液凝固和止血。术前应避免使用抗血小板药以减少术后出血的风险。

（二）血友病类疾病

随着长效凝血因子及非凝血因子治疗方法的问世，血友病的诊疗越来越多样化，使得血友病患者的预期寿命得到延长。血友病患者发生血栓栓塞并发症的风险较低，然而，在有血栓形成的危险因素（如外科手术和强化替代治疗）的情况下，已有发生血栓并发症的报道。骨科手术被认为是静脉血栓栓塞的高风险因素，常需要预防血栓。如果存在血友病性关节病，血友病患者通常需要进行大型骨科手术。然而对于血友病患者，在大手术（包括骨科手术）中使用预防静脉血栓形成的药物仍然存在争议。对于大多数患者，使用分级压力袜和早期活动足以预防静脉血栓栓塞。仅应考虑对具有相关血栓形成附加危险因素（如年龄、卧床时间等）的患者使用抗凝剂预防。然而，对于使用抑制剂的血友病患者，不推荐进行药物性血栓预防。

对于接受外科手术的血管性血友病接受浓缩因子替代治疗的患者，应监测血浆凝血因子Ⅷ的水平，如果存在任何其他血栓形成危险因素，应考虑血栓预防。血友病类出血性疾病患者进行大手术时，术前应充分准备，进行多学科会诊，围手术期按患者需求补充足够凝血因子Ⅷ，手术尽量微创，术中充分止血，同时密切监测凝血功能、凝血因子Ⅷ活性及抑制物滴度，可使患者顺利度过围手术期。

1.手术原则　①制订周密的手术计划，明确手术的大小、性质、范围；②确定想要达到止血所需凝血因子的血浆水平；③选择针对性强和疗效好的血制品，如凝血因子浓缩剂，包括凝血因子Ⅷ和Ⅸ的浓缩制品，重组凝血因子如重组凝血因子Ⅷ和Ⅸ；④确定合理使用的剂量和方法；⑤选用灵敏度高和简便实用的实验室检测指标，如PT、APTT、TT、凝血因子活性测定、凝血因子抗原测定；⑥密切观测所用制品的副作用，及时采取处理对策。

2.具体措施

（1）确定想要达到止血所需凝血因子的血浆水平（%）：一般认为，血友病患者接受大手术（如开胸、截肢、剖腹）时，凝血因子Ⅷ的凝血活性（Ⅷ：C）和凝血因子Ⅺ的凝血活性（Ⅺ：C）的血浆水平应达到50%～80%，中等手术（阑尾切除术、矫形、血肿切开）应达到30%～50%，小手术（拔牙、包皮环切术）应达到20%～30%。血管性血友病（vWD）患者Ⅷ：C水平应达到20%～25%，血管性血友病因子（vWF）的抗原（vWF：Ag）应达到30%～40%，术后2周内要维持在15%～20%的水平，即可避免严重出血。

（2）选择相应的制剂：血友病A首选血友病球蛋白（antihemophilic globulin，AHG，含凝血因子Ⅷ），其次选用冷沉淀（含凝血因子Ⅷ）。血友病B首选凝血因子Ⅸ浓缩物，其次选用凝血酶原复合物（含凝血因子Ⅸ）。两者均可选用新鲜冰冻血浆。对于vWD患者，输注冷沉淀为主要的治疗方法，因含凝血因子Ⅷ和vWF多聚体，这种替代疗法主要用于Ⅲ型vWD，对Ⅰ型和Ⅱ型患者，可输注血浆辅以醋酸去氨加压素（DDAVP）（剂量按0.3μg/kg计算），也可提高血浆Ⅷ：C的水平。

在血友病患者中，静脉血栓栓塞风险应与抗凝剂使用相关的出血风险增加相平衡。对于遗传性凝血障碍患者的围手术期处理，建议联系血液科医生指导治疗。如果围手术期止血需要凝血因子替代治疗，应避免过度使用，并仔细监测凝血因子水平。在接受大手术的遗传性凝血障碍患者中，特别是在凝血因子Ⅶ缺乏的患者中建议进行血栓预防，不建议术后常规使用药物预防血栓，特别是对于血友病A或血友病B患者（1B级）。对于风险评估血栓预防有利的患者，建议对接受相同手术的非血友病患者使用低分子肝素，凝血因子Ⅷ/Ⅸ水平应维持在0.6～1.0IU/ml（2C级）。对于使用抑制剂的血友病患者，建议不要使用药物血栓预防（2C级）。需要围手术期凝血因子浓缩剂的血友病患者在术前3～5天每天监测凝血因子水平，以指导治疗并避免凝血因子水平大幅波动。

（三）其他

凝血因子缺乏及纤溶异常可考虑使用冷沉淀，冷沉淀适用于补充纤维蛋白原，凝血因子Ⅷ、ⅩⅢ和vWF因子。有相应凝血因子浓缩制品可供使用时，不宜首选冷沉淀。冷沉淀输注指征如下：①血浆纤维蛋白原＜1.0g/L、血栓弹力图提示纤维蛋白原功能低下；②严重出血、大量输血时，血浆纤维蛋白原＜1.5g/L；③产科严重出血时，血浆纤维蛋白原＜2.0g/L；④凝血因子Ⅷ严重缺乏患者拟实施手术或出血；⑤vWF和凝血因子ⅩⅢ缺乏导致出血。

第二节　其他血液系统疾病

一、红细胞疾病

红细胞疾病是指以红细胞数量增减或红细胞质量异常为表现的一类血液系统疾病，红细胞数量增减常由红细胞质量异常引起，红细胞质量异常也多伴有红细胞数量的改变。红细胞数量异常通常会表现出相应的临床症状和体征，而质量异常引发的红细胞疾病若未引起明显的数量改变也可能不会导致严重的临床表现。红细胞疾病分为红细胞增多、贫血和红细胞功能异常三大类。其中，贫血最为多见。红细胞功能异常包括红细胞大小异常、色素异常、形态异常、结构异常等，多由原发疾病引起，大部分临床表现为贫血，治疗以纠正贫血为主。

真性红细胞增多症（polycythemia vera，PV）诊断标准参见WHO 2016年发布的相关标准。主要标准：①男性Hb＞165g/L，女性Hb＞160g/L或男性HCT＞49%，女性HCT＞48%或红细胞容量（RCM）升高；②骨髓活检示与年龄不符的细胞过多伴三系增生（全骨髓增生），包括显著红系、粒系、巨核系增生并伴有多形性成熟巨核细胞

（细胞大小不等）；③有 *JAK2* V617F 或 *JAK2* 第12号外显子基因突变。次要标准：血清促红细胞生成素（EPO）低于正常水平。需满足3项主要标准或前2项主要标准加1项次要标准。按年龄和血栓病史分为高危组和低危组：①高危组：年龄≥65岁和（或）此前有 PV 相关动脉或静脉血栓。②低危组：年龄＜65岁和（或）此前无 PV 相关动脉或静脉血栓。在一些红细胞增多症患者中，可能会发展为 PV 后骨髓纤维化（post-PV MF），这意味着患者在红细胞增多症的基础上出现了骨髓纤维化的病理改变。PV 的治疗目标是避免初发或复发的血栓形成、控制疾病相关症状、预防 PV 后骨髓纤维化和（或）急性白血病转化。

PV 患者的凝血功能改变主要表现为血小板数量的减少和血液黏稠度增加。由于红细胞增多导致血液黏稠度增加，血流缓慢，从而影响到血小板的聚集和凝血因子的活性。此外，由于血小板数量减少，也会导致凝血功能改变，此类患者手术时可能会出现出血和血栓并发症等问题。

围手术期管理：为了减少凝血并发症的发生，PV 患者通常需要进行抗凝治疗，如使用阿司匹林、华法林等药物。此外，PV 患者还需要定期监测血液黏稠度、血小板数量和凝血功能等指标，以及及时进行相应治疗。由于血栓是 PV 患者死亡的主要原因，因此确诊患者均应进行血栓预防。首选口服低剂量阿司匹林（70～100mg/d），不能耐受阿司匹林的患者可选用口服氯吡格雷75mg/d 或双嘧达莫25～50mg 每日3次。

二、白细胞及粒细胞疾病

血液系统中循环的白细胞包括中性粒细胞、单核细胞、嗜酸性粒细胞、嗜碱性粒细胞和淋巴细胞，各类细胞占比不同，发挥着不同的作用。白细胞疾病包括白细胞减少症、粒细胞缺乏症、中性粒细胞增多症、嗜酸性粒细胞增多症、嗜碱性粒细胞增多症、传染性单核细胞增多症、传染性淋巴细胞增多症、类白血病反应、血细胞综合征等。

中性粒细胞数量减少或者功能异常所致的临床表现主要是由感染引起的。感染的频率与类型和中性粒细胞数量的关系尚不明确。中性粒细胞的功能取决于中性粒细胞黏附、穿透血管内皮、沿趋化梯度迁移、吞噬或杀伤能力，其中任何一种功能的缺失都会诱发感染。这些缺失可能是先天遗传也可能是后天获得性的，后天获得性疾病是由细胞之外的因素引起的，包括糖尿病、酗酒或糖皮质激素过量等。虽然中性粒细胞不是直接参与凝血的血液成分，但它们在炎症反应和感染等情况下能够释放一些细胞因子和介质，可以激活凝血系统，导致凝血功能的改变和增加血栓形成的风险。

围手术期管理：①在手术前进行全面的评估，包括患者的病史、用药情况、免疫功能状态以及是否适合进行手术，同时还需评估患者的感染风险和手术后并发症；②选择药物时应考虑患者的免疫功能状态，尽量避免使用对免疫系统有抑制作用的药物；③要注意预防感染；④注意监测患者的生命体征及凝血功能、血细胞数量、免疫功能等指标的变化。

中性粒细胞增多可以是短暂的生理性反应，也可以是某些疾病的表现，如感染、炎症、肿瘤、骨髓增生异常综合征等。一方面，在炎症反应和免疫应答的过程中，中性粒细胞的活化和释放可能会引起凝血系统的激活和血小板的聚集，从而促进凝血过程。另一方面，中性粒细胞的活化和释放也可能抑制纤溶系统，从而抑制纤维蛋白的溶解，增加血栓形成的风险。

围手术期管理：对于中性粒细胞增多的患者，在手术前需要对其凝血功能进行评估，并在手术和围手术期间加强凝血功能的监测和管理，以降低凝血并发症的风险。同时，对于存在中性粒细胞增多的患者，应根据具体的疾病情况进行个体化治疗，以控制中性粒细胞的数量和活性，减少其对凝血功能的影响。

（白　雪　廖　敏　赵高峰）

参 考 文 献

中华医学会血液学分会白血病淋巴瘤学组，2016. 原发性血小板增多症诊断与治疗中国专家共识（2016年版）[J]. 中华血液学杂志，37（10）：833-836.

中华医学会血液学分会白血病淋巴瘤学组，2022. 真性红细胞增多症诊断与治疗中国指南（2022年版）[J]. 中华血液学杂志，43（7）：537-541.

Ahmed A，Kozek-Langenecker S，Mullier F，et al，2018. European guidelines on perioperative venous thromboembolism prophylaxis：Patients with preexisting coagulation disorders and after severe perioperative bleeding [J]. Eur J Anaesthesiol，35（2）：96-107.

Castaman G，Pieri L，2018. Management of thrombocytopenia in cancer [J]. Thromb Res，164（Suppl 1）：S89-S93.

Pishko AM，Levine LD，Cines DB，2020. Thrombocytopenia in pregnancy：diagnosis and approach to management [J]. Blood Rev，40：100638.

Roberts LN，Lisman T，Stanworth S，et al，2022. Periprocedural management of abnormal coagulation parameters and thrombocytopenia in patients with cirrhosis：guidance from the SSC of the ISTH [J]. J Thromb Haemost，20（1）：39-47.

第十四章

围手术期弥散性血管内凝血

弥散性血管内凝血（disseminated intravascular coagulation，DIC）是一种以凝血与纤溶失衡为主要发病机制的临床病理综合征，临床表现为全身微血栓形成与出血倾向。DIC本身不是一种疾病，而是一种由特定的潜在疾病引起的病理生理过程。血栓阶段广泛的微血管内血栓沉积妨碍了器官充足的血液供应，导致多器官功能障碍。凝血因子的大量消耗，导致失代偿期出血表现。多种疾病在进程中都可出现以急性或慢性形式发作的DIC。急性DIC多由危及生命的疾病引发，如感染、严重创伤和高危产科并发症。慢性DIC是指凝血系统的逐渐激活，常见于实体癌，病理过程主要为凝血因子的慢性消耗。

根据主要临床症状的差异，DIC可分为两种类型：血栓型和出血型。这两种类型都可最终发展为消耗性凝血障碍。从纤溶角度看，DIC可分为纤溶抑制型和纤溶增强型。

第一节　弥散性血管内凝血的临床表现

一、血栓型DIC

（一）脓毒症性DIC

脓毒症是导致DIC最常见的潜在疾病，凝血系统和微血栓系统的激活被认为是宿主对感染的反应。全身性感染诱发凝血系统异常有多种机制：①凝血系统的连续应答；②抗血栓形成机制的中断；③抑制纤维蛋白溶解。单核细胞、血小板和内皮细胞受到病原体相关分子的刺激后，释放损伤相关分子模式（damage-associated molecular pattern，DAMP）分子，同时内皮细胞表面表达促凝因子。由组织因子启动的外源性凝血途径和磷脂酰丝氨酸启动的内源性凝血途径在血小板的作用下共同增强促凝反应。此外，含有促凝因子的微囊泡被细胞更多地释放，这进一步加强了促凝机制的活化。

正常情况下，机体的抗凝系统和促凝系统保持动态平衡，这保证了在止血的同时防止血栓过度形成。抗凝系统包括抗凝血酶-肝素系统和凝血调节素-蛋白C系统。然而，在脓毒症期间抗凝系统受到了抑制。此外，完整的血管内皮细胞具有抗血栓的作用，但在损伤后可转变为促进血栓形成状态，在一氧化氮、前列腺素I2产生减少的同时，细胞膜上多糖-蛋白质复合物脱落，黏附分子表达增加，释放血管性血友病因子。内皮细胞这些损伤后的改变是脓毒症性血栓形成的主要因素。最后，损伤的内皮细胞通过增加纤溶酶原激活物抑制物1的产生来抑制纤溶系统的功能，而这种纤溶受损的状态对血栓型DIC的发展至关重要。作为这些连续事件的结果，血管内弥散性微血栓形成，导致严重的器官功能障碍。

（二）新型冠状病毒感染（COVID-19）相关DIC

COVID-19患者会形成动脉或（和）静脉系统血栓。在疾病早期，血栓主要局限于肺微血管，导致通气–血流灌注不匹配，造成低氧血症。随着疾病的发展，患者可能会发生继发性细菌感染和全身性凝血功能障碍。COVID-19相关DIC（COVID-19-associated coagulopathy，CAC）是DIC还是不同于DIC仍存在争议，因为CAC很少符合国际血栓和止血学会（International Society on Thrombosis and Haemostasis，ISTH）制定的显性DIC标准。COVID-19重症患者中，尽管D-二聚体水平和纤维蛋白原（FIB）水平升高，而PLT和PT通常在正常范围内，但临床上可观察到血栓形成。新型冠状病毒（SARS-CoV-2）可通过与细胞表面的血管紧张素转换酶2（angiotensin converting enzyme 2，ACE2）结合，激活PLT和血管内皮细胞的促凝机制。在树突状细胞和巨噬细胞中，由于病毒的爆炸性复制，Ⅰ型干扰素（interferon Ⅰ，INF-Ⅰ）的调节受到抑制，主要组织相容性复合体相关活性降低。这些变化可能是COVID-19患者血栓形成的主要原因。CAC是一种新型凝血功能异常的疾病。从定义上看，由于CAC与凝血系统激活及内皮细胞紊乱有关，有学者认为CAC可被认定为DIC。

（三）产科相关DIC

虽然临床表型以出血为主，但一些高危产科急症如胎盘早剥、羊水栓塞、子痫前期等可并发血栓形成。与其他血栓型DIC不同，产科血栓型DIC导致的器官功能障碍往往与失代偿期出血相关。凝血系统过度激活后凝血因子的消耗，尤其是纤维蛋白原（FIB）的耗竭，是止血功能受损发展的关键。然而，要发现产科血栓型DIC的亚临床期，不仅需要发现凝血因子的降低，还需要监测凝血系统的激活状态。许多病例可以通过快速分娩并补充凝血因子（在某些情况下包括早期抗凝血）来控制。

（四）中暑相关DIC

中暑常并发DIC。高温直接影响凝血系统和纤溶系统的功能。然而，全身炎症反应和细胞损伤是导致中暑患者凝血障碍的主要原因。中暑相关凝血病变的标志是白细胞和内皮细胞损伤导致的血凝块形成。

二、出血型DIC

（一）创伤相关DIC

创伤性凝血病（trauma-induced coagulopathy，TIC）是由于休克、血液稀释和纤溶系统过度激活导致凝血因子耗竭进而止血功能受损的一种病理状态。TIC的病理生理与脓毒症诱发的凝血功能障碍（SIC）的病理生理在晚期部分重叠，类似于SIC晚期的消耗性凝血功能障碍。但有学者认为，TIC与SIC的病理生理不同。在严重创伤的病例中，休克、酸中毒、体温过低以及纤溶酶活性增加等因素可能加速出血导致患者死亡，而脓毒症患者的主要死亡原因是多器官功能衰竭。其次，在治疗原则方面TIC与SIC完全不同。在创伤早期，止血功能受损是最关键的问题，尽早手术控制损伤结合血制品输注是TIC主要的治疗方法。而SIC主要的治疗方法是抗凝剂的早期应用。建议使用特定病因的术语，如TIC、SIC等来表述相应疾病的凝血系统功能障碍状态。

（二）产科出血型DIC

与产科血栓型DIC不同，产科出血型DIC主要由围产期大出血诱发。围产期大出血可导致PLT和凝血因子的大量消耗。子宫张力不全伴持续出血、阴道/宫颈撕裂伤、子宫破裂伴大出血等是围产期大出血的代表性原因。除消耗性凝血病外，肝脏中凝血因子生成减少等也与急性意外出血有关。与TIC类似，产科出血型DIC的基本治疗原则是治疗根本病因的同时及时输血。其症状和具体治疗方法与产科血栓型DIC有很大不同。

（三）急性白血病相关DIC

急性白血病常并发DIC，且病因复杂，不同类型的白血病有所不同。急性早幼粒细胞白血病（acute promyelocytic leukemia，APL）的患病率高达100%，急性淋巴细胞白血病（acute lymphoblastic leukemia，ALL）和急性髓细胞性白血病（acute myelogenous leukemia，AML）的患病率在8.5%～25%。在APL中，异常细胞上表达高水平的膜联蛋白Ⅱ（annexin Ⅱ，ANX-Ⅱ）是导致纤溶系统上调的原因。ANX-Ⅱ对血纤溶酶原及其激活物——组织型纤溶酶原激活物（tissue-type plasminogen activator，t-PA）具有高亲和力，并能促进血溶酶原激活，导致纤溶增加。伴随着纤溶系统活性增强，白血病细胞表达组织因子（tissue factor，TF）并激活凝血系统。此外，白血病细胞还释放含有t-PA和ANX-Ⅱ的微泡。APL中内皮损伤可能不显著，但有报道称黏附在内皮细胞上的白血病细胞可破坏内皮并增加出血。APL的临床特征以出血为主，ALL和AML中也常见血栓形成。

（四）病毒性出血热相关DIC

病毒性出血热，如埃博拉出血热和马尔堡出血热，在晚期通常伴有严重的止血功能损害。血管内皮损伤、休克、凝血缺陷引起的毛细血管通透性增加是死亡的主要原因，病理检查显示，局灶性及凝固性坏死和出血，并伴有各器官广泛的血管损伤。病毒毒素的释放导致宿主免疫系统被显著抑制。主要表现在树突状细胞成熟受限，主要组织相容性复合体Ⅱ（major histocompatibility complex Ⅱ，MHC Ⅱ）表达增加，导致T淋巴细胞增殖和B淋巴细胞抗体产生功能受损。此外，病毒在树突状细胞/巨噬细胞中爆炸性复制诱导白细胞介素6（interleukin-6，IL-6）、IL-12、肿瘤坏死因子α（tumor necrosis factor α，TNF-α）、α干扰素（interferon α，INF-α）等细胞因子的表达。炎症和凝血突然被激活，进而导致凝血因子的耗尽。除了前面提到的丝状病毒疾病外，由伊蚊传播的登革热和由蜱虫传播的伴有血小板减少综合征的高热，都会引发凝血功能的异常改变，应谨慎对待。

（五）蛇毒相关 DIC

蛇毒分为神经性毒素和溶血型毒素。其中，溶血型毒素可引起消耗性凝血功能障碍。该类型的毒液中同时含有促凝相关毒素和抗凝相关毒素。与促凝相关的毒素是金属蛋白酶，它主要通过激活凝血酶原、凝血因子和类凝血酶发挥促凝作用。与抗凝相关的毒素包括透明质酸酶、胶原酶和磷脂酶等，可引起与持续出血相关的消耗性凝血病。在实验室检查方面，主要表现为 PLT 下降，PT 延长，FIB 减少。

第二节 弥散性血管内凝血的诊断与鉴别诊断

目前，DIC 的诊断为临床表现与实验室检查相结合。

（一）临床诊断标准

存在易致 DIC 的基础疾病，如感染、恶性肿瘤、大型手术及创伤等。另有以下两项以上临床表现：①严重或多发性出血；②不能用原发病解释的微循环障碍或休克；③广泛性皮肤、黏膜的栓塞，灶性缺血性坏死、脱落或溃疡形成，或不明原因的肺、肾、脑等脏器功能衰竭；④抗凝治疗有效。

（二）实验室诊断标准

1983 年，日本卫生福利部（Japanese Ministry of Health and Welfare，JMHW）制定了第一个 DIC 诊断标准。随着对 DIC 病理生理过程的了解不断深入，对有 DIC 高危基础疾病患者尽早监测凝血或纤溶状态已成为共识。DIC 的诊断标准也进行了相应更新。因此，2001 年 ISTH、2006 年日本急性医学协会（Japanese Association for Acute Medicine，JAAM）以及 2017 年日本血栓和止血学会（Japanese Society on Thrombosis and Haemostasis，JSTH）分别制定了 DIC 诊断标准。尽管这些标准都旨在帮助患者尽早准确地诊断 DIC，但侧重点有所不同。理解各个标准的特征将有助于对 DIC 的正确管理（表 14-1）。

1. JMHW 诊断标准 1983 年由 JMHW 最早发布了适用于诊断 DIC、急性白血病相关 DIC 和 "纤溶增强型 DIC" 出血风险的标准。"纤溶增强型 DIC" 通常发生在特定类型的白血病，如在 APL 中较为常见。

2. ISTH 诊断标准 2001 年 ISTH 发布的 DIC 诊断标准被认为是国际标准，在世界范围内被广泛接受。ISTH DIC 专业委员会将 DIC 分为两类：显性 DIC（overt DIC）和非显性 DIC（non-overt DIC），主要用于区分已确诊的 DIC 是伴有严重的出血倾向还是器官功能障碍倾向。ISTH 诊断标准旨在诊断所有不同类型的 DIC，而不仅仅是 SIC。①显性 DIC 诊断标准：指有出血倾向的 DIC，即临床典型 DIC。显性 DIC 的诊断分五步，涉及的诊断指标主要包括 PLT、PT、FDP、FIB。使用该诊断标准的前提是患者存在 DIC 相关的原发疾病。对 FDP 的检测未特指采用何种标志物，且没有明确其升高程度的判断界值。各实验室可根据具体情况和需要选择合适的指标。②非显性 DIC 诊断标准：指凝血机制处于代偿状态的 DIC，即 pre-DIC。非显性 DIC 的诊断与显性 DIC 的诊断基本

表14-1　DIC诊断标准

项目	分值	JMHW	ISTH 显性DIC	ISTH 非显性DIC	JAAM	JSTH	JSTH 简化版	SIC
PLT (×10⁹/L)	3	PLT<50	—	—	PLT<80; 或者 PLT 24h内下降≥50%	PLT≤50	PLT≤50	—
	2	50≤PLT<80	PLT<50	—	—	50<PLT≤80	50<PLT≤80	PLT<100
	1	80≤PLT<120	50≤PLT<100	PLT<100	80≤PLT<120; 或者 PLT 24h内下降≥30%	80<PLT≤120; 或者 PLT 24h内下降≥30%	80<PLT≤120	100≤PLT<150
	1	—	—	24h内下降	—	24h内下降≥30%	—	—
	−1	—	—	24h内上升	—	—	—	—
FDP (μg/ml) 或者 D-二聚体 (mg/L)	3	FDP>40	FDP明显增加 (FDP≥25) 或者 D-二聚体明显增加 (D-二聚体≥10)	—	FDP≥25	FDP≥40	—	—
	2	20<FDP≤40	FDP适度增加 (FDP≥10) 或者 D-二聚体适度增加 (D-二聚体≥2)	—	—	20≤FDP<40	—	—
	1	10<FDP≤20	—	FDP (D-二聚体) 24h内上升	10≤FDP<25	10≤FDP<20	FDP≤20	—
	−1	—	—	FDP (D-二聚体) 24h内下降	—	—	—	—

续表

	分值	JMHW	ISTH 显性DIC	ISTH 非显性DIC	JAAM	JSTH	JSTH 简化版	SIC
PT	2	PT>1.67倍	PT≥6s	—	—	PT≥1.67倍	PT≥1.67倍	PT>1.4倍
	1	1.25倍<PT≤1.67倍	3s≤PT<6s	PT≥3s;或者 PT 24h上升	PT≥1.2倍	1.25倍≤PT<1.67倍	1.25倍≤PT<1.67倍	1.2倍<PT≤1.4倍
	-1	—	—	24h内下降	—	—	—	—
FIB (mg/dl)	2	FIB<100	FIB<100	—	—	—	—	—
	1	100≤FIB<150	—	24h内上升	—	—	—	—
	-1	—	—	24h内下降	—	—	—	—
SIRS评分	1	—	—	—	>3	—	—	—
SOFA评分	2	—	—	—	—	—	—	≥2
	1	—	—	—	—	—	—	1
症状、基础疾病	2	—	DIC相关疾病	DIC相关疾病	—	—	—	—
	1	出血或器官功能障碍	—	—	—	—	—	—
	*	—	—	—	—	—	—	—
特定标准（AT、TAT复合物、蛋白C）	1	—	—	不正常	—	AT活性≤70%；或者 TAT>正常上限的2倍；或者SF，PF1+2：正常范围	AT活性≤70%	—
肝衰竭	-1	—	—	正常	—	—	—	—
	-3	—	—	—	—	-3	—	—
DIC/SIC诊断评分		≥7	≥5	≥5	≥4	≥6	≥4	≥4

注：AT：抗凝血酶；DIC：弥散性血管内凝血；FDP：纤维蛋白降解产物；FIB：纤维蛋白原；JAAM：日本急性医学协会；JMHW：日本卫生福利部；JSTH：日本血栓和止血学会；PF1+2：凝血酶原片段1+2；PLT：血小板计数；PT：凝血酶原时间；ISTH：国际血栓和止血学会；SIC：脓毒症诱发的凝血功能障碍；SIRS评分：全身疾病反应综合征评分；SOFA评分：序贯性器官功能衰竭评分；SF：可溶性纤维蛋白；TAT：凝血酶-抗凝血酶复合物。

*用"ISTH overt DIC"诊断标准来诊断DIC的必备条件是，该患者必须有DIC相关的症状或存在与DIC相关的潜在疾病。

类似，不同的是：①非显性DIC的诊断不包括FIB，只有出现显性DIC时，由于广泛微血管内血栓形成以及继发过度纤溶的作用，导致FIB被大量消耗或降解，使得FIB含量明显减低。②考虑纳入动态监测的主要指标包括PLT、可溶性纤维蛋白（soluble fibrin，SF）/FDP、PT的变化趋势。③适当地纳入部分有价值的分子标志物，如抗凝血酶（antithrombin，AT）、凝血酶-抗凝血酶复合物（thrombin-antithrombin complex，TAT）、蛋白C等。

3. JAAM诊断标准　2006年JAAM推出了新的DIC标准。JAAM DIC标准是专门为诊断急性DIC而设计的。JAAM DIC标准的敏感性比JMHW DIC标准和ISTH显性DIC标准更高，适合DIC的早期诊断。然而，JMHW DIC标准和ISTH显性DIC标准的特异性比JAAM DIC标准更好。JAAM标准更适合于诊断感染相关和器官衰竭型（纤溶抑制型）DIC。事实上，JAAM DIC诊断标准的设计目的是帮助医生确定抗凝治疗的时机和适当性，以改善患者的凝血功能障碍。

在JAAM诊断标准中，忽略了FIB水平，并允许选择D-二聚体作为另一种与纤维蛋白相关的标志物。JAAM诊断标准中也包括PLT的动态变化。该标准的一个独特之处在于纳入了全身炎症反应综合征（SIRS）。虽然SIRS不能直接反映凝血功能障碍，但它可以帮助识别脓毒症的存在。JAAM诊断标准并没有被其他国家采用，因为在日本以外的国家，并没有常规遵循早期DIC的抗凝治疗原则。

4. JSTH诊断标准　2016年JSTH提出了诊断DIC的新标准。其中，AT活性被认为是DIC的敏感指标；并纳入了TAT、SF和凝血酶原片段1＋2（prothrombin fragments 1＋2，PF 1＋2）等凝血激活的附加标志物。此外，新标准设计了基于基础疾病的评分方法。疾病类型根据基础情况分为造血障碍型、感染型和基础型。在造血障碍型中，PLT的计分被省略，而在感染型中，FIB的计分被取消，因为FIB是一种急性期蛋白，FIB水平的降低在感染病例中很少见。TAT和SF均用于排除其他类似DIC的疾病。在感染型DIC病例中，根据PLT、FDP、PT、抗凝血酶活性和分子标志物（TAT、SF或F1＋2）的总分计算评分。PLT评分范围为0～3分，与JMHW评分相同，24h内下降30%及以上加1分。FDP评分范围为0～3分，PT评分范围为0～2分，评分方法与JMHW标准使用的方法相同。原JMHW标准未将AT活性作为检测项目，AT活性为70%或以下为1分。对于分子标志物指标，如果这些值增加到标准范围上限的2倍或更多，则给予1分。感染性DIC的诊断阈值设置为5分以上。

然而，目前的JSTH诊断标准过于复杂，不适用于紧急和重症监护环境。这些标志物对凝血激活敏感，可能有助于检测早期凝血病变，如DIC前期。2017年JSTH再次修正该诊断标准，提出了简化版JSTH诊断标准。简化版JSTH诊断标准可更迅速、更便捷地运用于SIC的早期诊断，且与疾病严重程度呈正相关。

5. SIC诊断标准　SIC标准由ISTH DIC专业委员会于2017年构建。诊断SIC仅包括三个项目：SOFA评分、PLT和PT。SOFA评分用于确认败血症的存在，但不反映其严重程度。因此，即使SOFA评分在2分以上，也被视为2分。ISTH DIC专业委员会提出了一种简化的"两步"评分系统，用于DIC的早期检测。先根据SIC诊断标准作为第一步进行筛查；符合SIC诊断标准的患者，第二步计算显性DIC评分。

JAAM诊断标准和SIC诊断标准均可用于诊断DIC前期，且覆盖了DIC血栓形成的类型，但不适用于检测在创伤和高危产科中早期出血（纤溶增强）型DIC。

6.COVID-19相关DIC诊断标准　CAC的诊断标准：已证实的COVID-19感染，且符合以下2个或2个以上的标准：①PLT下降（PLT$<150\times10^9$/L）；②D-二聚体水平增加（超过正常上限的2倍）；③PT延长1s以上或INR>1.2；④FIB水平降低；⑤存在血栓形成的风险（包括深静脉血栓形成/静脉血栓栓塞、血栓性卒中、急性冠状动脉综合征等）。

第三节　弥散性血管内凝血的治疗

治疗DIC患者的根本措施为治疗原发疾病，同时对凝血系统的失衡进行支持治疗，包括抗凝治疗、抗纤溶治疗、凝血因子补充、溶栓治疗及对症处理等。

（一）原发疾病的治疗

控制感染，治疗肿瘤，处理产科疾病及外伤，纠正休克、缺氧、酸中毒等，这是终止DIC病理过程的关键。

（二）抗凝治疗

1.普通肝素（unfractionated heparin，UFH）　UFH在DIC治疗中存在争议，其应用关键在于适应证的选择、剂量的调控及疗程的安排。

适应证：①血型不合的输血；②羊水栓塞；③急性白血病和其他肿瘤；④感染性流产、暴发性紫癜；⑤中暑；⑥存在高凝状态的基础疾病如子痫；⑦亚急性或慢性DIC；⑧急性DIC的早期。其中，羊水栓塞所致的DIC为UFH抗凝首选，并应早期、足量应用。胎盘早剥与重度妊娠高血压所诱发的DIC不宜用UFH，死胎滞留可用小剂量UFH。产科病因多能及时消除，大多数DIC高凝期历时较短，临床上常未被发现。发现时已是高凝期与向纤溶期发展阶段。此时，虽见出血不凝，但血中尚有大量促凝物质，只要不是纤溶亢进期，仍可用UFH抗凝。

禁忌证：①手术或创伤创面未经充分止血者；②近期有咯血、活动性溃疡或出血性卒中；③蛇毒相关DIC；④DIC晚期。

UFH 50%由肾脏代谢，肝、肾功能不良者应减量或延长给药时间。一般情况：5～15U/kg持续静脉滴注，或0.5～1mg/kg每6h一次，皮下注射。对于高凝状态而未诊断者：0.25～0.5mg/kg，皮下注射，每12h一次。

使用UFH应监测下列指标。①活化部分凝血活酶时间（APTT）。应使UFH延长AT-Ⅲ的活性至正常的1.5～2.5倍。血浆UFH浓度0.2～0.5U/ml，较为安全、有效。②AT-Ⅲ活性。正常范围为80%～120%，如果AT-Ⅲ活性$<70\%$，UFH抗凝效果降低；AT-Ⅲ活性$<50\%$，UFH抗凝效果明显降低；AT-Ⅲ活性$<30\%$，UFH失去抗凝作用。此时，应补充新鲜冰冻血浆或AT-Ⅲ活性浓缩剂。临床症状好转，实验室指标正常后再用3～5天。

UFH可逐渐减量，骤然停药可致复发。最好在停药后6～8h，复查凝血指标一次，以后每日监测一次，共3～5天。如果UFH应用过程中出现过量表现，如出血、APTT

延长100s以上，应立即予以鱼精蛋白25～50mg缓慢注射，于5～10min内注射完。

目前，DIC治疗倾向于小剂量（UFH＜100mg/d），不必监测实验室指标，且出血副作用明显减少。

2.低分子肝素（low molecular weight heparin，LMWH） 近年来，LMWH在临床上逐渐得到了应用。LMWH与UFH比较，有以下优点：抗凝作用可预测，无须监测；半衰期长，每天给药1～2次；肝素诱导的血小板减少性紫癜少见；对AT-Ⅲ依赖性小，抗凝血因子Ⅹa作用强，抗凝血酶作用弱。用法用量：75～150U/（kg·d），连续用3～5天，每12h一次，皮下注射。尽管LMWH有一定的优势，但似乎尚不能完全取代UFH在DIC治疗中的作用，特别是在急性、暴发性DIC中的作用。

3.AT-Ⅲ的应用 用法用量：1500～3000U，每日2～4次，持续5～7天。如无AT-Ⅲ，可用FFP 750～1500ml代替，每毫升FFP含AT-Ⅲ 1～2U。

4.合成抗凝剂 加贝酯、阿加曲班等低分子量的人工合成抗凝剂均不依赖于AT-Ⅲ。

1）加贝酯：为蛋白水解酶抑制剂，可抑制凝血因子Ⅱa、凝血因子Ⅹa、凝血因子Ⅻa及激肽释放酶、纤溶酶、PLT聚集等。在DIC早期/高凝状态时可以使用加贝酯。用法用量：20～30mg/（kg·d），持续静脉滴注24h。

2）阿加曲班：为精氨酸衍生物，主要抑制凝血酶的活性。对普通肝素抗凝无效的DIC，阿加曲班有效，且出血副作用小。用法用量：20～30mg/d，分两次给药，每次10～15mg，持续静脉滴注2～3h。

（三）补充凝血因子及PLT

由于DIC出血期时凝血因子和PLT已被大量消耗，应对症补充凝血因子和PLT。较少使用单个的凝血因子，常用者仅为FIB，常用剂量为2～4g，根据疗效及检查结果决定是否继续输入。凝血酶原复合物含有多种凝血因子，但因其含有凝血因子活化型，有可能加重DIC的病情，故不主张应用。血小板输注每次至少8U，为维持其在血浆中的有效浓度，必须隔日输注一次。输入是否有效，主要看出血是否停止，而实验室检查仅作为参考。DIC病情是否控制，并不取决于替代疗法。即使DIC得到控制，实验室指标也常在1～5天后恢复正常。适应证：①凝血因子和血小板明显减少；②已进行病因及抗凝治疗，病情不能控制。主要制剂包括FFP、PLT及FIB等。

（四）抗纤溶治疗

DIC进入纤溶亢进期，凝血与纤溶失衡，应给予抗纤溶治疗。

适应证：①有明显临床、实验室纤溶亢进的DIC患者；②DIC晚期。

主要制剂：①6-氨基己酸：每日4.0～10.0g，分次静脉注射或滴注，休克患者慎用。②对羧基苄胺：每日0.2～2.0g，分次静脉注射或滴注。③氨甲环酸（止血环酸）：每日500～700mg，分次静脉注射或滴注。应用抗纤溶药物时应注意：①剂量不宜太大；②注意有无休克；③注意尿量，尿量少时可增加血栓形成风险。

（五）溶栓治疗

在下列情况下可酌情使用：①以器官功能障碍为主，经前期治疗未能有效纠正者；②DIC末期，凝血及纤溶过程已终止，而脏器功能恢复缓慢或欠佳者；③有明显血栓栓塞的临床和实验室证据者。

主要药物如下所述。①尿激酶：首剂4000U/kg，静脉注射，然后以4000U/h的速度持续静脉滴注，疗程2～3天。由于本药可使FIB降解，已逐渐少用。近年开发的单链尿激酶，副作用小，特异性强，疗效好。②组织型纤溶酶原激活物（t-PA）：常用剂量90～150万单位，30～60min内静脉注射。或5000 U/（kg·h），持续静脉滴注。③酰基化的纤溶酶原链激酶激活剂复合物：是一种新型高效溶栓药物。在体外无溶栓活性，进入血液后，与纤维蛋白结合，发生脱酰基水解反应。使纤溶酶原活性中心暴露，激活血栓纤溶酶原，形成纤溶酶，促进纤维蛋白溶解。与尿激酶、链激酶及t-PA比较，其半衰期长，与纤维蛋白亲和力强，过敏反应少，是有效的溶栓药物。用法用量：每次30mg，每日2～3次，持续3～5天。

（六）其他治疗

1.糖皮质激素　以下情况可考虑应用：①基础疾病需要皮质激素治疗者；②SIC，已经抗感染治疗者；③并发肾上腺皮质功能不全者；④血小板重度减少，出血症状严重者。

2.山莨菪碱　有助于改善微循环及纠正休克。DIC早、中期可应用。用法用量：每次20mg，每日2～3次，静脉注射。

第四节　弥散性血管内凝血的疗效标准

在临床实践中，对于危重患者，何时停止或继续重症监护是一个未解决的问题。目前没有一个标准是专门为决定治疗是否继续或完成而设计的。

血栓弹力图（TEG）可以快速评价内源性和外源性凝血途径，以及评估PLT和FIB对凝块形成的贡献，且方法简单、易行，但在DIC患者中的诊断和预后作用尚待进一步研究。此外，内皮细胞的激活和损伤是DIC的关键驱动因素，并在凝血系统和纤溶系统平衡方面发挥着重要作用。因此，内皮细胞功能的检测可为临床评估DIC患者病情严重程度、治疗效果和预后提供有价值的线索。

DIC是一种与患者死亡风险增加有关的病理过程。对DIC的早期识别和对患者采取快速及优化的治疗策略是提高患者生存率的两个关键，未来还需要更多有力的证据来为临床提供诊疗依据。

（贾　彬　尹　晴　李向宇）

参 考 文 献

Chang JC，2020．Disseminated intravascular coagulation：new identity as endotheliopathy-associated vascular microthrombotic disease based on *in vivo* hemostasis and endothelial molecular pathogenesis [J]. Thromb J, 18: 25.

Iba T, Di Nisio M, Thachil J, et al, 2018. A proposal of the modification of Japanese society on thrombosis and hemostasis (JSTH) disseminated intravascular coagulation (DIC) diagnostic criteria for sepsis-associated DIC [J]. Clin Appl Thromb Hemost, 24 (3): 439-445.

Kornblith LZ, Moore HB, Cohen MJ, 2019. Trauma-induced coagulopathy: the past, present, and future [J]. J Thromb Haemost, 17 (6): 852-862.

Noutsos T, Currie BJ, Wijewickrama ES, et al, 2022. Snakebite associated thrombotic microangiopathy and recommendations for clinical practice [J]. Toxins (Basel), 14 (1): 57.

Shimazaki J, Hifumi T, Shimizu K, et al, 2020. Clinical characteristics, prognostic factors, and outcomes of heat-related illness (Heatstroke Study 2017-2018) [J]. Acute Med Surg, 7 (1): e516.

Ten Cate H, Leader A, 2021. Management of disseminated intravascular coagulation in acute leukemias [J]. Hamostaseologie, 41 (2): 120-126.

第十五章

围手术期血栓栓塞性疾病

　　人体正常的止血与抗凝、纤溶及抗纤溶系统因为病理因素发生失衡，血栓形成过多，血栓随着血液流动的方向流动，阻塞相应血管腔，形成栓塞。血栓形成和形成栓塞两个过程是相互关联的，故临床上统称为血栓栓塞性疾病。

　　血栓栓塞性疾病是一种全身系统性疾病，当血栓来源于左心和体循环动脉时，称为动脉血栓栓塞；当血栓来源于右心和体循环静脉时，称为静脉血栓栓塞。血栓形成和（或）栓塞累及人体心脏、脑及循环系统的各组织器官，使相应的组织器官发生缺血或坏死而出现相应的临床症状。因此，预防心脑血管疾病的一个关键环节是避免血管栓塞性疾病的发生，进而降低患者致残或死亡的风险。

第一节　血栓栓塞性疾病的分类

　　血栓栓塞性疾病主要分为动脉性和静脉性两大类。动脉血栓栓塞性疾病常见于脑卒中、心房颤动（简称房颤）、动脉缺血发作以及急性冠脉综合征；而静脉血栓栓塞性疾病常见于肺血栓栓塞症（pulmonary thromboembolism, PTE）和静脉血栓栓塞（venous thromboembolism, VTE），VTE以下肢深静脉血栓（deep venous thrombosis, DVT）多见。

　　动脉血栓栓塞性疾病最为常见的原因是房颤和动脉粥样硬化性心血管疾病。心肌梗死、房颤、动脉瘤的附壁血栓和（或）动脉粥样硬化斑块破裂脱落阻塞相应动脉出现急性动脉缺血，如脑卒中、肠坏死、下肢坏死等。房颤是临床最常见的持续性心律失常，发病率随年龄增加逐渐增长，而房颤常见的并发症就是动脉血栓栓塞。

　　静脉血栓栓塞性疾病主要是由于静脉血流缓慢或停滞，血液异常高凝状态或者静脉血管内膜损伤等原因引起静脉内的血液异常凝结，导致静脉血管不通畅，引起部分或全部的血管堵塞，最终静脉回流障碍，受累肢体出现局部的沉重感、肿胀感甚至出现疼痛。

一、肺血栓栓塞症

　　肺血栓栓塞症（PTE）指机体体循环在病理状态下形成的各种栓子，由于血液的冲刷、姿势的变化等原因栓子脱落，进入肺循环内，堵塞肺动脉或者其他分支，从而出现咳嗽、胸痛，甚至呼吸困难、汗多虚脱等症状的肺循环障碍表现。临床常见的栓子类型有空气性、羊水性、脂肪性和血栓性，其中血栓性栓子最为多见。而PTE一旦出现，在围术期容易导致患者死亡，静脉血栓栓塞性疾病患者和房颤患者是PTE发生的高危人群。

二、下肢深静脉血栓

静脉内异常高凝状态形成的血栓堵塞血管，全身的深静脉系统均有可能发生，但多见于下肢的深静脉，最常见的原因为肢体长时间的制动，如"经济舱症候群"。围术期的下肢深静脉血栓（DVT）则常发生于骨科大手术的术后，主要来自于腘静脉及以上的下肢近端深静脉。

在围手术期，VTE是术中或术后患者常见的并发症，严重者可导致死亡，在血管外科、骨科、妇产科和胸外科的手术中均可发生，而骨科患者形成VTE的概率最高。据相关统计，在我国每年进行髋关节和膝关节手术的病例中，包括关节置换手术或骨折内固定手术，约40%的患者在术后会形成DVT，男性较女性多见，与国外的数据相近。另外，大面积烧伤等也是诱发DVT的高危因素。因此，围手术期VTE的早期识别与诊断，并进行有效的预防和治疗，不仅可以降低发生PTE的风险，降低患者死亡率，还可有效地减少医疗费用。

第二节　血栓栓塞性疾病的诊断和评定

一、动脉血栓栓塞性疾病的诊断与评定

遇到任何突发肢体或者腹部剧烈疼痛的患者，都要考虑到动脉血栓栓塞的可能。其诊断主要基于病史、查体（肠系膜上动脉血栓栓塞的Bergan三联征、下肢动脉血栓栓塞的5P征等）和辅助检查，如心电图、心肌肌钙蛋白、运动试验、负荷超声心动图或心肌核素显像、CT检查和现代无创血管影像检查。血管影像检查在血栓栓塞性疾病中具有重要的诊断意义，可以识别到肢体动脉、肠道动脉、肝肾动脉以及心脏动脉等血管情况，临床常用CT血管造影和MR血管造影，其准确性与数字减影血管造影（digital subtraction angiography，DSA）相近。急性动脉血栓栓塞短期内即可引起急性广泛性肠坏死、下肢坏死、急性冠脉综合征等，病死率高达90%，对健康威胁巨大。诊断：建议进行卒中风险评估、冠心病风险评估以及外周血管疾病风险评估，不仅有助于判断疾病预后，还可以为治疗决策做出参考和指导。同时，在临床诊疗中需要更加关注高风险人群，如高龄患者、有家族相关遗传史（早发血管血栓性疾病病史）的患者，患有高血压、高血脂、糖尿病的患者以及长期吸烟的患者；特别对于高龄、伴冠心病及术前高D-二聚体患者，应给予高度重视。

二、深静脉血栓和肺栓塞的诊断与评定

1.深静脉血栓的诊断与评定　典型的临床症状包括局部肢体的肿胀疼痛，部分会引起皮肤温度偏高，但栓子较小时亦可无明显临床症状。临床上出现典型的DVT症状，并属于高危人群，伴有长时间肢体制动等诱因，医师应高度怀疑DVT的发生，避免栓子堵塞引起致残或死亡等严重后果。临床常用D-二聚体检验和血管彩超这两种手段进行确诊，但D-二聚体增高可见于肾脏疾病、感染、组织坏死、手术、肿瘤等，所以D-二聚体主要作为排除性指标以排除DVT发生的可能。

当高度怀疑患者发生DVT时，建议进行血管超声检查作为无创客观证据。静脉超声检查是仅次于静脉造影的影像学方法，是早期识别DVT的首选方法。静脉多普勒超声可分为静脉血流多普勒成像及静脉加压分析，静脉加压检查在DVT的评估中被认为更具权威性。

另外，在血管超声结果可能存在假阴性的情况下，做进一步的静脉造影检查是很有必要的。静脉造影是诊断静脉血栓栓塞的金标准，主要有CT血管造影和MR血管造影。CT静脉造影可以清晰地显现全身血管，但需要注射高浓度的造影剂，对肾功能较差的患者谨慎使用。MR血管造影为无创无辐射检查，对于盆腔静脉和腔静脉较敏感，特异性较高。

另外，在DVT确诊后，应尽早使用抗凝药物治疗，在治疗期间需密切监测凝血功能，根据治疗疗效及时调整治疗方案，避免引起出血等并发症。对于DVT痊愈患者，也应定期随访检查，以防DVT复发。

2.肺栓塞的诊断与评定　肺栓塞（pulmonary embolism，PE）临床症状常见突发的不明原因的胸痛、咳嗽、呼吸困难、心悸不安甚至出现意识丧失等。出现呼吸困难多见于栓子堵塞于肺门中心部；出现胸痛常因栓子在肺循环远端，靠近胸膜处，刺激胸膜引起疼痛；出现晕厥则为迷走神经兴奋，或脑动脉供血不足，或恶性心律失常等引起。故血栓的大小和堵塞部位决定了PE临床表现的严重程度。在全身麻醉手术患者中，一旦发生PE，表现为无明显诱因的突发的难以纠正的低氧血症，受累范围过大可引起高碳酸血症、呼气末CO_2骤降和循环衰竭（排除因恶性心律失常、脓毒症或血容量不足引起的低血压，持续时间超过15min）。

需要高度怀疑PE发生的情况：①下肢静脉曲张，下肢乏力，血栓性静脉炎，单侧下肢水肿；②外伤后出现咯血、胸痛或呼吸困难；③原因不明的血压降低，不能解释的休克；④原因不明的呼吸困难，或原有的呼吸困难加重；⑤不明原因的晕厥；⑥黄疸、低热、发绀、血沉增快；⑦原因不明的肺动脉高压或右室肥大；⑧出现洋地黄治疗不佳性心力衰竭；⑨放射性核素检查提示肺灌注缺损；⑩X线片中出现异常楔形影。具体诊断可根据其临床表现，结合物理、化验检查，做出较明确诊断。

深静脉血栓和PE的诊断流程见图15-1、图15-2［参考马军，秦叔逵，吴一龙，等，2019.肿瘤相关静脉血栓栓塞症预防与治疗指南（2019版）.中国肿瘤临床，46（13）：653-660］。

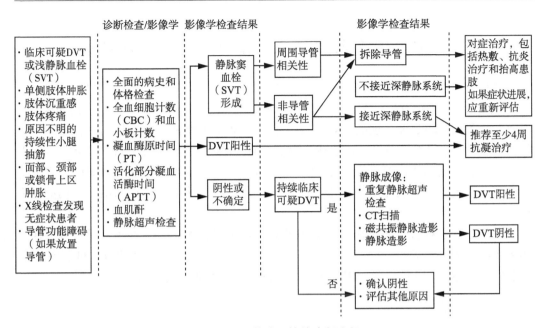

图 15-1　深静脉血栓的诊断流程

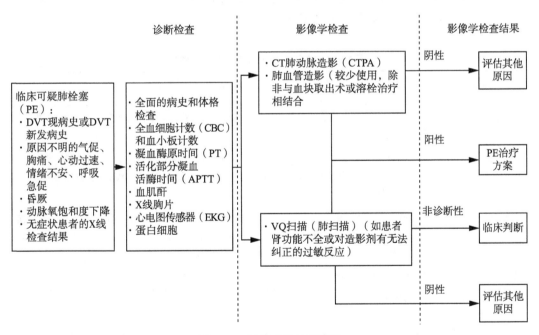

图 15-2　肺栓塞的诊断流程

第三节　围手术期静脉血栓的风险评估及预防

静脉血栓栓塞（VTE）的危险因素主要是血流缓滞、血液高凝和静脉血管壁损伤，主要分为原发性和继发性。原发性为先天因素，主要是由基因变异导致的，比如抗凝血酶缺乏、蛋白C缺乏等。这类患者以反复发作的VTE为特征。继发性为后天因素，由各种物理性、生物性原因引起，包括：围手术期因疼痛而活动减少或体位固定，因病卧床，术后肢体制动使血流缓滞；术后或创伤后外源性凝血系统激活、组织因子释放等激活凝血系统，使血液相对高凝等；应用止血带、药物性或手术局部操作损伤静脉血管壁。

因此，手术对患者来说是发生VTE的高风险因素，无论是手术医师还是麻醉医师都必须重视围术期VTE的防治，对于高危人群，应制定规范的围手术期VTE防治措施方案并认真落实。应对发生VTE的危险因素进行准确评估，建议如下。

（一）术前

1.危险因素评估　术前应评估导致血栓形成的各种诱发因素，针对可改善的危险因素给予相应处理，并选择适合患者情况的手术及麻醉方式（表15-1），急诊手术也应采取合适的预防措施，最大限度地降低VTE发生。

表15-1　术前患者VTE的风险性评估

危险程度	危险因素
低度危险*	术前卧床＞3天，或大手术后12周内；瘫痪或近期下肢石膏固定；久坐不动；肥胖；妊娠/分娩；静脉曲张等
中度危险*	年龄40～60岁；膝关节手术（2周内）；中心静脉置管；恶性肿瘤或化疗；充血性心力衰竭；呼吸衰竭；激素替代治疗或口服避孕药；脊髓瘫痪；妊娠/产后；DVT后；血栓形成倾向、高血压/糖尿病病史多年
高度危险*	年龄＞60岁；骨盆、髋、大腿骨折；胫、腓骨骨折及下肢严重软组织损伤；髋、膝关节置换术（预计2周内进行）；重大腹部外科手术后（1个月内）；严重创伤；大面积烧伤；脊髓损伤；高血压Ⅲ级；糖尿病酮症；严重凝血功能障碍等
极高度危险	具有2项或2项以上高度危险因素；1项高度危险因素附加低、中度危险因素2项

*指仅含有所列危险因素中的一项。

2.相应预防措施　在保证患者围手术期基本生命体征稳定的情况下，根据术前危险因素评估，给予相应的处理（表15-2）。

术前推荐意见：术前根据病史、凝血指标及下肢多普勒超声等检查，根据表15-1详细地进行VTE风险评估，若患者为VTE中度及以上危险，术前应与患者及其家属进行充分病情告知和沟通，术中应注意加强监护管理，一旦出现症状即尽早诊断与干预。

表 15-2　术前 VTE 不同风险患者的处理

危险程度	处理
低度危险	检查：D-二聚体，D-二聚体如为阳性，进行下肢静脉 B 超；如 B 超提示有 DVT，明确其位置 处置：低度危险无血栓者，采用基础预防措施。健康教育包括下肢肌肉按摩、足踝活动、抬高患肢；辅助措施包括应用弹力袜、足底泵等
中高度危险	检查：尽快进行下肢静脉 B 超检查，如无血栓，1 周后或术前 1 日复查；如 B 超提示有 DVT，明确其位置、状态 处置： 1）中高度危险无血栓者，在采取基础预防措施的同时，进行药物预防，维持至术前 12h。措施：低分子肝素，12 500IU 或 25 000IU，皮下注射，每天一次 2）中高度危险有血栓者，尽量采用抗凝溶栓。如有抗凝禁忌或严重的髂股静脉血栓不能抗凝者，进行相关科室会诊，确定是否需要放置静脉滤网，或转血管外科手术治疗
极高度危险	检查：尽快进行下肢静脉 B 超，如无血栓，1 周后或术前 1 日复查；如 B 超提示有 DVT，明确其位置，评估其状态 处置：术前必须进行抗凝治疗，维持至术前 12h，低分子肝素，12 500IU，皮下注射，每日 2 次，根据患者凝血及血栓变化情况决定抗凝持续时间 如抗凝后有出血倾向，应记录出血的时间、部位、程度；查凝血指标和 D-二聚体，根据病情变化请相关科室会诊，做出相应处理，与术者一起向患者或家属交代风险

（二）术中

1.危险因素评估　血栓在术中形成的可能，与患者的一般情况、手术时间、血制品的使用、术式、止血药的使用有关（表 15-3）。

表 15-3　术中患者 VTE 的风险性评估

危险程度	风险因素
低度危险	年龄＜40 岁，术前生命体征平稳，术中血压、血糖控制稳定，术中仰卧位且未改变体位，手术时间＜30min，未输血、未使用止血药物，无其他危险因素
中高度危险	年龄 40～60 岁，术前有血栓病史，且术中血压、血糖控制不稳定及电解质紊乱，术中持续低血压或低氧血症，术中采用特殊体位（如俯卧位、头高足低位、肾脏体位等），手术时间＞3h，术中不适当地使用止血药物及利尿药物，术中大量输血，术中使用止血带及骨水泥，大量肌松药的使用等
极高度危险	在上述 2 种以上中高度危险因素基础上，年龄＞60 岁，骨科大手术（全髋关节置换、全膝关节置换、髋部骨折手术），重度创伤，脊髓损伤等大手术

2.相应措施　根据术中危险因素评估，给予相应的预防措施（表 15-4）。

表15-4 术中VTE不同风险患者的处理

危险程度	处理
低度危险	低度危险无血栓者：术前采用基础预防措施，术中保持血流动力学稳定，手术尽量避免损伤静脉内膜
中高度危险	中高度危险无血栓者：在采取基础预防措施的同时，控制血压血糖稳定，轻度稀释血液（HCT维持在35%左右），适度补液，规范使用止血带，避免不适当使用止血药及利尿药 中高度危险有血栓者：在上述预防措施基础上，维持血流动力学稳定，严格控制止血带压力及使用时间，及时给予防止血小板积聚的药物，合理控制容量；如术中发生VTE，及时给予溶栓治疗，如尿激酶或重组组织型纤溶酶原激活物（rt-PA） 术中全麻患者及特殊体位患者：应高度关注麻醉恢复期及体位变动
极高度危险	在上述中高度危险因素患者处置的基础上，应更加注意维持血流动力学稳定，止血带使用时间及骨水泥适应证，容量的合理控制及凝血功能的变化

（三）术后

临床上围手术期血栓栓塞性疾病最常见于术后。下列情况最为多见。①患者因素：既往有血栓形成的患者，术后由于疼痛、制动等因素活动受限或卧床过久；重度创伤，脊髓损伤等。②手术因素：关节置换手术、骨折内固定手术等骨科大手术。③诊疗因素：术中骨水泥使用不当，止血带使用时间过长；术中体液丢失过多，补充不足，或过度利尿脱水；术后止血药物或脂肪乳剂等药物使用不当；术后出现弥散性血管内凝血且救治不当。

术后预防主要包括术后基本预防、术后物理预防和术后药物预防以及放置下腔静脉滤器。

1. 术后基本预防 即常规术后应用措施，包括抬高患肢促进深静脉回流，知识宣教配合早日活动和功能锻炼，加强补液补水避免脱水血液缓滞，养成良好的生活方式并积极控制基础疾病等措施。

2. 术后物理预防 主要应用间歇式充气加压装置、足底静脉泵或梯度压力弹力袜等，利用外加压力等机械作用，加速下肢静脉的流动，从而减少下肢深静脉血栓的发生。

术后物理预防通常与药物预防联合应用，在特殊的情况下，如合并出血高风险患者，或合并凝血功能异常的患者，可单独使用物理预防措施，但使用期间应密切监测出血风险和凝血功能，待出血风险评估明显降低后，仍需要联用药物预防血栓的形成。

患侧肢体不能应用物理预防措施时可于健侧肢体进行物理预防。对于以下情况的患者应禁止使用物理预防措施：出现下肢严重水肿或肺水肿的充血性心力衰竭患者；已经出现肺栓塞、下肢深静脉血栓或血栓性静脉炎的患者；应用部位出现坏疽、皮炎、短期的皮肤移植手术等；下肢血管严重畸形或狭窄，严重动脉硬化等。

3. 术后药物预防 药物预防是术后预防VTE发生的关键环节，可与物理预防措施联合应用，但若患者为出血风险较高的患者，则应权衡出血风险和血栓形成之间的利弊。药物主要是抗凝药物和抗血小板聚集药物，抗凝药主要为低分子肝素，凝血因子Xa抑制剂；抗血小板聚集药主要为阿司匹林。

（1）低分子肝素：可依据体重来调整用药剂量，常使用皮下注射给药，对降低DVT和PE的发生率具有显著疗效。低分子肝素用于抗血栓治疗的同时不会增加出血的风险，所以使用较方便安全，在硬膜外导管拔除后的4h即可使用依诺肝素，术后12h即可应用低分子肝素。一般无须常规监测凝血功能变化，若出现出血倾向可监测血小板计数。此外，需要关注的是低分子肝素可诱发血小板减少症的发生，不过比较少见。近期的研究建议，对于择期行疝气修补、胆囊切除、内脏脏器切除的腹部手术，术后药物预防与出血风险降低有关，不会增加VTE风险。与既往术前使用肝素桥接的观点有所不同。

（2）凝血因子Ⅹa抑制剂：在低分子肝素可诱发血小板减少症的患者中，凝血因子Ⅹa抑制剂可作为替代治疗，同样在治疗期间不需要常规凝血功能监测，而且其治疗剂量较低分子肝素稳定。

直接凝血因子Ⅹa抑制剂：主要是利伐沙班和阿哌沙班。利伐沙班主要特点为服用期间与食物或者其他药物相互作用少，较华法林方便，在术后6～10h（硬膜外导管拔除后6h）即可开始使用，用法用量为每次10mg、每日1次、口服。阿哌沙班的特点与利伐沙班相似，在术后12～24h（硬膜外腔导管拔除后5h）即可给药，用法用量为每次2.5mg、每日2次、口服。

间接凝血因子Ⅹa抑制剂：主要是磺达肝癸钠。磺达肝癸钠为皮下注射给药，与依诺肝素相比较，它能更显著地降低术后下肢深静脉血栓的形成，尤其在骨科大手术中，其安全性与依诺肝素相似。在术后6～24h（硬膜外导管拔除后4h）开始皮下注射预防血栓形成。需要注意的是，磺达肝癸钠禁用于肌酐清除率<20ml/min的重度肾功能不全患者。

维生素K拮抗剂：华法林是临床最常见的维生素K拮抗剂，具备可长期使用、价格低廉等优势，但同样有增加出血风险的缺点，在出血风险较高的患者中慎用。与其他凝血因子Ⅹa抑制剂相比较，应用华法林容易受到食物或者药物的影响。此外，华法林的预防剂量在个体间差异较大，所以需要检测INR，根据INR的结果调整治疗剂量，保证治疗期间INR在1.5～2.0，当INR＞2.5时会增加出血的风险。

（3）抗血小板聚集药物：主要是阿司匹林。阿司匹林可通过不可逆地抑制血小板内血栓素A$_2$的形成从而实现抗血小板聚集作用，每日低剂量应用可发挥抗血栓作用，同时增加前列环素的形成。2021年的美国胸科医师学会（The American College of Chest Physicians，ACCP）指南表明，在预防VTE方面，阿司匹林为二线用药，但在使用抗凝药物治疗VTE后，阿司匹林可用于预防VTE复发，治疗剂量为75～150mg/次，每日1次。

药物预防注意事项：磺达肝癸钠、低分子肝素禁用于严重肾损害患者；在椎管内进行置管或穿刺等操作时，需要明确主要操作前抗凝药物停药时间是否满足，注意拔管后应用抗凝药物的时间，避免引起出血；预防过程中药物间不能替换，避免使用两种或以上药物，用药期间避免与有反应的药物共用。

药物预防绝对禁忌证：骨筋膜间室综合征、严重颅脑外伤或急性脊髓损伤患者禁用；短期内发生活动性出血、血小板明显偏低（<20×10^9/L）、凝血功能障碍患者禁用；低分子肝素或肝素禁用于急性细菌性心内膜炎、肝素诱发血小板减少症患者，华法

林禁止用于孕妇。相对禁忌证：类风湿视网膜病、急性颅内损害或颅内肿物患者；既往出血性疾病。

4. 放置下腔静脉滤器（IVCF） 放置IVCF是静脉血栓的直接预防手段，指征是存在抗凝绝对禁忌证的VTE患者或抗凝过程中发生VTE的患者，以防栓子脱落引起肺栓塞等严重并发症。详见第四节中"腔静脉滤网放置"。

第四节　围手术期深静脉血栓的治疗

深静脉血栓（DVT）形成是围手术期患者出现严重并发症和死亡的主要原因之一，同时也是可以通过干预降低死亡风险的院内并发症之一。治疗重点在于预防血栓的进一步形成以及预防相关并发症的发生。深静脉血栓的相关并发症包括早期血凝块的进一步蔓延、肺栓塞、大出血（由抗凝治疗引起）甚至死亡，以及晚期并发症，包括复发性血凝块、血栓形成后综合征（post-thrombotic syndrome，PTS，或静脉炎后综合征）和慢性血栓栓塞性肺高压。

根据血栓发生的位置，将腘静脉、股静脉和髂静脉处发生的深静脉血栓定义为近端深静脉血栓，而小腿静脉和肌间静脉处发生的血栓则被称为远端深静脉血栓。近端深静脉血栓可能带来的并发症和不良预后风险要高于远端深静脉血栓，尤其是在栓塞和死亡风险方面，因此治疗策略稍有不同。深静脉血栓的治疗方法包括抗凝治疗、溶栓治疗、手术治疗和介入治疗，下面将详细介绍这些治疗方法。

（一）抗凝治疗

1. 适应证 抗凝治疗是处理深静脉血栓形成的主要方法，其核心目标是预防血栓的进一步形成和扩散，促使血栓逐渐自溶并恢复血管通畅，同时减少更严重并发症的风险。所有近端深静脉血栓形成患者以及某些远端深静脉血栓形成患者都需要接受抗凝治疗。因此，抗凝治疗的适应证是明确诊断的深静脉血栓，即一旦深静脉血栓的诊断确定，就可以启动抗凝治疗。通常，深静脉血栓的诊断是通过下肢静脉超声检查来确定的。

对于近端深静脉血栓患者，无论是否有下肢深静脉发生的症状，均应开始抗凝治疗。没有症状（即偶然发现近端深静脉血栓）并不会改变抗凝治疗的指征。尽管单纯抗凝不能直接清除血栓，降低血栓后综合征的发生率，但近端深静脉血栓的致死性栓塞风险较高，并且来自近端深静脉血栓患者的间接证据显示，抗凝治疗后复发风险降低。而对于远端深静脉血栓患者，即膝以下的小腿静脉血栓形成患者，虽然有部分学者认为孤立性远端深静脉血栓者发生栓塞的风险低于近端深静脉血栓患者（约为后者的一半），并且一些患者的远端深静脉血栓可不经治疗而自行消退，但由于其带来的严重致死性肺栓塞及死亡风险高，依然推荐在权衡出血风险后使用抗凝治疗。

2. 出血风险与禁忌证 在进行抗凝治疗之前和治疗期间，应对所有患者进行出血风险的评估。出血风险的危险因素如下。

内科因素：年龄≥75岁；曾经有活动性出血或大出血的病史；遗传性或获得性出血性疾病；肝功能不全（INR＞1.5）；严重肾功能不全［肾小球滤过率（GFR）＜30 ml/（min·m^2)］；急性脑卒中；未经控制的高血压；血小板减少症［血小板计数（PLT）

＜50×10⁹/L］；活动性消化性溃疡；同时使用抗凝剂、抗血小板药、溶栓药或非甾体抗炎药。

外科因素：在过去12h内进行了腰椎穿刺、硬膜外麻醉或椎管内麻醉手术。男性患者，在腹部进行恶性肿瘤复杂性手术，并且术前血红蛋白水平低于130g/L。心脏手术患者，同时满足以下因素之一：使用阿司匹林、术前3天内使用氯吡格雷、BMI超过25kg/m²、非紧急情况下需要安装5个或更多支架、高龄、肾功能不全、非冠状动脉搭桥手术、体外循环时间较长；胰十二指肠切除术伴随着败血症、胰腺瘘或前哨性肠袢出血；肝脏手术，包括原发性肝癌多叶切除或伴随其他器官的切除；神经外科手术和脊柱手术；进行游离皮瓣重建、肺切除术或扩大切除手术的患者。

这些因素可以帮助医疗专业人员评估患者接受抗凝治疗的风险，并制订相应的治疗计划，以确保治疗的安全性和有效性。

估计抗凝治疗3个月内大出血的绝对风险：无危险因素时为低出血风险，总风险为1.6%；合并1个危险因素时为中等出血风险，总风险为3.2%；合并2个及以上危险因素时为高风险，总风险上升至12.8%。抗凝治疗过程中需权衡抗凝及出血风险之间利弊，从而制定方案。

根据出血风险的不同，抗凝治疗的判断禁忌证。抗凝的绝对禁忌证包括：活动性出血、严重的出血素质、近期计划的或紧急的高出血风险手术或操作、严重创伤、急性颅内出血（intracranial hemorrhage，ICH）。抗凝的相对禁忌证包括：多处胃肠道毛细血管扩张导致的复发性出血、颅内或脊髓肿瘤、大的腹主动脉瘤伴重度高血压、稳定的主动脉夹层、近期计划的或紧急的低出血风险手术或操作。

对于急性近端深静脉血栓患者，如果存在抗凝治疗的禁忌证或医生评估出血风险超过静脉血栓本身风险，那么置入下腔静脉滤器可能是一种合理的替代治疗选项。下腔静脉滤器是一种可以阻止血栓物质进入肺部的装置，因此可以帮助预防肺栓塞。

3. 常用抗凝药物 我国目前有多种抗凝药物，包括普通肝素、低分子肝素、凝血因子Xa抑制剂、凝血酶抑制剂、维生素K拮抗剂及抗血小板药。表15-5列出了常用抗凝药物的作用机制及治疗剂量。

表15-5 常用抗凝药物的作用机制及治疗剂量

抗凝药物	作用机制	成人常规治疗剂量	半衰期
依诺肝素	增强抗凝血酶活性	100IU/kg，q12h，皮下注射	5～7h
磺达肝癸钠	依赖抗凝血酶间接抑制凝血因子Xa	2.5mg，qd，皮下注射	17～21h
利伐沙班	直接抑制凝血因子Xa	15mg，bid，口服	5～13h
达比加群	直接抑制凝血酶	110～150mg，bid，口服	12～14h
阿加曲班	直接抑制凝血酶	40～60mg，24h，持续静脉泵注	15～30min
艾多沙班	直接抑制凝血因子Xa	60mg，qd，口服	10～14h
阿哌沙班	直接抑制凝血因子Xa	5～10mg，bid，口服	12h
华法林	维生素K拮抗剂	维持INR 2～3	36～42h

针对深静脉血栓患者的治疗，建议多学科评估，结合患者的个体情况和需求，如病因、年龄、性别、合并症和依从性等，制定个体化防治策略。

某些特定的易栓症在选择抗凝药物时，应予特殊注意：抗凝血酶缺陷患者使用普通肝素或低分子肝素效果不佳，胃肠外抗凝可选择阿加曲班等凝血酶直接抑制剂；蛋白C和蛋白S缺陷患者不能使用华法林等香豆素类抗凝剂作为初始抗凝治疗，因可引起血栓倾向加重、皮肤坏死；对于同时存在出血风险或围手术期预防的患者，建议使用阿加曲班等半衰期短的抗凝药物。

以下是根据患者特征和因素给出的抗凝药物推荐（表15-6）。

表15-6　急性静脉血栓栓塞患者推荐用药

特征和因素	推荐用药	考虑因素
癌症	LMWH，凝血因子Xa抑制剂	尤其是新近诊断，广泛的VTE，转移癌，症状明显、恶心、呕吐、化疗
无肠外治疗	利伐沙班，阿哌沙班	达比加群和依度沙班，需要初始胃肠外治疗
首选每日一次口服治疗	利伐沙班，艾多沙班，VKA	
肝病和凝血功能障碍	LMWH	如果INR因肝病而升高，则禁用DOAC；VKA难以控制且INR可能无法反映抗血栓形成作用
肾脏疾病和肌酐清除率＜30ml/min	VKA	DOAC和LMWH禁用于严重肾功能损害患者。然而，部分DOAC的剂量可以根据肾功能有所调整
冠状动脉疾病	VKA，利伐沙班，阿哌沙班，艾多沙班	达比加群组的冠状动脉事件似乎比VKA组更常见。这在其他DOAC中尚未出现，并且它们已证明对冠状动脉疾病有效。对于使用抗凝剂的患者，如果可能，应避免抗血小板治疗，因为会出现出血增加
消化不良或消化道出血史	VKA，阿哌沙班	达比加群会增加消化不良。与VKA相比，达比加群、利伐沙班和依度沙班可能与更多的消化道出血相关
依从性差	VKA	INR监控有助于发现存在的问题。然而，一些患者可能更依从DOAC，因其不太复杂
溶栓治疗的使用	UFH	在接受溶栓治疗的患者中有更丰富的使用经验
需要逆转	VKA，UFH，DOAC	用于DOAC的逆转药物可能并非普遍可用
妊娠或怀疑妊娠者	LMWH	其他药物穿过胎盘的可能性
成本、使用范围、许可	因地区和具体情况而异	

注：LMWH：低分子肝素；VTE：静脉血栓栓塞；VKA：维生素K依赖性拮抗剂（如华法林）；DOAC：直接口服抗凝剂；INR：国际标准化比值；UFH：普通肝素。

4.抗凝治疗时机

（1）初始抗凝治疗（通常持续不超过10天）：是指在深静脉血栓诊断后的最初几天

内进行的全身性抗凝治疗。对于绝大多数患者而言，应立即开始抗凝治疗，因为延迟治疗可能会增加危及生命的栓塞风险。

（2）长期抗凝治疗（通常为10天至3个月）：是指在最初几天抗凝治疗后继续进行的抗凝治疗，通常持续3～6个月，有些情况下可延长至12个月（例如，存在股青肿或持续但可逆的危险因素）。有些患者在长期抗凝治疗期间会继续使用与初始抗凝治疗相同的药物，例如低分子肝素、利伐沙班或阿哌沙班，但对于其他患者，初始抗凝药物和长期抗凝药物可能属于不同的类别，需要从一种药物过渡到另一种药物，例如从肝素过渡到华法林，或从肝素过渡到艾多沙班或达比加群。在药物过渡期间，必须确保患者得到足够的抗凝治疗。在长期抗凝治疗的最初3个月内，应尽量减少中断抗凝，因为此时再次发生血栓形成的风险最高。

5.治疗的持续时间 对于大多数深静脉血栓患者，抗凝疗法的最短持续时间为3个月，无论血栓发生位置和是否伴有其他诱因。然而，确定抗凝疗法的最佳持续时间，还需要考虑以下因素：是否存在诱发事件、患者的危险因素、复发和出血的风险、患者的依从性等。有关围手术期的血栓，已有研究显示，由于手术和麻醉因素引发的血栓，在1年内的复发率约为1%，而在术后1年后，复发率下降至0.5%。相比之下，非手术因素引发的血栓（如下肢骨折）在1年内的复发率约为5%，术后1年后下降至2.5%。因此，对于没有其他危险因素的围手术期血栓患者，经过3个月的抗凝治疗后，复发和其他血栓并发症的风险会降低。

而对于部分患者，抗凝需要延长至6或12个月（如股青肿、存在持续但可逆的危险因素、具有血流动力学意义的肺栓塞），可采用D-二聚体作为参考依据，不过这一方法的获益尚未证实。如合并不可逆的疾病等高风险因素，如活动性恶性肿瘤、肥胖、活动性炎症性肠病、活动性自身免疫性疾病、持续激素治疗、肾病综合征、反复乘坐长途航班等，更需结合专科意见制订长期抗凝计划。

（二）溶栓治疗

对于大多数急性下肢深静脉血栓患者，单用抗凝治疗是足够的，而对于急性近端（髂静脉、股静脉、腘静脉）深静脉血栓且局部症状明显的患者，如出现症状还不到14日（即新鲜血凝块；机化的血凝块不会溶解）、全身情况好、预期生命＞1年和出血并发症风险低，可选择溶栓治疗。溶栓药物可全身给药，也可通过插入受累下肢静脉中的导管给药（置管溶栓）。普遍认为，与全身溶栓治疗相比，置管溶栓能更迅速并以更低的剂量实现血凝块溶解，从而降低出血的风险。溶栓治疗的一种理论优势是它能更彻底地去除手术无法取出的较小微静脉中的血凝块，这个特征对于具有严重静脉性坏疽的股青肿患者可能非常重要。

尿激酶是治疗急性期深静脉血栓最常使用的溶栓药物之一。它具有起效快速、疗效良好以及过敏反应较少等特点。通常的使用方法是首剂以每千克体重4000单位的剂量，在30min内通过静脉注射给予，然后维持剂量为60万～120万单位/天，治疗持续3～4天，必要时可以延长至5～7天。

溶栓治疗旨在迅速溶解血栓，以减轻深静脉血栓症状和预防并发症。然而，使用尿激酶需要谨慎，因为它可能增加出血的风险。有以下情况时禁用溶栓治疗：①溶栓药物过敏；②近期（10～14天内）有活动性出血，包括严重的颅内、胃肠、泌尿道出血；③近期接受过大手术、活检、心肺复苏、不能实施压迫的穿刺；④近期有严重的外伤；⑤严重的难以控制的高血压（＞160/110mmHg）；⑥严重的肝肾功能不全；⑦细菌性心内膜炎；⑧出血性或缺血性脑卒中病史；⑨动脉瘤、主动脉夹层、动静脉畸形；⑩年龄超过75岁或处于妊娠状态。

（三）手术取栓

机械取栓术（包括导管抽取或导管碎栓）或手术取栓术也可以作为溶栓治疗的一种替代方法或辅助治疗，是有效清除血栓的治疗手段，可以迅速消除静脉梗阻。通常，这些方法会使用Fogarty导管通过股静脉来抽取髂静脉的血栓，或者使用挤压来清除腘静脉的血栓。在一些情况下，将机械取栓术与溶栓治疗结合使用可能会进一步增加治疗成功的机会。

机械取栓术或手术取栓术通常在特定情况下考虑，例如患者不适合溶栓治疗或溶栓治疗失败时。医生会根据患者的具体情况和病史来决定是否采用这些方法，以最大限度地清除血栓，改善患者的症状和血流情况。这些治疗方法的选择应该基于医生的建议和患者的需求。

（四）腔静脉内放置滤器

1.适应证　对于仅需要单纯抗凝治疗的深静脉血栓患者，通常不建议常规使用下腔静脉滤器。虽然置入滤器有可能保护肺血管床，但并不能降低血栓形成倾向或下肢静脉血栓形成的发生率。一项回顾性研究显示，与未置入下腔静脉滤器的患者相比，有抗凝禁忌证的静脉血栓患者置入下腔静脉滤器导致了更高的30天死亡率。

对于那些具有抗凝治疗绝对禁忌证的急性近端深静脉血栓和肺栓塞患者，在充分抗凝治疗后仍然存在肺栓塞或复发性栓塞的患者，以及那些由于大面积肺栓塞、基础心肺疾病或血流动力学不稳定而对再次栓塞事件承受性较差的患者，虽然没有明确的下腔静脉滤器置入的绝对指征，但通常会考虑将其作为一种辅助治疗选择。有回顾性研究表明，在存在活动性出血并可能有抗凝治疗禁忌的患者中，下腔静脉滤器的置入可以降低30天的校正死亡风险（9.5% vs. 11.5%）。此外，置入下腔静脉滤器还显著降低了入院后90天的死亡风险，这与使用下腔静脉滤器的推荐相符。

然而，应该强调的是，下腔静脉滤器不是一种长期的替代治疗方法，它通常被视为一种紧急或临时的措施，用于处理抗凝治疗不适用或不安全的患者。在置入下腔静脉滤器之前，医生需要仔细评估患者的病史、出血风险以及其他相关因素，并与患者共同讨论潜在的风险和益处。

2.腔静脉滤器放置　滤器必须对栓塞事件的起源部位提供有益效果。通常放置在下腔静脉的肾下部分，主要是防止下肢的血凝块脱落导致肺栓塞。若栓子起源于肾静脉、心脏腔室或上肢静脉，那么在下腔静脉的肾下部分置入滤器没有预防价值。可根据后续治疗计划选择永久型和可回收型滤器。在滤器放置前需评估腔静脉直径、邻近大血管关系以及解剖变异，选择适合的入路及滤器型号。所有腔静脉滤器均可通过颈内静脉或股静脉入路置入。一般右侧路径优于左侧路径，因为前者汇入下腔静脉相对更直接。滤器应放置到恰当的位置，以降低所有潜在静脉来源血栓的风险。置入腔静脉滤器之后，患者通常需持续卧床休息，时间长度取决于置入方法。对于经颈静脉置入滤器的患者，应将床头抬高至少45°并卧床大约2h。如果是经股静脉入路置入滤器，大多数患者需保持穿刺腿伸直卧床4h。如果患者在手术时使用了抗凝治疗，可延长卧床休息时间。

3.相关并发症　腔静脉滤器的使用可能会伴随一些风险和并发症，包括：滤器置入相关并发症，如穿刺点出血或感染；造影剂或置入过程中使用的其他药物引起的过敏；滤器错位；导丝缠在滤器内；静脉穿刺部位相关的术后并发症，如急性静脉血栓形成、血肿或动静脉瘘；远期并发症，如滤器侵蚀/移位或栓塞、慢性血栓形成/反复血栓栓塞。一般情况下，可再次进行介入手术干预处理并发症。一项回顾性研究发现，可回收滤器使用者自述的并发症发生率显著高于永久性滤器使用者。但无论何种并发症，有研究指出因放置滤器导致的死亡率仅为0.12%。因此，相对而言，下腔静脉滤器放置遵循适应证使用较为安全。

有关滤器治疗决策应基于患者的具体情况，并由医疗专业人员和患者共同决定。最终的治疗计划应综合考虑患者的健康状况、出血风险、静脉血栓风险以及其他因素。

第五节　围手术期肺栓塞的治疗

急性肺栓塞是围手术期血栓疾病中最严重的并发症之一，严重威胁患者的生命，可导致围手术期死亡率增加。然而，肺栓塞也是一种通过明确的预防手段可减少发生的并发症。

肺栓塞的发病速度快，表现多种多样，通常通过Wells评分来进行临床评估。Wells评分在临床评估中用于对疑似肺栓塞患者进行分类，见表15-7。具体来说，Wells评分≥7分的患者被高度怀疑患有肺栓塞，Wells评分在2～6分的患者被中度怀疑患有肺栓塞，而Wells评分＜2分的患者则被低度怀疑患有肺栓塞。按以往的文献研究表明，通过临床症状进行肺栓塞的诊断敏感性为85%，特异性为51%。因此，围手术期的目标是高效地评估疑似肺栓塞的患者，以便迅速做出准确的诊断，并开始相应的治疗，从而减少相关并发症和死亡的风险。

表15-7　Wells评分

临床症状	评分
深静脉血栓形成的临床症状（腿部肿胀、触诊疼痛）	3.0
肺栓塞诊断比其他诊断可能性大	3.0
心率＞100次/分	1.5
过去4周内制动（≥3天）或手术	1.5
既往深静脉血栓形成/肺栓塞	1.5
咯血	1.0
恶性肿瘤	1.0

（一）肺栓塞一般治疗

评估肺栓塞伴随不同程度的呼吸困难及循环改变，应立即让患者绝对卧床并进行氧疗，建立有效外周通道，加强呼吸、心电图、心率、血压等监测，必要时使用有创动静脉压力监测。及时识别可能存在的血流动力学不稳定及危重型，包括心搏骤停及低血压（定义为收缩压＜90mmHg持续15min以上或收缩压显著低于基线值、需要使用血管活性药物或存在明显的休克证据），并迅速判断是否需要复苏等循环支持治疗。

1.血流动力学支持 补液支持：研究报道，少量静脉补液会使肺栓塞患者的心脏指数增加，但在右心室压力负荷已经超过生理承受范围时，应限制静脉液体复苏，以免增加容量负荷加重血流动力学紊乱。血管活性药物的使用：去甲肾上腺素是最常用的药物，作为 α_1 及 β_1 激动剂，可提高外周血管阻力从而提升主动脉血压，保证重要器官灌注，并不会引起明显的心动过速。多巴酚丁胺可用于增加肺栓塞所致循环休克患者的心肌收缩力，但需注意其扩张外周血管产生的影响。有建议使用阿托品降低迷走神经张力，防治肺血管及冠状动脉反射性痉挛，但在此需注意其可引起心动过速进而加重低血压。

2.呼吸支持 呼吸支持是治疗肺栓塞的重要部分。首先，应立即进行氧疗，以确保患者的血氧饱和度维持在90%以上。当患者出现严重低氧血症或心脏功能衰竭时，需要考虑进行气管插管和机械通气。值得注意的是，正压通气（机械通气）可能会导致右心室前负荷减少，并对衰竭的右心室产生压力，从而可能导致血流动力学衰竭。因此，在进行机械通气时，医生需要仔细监测患者的心血管状况，并根据患者的具体情况来调整通气参数，以确保治疗的安全性和有效性。

3.其他治疗 有严重胸痛者可以给予吗啡镇痛，但休克患者禁用；有需要时适当药物缓泻或灌肠通便治疗并防止用力排便，以免加重栓子脱落；右心室功能衰竭者可以使用洋地黄类药物和利尿剂等。

（二）肺栓塞的抗凝治疗

一旦做出肺栓塞的诊断，需评估出血风险，在无抗凝禁忌时，可尽早行抗凝治疗。

1.抗凝治疗的适应证 ①血压正常且无右心功能不全的急性肺栓塞低危险患者；②有血压下降和右心功能不全的大块肺血栓栓塞症患者，先行溶栓治疗，随后使用抗凝治疗；③对于血压正常而右心功能不全的次大块肺血栓栓塞症患者，无论溶栓与否，都应该进行抗凝治疗。

2.抗凝治疗的禁忌证和并发症 禁忌证包括活动性出血、凝血功能障碍、未经严格控制的高血压等。急性大块肺血栓栓塞症患者多数情况下不属于绝对禁忌证。抗凝治疗的主要并发症通常是出血。此类患者应当加快进行诊断性评估，以便能在确诊为肺栓塞时开始替代治疗，如放置下腔静脉滤器、取栓术。

3.抗凝方案 ①普通肝素：80U/kg静脉注射，以18U/（kg·h）持续静脉滴注。在最初的24h内，每4～6小时测定一次APTT，并迅速调整剂量，以确保APTT达到并维持在正常值的1.5～2.5倍范围内。一旦达到稳定的治疗水平，每天测定一次APTT，并同时监测血小板数量。如果血小板计数迅速或持续下降超过30%，或血小板计数

$<100\times10^9/L$，应停用普通肝素。②低分子肝素：使用方便，不需监测APTT，血小板减少发生少见，详见第四章第六节关于低分子肝素的介绍。③华法林：是一种常用的口服抗凝剂，它通过竞争性抑制维生素K的作用，从而抑制维生素K依赖性凝血因子性合成。需要注意的是，它对已经存在的凝血因子没有作用，因此起效较慢，通常需要数天时间才能充分发挥作用。华法林的用药效果存在个体差异，受多种因素的影响，因此在使用时需要监测INR。初始剂量通常为3.0～3.5mg，患者可以在接受肝素治疗的同时开始口服华法林。肝素和华法林的重叠应用通常持续4～5天。一旦连续测定的INR达到2.5（范围为2.0～2.5），或者凝血时间延长至正常值的1.5～2.5倍，就可以停止使用肝素，转为单独口服华法林。对于慢性栓塞性肺动脉高压患者，通常需要长期口服华法林，治疗疗程可能需要超过6个月并定期监测INR。华法林治疗的主要并发症是出血，如果出现出血，可以使用维生素K来拮抗其抗凝效应。

抗凝药物选择的最佳方案取决于以下因素：是否存在血流动力学不稳定、预期是否需要手术或溶栓治疗，以及是否存在危险因素和共存疾病。对于需要抗凝药物快速起效、没有肾功能不全且血流动力学稳定的肺栓塞患者，可选择低分子肝素。对于血流动力学不稳定且预期可能需要溶栓治疗或取栓术的患者倾向于选择普通肝素或低分子肝素。对于血流动力学不稳定的患者，不应直接使用凝血酶和凝血因子Ⅹa抑制剂。

（三）肺栓塞的溶栓治疗

溶栓治疗是使用药物直接或间接将血浆纤维蛋白溶解酶原转化为纤维蛋白溶解酶，迅速破坏纤维蛋白，溶解血栓；同时通过清除和灭活凝血因子Ⅱ、Ⅴ和Ⅷ，阻碍凝血过程，发挥抗凝效应。溶栓治疗可以迅速溶解部分或全部肺动脉分支内的血栓，恢复肺组织再灌注，降低肺动脉阻力，进而降低肺动脉压力，从而改善右心功能，降低肺血栓栓塞症患者的病死率和复发率。溶栓治疗是治疗肺血栓栓塞症的重要方法，使用得当可以迅速缓解患者症状，挽救生命。对血流动力学不稳定的肺栓塞患者，以及尽管进行抗凝治疗但仍复发而导致不稳定的患者，建议进行更加积极的再灌注治疗。

然而围手术期中出血及血栓利弊的权衡很困难，可参考以下内容。高出血风险手术（两天大出血风险为2%～4%）：持续时间＞45min，腹主动脉瘤修复术、冠状动脉搭桥术、内镜引导下细针抽吸、足部/手部/肩部手术、心脏瓣膜置换术、髋关节置换术、肾活检、膝关节置换术、椎板切除术、神经外科/泌尿科/头颈部/腹部/乳腺癌手术、息肉切除术、静脉曲张治疗、胆道括约肌切除术、充气扩张术、经尿道前列腺切除术、血管和普通外科手术。低出血风险操作（两天大出血风险为0～2%）：腹部疝修补术、腹部子宫切除术、关节镜手术（持续时间＜45min）、腋窝淋巴结清扫、支气管镜检查联合或不联合活检、腕管修复、白内障和非白内障眼科手术、中心静脉导管拔除、胆囊切除术、皮肤和膀胱/前列腺/甲状腺/乳房/淋巴结活检、扩张和刮除术、胃肠道内镜检查±活检、肠镜检查、无括约肌切开术的胆道/胰腺支架、无细针抽吸的内超声检查、痔疮手术、鞘膜积液修复、非冠状动脉造影、起搏器和心脏除颤器插入和电生理学检查、胸腔穿刺术、拔牙。

1.溶栓治疗的适应证　①目前公认的溶栓治疗适应证是大块肺血栓栓塞症，其特征为右心室功能不全，伴有低血压或心源性休克。只要此类患者没有溶栓禁忌证，就应该迅速、积极地给予溶栓治疗。②次大块肺血栓栓塞症的特征是血压正常，但伴有右心功能不全。应根据每个患者的具体情况权衡溶栓治疗的利与弊，做出个体化的决定。③低危险肺血栓栓塞症的特征是血压正常，无右心功能不全，一般不进行溶栓治疗。

2.溶栓治疗的禁忌证

绝对禁忌证：有活动性内出血和近期自发性颅内出血。对于致命性大块肺血栓栓塞症，则视为相对禁忌证。

相对禁忌证：①2周内的大手术、分娩、器官活检或不能给予压迫部位的血管穿刺；②2个月内的缺血性脑卒中；③10天内的胃肠出血；④15天内的严重创伤；⑤1个月内的神经外科或眼科手术；⑥难以控制的中度高血压（收缩压＞180mmHg，舒张压＞110mmHg）；⑦近期曾行心肺复苏；⑧血小板计数＜$100×10^9$/L；⑨妊娠、细菌性心内膜炎、严重肝肾功能不全、糖尿病出血性视网膜病变等。

3.溶栓治疗的并发症 出血是最严重的并发症，发生率约为5%，其中致死性出血发生率约为1%。治疗应正确掌握适应证，治疗中应规范操作，严密监测。其他并发症为发热、过敏反应、低血压、恶心、呕吐、肌痛、头痛等。过敏反应多见于使用链激酶患者，有过敏性体质患者要注意预防和治疗过敏反应。

（四）肺栓塞的其他治疗

外科治疗一般用于内科疗效不佳患者，包括肺动脉血栓摘除术，使用介入技术经肺动脉导管碎解和抽吸血栓，放置腔静脉滤器等。部分患者可以考虑行肺动脉血栓内膜切除术或使用血管扩张剂。

（司俊丽　邓洁敏　赵高峰）

参 考 文 献

李佳，陈小兰，潘磊，2022. 老年慢性阻塞性肺疾病急性加重病人发生静脉血栓栓塞症的临床特征和危险因素分析［J］. 实用老年医学，36（4）：374-377.

林庆荣，杨明辉，侯志勇，2021. 中国创伤骨科患者围手术期静脉血栓栓塞症预防指南（2021）［J］. 中华创伤骨科杂志，23（3）：185-192.

马军，秦叔逵，吴一龙，等，2019. 肿瘤相关静脉血栓栓塞症预防与治疗指南（2019版）［J］. 中国肿瘤临床，46（13）：653-660.

毛毅敏，黄伸伸，和雪改，2019. 围手术期静脉血栓栓塞症形成风险评估及抗凝药物管理［J］. 诊断学理论与实践，18（1）：16-20.

乔瑞，杨佳瑞，杨琨，等，2021. 中青年髋部骨折患者围术期并发下肢深静脉血栓的发生率及危险因素分析［J］. 中国骨与关节杂志，10（6）：418-423.

赵纪春，邱贵兴，裴福兴，等，2022. 骨科大手术加速康复围手术期静脉血栓栓塞症防治专家共识［J］. 中华骨与关节外科杂志，15（10）：754-762.

中华医学会血液学分会血栓与止血学组，2021. 易栓症诊断与防治中国指南（2021年版）［J］. 中华血液学杂志，42（11）：881-888.

Chen B，Hu N，2021. Low molecular weight heparin and aspirin for prevention of deep vein thrombosisafter orthopaedic surgery: a systematic review and meta-analysis［J］. J Thromb Thrombolysis，52（2）：

553-559.

de Oliveira ALML，de Oliveira Pereira RF，Agati LB，et al，2022．Rivaroxaban versus enoxaparin for thromboprophylaxis after major gynecological cancer surgery：the VALERIA trial：venous thromboembolism prophyl axis after gynecological pelvic cancer surgery with rivaroxaban versus enoxaparin（VALERIA trial）［J］．Clin Appl Thromb Hemost，28：10760296221132556．

Konstantinides SV，Meyer G，Becattini C，et al，2019．2019 ESC Guidelines for the diagnosis and management of acute pulmonary embolism developed in collaboration with the European Respiratory Society（ERS）：the Task Force for the diagnosis and management of acute pulmonary embolism of the European Society of Cardiology（ESC）［J］．Eur Respir J，54（3）：1901647．

Lin Z，Mi B，Liu X，et al，2021．Nomogram for predicting deep venous thrombosis in lower extremity fractures［J］．Biomed Res Int，2021：9930524．

O'Toole RV，Stein DM，Frey KP，et al，2021．PREVENTion of CLots in Orthopaedic Trauma（PREVENT CLOT）：a randomised pragmatic trial protocol comparing aspirin versus low-molecular-weight heparin for blood clot prevention in orthopaedic trauma patients［J］．BMJ Open，11（3）：e041845．

PROTECT in G investigators，VERITAS Collaborative，2023．Postoperative timing of chemoprophylaxis and its impact on thromboembolism and bleeding following major abdominal surgery：a multicenter cohort study［J］．World J Surg，47（5）：1174-1183．

Skeik N，Smith JE，Jensen JD，et al，2021．Literature review of distal deep vein thrombosis［J］．J Vasc Surg Venous Lymphat Disord，9（4）：1062-1070．

Stevens SM，Woller SC，Kreuziger LB，et al，2021．Antithrombotic therapy for VTE disease：second update of the CHEST guideline and expert panel report［J］．Chest，160（6）：e545-e608．

Turner TE，Saeed MJ，Novak E，et al，2018．Association of inferior vena *Cava* filter placement for venous thromboembolic disease and a contraindication to anticoagulation with 30-day mortality［J］．JAMA Netw Open，1（3）：e180452．